MCTD	= Mixed connective tissue disease (2.2.1.)
Ps. A.	= Psoriasis-Arthritis
PSS	= Progressive systemische Sklerose
RA	= Rheumatoid-Arthritis
Rh. F.	= Rheumatisches Fieber
SLE	= Systemischer Lupus erythematodes
Sp. a.	= Spondylarthritis ankylosans
P. n.	= Panarteriitis nodosa

Die Angaben von Zellzahlen erfolgt meist in Gpt/l (1 Gpt/l = 1000 Zellen/mm^3).
Die mit einem Pfeil (→) gekennzeichneten Symptome bzw. **Symptomgruppen sind** im Kapitel 6 **(Symptomregister, Beginn auf S. 375) differentialdiagnostisch** berücksichtigt.
Soweit die Diagnose seltener Syndrome aus den Angaben der speziellen Kapitel nicht möglich ist, wird auf folgende Standardwerke verwiesen, die auch bei der Abfassung des Manuskriptes verwendet, aber nicht in allen Fällen zitiert wurden.

DIHLMANN, W.: Gelenke, Wirbelverbindungen. 3. Aufl., Thieme, Stuttgart, New York 1987.
KELLEY, W. N., E. D. HARRIS, S. RUDDY and C. B. SLEDGE (Hrsg.): Textbook of Rheumatology. W. B. Saunders Comp., Philadelphia, London, Toronto 4. Aufl. 1993.
LEIBER, B., und G. OLBRICH: Die klinischen Syndrome. 7. Aufl., Urban & Schwarzenberg, München, Wien, Baltimore 1990.
MÜNZENBERG, K. J.: Orthopädie in der Praxis. Edition Medizin, 2. Aufl. Weinheim 1988.

Die Autoren, die uns Bildmaterial zur Verfügung gestellt haben, sind jeweils in den Legenden vermerkt. Ihnen sei auch an dieser Stelle noch einmal herzlich gedankt.

Differentialdiagnostik der Gelenkerkrankungen

Für die medizinische Praxis

Autoren

Prof. Dr. Wolfgang Keitel
Chefarzt der Rheumatologischen Klinik
Klinikbereich Vogelsang-Gommern

Prof. Dr. Dr. Elmar Keck
Chefarzt der Rheumaklinik II
Wiesbaden

Dr. med. Harry Merk
Oberarzt der Orthopädischen Klinik,
Medizinische Akademie Magdeburg

Differentialdiagnostik der Gelenkerkrankungen

Wolfgang Keitel

Unter Mitarbeit von
Elmar Keck und Harry Merk

4., überarbeitete und erweiterte Auflage

Mit 100 zum Teil farbigen Abbildungen und 64 Tabellen

Gustav Fischer Verlag Jena · Stuttgart · 1993

Gechützte Warennamen (Warenzeichen) wurden *nicht* besonders gekennzeichnet. Das Fehlen eines solchen Hinweises bedeutet also nicht, daß es sich um einen freien Warennamen handelt.

Wichtiger Hinweis:
Die Erkenntnisse in der Medizin unterliegen laufendem Wandel durch Forschung und klinische Erfahrungen. Die Autoren dieses Werkes haben große Sorgfalt darauf verwendet, daß die in diesem Werk gemachten (therapeutischen) Angaben (insbesondere hinsichtlich Indikation, Dosierung und unerwünschten Wirkungen) dem derzeitigen Wissensstand entsprechen. Das entbindet den Benutzer dieses Werkes aber nicht von der Verpflichtung, anhand der Beipackzettel zu verschreibender Präparate zu überprüfen, ob die dort gemachten Angaben von denen in diesem Buch abweichen, und seine Verordnung in eigener Verantwortung zu bestimmen.

Die Deutsche Bibliothek — CIP-Einheitsaufnahme
Differentialdiagnostik der Gelenkerkrankungen / Wolfgang Keitel. Unter Mitarb. von Elmar Keck und Harry Merk. — 4., überarb. und erw. Aufl. — Stuttgart ; Jena : G. Fischer, 1993
(Für die medizinische Praxis)

ISBN 3-334-60449-7
NE: Keitel, Wolfgang; Keck, Elmar; Merk, Harry

© Gustav Fischer Verlag Jena, 1993
Villengang 2, D-07745 Jena

Das Werk einschließlich aller seiner Teile ist urheberrechtlich geschützt. Jede Verwertung außerhalb der engen Grenzen des Urheberrechtsgesetzes ist ohne Zustimmung des Verlages unzulässig und strafbar. Das gilt insbesondere für Vervielfältigungen, Übersetzungen, Mikroverfilmungen und die Einspeicherung und Verarbeitung in elektronischen Systemen.

Gesamtherstellung: Druckhaus „Thomas Müntzer" GmbH, Bad Langensalza
Printed in Germany

ISSN 0863-2693
ISBN 3-334-60449-7

Vorwort zur 1. Auflage

Dieses Buch möchte eine Hilfe bei der Anwendung fachspezifischer Diagnosestrategien sein. Seiner Anlage nach soll es als griffbereites Nachschlagewerk für die Diagnostik von Gelenkerkrankungen in der Allgemeinmedizin, Rheumatologie, Orthopädie und Inneren Medizin dienen. Im Kapitel der Systematik wurde neben der Symptomatologie besonderer Wert auf die Wiedergabe bisher vorliegender diagnostischer Kriterien gelegt. Dies mußte z. T. in kritischer Form geschehen, da die oft für epidemiologische Untersuchungen angelegten Kriterien nicht ohne weiteres auf die Klinik übertragbar sind. Eigene, noch zu überprüfende Definitionen sind zur Diskussion gestellt. Das Anliegen der Differentialdiagnostik erforderte auch die Anführung seltener Syndrome. Erkrankungen der Wirbelsäule, des Knochens und der Weichteile konnten dagegen nur soweit berücksichtigt werden, wie differentialdiagnostische Probleme zu den Gelenkerkrankungen berührt wurden. Wegen der angestrebten Kürze der Darstellung ist nur die wichtigste weiterführende Literatur zitiert. Die zahlreichen Autoren, deren Publikationen benutzt, aber nicht aufgeführt wurden, werden um Verständnis gebeten.
Der Abschnitt über die monartikuläre Symptomatik soll einen raschen Überblick nach der betroffenen Gelenkregion und ein rationelles Vorgehen bei der Erhebung von Anamnese, Befund und relevanten paraklinischen Daten ermöglichen. Das Symptomregister schließlich ist als Orientierungshilfe für die oft verwirrende Kombination von Krankheitszeichen gedacht.
Es ist weiterhin das erklärte Anliegen des Buches, einen Beitrag zur Entwicklung einer elektronisch-maschinellen Diagnosehilfe auf dem Gebiet der Gelenkerkrankungen zu leisten. Ein solches Ziel kann nur durch nationale und internationale Zusammenarbeit bei der Sammlung von Daten zur schärferen Abgrenzung von Krankheiten und Symptomen, zur Klärung ihrer diagnostischen und pathognomischen Bedeutung erreicht werden. Für die Fortführung der eigenen Arbeiten auf dem Gebiet sind wir für jede Anregung und konstruktive Kritik des Lesers dankbar.

Mein besonderer Dank gilt den ärztlichen Mitarbeitern in der eigenen Abteilung, die mich in vielfältiger Weise unterstützten sowie den vielen Kollegen, die bereitwillig Bildmaterial und Literatur zur Verfügung stellten.

Vogelsang, im März 1974

Vorwort zur 2. Auflage

Das günstige Echo der ersten Auflage hat mich veranlaßt, den Stoff des Buches auf den aktuellen Stand zu bringen. Konzeption und Anliegen sind gleich geblieben, bei der Überarbeitung wurde eine Auswahl neuerer Literaturstellen berücksichtigt, einige Abbildungen ausgetauscht und das Sachwortverzeichnis erweitert.

Vogelsang, im Januar 1978

Vorwort zur 3. Auflage

Das zurückliegende Jahrzehnt brachte wichtige Erkenntnisse über die Ätiopathogenese bei einer Reihe von Gelenkerkrankungen, insbesondere von reaktiven Arthritiden. Die Krankheitssystematik mußte daher in wesentlichen Punkten umgestellt werden. „Neue" Krankheitsbilder, u. a. die Lyme-Arthritis, das toxische Ölsyndrom, die eosinophile Fasziitis, waren zu berücksichtigen. Technische Fortschritte bei bildgebenden Verfahren (Radiologie, Computer- und Kernspintomografie) und Weiterentwicklungen der Arthroskopie, Thermografie, auf dem Gebiet der Serologie und Genetik erforderten eine aktuelle Einschätzung ihrer diagnostischen Wertigkeit. Darüber hinaus erfolgt eine Erweiterung des Symptomregisters und des Sachwortverzeichnisses in der Absicht, die Diagnostik auch seltener Syndrome des Bewegungsapparates durch Verknüpfung mit extraartikulären Krankheitszeichen zu erleichtern. Wie bei der vorhergehenden Auflage wurden ältere Literaturstellen durch neue Hinweise ergänzt.

Vogelsang, im Januar 1988

Vorwort zur 4. Auflage

Das Heute ist des Gestern Schüler. Der Verlag hat mir Gelegenheit gegeben, den Text wiederum gründlich zu überarbeiten und dabei den heutigen Wissensstand bei der Abgrenzung von Krankheitsbildern sowie die zwischenzeitlich neu beschriebenen Entitäten, wie u. a. das Eosinophilie-Myalgie- und das Antiphospholipid-Syndrom darzustellen. Die Entwicklung des Fachgebietes bringt es mit sich, daß es dem Einzelnen schwer, fast unmöglich wird, alle Bereiche in der gebotenen Tiefe zu überblicken. So bin ich besonders froh, mit Prof. E. Keck und Dr. H. Merk anerkannte Fachkenner gewonnen zu haben, die die Bearbeitung des Kapitels über den differentialdiagnostischen Ausschluß von Osteopathien bzw. des Abschnitts über Arthrosonografie übernommen haben.

Vogelsang, im Juni 1993

Inhaltsverzeichnis

1.	Einführung	15
1.1.	Spezifische Diagnosestrategie	15
1.2.	Spezielle diagnostische Techniken	20
1.2.1.	Körperliche Untersuchung	20
1.2.2.	Röntgendiagnostik	28
1.2.3.	Arthrosonografie (Von H. MERK)	32
1.2.4.	Allgemeine Labordiagnostik	35
1.2.5.	Punktatuntersuchung	36
1.2.6.	Sonstige spezielle Untersuchungsmethoden	39
2.	Systematik der Gelenkerkrankungen	42
2.1.	Formenkreis der Rheumatoid-Arthritis (RA)	42
2.1.1.	Rheumatoid-Arthritis	42
2.1.2.	Juvenile chronische Arthritis (JCA)	52
2.1.3.	Morbus Still des Erwachsenenalters	59
2.1.4.	Sjögren-Syndrom	60
2.1.5.	Felty-Syndrom (Morbus Felty)	63
2.1.6.	Caplan-Syndrom	63
2.1.7.	Palindromer Rheumatismus	64
2.1.8.	Hydrops intermittens	66
2.1.9.	Arthritis bei Agammaglobulinämie	69
2.1.10.	Anarthritische Rheumatoid-Erkrankung	70
2.1.11.	Endemische, akute Arthritiden	71
2.2.	Kollagenosen	72
2.2.1.	Systemischer Lupus erythematodes (SLE)	72
2.2.2.	Progressive systemische Sklerose (PSS)	84
2.2.3.	Polymyositis/Dermatomyositis (PM/DM)	95

2.2.4.	Panarteriitis nodosa (P. n.)	99
2.2.5.	Purpura rheumatica Schönlein-Henoch	105
2.2.6.	Polymyalgia rheumatica	107
2.2.7.	Wegenersche Granulomatose	109
2.2.8.	Behçet-Syndrom	110
2.2.9.	Rezidivierende Polychondritis	113
2.2.10.	Pannikulitis Pfeifer-Weber-Christian	114
2.3.	Arthritis mit Spondylitis (Spondylarthropathien)	115
2.3.1.	Spondylarthritis ankylosans (Sp. a.)	116
2.3.2.	Psoriasis-Arthritis (Ps. A.)	124
2.3.3.	Enteropathische Arthritiden	129
2.3.4.	Unklassifizierbare Spondylarthropathien	132
2.4.	Infektiöse und parasitäre Gelenkerkrankungen	134
2.4.1.	Septische Arthritiden	135
2.4.2.	Gonokokken-Arthritis	137
2.4.3.	Tuberkulöse Arthritiden	139
2.4.4.	Gelenkerkrankungen durch Brucellen	140
2.4.5.	Arthritis bei Lues	141
2.4.6.	Lyme-Borreliose	142
2.4.7.	Arthritiden bei Viruserkrankungen	145
2.4.8.	Arthritiden bei Pilz- und Algenerkrankungen	149
2.4.9.	Arthritiden bei parasitären Erkrankungen	150
2.5.	Reaktive Arthritiden	151
2.5.1.	Reaktive Arthritiden durch Shigellen, Salmonellen und Helicobacter	156
2.5.2.	Yersinia-Arthritis	157
2.5.3.	Reaktive Arthritiden durch Chlamydien und Mykoplasmen	157
2.5.4.	Rheumatisches Fieber	158
2.5.5.	Arthritiden bei infektiösen Erkrankungen der Haut und ihren Anhangsgebilden	164
2.5.6.	Reaktive Arthritiden durch Viren und nach Vakzinationen	166
2.5.7.	Reaktive Pilzarthritiden	166
2.5.8.	Reaktive parasitäre Arthritiden	167
2.6.	Degenerative Gelenkerkrankungen	167
2.7.	Arthropathien bei Stoffwechselerkrankungen	169
2.7.1.	Gicht (Arthritis urica)	169
2.7.2.	Artikuläre Chondrokalzinose	176

Inhaltsverzeichnis

2.7.3.	Sonstige Kristallarthropathien	180
2.7.4.	Alkaptonurie (Ochronose)	183
2.7.5.	Arthropathie bei Hämochromatose	184
2.7.6.	Beteiligung des Bewegungsapparates bei Morbus Wilson	185
2.7.7.	Gelenkbeteiligung bei Amyloidose	186
2.7.8.	Gelenksymptome bei Fettstoffwechselstörungen	187
2.8.	Neuropathische Gelenkerkrankungen	189
2.8.1.	Arthropathia tabica (Tabische Arthropathie)	190
2.8.2.	Arthropathie bei Syringomyelie	190
2.8.3.	Diabetische Osteoarthroneuropathie	191
2.8.4.	Arthropathie bei Muskelatrophie (Charcot-Marie-Tooth)	191
2.8.5.	Neuropathische Paraosteoarthropathie	191
2.8.6.	Dekalzifizierende Algoneurodystrophie	193
2.9.	Arthropathien bei endokrinologischen Erkrankungen	196
2.9.1.	Arthropathie bei Akromegalie	196
2.9.2.	Arthropathien bei Schilddrüsenerkrankungen	196
2.9.3.	Arthropathien bei sonstigen endokrinologischen Ursachen	197
2.10.	Paraneoplastische Arthropathien	198
2.10.1.	Gelenkbeteiligung bei Leukämien und Lymphomen	198
2.10.2.	Gelenksymptome bei Paraproteinämien	199
2.10.3.	Pulmonale hypertrophische Osteoarthropathie Marie-Bamberger	200
2.10.4.	Sonstige paraneoplastische Manifestationen am Bewegungsapparat	202
2.11.	Sonstige systemische Erkrankungen mit Gelenkbeteiligung	203
2.11.1.	Gelenksymptomatik bei Sarkoidose	203
2.11.2.	Arthropathie bei Hämophilien (Blutergelenke)	206
2.11.3.	Sichelzellanämie und andere Hämoglobinopathien	208
2.11.4.	Multizentrische Retikulohistiozytose	208
2.12.	Sonstige symptomatische Arthropathien	209
2.12.1.	Beteiligung des Bewegungsapparates bei Pankreaserkrankungen	209
2.12.2.	Gelenksymptome bei chronisch aggressiver Hepatitis und biliärer Zirrhose	210
2.12.3.	Arthritis bei Medikamentenallergie und Serumkrankheit	210
2.12.4.	Arzneimittelnebenwirkungen am Bewegungsapparat	211
2.12.5.	Sonstige symptomatische Arthropathien	213

2.13.	Erkrankungen der Synovialmembran und des Knorpels	214
2.13.1.	Pigmentierte villonoduläre Synovialitis	214
2.13.2.	Tumoren der Synovialmembran	215
2.13.3.	Chondromatose (Osteochondromatose)	216
2.13.4.	Sonstige Erkrankungen der Synovialmembran	217

3. Differentialdiagnostischer Ausschluß von Osteopathien (Von E. KECK) ... 218

3.1.	Osteoporose	220
3.2.	Primärer Hyperparathyreoidismus	228
3.3.	Osteomalazie	231
3.4.	Morbus Paget	237
3.5.	Aseptische Knochennekrosen	242
3.5.1.	Osteochondritis dissecans	242
3.5.2.	Ischämische Knochennekrose	242
3.5.3.	Aseptische Knochennekrosen des Wachstumsalters	243
3.6.	Knochentumoren	245
3.7.	Genotypische Osteopathien	251

4. Differentialdiagnostischer Ausschluß von Weichteilerkrankungen ... 259

4.1.	Erkrankungen der Muskulatur	259
4.1.1.	Fibromyalgie-Syndrom	259
4.1.2.	Entzündliche Muskelerkrankungen	263
4.1.3.	Nichtentzündliche Myopathien	265
4.2.	Fibromatosen	267
4.3.	Enthesopathien	268
4.4.	Tenosynovialitis und Bursitis	269
4.5.	Erkrankungen des Fettgewebes	270
4.5.1.	Pannikulose	270
4.5.2.	Sonstige Erkrankungen des Fettgewebes	270
4.6.	Neurogene und vaskuläre periphere Schmerzzustände	271

Inhaltsverzeichnis 13

5.	**Monartikuläre und lokale Symptomatik**	274
5.1.	Allgemeine Differentialdiagnose der Monarthritis	274
5.2.	Veränderungen der Temporomandibulargelenke und der Halswirbelsäule als Ursache von Gesichts- und Nackenschmerz	276
5.2.1.	Temporomandibulargelenke	276
5.2.2.	Lokaler Schmerz durch Veränderung der HWS	277
5.3.	Allgemeine Differentialdiagnostik des Schultergürtelschmerzes und der Brachialgien	278
5.4.	Vorwiegend artikuläre Ursachen der Brachialgien	282
5.4.1.	Mitbeteiligung des Schultergelenkes bei polyartikulären und systemischen Erkrankungen	282
5.4.2.	Monartikuläre Erkrankungen der Humeroskapulargelenke	283
5.4.3.	Erkrankungen der Akromioklavikulargelenke	289
5.4.4.	Erkrankungen der Sternoklavikulargelenke	290
5.4.5.	Sonstige Erkrankungen der Schulterregion und des Thorax	292
5.5.	Periphere Ursachen der Brachialgie	294
5.5.1.	Kompressionssyndrome peripherer Nerven und der Nervenwurzeln	295
5.5.2.	Brachialgien bei viszeralen Erkrankungen	302
5.5.3.	Brachialgien durch Weichteilerkrankungen, Knochen- und Gefäßerkrankungen	302
5.6.	Zervikale und zentrale Ursachen der Brachialgien	303
5.7.	Erkrankungen der Ellenbogenregion	306
5.7.1.	Beteiligung des Ellenbogengelenkes bei polyartikulären Erkrankungen	306
5.7.2.	Monartikuläre Erkrankungen des Ellenbogengelenkes	308
5.7.3.	Weichteilerkrankungen der Ellenbogenregion	310
5.8.	Erkrankungen der Handgelenkregion	311
5.8.1.	Beteiligung des Handgelenkes bei polyartikulären Erkrankungen	311
5.8.2.	Monartikuläre Erkrankungen der Handgelenkregion	312
5.8.3.	Weichteilerkrankungen der Handgelenkregion	314
5.9.	Veränderungen der Finger	316
5.9.1.	Beteiligung bei polyartikulären Erkrankungen	316

14 Inhaltsverzeichnis

5.9.2.	Monartikuläre Erkrankungen der Fingergelenke	319
5.9.3.	Weichteilbedingte Veränderungen der Hand und der Finger	325
5.10.	Erkrankungen der Hüftregion	329
5.10.1.	Allgemeine Differentialdiagnostik	329
5.10.2.	Beteiligung der Hüftgelenke bei polyartikulären Erkrankungen	332
5.10.3.	Ein- oder beidseitige Erkrankungen der Hüftgelenke ...	335
5.10.4.	Paraartikuläre Knochen- und andere Erkrankungen des Beckengürtels	341
5.10.5.	Regionale Weichteilerkrankungen	344
5.11.	Erkrankungen der Knieregion	351
5.11.1.	Mitbeteiligung bei polyartikulären Grundleiden	351
5.11.2.	Monartikuläre Erkrankungen des Kniegelenkes	352
5.11.3.	Das posttraumatische Knie	358
5.11.4.	Weichteilerkrankungen der Knie- und Unterschenkelregion	360
5.12.	Erkrankungen der Sprunggelenke und des Fußes	362
6.	**Symptomregister**	375
Sachwortverzeichnis		433

1. Einführung

1.1. Spezifische Diagnosestrategie

In der allgemeinen Praxis wird die Diagnostik der Gelenkerkrankungen meist als schwierig und unbefriedigend empfunden. Oft gibt man sich mit wenig aussagekräftigen und ätiologisch bedeutungslosen Diagnosen zufrieden („Polyarthritis", „Schulter-Arm-Syndrom"). Auch gut definierte und klinisch eindeutige Krankheitsbilder, wie die Gicht, werden zu spät oder gar nicht erkannt. Und doch kann die Differentialdiagnostik der Arthropathien eine außerordentlich dankbare Aufgabe auch der Allgemeinmedizin sein. Zumindest vorläufige diagnostische Aussagen sind ohne großen technischen Aufwand allein nach den Angaben der Patienten und nach dem Untersuchungsbefund möglich. In der Mehrzahl der Fälle bedarf es selbst für den Abschluß der Diagnose nur weniger paraklinischer oder röntgenologischer Untersuchungen.
Optimale Ergebnisse können allerdings nur dann erzielt werden, wenn fachgerechte Methoden bei der Erhebung von Anamnese und Befund angewandt und die Daten richtig interpretiert werden. Eine objektive, reproduzierbare Diagnose erfordert Definitionen, welche die Symptome und Krankheitseinheiten eindeutig abgrenzen. Es sind Festlegungen nötig, wie viele diagnostische Kriterien vorhanden sein müssen, um die eine Störung zu sichern und andere ausschließen zu können. Andererseits bringen solche Kriterien Gefahren mit sich, wenn sie als endgültig angesehen und die noch offenen diagnostischen Probleme verkannt werden. Auch müssen die therapeutischen Entscheidungen oft schon getroffen werden, bevor die Kriterien voll erfüllt sind, so daß die empirische Wertung einzelner Symptome immer noch eine große Rolle spielt. Auf dem Gebiet der Gelenkerkrankungen ist die Notwendigkeit solcher Kriterien schon früh erkannt worden. Sie liegen für eine Reihe von Symptomen und Krankheitsbilder fest, sind jedoch in der Literatur weit verstreut und oft sehr schwer zugänglich.
Beschwerden von seiten des Bewegungsapparates können durch viele, nicht primär an den Gelenken lokalisierte Veränderungen hervorgerufen werden. Knochen- und Weichteilerkrankungen, Schmerzausstrahlungen bei spondy-

logen und viszeralen Affektionen sowie psychogene Auslösungen sind in die Differentialdiagnose einzubeziehen. In Tabelle 1, ausführlicher in dem folgenden Text, sind die wichtigsten diagnostischen Entscheidungen dargestellt.

Beim ersten diagnostischen Schritt muß entweder eine Gelenkbeteiligung gesichert oder eine anderweitige Ursache der geklagten Beschwerden gefunden werden.

Für die Annahme eines **Gelenkprozesses** ist zu fordern, daß die Lokalsymptome Schmerz, Schwellung, Rötung, Hyperthermie und Funktionseinbuße sich eindeutig auf das Gelenk beziehen lassen. Dies ist bei der Ergußbildung von vornherein der Fall. Bei **Weichteilveränderungen** ist unter vorsichtiger

Tabelle 1. Vier Entscheidungsebenen zur Differentialdiagnose von Erkrankungen des Bewegungsapparates

Fragestellung	Alternativen	Differentialdiagnose
1. Ursprung der Beschwerden	a) Artikulär b) Nichtartikulär	Siehe Stufe 2 Weichteilveränderung – spondylogen – Schmerzausstrahlung von inneren Organen – Osteopathie – Angiopathie – Neuropathie
2. Dignität der Symptome	a) Arthritis (Rötung, Schwellung, Hyperthermie, Bewegungseinschränkung) b) Arthralgie (alleiniger Gelenkschmerz, nicht objektivierbar)	Siehe Stufe 3 und 4 Oft nicht zu klären – psychogen bedingt – Anfangsstadium einer Gelenkerkrankung
3. Klinik des arthritischen Syndroms	a) Entzündungsschmerz (Maximum in frühen Morgenstunden) b) Belastungsschmerz (Maximum abends)	Entzündliche Gelenk- und Wirbelsäulenerkrankungen Gelenkerkrankungen auf degenerativer Basis
	a) Anfallsweise, spontane Vollremission b) Persistierend-progredient	Kristallarthopathien – Palindromer Rheumatismus Entzündliche Gelenkerkrankungen

1.1. Spezifische Diagnosestrategie 17

Tabelle 1 (Fortsetzung)

Fragestellung	Alternativen	Differentialdiagnose
3. Klinik des arthritischen Syndroms	a) Monartikulär/oligoartikulär (pauciartikulär)	Kristallarthopathien – Palindromer Rheumatismus – infektiöse und reaktive Arthritiden – Osteoarthrosen – Psoriasis-Arthritis – juvenile RA – Spondylitis ankylosans – RA im Anfangsstadium
	b) Polyartikulär	RA – Psoriasis-Arthritis – SLE – reaktive Arthritiden (fakultativ)
4. Paraklinische Befunde	a) Hohe Entzündungsaktivität (BSG, CRP)	Entzündliche Gelenk- und Wirbelsäulenerkrankungen – Polymyalgia rheumatica
	b) Geringe/fehlende Entzündungszeichen	Degenerative Gelenk- und Wirbelsäulenerkrankungen – Weichteilrheumatismus
	a) Erosive Röntgenveränderungen	RA – Psoriasis-Arthritis – Sp. a. selten: reaktive Arthritiden
	b) Nichterosive Arthritis	Arthritis bei Kollagenosen – reaktive Arthritiden
	a) Rheumafaktor +	RA – Sjögren-Syndrom – fakultativ bei Kollagenosen
	b) Rheumafaktor Ø	Alle sonstigen Erkrankungen des Bewegungsapparates
	a) ANF + (hohe Titer)	SLE – seltener andere Kollagenosen
	b) ANF Ø (oder niedrige Titer)	Alle sonstigen Erkrankungen des Bewegungsapparates

Prüfung dagegen zumindest die passive Gelenkbeweglichkeit frei. Die Lokalsymptome sind weniger am Gelenk, als in den umliegenden Weichteilen lokalisiert. Bei Veränderungen der Muskulatur ist ein umschriebener Druckschmerz charakteristisch, der sich während der Kontraktion verstärkt. Sehnenläsionen lassen sich am Schmerz bei Bewegung gegen den Widerstand des Untersuchers erkennen. **Von der Wirbelsäule ausgehende Beschwerden** werden oft durch Bewegung der betroffenen Abschnitte des Achsenorgans ausgelöst. Röntgenologische Veränderungen allein sind wegen ihrer weiten symptomlosen Verbreitung nicht geeignet, die spondylogene Ursache von Beschwerden zu sichern. Hinweise auf eine **psychogene Auslösung** geben das diffuse Beschwerdebild und die Sozialanamnese. Treten während der Exploration entsprechende Anhaltspunkte auf, ist dem durch den Wechsel von der symptomorientierten auf die sozialbezogene Anamnese Rechnung zu tragen. Anderweitige Schmerzursachen, wie neurologische und gefäßbedingte Leiden, viszerale und Knochenaffektionen sind durch spezielle Untersuchungsmethoden auszuschließen.

Im zweiten Schritt erfolgt bei einmal gesicherter Gelenkbeteiligung die Differenzierung von Arthralgie und Arthritis.

Der Sinn dieses Vorgehens besteht in der praktisch außerordentlich wichtigen Unterscheidung einer objektiven (= Arthritis) von einer rein subjektiven (= Arthralgie) Gelenksymptomatik. Es ist zu beachten, daß „Arthritis" in diesem Zusammenhang nicht gleichbedeutend mit dem Vorliegen einer entzündlichen Gelenkerkrankung ist. Symptome, die das diagnostische Kriterium der Arthritis erfüllen, können auch bei degenerativen Arthropathien auftreten, wie Gelenkschmerz mit Bewegungseinschränkung oder Gelenkschwellung bei Arthrose. Bei konsequenter Trennung beider Begriffe ließen sich viele diagnostische Irrtümer vermeiden. Ein alleiniger Gelenkschmerz schließt zwar ein symptomarmes Anfangsstadium einer Arthritis nicht aus. Häufiger stellen die Arthralgien aber harmlose Spätfolgen eines vielleicht vor langen Jahren abgelaufenen rheumatischen Fiebers oder einer anderen entzündlichen Gelenkerkrankung dar. Sie können psychogener Natur, durch statische Veränderungen des Bewegungsapparates ausgelöst oder bei viszeralen Erkrankungen fortgeleitet sein. Spezielle differentialdiagnostische Hinweise dazu finden sich im Kapitel 6 (→ Arthralgie).

In der dritten diagnostischen Phase werden die speziellen anamnestischen Angaben und einfachen Untersuchungsbefunde zur weiteren Eingrenzung der Krankheit interpretiert.

1.1. Spezifische Diagnosestrategie

Besonders aussagekräftig sind dabei die folgenden Parameter, die ebenfalls z. T. im Symptomregister berücksichtigt sind.

→ Anzahl der beteiligten Gelenke: Mon-, Oligo- (2 bis 4 Gelenke befallen), Polyarthritis
→ Akuität des Beginnens: akut, subakut, chronisch (= Entwicklung der Symptome in Stunden, Tagen und Wochen bzw. Monaten)
→ Schmerzrhythmus

  a) Mechanisch: Belastungsschmerz; Schmerzmaximum abends; kurzer, minutenlanger Anlaufsschmerz; Nachlassen in Ruhe bei *degenerativen Erkrankungen*
  b) Entzündlich: Ruheschmerz; Maximum in der zweiten Nachthälfte und morgens, meist stundenlange Morgensteifigkeit; Nachlassen im Laufe des Tages bei *entzündlichen Affektionen*
  c) Gemischt: mechanischer bzw. Belastungsschmerz mit nächtlichen Exazerbationen, z. B. bei idiopathischer Femurkopfnekrose
  d) Dauerschmerz bei purulenter Arthritis und Knochentumoren

— Schmerzprovozierende und schmerzarme Haltungen: z. B. Hyperabduktionssyndrom; Handfläche unter dem Hinterkopf als Schonhaltung bei HWS-Syndrom
→ Schmerzintensität und -charakter
→ Manifestationsalter
→ Symmetrie des Gelenkbefalles
→ Verteilungsmuster der befallenen Gelenke (große, mittlere, kleine)
— Zeitlicher Befall: gleichzeitig polyartikulär, migratorisch mit Abklingen, additiv mit Bestehenbleiben der Symptomatik am zuerst befallenen Gelenk (siehe auch → Verlaufstyp)
→ Verlaufstyp chronischer Erkrankungen, siehe Abb. 1
— Prodromi, Vorkrankheiten und systematische Manifestationen: nasopharyngeale, intestinale, urogenitale Infekte; Fieber, Gewichtsabnahme; Traumen, berufliche und sportliche Überlastungen; Erblichkeit, vorangehende Gelenkerkrankungen, frühkindliche Rachitis, verspäteter Steh- und Gehbeginn; Diabetes, Tuberkulose, Allergien, Medikamentenanamnese; gastrointestinale und Beschwerden von seiten des Urogenitaltraktes, weitere organpathologische Hinweiszeichen (Haut, Auge, Nervensystem, Herz, Lunge, Leber, Lymphadenopathie, Splenomegalie, Karzinome)
→ Dauer der Beschwerden und evtl. auslösender Anlaß.

In der vierten und letzten Stufe der Differentialdiagnose werden gezielte Labor-, Röntgen- und sonstige Untersuchungsbefunde zur Bestätigung oder endgültigen Festlegung der Diagnose herangezogen.

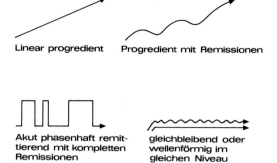

Abb.1. Verlaufstypen chronischer Gelenkerkrankungen.

1.2. Spezielle diagnostische Techniken

1.2.1. Körperliche Untersuchung

Einige besonders zu berücksichtigende anamnestische Daten sind bereits in Abschnitt 1.1. aufgeführt. Hier können nur allgemeindiagnostisch wichtige Hinweiszeichen geschildert werden, die der speziellen Krankheitsbilder finden sich in den klinischen Kapiteln. Zur Ermittlung der Winkelmaße, die mehr für die Verlaufsanalyse als für die Diagnostik wichtig ist, wird auf die orthopädische Literatur verwiesen. Einige Angaben zur groben Orientierung sind in Tabelle 2 zusammengestellt. Dabei wurde die international übliche Neutral-Null-Methode zugrundegelegt, bei der die funktionelle Ausgangslage — am Kniegelenk z. B. die vollkommene Streckung — mit 0 gemessen wird.

Inspektion. Hautveränderungen, Varizen, Muskelatrophien (durch Prüfung der groben Kraft und Umfangsmessungen zu objektiveren), Deformierungen, Gelenkschwellungen, Beobachtung der Körperhaltung und des Bewegungsablaufes.

Palpation. Veränderungen der Haut, des subkutanen Fettgewebes und der Muskulatur (Atrophie, Infiltration, Ödem, Muskelhärte und -verspannungen, Schmerzpunkte); Reibephänomene der Gelenke. Bei Vorliegen eines Ödems ist es sehr wichtig, durch genaue Palpation zwischen einer Schwellung der Gelenkkapsel bzw. des periartikulären Gewebes und einem diffusen Ödem der abartikulären Weichteile zu differenzieren. Eine sorgfältige

Tabelle 2. Einige Winkelmaße der wichtigsten peripheren Gelenke (in Winkelgraden, Nullmethode)

	Schulter	Ellenbogen	Handgelenk	MCP-Gelenk	Hüfte	Knie	Sprunggelenk
Flexion	180 (Anteversion)	145	80	90	130	130	50 (Plantarflex.)
Extension	50 (Retroversion)	0 bis 5	85	30	10	0 bis 5	25 (Dorsoflex.)
Innenrotation	95[1]	90	0	0	35[2]	5 (in Extension) 10 (in Flexion)	0
Außenrotation	80[1]	90	0	0	40[2]	10 (in Extension)	0
Abduktion	180	0	15 (radial)	20	40	0	20
Abduktion	30	0	45 (ulnar)	20	30	0	25

[1]) Am herabhängenden, im Ellenbogen um 90° gebeugten Arm
[2]) In Rückenlage, Hüft- und Kniegelenke 90° gebeugt

Abtastung ermöglicht weiterhin die getrennte Erfassung von Erguß, Kapsel- und Synovialisschwellung. Ergüsse ohne entzündliche Kapsel- oder Synovialisreaktion (Reizerguß, posttraumatischer Hydrarthros) erwecken bei der Palpation den Eindruck, als seien sie unmittelbar unter der Haut gelegen, die Flüssigkeitsbewegung ist besonders im Kniegelenk sehr intensiv, fast schwappend. Bei Vorliegen entzündlicher Infiltrationen der Gelenkweichteile ist die Kapsel dagegen verdickt, der Erguß ist durch die hypertrophischen Synovialzotten an der freien Beweglichkeit gehindert. Die Flüssigkeit scheint tiefer gelegen, sie bewegt sich bei alternierendem Druck sehr viel träger. Die Bewegungsbehinderung im Gelenk bei Blockade durch Kapselschrumpfung, freie Gelenkkörper oder eingeklemmte Menisken ist am federnden Widerstand, die durch Knochenhindernisse, wie Osteophyten, am harten Anschlag erkennbar. Eine Gelenkdysfunktion − Einschränkung der passiven Beweglichkeit − sollte durch joint play unter Vergleich mit der gesunden Seite ermittelt bzw. ausgeschlossen werden. Die Hände, insbesondere die Fingerrücken, sind ausgezeichnete Temperatursensoren. Die Überwärmung eines Gelenkes oder das Verschwinden von normalerweise „kühlen Zonen" (z. B. über der Patella, siehe unten) ist ein recht sicherer Indikator für einen Entzündungsprozeß.

Gelenkgeräusche. Knacken oder Springen der Gelenke sind kapsulär bedingt und besitzen ebensowenig wie das subpatellare Knirschen bei jungen Personen eine krankhafte Bedeutung. Reiben oder grobes Knarren sprechen im Zusammenhang mit den übrigen klinischen Befunden für destruktive Veränderungen am Knorpel oder Knochen.

Neurologische Untersuchung. Wegen der häufigen begleitenden neurologischen Symptomatik bei Gelenkerkrankungen ist die Prüfung von Muskelfunktion, Tonus, Reflexen, Koordination und Sensibilität notwendig. Spezielle Angaben dazu finden sich im Kapitel der regionalen Symptomatik.

Im folgenden sind die wichtigsten Untersuchungsmethoden der Wirbelsäule und Gelenke zusammengestellt.

Wirbelsäule

Auch bei Kranken mit nur peripheren Gelenkbeschwerden ist ein genauer Status der HWS und zumindest ein grober Überblick über Normabweichungen (Haltung, Funktion) der übrigen Wirbelsäulenabschnitte notwendig. Genauere Angaben sind der Literatur zu entnehmen (HOPPENFELD).

Palpation: Muskulatur; Druckpunkt spinal, interspinal und paravertebral; Reibegeräusche.

1.2. Spezielle diagnostische Techniken 23

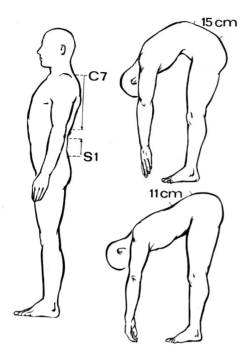

Abb. 2. Links: Prüfung des Schoberschen (Markierung bei S 1 und 10 cm darüber) und Ottschen Maßes (Markierung bei C 7 und 30 cm darunter). Rechts oben: Normalbefund; rechts unten: Fehlen der Kyphosierung und Einschränkung auf 11 cm bei Spondylarthritis ankylosans.

Beweglichkeit: Vor-, Rück-, Seitenbeugen, Drehbeweglichkeit. Für die HWS gilt, daß die Kinnspitze bei Beugung das Sternum berühren, bei Reklination die Blickrichtung senkrecht nach oben gehen muß. Rotation und Seitwärtsneigung — Kinnspitze bzw. Ohren kommen den Schultern nahe — sind auf Seitengleichheit zu beurteilen. Die Prüfung der Schiebebewegung nach ventral und dorsal erfolgt gegen den Widerstand der Hand des Untersuchers, die an Stirn bzw. Hinterkopf des Patienten gelegt wird. Bei allen Bewegungen ist nicht nur ihr Ausmaß, sondern vor allem auch auf die Auslösung von Schmerzen zu achten, die den wichtigsten Hinweis auf eine spondylogene Ursache der Beschwerden darstellen. Zur Ermittlung des Schoberschen bzw. Ottschen Maßes siehe Abb. 2.

Schulter

Palpation: Schmerzpunkte am Ansatz der Supraspinatussehne, an der seitlichen oberen Schulterpartie zwischen Akromion (oben) und Trochanter minor (unten), der langen Bizepssehne im Sulcus intertubercularis (vordere Partie des Schultergelenkes), des Processus coracoides und des Kostoklavikulargelenkes (Abb. 3 und 4) sowie des Sternoklavikulargelenkes; Palpation der Lymphknoten.
Beweglichkeit: Aktive und passive Bewegungen in allen Richtungen. Außenrotation (Mittelfinger der Hand streicht von oben nach unten über die Dornfortsätze der Wirbelkörper); Innenrotation (Daumen von der Lendengegend nach oben führen, Messung des Abstandes Daumenspitze − Vertebra prominens). Griff über den Kopf zum gegenseitigen Ohr (Abduktion und Außenrotation).

Bewegungen gegen Widerstand:

— Abduktion: M. Supraspinatus, M. deltoideus, M. subscapularis
— Adduktion: M. pectoralis maior
— Retroversion: hintere Partien des M. deltoideus, M. teres maior, M. latissimus dorsi
— Anteversion: vordere Bündel des M. deltoideus, klavikulärer Anteil des M. pectoralis, M. coracobrachialis
— Außenrotation: M. subscapularis, M. teres minor, hinterer Anteil des M. deltoideus
— Innenrotation: M. subscapularis, M. pectoralis maior, M. teres maior, M. latissimus dorsi

Ellenbogen

Palpation: Epicondylus lateralis (radialis) als Ansatzpunkt von Supinatoren und Fingerextensoren. Ein Querfinger distal davon befindet sich der bei Gelenkaffektionen schmerzhafte Spalt des Humeroradialgelenkes. Ein Querfinger proximal setzt der M. radialis an.
Epicondylus medialis (ulnaris) als Ursprung des M. pronator teres und der Fingerbeuger.
Olecranon (Bursa, Ansatzpunkt des M. triceps brachii). Sulcus nervi ulnaris, dorsal des Epicondylus ulnaris (Druckschmerz des Nerven, besonders wichtig und aussagekräftig Nachweis von Lymphknoten).
Bewegungen gegen Widerstand: Supination des Unterarmes oder Dorsalflexion der Hand bzw. der Finger führt zu Schmerzauslösung bei Epi-

1.2. Spezielle diagnostische Techniken

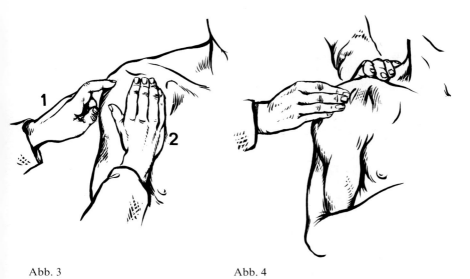

Abb. 3   Abb. 4

Abb. 3. Bei 1 Schmerzpunkt der Supraspinatussehne. Bei 2 Schmerzpunkt der Infraspinatussehne am Akromioklavikulargelenk.
Abb. 4. Schmerzpunkt der langen Bizepssehne im Sulcus intertubercularis.

condylitis lateralis, Pronation des Unterarmes oder Beugung der Hand und Finger bei Veränderungen am Epicondylus medialis.

Hand und Finger

Inspektion: Farbe, Beschaffenheit der Nägel, Schwellung im Bereich des Canalis carpi (Abb. 67, 68), Veränderungen der Fingerform (Abb. 75).
Palpation: Palmaraponeurose, synoviale Schwellung und Druckschmerz im Bereich des Canalis carpi, der Loge de Guyon (Ulnarseite des Handgelenkes zwischen Os pisiforme und Lig. anterius), der Fingerbeuger (Kneiftest, Abb. 11), Ermittlung der groben Kraft (Händedruck, Dynamometerwert; der Mm. interossei durch seitlichen Druck der mit den Fingern des Untersuchers verschränkten Hand). Sehnenknötchen der Fingerbeuger in Höhe der Hohlhand oder der Grundphalangen bei aktiven oder passiven Beuge- und Streckbewegungen der betroffenen Finger; Nachweis von synovialen Schwellungen der DIP-Gelenke (alternierender Druck der beiden Daumen des Untersuchers), der PIP- und MCP-Gelenke.
Bewegungsausmaß in den RC-, MCP-, PIP- und DIP-Gelenken, Faustschluß.

Iliosakralgelenke

Die diagnostische Bedeutung der verschiedenen Schmerzzeichen wird oft überschätzt. Am verläßlichsten sind der Druck auf die Steißbeinspitze in Bauchlage (Illouz-Coste), der Druck auf die Schulter bei einseitigen Stand (Rotés-Quèrol) und das Mennellsche Zeichen.

Ganganalyse

Schmerzhinken bei einseitigen, schmerzhaften Erkrankungen des Rückens, der Bauchorgane oder des Beines. Die Standbeinphase ist auf der erkrankten Seite verkürzt, das gesunde Bein wird in seiner Spielbeinphase schnell und unvollständig durchgeschwungen.
Verkürzungshinken bei wirklichen und scheinbaren Beinverkürzungen, wie Adduktionskontrakturen im Hüftgelenk. Das verkürzte Bein wird hart und stampfend aufgesetzt.
Trendelenburg-(= Hüft-)Hinken durch Insuffizienz der pelvitrochanteren Muskulatur oder Luxation/Subluxation des Gelenkes. Bei einseitigem Befall neigt sich das Becken in der Standbeinphase zur gesunden, der Oberkörper zur befallenen Seite. Bei beidseitigen Veränderungen resultiert ein Watschelgang, der Oberkörper pendelt bei jedem Schritt.
Versteifungshinken bei Ankylose; in der Spielbeinphase der betroffenen Seite wird das Becken gedreht.
Lähmungshinken: Vorschleudern, Umführen und Nachschleifen der gelähmten Seite.
Spastischer Gang: enge, kleine Schritte, evtl. Scherengang mit überkreuzten Beinen.
Ataktischer Gang: breitbasiges, stampfendes Aufsetzen der Füße, starkes Anheben der Beine.

Hüfte

Untersuchung im Stand: Beurteilung der horizontalen und sagittalen Ebene des Beckens. Ausgleich eines evtl. Schiefstandes durch Holzbrettchen verschiedener Stärke. Trendelenburg-Zeichen (bei Insuffizienz der pelvitrochanteren Muskulatur, Beckenhochstand und Luxation): Bei Stand auf dem Bein der erkrankten Seite neigt sich das Becken zur Gegenseite. Duchenne-Zeichen (Luxation): Beim Stehen auf dem Bein der betroffenen Seite wird der Rumpf nach rückwärts über die luxierte Hüfte geneigt.
Untersuchung im Liegen: Palpation der Druckpunkte am Trochanter maior, an Kapseln und Muskulatur; Palpation der Gesäßmuskulatur, um Infiltrate

1.2. Spezielle diagnostische Techniken 27

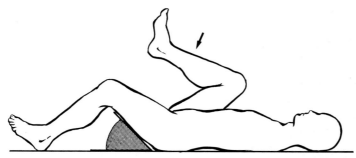

Abb. 5. Handgriff nach THOMAS. Bei passiver Beugung des gesunden Beines im Hüft- und Kniegelenk zeigt sich die Beugekontraktur im erkrankten Hüftgelenk im vollen Ausmaß.

auszuschließen (oft als „Hüftschmerz" angegeben!). Messung einer Beinverkürzung (Abstand Nabel oder Spina iliaca superior zum Malleolus internus). Umfangsmessung des Oberschenkels 10 cm über Patellaoberrand. Prüfung der großen Kraft (Palpation bei isometrischer Muskelkontraktion, Bewegung gegen Widerstand), Messung aller Bewegungsrichtungen. Zu beachten ist, daß die Prüfung der *Außenrotation* durch Bewegungen des im Knie gebeugten Beines in Rücken- oder Bauchlage nach *innen*, der *Innenrotation* durch Bewegung nach *außen* erfolgt. Der Nachweis einer durch verstärkte LWS-Lordosierung maskierten Beugekontraktur erfolgt durch maximale, passive Beugung des gesunden Beines im Hüft- und Kniegelenk (Handgriff nach THOMAS, Abb. 5). Eine durch Streckhemmung im Kniegelenk vorgetäuschte Hüftbeugekontraktur läßt sich durch Untersuchung in Bauchlage diagnostizieren.

Knie

Inspektion: Varus- bzw. Valgusdeformität.
Palpation: Erguß, Kapsel- bzw. Synovialisschwellung.
Es sollte immer versucht werden, den Anteil der Schwellung durch eine Kapsel- bzw. Synovialisinfiltrtion von der exsudatbedingten Schwellung zu differenzieren (s. o.), was nötigenfalls durch Entleerung eines Ergusses zu erfolgen hat. Die Beurteilung der Gelenkkapsel gelingt am besten an der Umschlagstelle des Recessus suprapatellaris. Ein Erguß ohne synoviale oder Kapselschwellung spricht für eine nichtentzündliche Genese, bei Infiltration der Kapsel mit und ohne Erguß muß am ehesten eine entzündliche Affektion in Betracht gezogen werden. Bei der Palpation der Kniekehle ist besonders auf Vorwölbungen durch zystische Veränderungen zu achten.

Entzündliche Veränderungen des Kniegelenkes können auch über die Palpation von Temperaturveränderungen erfaßt werden. Wenn man mit dem Fingerrücken vom Oberschenkel über die Patella zum Unterschenkel streicht, ist im Normalfall die Temperatur über der Patella um einige Grade niedriger. Dieses Zeichen der „kühlen Patella" verschwindet bei einer Synovialitis, auch wenn kein Erguß palpiert werden kann; die Patellatemperatur erhöht sich auf die ihrer Umgebung (FRIES' Knie).
Beweglichkeit: Beugung, Streckung, Rotation, Schubladenphänomen. Bei transversaler Verschiebung der Patella wird auf arthrotisches Reiben (Hobelzeichen, Frühsymptom der Gonarthrose) und den Spannungszustand der Quadrizepsmuskulatur geachtet. Meniskus- und Chondropathiezeichen siehe 5.11.2. und 5.11.3.

Fuß

Inspektion: statische Deformitäten (Senk-, Spreiz-, Platt-, Hohlfuß), Hallux valgus, Hammer- bzw. Krallenzehen usw.
Palpation: Muskelverspannungen, Druckpunkte, Gelenkspalten, Arterienpulse, Achillessehne.
Muskelkraft durch Zehen- bzw. Fersenstand, Flexion/Extension der Großzehe gegen Widerstand.

1.2.2. Röntgendiagnostik

Im Anfangsstadium können bei Arthritis zunächst die nicht obligaten röntgenologischen Weichteilzeichen nachgewiesen werden (Schwellungen der MCP- und PIP-Gelenke, Fettpolsterzeichen in Ellenbogen, Hüfte, evtl. Sprunggelenken, Lateralisierung des Kopfes oder Kopfkernes an Hüfte und Schulter). Wochen bzw. Monate nach Krankheitsbeginn finden sich juxtaartikuläre Demineralisationen unterschiedlicher Lokalisation und Ausdehnung (fleckig, bandförmig, diffus), die auch bei vielen nichtentzündlichen Gelenkerkrankungen vorhanden sein können. Erst danach entwickeln sich die Arthritiszeichen. Sie treten in Form von Gelenkspaltverschmälerungen, subchondralen zystischen Osteolysen, Konturdefekten unterschiedlichen Ausmaßes (Usuren, Destruktionen, Mutilationen), Gelenkfehlstellungen (Deviationen, Subluxationen, Luxationen), ggf. mit periostalen Knochenneubildungen und Ankylosen auf.
Grundsätzlich besteht die Forderung, alle Gelenkaufnahmen in zwei Ebenen durchzuführen. Für epidemiologische Untersuchungen und Verlaufskon-

1.2. Spezielle diagnostische Techniken 29

trollen reicht eine dorsovolare Aufnahme der Hände und Vorderfüße aus. In vielen Fällen sind je nach der diagnostischen Fragestellung zusätzliche Einstellungen oder Spezialuntersuchungen erforderlich.

HWS, LWS: Routineaufnahmen im sagittalen und frontalen Strahlengang, Schrägaufnahmen in verschiedenen Winkeln (kleinere Winkelposition zur Darstellung der Wirbelgelenke, größere zur Beurteilung der Foramina intervertebralia), Funktionsaufnahmen in Ventral- und Dorsalflexion.

Schulter: Anteriore, posteriore und Aufnahmen in Außen- und Innenrotation ggf. unter Durchleuchtungskontrolle. Axiale Aufnahmen zur Beurteilung der Weichteile.

Ellenbogen: in zwei Ebenen, evtl. axiale Aufnahmen.

Hand: dorsovolare und Schrägaufnahmen.

Iliosakralgelenke: Aufnahme in Steinschnittlage, Tomografien, CT oder Kernspintomografie (MRI).

Hüftgelenke: übliche Beckenübersicht, bei Verdacht auf Prädysplasie und postoperativ zur Erfolgsermittlung Aufnahme im Falschprofil (LEQUESNE), Aufnahme mit Kompressionsgurt zur Darstellung feiner Strukturveränderungen, Axialaufnahme nach LAUENSTEIN vorwiegend bei Verdacht auf Schenkelhalsfrakturen.

Kniegelenke: Routineaufnahmen und axiale Einstellungen zur Darstellung der Patella, evtl. in verschiedenen Winkeln.

Sprunggelenke: in zwei Ebenen.

Fußwurzel: seitliche Profilaufnahme; seitliche Aufnahme im Winkel von 40°.

Mittel- und Vorfuß: dorsoplantar.

Schichtaufnahmen: angezeigt zum früheren Nachweis von Zysten, subchondralen Osteolysen und sonstigen Knochendefekten, trifft vor allem für Hüfte, ISG, Wirbelsäule, Handwurzelskelett und Schulter zu.

Kontrastarthrografie (Kontrastmittel und/oder Luft). Bei Verdacht auf Gelenkchondromatose, auf schrumpfende Kapselprozesse an Schulter- und Hüftgelenk, auf Perforationen der Muskel-Sehnenmanschette des Schultergelenkes, zum Nachweis von Meniskusläsionen und Zysten des Kniegelenkes. Die Methode hat vor allem durch die Sonografie und Arthroskopie erheblich an Bedeutung eingebüßt.

Durch die Xeroradiografie werden die herkömmlichen Spezialverfahren in wesentlichen Aspekten ergänzt. Die bei dieser Methode auftretenden Effekte der Kontur-(Rand-)verstärkung und Flächenunterdrückung führen zu einer Hervorhebung kleiner Objekte, Darstellung von Mikroverkalkungen, der Sehnen und einer verbesserten Strukturabbildung der Spongiosa sowie von Knochentumoren. Die Technik leistet daher besonders gute Dienste zum Nachweis von Weichteilprozessen. Wegen der sehr hohen Strahlen-

1. Einführung

belastung ist heute jedoch die Kernspintomografie bei allen diesen Indikationen die Methode der Wahl.
Die Weichstrahlradiografie (FISCHER) gestattet die frühzeitige Erfassung eines entzündlichen Ödems, von Venenerweiterungen, einer artikulären und Tenosynovialitis, später von Veränderungen der Muskelmasse, aber auch von ossären Frühveränderungen bei entzündlichen und degenerativen Arthropathien.

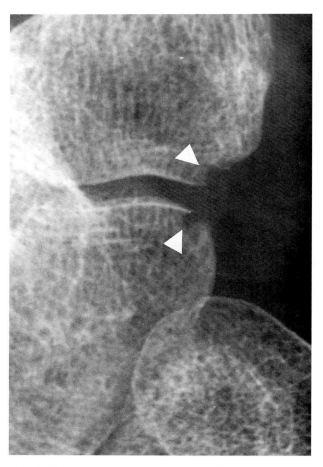

Abb. 6. Teil einer Vergrößerungsradiografie des Handgelenkes eines Patienten mit beginnender RA; Erosionen sind durch Pfeile markiert (Originalaufnahme von J. C. Buckland-Wright, London).

1.2. Spezielle diagnostische Techniken

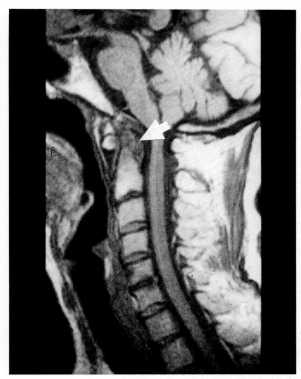

Abb. 7. Kernspintomografie (nukleäre Magnetresonanz) der HWS bei RA. Ausgeprägte Synovialitis (Weichteilschwellung) und erosive Knochenläsionen am Dens (Pfeil).

Aufnahmen mittels Mikrofokus führen zu einer hohen Objektvergrößerung und -auflösung, so daß damit ebenfalls erosive Veränderungen noch vor den Aufnahmen in Standardtechnik nachgewiesen werden können (Abb. 6). Die Computer-Tomografie ist für die radiologische Routinediagnostik von Gelenkerkrankungen nicht unbedingt erforderlich. Gesicherte Indikationen bei Erkrankungen des Bewegungsapparates sind

– Darstellung des atlanto-axialen und subaxialen Bereiches bei RA,
– Abklärung von Veränderungen des lumbalen Spinalkanals, weitgehender Ersatz der Myelografie;
– Frühdiagnose der Algoneurodystrophie,
– Diagnostik des Cauda-equina-Syndroms, z. B. bei Sp. a.,
– Präzisierung von Läsionen der ISG,

- Differentialdiagnostik entzündlicher und degenerativer Hüftprozesse,
- Nachweis zerebraler Läsionen bei Kollagenosen.

Die Kernspintomografie (Magnetresonanz) ist vor allem indiziert zur Stadieneinteilung von Knochen- und Weichteilneoplasien sowie zum frühen Nachweis von Knochennekrosen. Vorteile der Methode liegen in dem höheren Weichteilkontrast gegenüber der Computer-Tomografie, im Fehlen ionisierender Strahlen und der Möglichkeit multidimensionaler Abbildungen (Abb. 7). Die Angiografie ist nur in Einzelfällen indiziert. Zur Gelenkszintigrafie siehe 1.2.6.

1.2.3. Arthrosonografie

(Von H. Merk)

Die Sonografie ist primär eine weichteildarstellende Methode. Sie eignet sich in idealer Weise zur differenzierten Darstellung von Muskel-Sehnen-Gelenkverbindungen und ergänzt die konventionelle Röntgenaufnahme. Ihre weiteren Vorteile sind die

- Möglichkeit eindeutiger anatomischer Zuordnungen und der dreidimensionalen Größenbestimmung pathologischer Prozesse;
- Identifizierung von Veränderungen an der Knorpel-Knochen-Grenze;
- Erleichterung der Ergußgewinnung für diagnostische Zwecke durch sonografisch gesteuerte Punktion;
- Möglichkeit der Funktionsdiagnostik von Bewegungsabläufen.

Gegenüber der Computer- und Magnetresonanztomografie wirken sich die problemlose Wiederholbarkeit, die kostengünstige Anwendung und die fehlende Strahlenbelastung besonders günstig aus. Dabei sind die generellen Indikationen zur Ultraschalluntersuchung weitgehend unabhängig vom klinischen Befund (Tabelle 3).

Tabelle 3. Indikationen zur Arthrosonografie bei verschiedenen klinischen Befunden

Palpationsbefund	Mögliche Krankheitsbilder
Positiv	Ganglion, Zyste, Hämatom, Ödem, Bursitis
Erschwert/fraglich	Gelenkerguß, Tenosynovialitis, manifeste Sehnenruptur
Negativ	Artikulosynovialitis, drohende Sehnenruptur, Gefäßveränderungen, Knorpel- und Knochenusuren

Die folgende Tabelle 4 faßt die wichtigsten zu differenzierenden Krankheitsbilder an den verschiedenen Gelenken zusammen.

Tabelle 4. Spezielle Indikationen zur Arthrosonografie an den einzelnen Gelenken

Gelenk	Typische Krankheitsbilder
Obere Extremitäten	
Schulter	Ruptur der Rotatorenmanschette Bursitis subacromialis Gelenkerguß Tendinitis der Bizepssehne Artikulosynovialitis Ganglion des Akromioklavikulargelenkes
Ellenbogen	Bursitis olecrani Ruptur der Trizepssehne Gelenkerguß Synovialitis Arthrocele
Hand und Finger	Tenosynovialitis der Strecksehnen Tenosynovialitis stenosans (de Quervain) Artikulosynovialitis Karpaltunnelsyndrom Handgelenksganglion
Untere Extremitäten	
Hüfte	Koxitis Bursitis subtrochanterica Hüftgelenkserguß Hüftkopfnekrose
Knie	Bakerzyste Bursitis prae-, infra-, suprapatellaris Synovialitis Quadrizepssehnen-Ruptur Ruptur des Lig. patellae Tendopathie des Lig. patellae Chondromatose
Sprunggelenk, Fuß und Zehen	Arthrocele des Sprunggelenkes Synovialitis Tenosynovialitis, Beuge- und Strecksehnen Sehnenrupturen Fußrückenganglion Tarsaltunnelsyndrom Plantare Fasziitis Fibulotalare Bandrupturen

34   1. Einführung

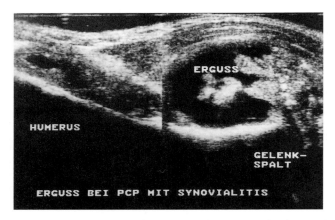

Abb. 8. Schultergelenk bei einer 72jährigen RA-Patientin: Großer ovalärer echoarmer Erguß ventrolateral über der gelenknahen Humeruskontur, im Erguß flottierende korallenförmige Synovialzotten, der M. deltoideus deutlich verdrängt.

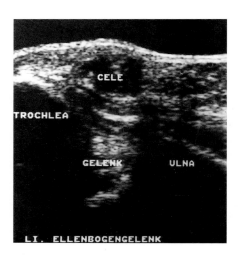

Abb. 9. Arthrocele am linken Ellenbogengelenk einer Patientin mit Rheumatoid-Arthritis: Rundlicher echoarmer Tumor mit multiplen Binnenechos als Ausdruck des entzündlichen Exsudats; Arthrocele relativ schlecht abgrenzbar durch die aus dem Gelenk hervorquellenden Synovialzotten.

1.2. Spezielle diagnostische Techniken

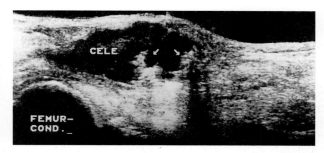

Abb. 10. Arthrocele in der Fossa poplitea des rechten Kniegelenkes bei Patientin mit RA: Längsovale unregelmäßig begrenzte echoarme Arthrocele, deutliche korallenförmige Binnenechos (Synovialzotten), im rechten Anteil der Arthrocele reflexreiche Strukturen mit Schallschatten (Osteochondrombildung).

Der diagnostische Gewinn der Sonografie ist am größten an den Gelenken, die der Palpation nur schlecht zugänglich sind, wie die Schulter-, Hüft- und Kniegelenke. Aber auch hier ist die Darstellung intraartikulärer Strukturen begrenzt. Intraossäre Veränderungen sind nicht darstellbar, eine Differenzierung zwischen serösen und eitrigen Ergüssen ist nicht möglich. Bei wenig ausgeprägten Befunden muß der Vergleich mit der klinisch unauffälligen Seite herangezogen werden.
Einige Fallbeispiele sollen einen Eindruck von den diagnostischen Möglichkeiten der Arthrosonografie vermitteln (Abb. 8, 9, 10).

1.2.4. Allgemeine Labordiagnostik

Einige Untersuchungen sollten zum diagnostischen Routineprogramm gehören, dessen Umfang abhängig vom Profil des Arbeitsplatzes ist. Die Mehrzahl der genannten Methoden ist aber gezielt zur Bestätigung oder zum Ausschluß von Verdachtsdiagnosen einzusetzen. Zur diagnostischen Bedeutung der Techniken finden sich nähere Angaben im Symptomregister (→).

→ BSR, → C-reaktives Protein (Aktivitätsdiagnostik);
Hämoglobin (→ Anämie), → Blutbild einschließlich Thrombozytenzahlen;
→ Eisenspiegel;
Urinsediment, Serum-Kreatinin (→ Urogenitaltrakt, → Nierenbeteiligung); Elektrophorese, Immunelektrophorese (Aktivitätsdiagnostik, → Immunglobulinvermehrung, → Dysproteinämie, → Paraproteinämie), Kryoglobuline;

- → Transaminasen, CK, LDH (→ Muskelenzyme);
  Gesamtcholesterin, Triglyceride (→ Hyperlipidämien);
  Kohlenhydrat-Stoffwechsel (→ Diabetes mellitus);
  TSH, T_3-T_4-Test (→ Schilddrüse);
- → Calcium i. S., → Phosphor i. S.,
- → Phosphatasen;
  Harnsäurespiegel (→ Hyperurikämie);
- → Rheumafaktorennachweis;
- → Antinuklearfaktoren (siehe Tabelle 53; die Untersuchung auf LE-Zellen ist weitgehend entbehrlich, obgleich extrem selten ein positiver LE-Zelltest bei negativem ANF gefunden wurde), → antimitochondriale Antikörper, weitere organspezifische Autoantikörper (z. B. gegen Speichelgangsepithelien bei Sjögren-Syndrom);
- → Antistreptolysin, Antistreptodornase;
- → HLA-Typisierung, besonders Nachweis des B27-Antigens;
- → Coombstest, → Komplementspiegel;
  mikrobiologische und serologische Untersuchungen auf Bakterien (u. a. Gonokokken, Brucellen, Salmonellen, Yersinien, Mykobakterien sowie Luesserologie), Spirochaeten, Protozoen, Mykoplasmen, Viren, Pilze, Parasiten; evtl. Antikörpernachweis durch Überwanderungselektrophorese; Hauttestungen (PPD, Histoplasmin, Coccidioidin), siehe auch 2.4.

1.2.5. Punktatuntersuchung

Die Untersuchung des Gelenkpunktates kann bei vielen Arthropathien diagnoseentscheidende Hinweise ergeben (→ Gelenkpunktat). Man sollte diese Möglichkeit immer nutzen, wenn die Aussicht besteht, auch nur geringe Mengen von Erguß durch Punktion zu gewinnen. Die Methodik der Untersuchung umfaßt die makroskopische Beurteilung, die zytologische, bakteriologische, physikochemische und serologische Analyse. Das Punktat ist möglichst sofort nach Entnahme zu bearbeiten, da bei längerem Stehen Veränderungen auftreten, die die Beurteilung erschweren.

Das *diagnostische Minimalprogramm* sollte die makroskopische Beurteilung, die Viskosität (Abschätzung nach Tropfgeschwindigkeit oder Fadenlänge), den Kristallnachweis, die Gesamtzellzahl, den Anteil an Rhagozyten, Granulozyten, Lymphozyten und großzelligen Formen sowie bei klinischem Verdacht die bakteriologische Untersuchung umfassen.

Makroskopische Beurteilung

Farbe: Normalerweise farblos bis strohgelb. Blutbeimengungen sind nach ihrem Alter als methodisch bedingt oder genuin zu differenzieren (Zentrifugieren, mikroskopische Beurteilung der Erythrozyten).
Trübung: Kristallklar. In pathologischen Fällen läßt der Grad der Trübung einen Rückschluß auf die Höhe der Zellvermehrung zu. Bei Arthrose sind gelegentlich mit bloßem Auge abgelöste Knorpelstücke erkennbar.
Grad der Spontangerinnung: Die normale Synovia enthält kein Fibrin; je ausgeprägter die Gerinnung, desto stärker die Entzündungsaktivität des Prozesses.
Grad der Viskosität: Eine geringe Viskosität entspricht einer hohen Entzündungsaktivität.

Bestimmung der Gesamtzellzahl

Die Ergußflüssigkeit wird unmittelbar nach der Entnahme in eine Leukozytenpipette aufgezogen, bis zur Markierung mit Marcanoscher Lösung (Natr. citricum 4,0; NaCl 2,0; Formol 4,0; Aqua dest. ad 200,0) verdünnt und anschließend in eine Zählkammer (NEUBAUER, BÜRKER oder FUCHS-ROSENTHAL) eingebracht. Statt Marcanoscher Lösungs kann auch Gentianaviolett benutzt werden, Türksche Lösung ist wenig geeignet. Vorherige mechanische Defibrinierung erleichtert die Auswertung. Dabei ist jedoch zu beachten, daß die Zellzahl bis zu 20% niedriger liegt, da ein Teil der Zellen in den Fibrinflocken eingeschlossen ist und nicht erfaßt werden kann.

Differentialzellbild

Bei höherem Zellgehalt wird ein Ausstrich von Nativmaterial, bei geringeren Zellzahlen vom Zentrifugat (maximal 5 bis 10 min und 1000 U/min) angefertigt. Auch hier ist es günstig, mit frischem Material zu arbeiten, da nach Bildung von Fibrinflocken die darin eingeschlossenen Zellen der Wertung entgehen. In diesem Falle empfiehlt es sich, zusätzlich die Differenzierung im formolfixierten Schnittpräparat der Flocke vorzunehmen. Als Färbungen kommen vorzugsweise PAS, HE und die nach PAPPENHEIM, aber auch Alcianblau, May-Grünwald-Giemsa, Sternheimer-Malbin und Feulgen in Frage. Für die Auswertung – Lichtmikroskop, Ölimmersion – sollten mindestens 200 Zellen ausgezählt und nach folgenden Gruppen differenziert werden: Neutrophile Granulozyten, → Rhagozyten, Lymphozyten, Zelldegenerationsformen sowie Sonderformen wie LE-Zellen, Retikulozyten, lymphoplasmazelluläre Zellen und synoviale

Intimazellen. Der diagnostisch wichtige Nachweis der Rhagozyten erfolgt am besten im PAS-gefärbten Ausstrich oder am nativen Phasenkontrastpräparat. Die Häufigkeit von Zelldegenerationsformen ist im wesentlichen abhängig vom Alter des Ergusses.

Nachweis von Mikrokristallen

Ein Tropfen des nativen Punktates oder Zentrifugates wird auf einen Objektträger gebracht und ohne Färbung mit einem gut gereinigten Deckglas versehen. Untersuchung unter dem Lichtmikroskop, etwa 1000fache Vergrößerung. Noch besser lassen sich Mikrokristalle mittels Phasenkontrastmikroskopie oder durch Untersuchung im polarisierten Licht darstellen.
Die Kristalle der Hydroxylapatitkrankheit (2.7.3.) lassen sich meist nur elektronenoptisch nachweisen.

Bakteriologische Untersuchung

Sie sollte lieber zu oft als zu selten, unbedingt aber bei allen stärkeren Graden der Trübung und beim geringsten Verdacht auf eine tuberkulöse oder andere bakterielle Arthritis durchgeführt werden. Neben der Färbung des Ausstriches umfaßt sie die Kultur, im positiven Fall die Anfertigung eines Antibiogramms und den Tierversuch.

Physikochemische Analyse

Im Vergleich zu den genannten Untersuchungsverfahren kommt den biochemischen und physikalischen Methoden eine etwas geringere diagnostische Bedeutung zu. Es sind zu nennen
Mucinausfällung: Einige Tropfen konzentrierter Essigsäure werden in die Synovialflüssigkeit gegeben. Bei nichtentzündlichen Ergüssen bildet sich ein fester Klumpen, sonst ein lockeres, flockiges Präzipitat.
Proteingehalt: Bestimmung mit Biuretmethode.
Papierelektrophorese: übliche Technik mit Heparinzugabe.
Fermentaktivitäten: → Gelenkerguß.
Zuckergehalt: normalerweise etwas unter dem des Serums. Eine stärkere Erniedrigung findet sich bei hohen Zellzahlen und besonders bei bakteriellen Exsudaten.
pH-Wert: Norm 7,2 bis 7,4, bei höherer Entzündungsaktivität Absinken auf 7,1 und weniger.

O_2-Gehalt: Normalwert 10 bis 20 mm Hg, bei stärkerer Aktivität der Entzündung evtl. bis auf 0 absinkend.

Milchsäure: Normale Laktatkonzentration 3 bis 4 mmol, bei entzündlichen Vorgängen über 5 mmol.

Serologische Untersuchung

Bestimmung der Immunglobulinkonzentration, IgG, IgA und IgM sind bei entzündlichen Ergußtypen vermehrt. Einen gewissen diagnostischen Wert besitzt ferner die Konzentration des Gesamtkomplements und die der C'3-Komponente, wie die Immunglobulinwerte besonders in Relation zu den Serumspiegeln. Im Erguß lassen sich die Nachweisreaktionen der Rheuma- und Antinuklearfaktoren, des C-reaktiven Proteins, die Antistreptolysin-, die Wassermann- und Gruber-Widal-Reaktion wie im Serum mit der gleichen diagnostischen Aussage durchführen. Der Nachweis von Rheumafaktoren im Serum und Exsudat weist keine festen Beziehungen in dem Sinne auf, daß er etwa in der Synovia früher oder häufiger gelingt.

1.2.6. Sonstige spezielle Untersuchungsmethoden

Arthroskopie. Die Methode ist absolut indiziert bei Verdacht auf interne Störungen im Kniegelenk (Knorpel- und Meniskusschäden, Verletzungen und Instabilitäten des Bandapparates, Plica-Syndrom und allen diagnostisch unklaren Ergüssen). Es ist vorteilhaft, eine Synovialisbiopsie unter Sicht vornehmen zu können. Die Gewebeentnahme aus diagnostischen Gründen ist besonders bei Verdacht auf seltenere Erkrankungen, wie Hämochromatose, Ochronose, Pilz-Arthritis, Tuberkulose oder Amyloidose unerläßlich. Anwendungen an kleineren Gelenken mit Mikroendoskopen müssen noch geprüft werden.

Extraartikuläre Biopsien. Probeentnahmen von Haut, Schleimhaut, Muskulatur, Lymphknoten, Speicheldrüsen usw. werden bei Kollagenosen und symptomatischen Gelenkerkrankungen nach Notwendigkeit durchgeführt. Besondere Bedeutung besitzt die histologische Differenzierung von → Knoten und die Biopsie aller Hautschichten einschließlich der Faszie und Muskulatur bei Verdacht auf eosinophile Fasziitis.

Gelenk- und Knochenszintigrafie. Technetiumpertechnetat ist mit dem synovialen Blutfluß korreliert und kann als objektiver Parameter der Entzündungsaktivität dienen. Technetium-Phosphorkomplexe sind noch empfindlicher im Nachweis einer Synovialitis. Sie lokalisieren sich außerdem an Stellen osteosklerotischer Aktivität und unreifer Kollagensynthese. Die Nachteile bestehen in der eingeschränkten Indikation bei jüngeren und älteren Probanden durch erhöhte Fixation in offenen Epiphysenfugen und arthrotisch veränderten Gelenken. Die wichtigsten Einsatzgebiete sind:

– objektiver Nachweis von Entzündungsaktivität, Abklärung von Arthralgien;
– Ermittlung von Lockerungsvorgängen um Hüft- und Knieendoprothesen;
– Bestimmung des Grades und der Ausdehnung von Knochenerkrankungen (u. a. Osteoidosteom, Metastasen, aseptische Nekrosen, Algoneurodystrophie, Osteomalazie, Ermüdungs- und Kompressionsfrakturen);
– Verlaufsbeobachtung bei Myositis ossificans, neuropathischer Paraosteoarthropathie, Morbus Paget;
– Nachweis und Therapieüberwachung von infektiösen Komplikationen wie Spondylodiszitis und septischer Arthritis.

Kapillarmikroskopie. Ermöglicht die diagnostische Betrachtung oberflächlicher Blutkapillaren, vorzugsweise am Nagelbett. Durchführung am günstigsten mit Videomikroskop und Fluoreszenzeinrichtung (Betrachtung nach Injektion von Natrium-Fluoreszein). Diagnostisch wertvolle, aber nicht spezifische Veränderungen besonders bei Sklerodermie, MCTD und Dermatomyositis.

Elektromyografie, Bestimmung der Nervenleitgeschwindigkeit. Bei myogenen und neurogenen Erkrankungen sowie primären Störungen der Erregbarkeit von Nerven und Muskeln.

Thermografie. Registrierung der Hauttemperatur und ihrer Normabweichungen durch eine Infrarotkamera. Wie die Szintigrafie ist die Methode weniger zur Krankheits-, als zur Aktivitätsdiagnostik geeignet (Objektivierung der Hyperämie, Verfolgung von Therapieeffekten).

Literatur

BREEDVELD, F. C., P. R. ALGRA, C. J. VIELVOYE und A. CATS: Magnetic resonance imaging in the evaluation of patients with rheumatoid arthritis and subluxations of the cervical spine. Arthr. Rheum. **30** (1987) 624.
BUCKLAND-WRIGHT, J. C.: Microfocal radiografic examination of erosions in the wrist and hand of patients with rheumatoid arthritis. Ann. Rheum. Dis. **43** (1984) 160.

1.2. Spezielle diagnostische Techniken

DIHLMANN, W.: Röntgenatlas rheumatischer Erkrankungen. G. Thieme, Stuttgart, New York 1985.

ERNST, J.: Indikationen zur Sonografie in der Rheumatologie. ALBRECHT, A. J. (Hrsg.). Colloquia rheumatologica 30, Werkverlag Dr. E. BANASCHEWSKI, München 1986.

FRIES, J. F.: A new sign (Fries' knees) for early detection of inflammation of the knee joint. J. Rheumatol. **17**, (1990) 726.

HARTZMAN, S., und Mitarb.: MR imaging of the knee I, II. Radiology **162** (1987) 547, 551.

HEMPFLING, H.: Farbatlas der Arthroskopie großer Gelenke. G. Fischer-Verlag Stuttgart, New York 1987.

HOPPENFELD, S.: Klinische Untersuchung der Wirbelsäule und der Extremitäten. Volk und Gesundheit, Berlin 1983.

LEU, A. J., und Mitarb.: Dermatomyositis — Diagnostische Wertigkeit der Kapillarmikroskopie. Schweiz. med. Wschr. **121** (1991) 363.

LÖFFLER, L.: Ultraschalldiagnostik am Bewegungsapparat. G. Thieme Verlag, Stuttgart 1988.

NYDEGGER, U. E.: Diagnostik von Komplement-Mangelzuständen. Diagnose & Labor. **41** (1991) 124.

ROUX, H., und J. LAVIEILLE: Imagerie par rèsonance magnètique nuclèaire et rhumatologie. Laboratoires CIBA-GEIGY 1986.

SCHUMACHER, H. R., und A. J. REGINATO: Atlas of Synovial Fluid Analysis and Crystal Identification. Lea & Febiger, Philadelphia, London 1991.

SCIUK, J., und Mitarb.: Bildgebende Diagnostik der Osteomyelitis. Dt. Ärztbl. **89** (1992); A 1 — 2462.

STIEHL, P: Punktionsdiagnostik und Gelenkzytologie. In: DOERR, W., und G. SEIFERT (Hrsg.) Spezielle pathologische Anatomie, Band 18, Pathologie der Gelenke. Springer, Berlin, Heidelberg 1984.

STÜRMER, I., H. MERK und H.-J. WITT: Ultraschalldiagnostik bei Arthritiden und Osteomyelitiden. In: Ultraschalldiagnostik 1991. Springer, Berlin 1992.

2. Systematik der Gelenkerkrankungen

2.1. Formenkreis der Rheumatoid-Arthritis (RA)

2.1.1. Rheumatoid-Arthritis

(Progressiv bzw. progredient chronische Polyarthritis, primär chronische Polyarthritis)

> Chronisches, meist progredientes Krankheitsbild mit immunologischer Pathogenese, das in erster Linie die Gelenke befällt, darüber hinaus aber eine Vielzahl anderer Organsysteme einbeziehen kann.

Diagnostische Kriterien, New York 1966

1. Bestehender oder anamnestisch angegebener Gelenkschmerz in 3 oder mehr Extremitätengelenken (PIP- und MCP-Gelenke einer Seite zählen als ein Gelenk).
2. Schwellung, Bewegungsbehinderung, Subluxation oder Ankylose von mindestens 3 Extremitätengelenken (außer DIP-Gelenken, PIP-Gelenken V, CMC-Gelenken I, Hüftgelenken und MTP-Gelenken I) mit Symmetrie von mindestens einem Gelenkpaar und obligater Beteiligung einer Hand, eines Handgelenkes oder Fußes.
3. Röntgenveränderungen einer erosiven Arthritis mindestens 2. Grades in den Händen, Handgelenken oder Füßen.
4. Positive Rheumafaktorenreaktion, kontrollierte Bestimmungsmethode (Testung von Referenzseren, Austausch von Seren mit anderen Labors).

Revidierte Diagnostische Kriterien der ARA, 1987

1. Morgensteifigkeit für mindestens 1 Stunde täglich über 6 Wochen kontinuierlich.
2. Weichteilschwellung/Arthritis von 3 oder mehr Gelenken über 6 Wochen Dauer.
3. Weichteilschwellung/Arthritis der RC-, MCP- oder PIP-Gelenke über 6 Wochen.

2.1. Formenkreis der Rheumatoid-Arthritis (RA)

4. Symmetrische Schwellung/Arthritis über 6 Wochen
5. Erosive Röntgenveränderungen im Handskelett.
6. Nachweis von subkutanen Knoten.
7. Positiver Rheumafaktoren-Nachweis.

Bei Vorhandensein von 4 dieser 7 Kriterien ergibt sich eine Empfindlichkeit von 93% und Spezifität von 90%, was einer geringen Verbesserung der diagnostischen Wertigkeit gegenüber den früheren Kriterien entspricht. Die Unterscheidung einer „wahrscheinlichen", „definitiven" und „klassischen" RA entfällt.

Eine Liste von Ausschlußbefunden wird nicht als unbedingt notwendig erachtet, obwohl sich für den SLE, die gemischte Bindegewebserkrankung (MCTD) und Psoriasis-Arthritis größere Fehldiagnosenquoten ergaben, als für andere Kontrollgruppen. Für den in der Diagnostik von Gelenkerkrankungen weniger Geübten ist es daher günstig, sich bei allen atypischen Verläufen diejenigen Befunde zu vergegenwärtigen, die mit großer Wahrscheinlichkeit die Daignose einer RA ausschließen (ergänzt nach ROPES und Mitarb.):

— schmetterlingsförmige Exantheme im Sinne eines SLE, stark positive LE-Phänomene im Blutausstrich bzw. Nachweis von ANA in hohem Titer
— Beteiligung der Nacken-, Stamm- und Pharynxmuskulatur durch Entzündung, Atrophie oder Parese (Dermatomyositis)
— eindeutige Sklerodermiebefunde mit Ausnahme einfacher Akrosklerosen
— charakteristische Befunde eines rheumatischen Fiebers wie Fieber, Flüchtigkeit der Arthritis, Endokarditis, Erythema marginatum
— charakteristische Gelenksymptome im Sinne einer Gichtattacke wie zyanotische Rötung, perakuter Schmerz, mon- bis oligoartikulärer Befall besonders bei Ansprechen auf Kolchizin und gleichzeitigem Nachweis von Tophi
— Hautsymptome einer Psoriasis, auch in der Familienanamnese
— monartikuläre, febrile Arthritiden im Zusammenhang mit einer Infektionskrankheit
— der Nachweis von Erregern im Gelenkpunktat, Gelenksymptome mit prompter Rückbildung unter antibiotischer Therapie oder charakteristischer mikroskopischer Tuberkulosebefund im Gewebe
— Hautveränderungen im Sinne eines Erythema nodosum, Befunde einer Sarkoidose (Histologie, bilaterale Hiluslymphome, positiver Kveim-Test)
— charakteristische Symptome einer neuropathischen Arthropathie, wie grobe Destruktionen, Schmerzarmut und neurologische Ausfälle

- Reitersche Trias (Urethritis, Konjunktivitis, Arthritis)
- einseitige Gelenkveränderungen vor allem an der oberen Extremität mit dem klinischen und radiologischen Bild einer Algoneurodystrophie
- Trommelschlegelfinger und röntgenologische Zeichen einer hypertrophischen Osteoarthropathie mit Lungenbefund
- Befunde, die die Diagnose einer P. n., einer Sp. a., einer Ochronose, einer chronischen Enteropathie, eines Plasmozytoms, maligner Hämoblastosen bzw. einer Agammaglobulinämie nahelegen oder beweisen.

Die New Yorker Kriterien 1 bis 3 haben sich in der klinischen und ambulanten Praxis bewährt. Das Kriterium 4 dient der Differenzierung in seropositive und -negative Formen. Die CIOMS-Kriterien (Rom 1961) sind für epidemiologische und andere wissenschaftliche Untersuchungen gut geeignet. Auch die älteren Kriterien der American Rheumatism Association (ARA-Kriterien, 1958) erscheinen für die praktische Arbeit etwas zu umständlich, besitzen aber wie die der CIOMS den Vorteil, daß eine Untergliederung in Fälle unterschiedlichen Sicherheitsgrades möglich ist.

Prodromalzeichen uncharakteristischer Art, wie Inappetenz, Gewichtsabnahme, Fieber, Schwäche, Müdigkeit, Myalgien, Parästhesien und Kältegefühl der Akren, psychische und vegetative Symptome sowie eine Hyperhidrose vor Beginn der Gelenkschmerzen werden von über 30% der Patienten, in der Mehrzahl in einer Dauer von über 4 Wochen angegeben.

Frühdiagnostische Zeichen sind

- Schmerzen und/oder anfangs vorübergehende, später bleibende Schwellungen der kleinen (vorzugsweise MCP II und III, PIP-, Hand- und MTP-) Gelenke mit besonderer Ausprägung in den Morgenstunden. Die Gelenkschwellung kann besonders am Knöchelprofil bei geballter Faust und am Verschwinden der Hautfältelung im Bereich der Fingerknöchel erkannt werden. Die Gelenke sind überwärmt, eine Hautrötung fehlt fast immer.
- Druckschmerz der MCP- bzw. MTP-Gelenke bei festem Druck der Hände oder Vorfüße (Gänsslensches Zeichen).
- Bewegungsschmerz der Handgelenke bei passiver, maximaler Beugung oder Extension.
- Synoviale Schwellungen im Bereich der Sehnenscheiden, besonders gut feststellbar bei Palpation der volaren Weichteile im Bereich der Fingergrundglieder bei halbgebeugten Fingern (Kneiftest, Abb. 11).

2.1. Formenkreis der Rheumatoid-Arthritis (RA)   45

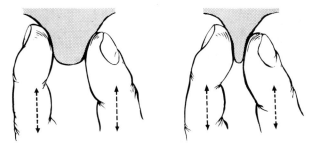

Abb. 11. Kneif- (Pinch-)Test (siehe Text). Links ödematöses Gewebe; rechts normal — radiale und ulnare Hautfläche lassen sich direkt gegeneinander verschieben.

Der weitere **Verlauf** ist einerseits durch die additive Einbeziehung anderer Gelenke in den Entzündungsprozeß, andererseits durch die fortschreitende Zerstörung an den befallenen Gelenken gekennzeichnet. Dadurch treten eine Reihe charakteristischer Veränderungen auf, wie Ulnardrift der Finger in den MCP-Gelenken, Knopfloch- und Schwanenhalsdeformität der Finger (Abb. 12), Caput-ulnae-Syndrom mit Schmerzen, abnormer Beweglichkeit, Vorspringen und röntgenologischen Destruktionen am Ulnarköpfchen, Umformung des Vorfußes und Muskelatrophien.

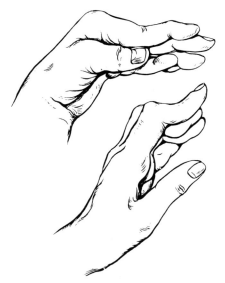

Abb. 12. Schwanenhals- (oben) und Knopflochdeformität (unten).

Nur in eta 70% bis 80% der Patienten ist eine geradlinige, bei dem Rest eine schubweise Progredienz mit mehr oder weniger häufigen und langdauernden Remissionen zu verzeichnen. Über die Häufigkeit des Befalles einzelner Gelenke orientiert die Abbildung 13.

Eine Beteiligung der Iliosakralgelenke wird je nach der Röntgentechnik verschieden häufig (mit zirkulärer Tomografie bis zu 40%), bei seronegativen Formen weniger angegeben.

Die Cricoarytaenoid-Gelenke sind autoptisch in etwa 50% der Fälle befallen. Eine klinische Symptomatik tritt weit seltener auf (Heiserkeit, gelegentlich Globusgefühl, Schluckstörungen, in die Ohren ausstrahlender Schmerz, Belastungsdyspnoe, inspiratorischer Stridor). Dagegen sind Mittelohrveränderungen nicht auf eine Synovialitis, sondern auf eine Vaskulitis zu beziehen.

Streßfrakturen, möglicherweise durch eine Osteopenie mitbedingt, treten als Komplikationen besonders im Bereich der distalen Tibia und am Calcaneus auf.

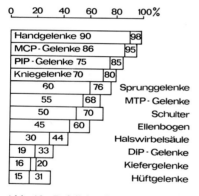

Abb. 13. Befallshäufigkeit der Gelenke bei Rheumatoid-Arthritis nach 1- bis 3- und 10- bis 12jähriger (letzter Teil der Säulen) Krankheitsdauer (KEITEL und Mitarb.).

Röntgenbefund

In den frühen Stadien lassen sich zunächst die Weichteilveränderungen, am günstigsten durch Weichstrahlradiografie (siehe Kapitel 1, FISCHER) nachweisen. Auch eine Verbreiterung des Gelenkspaltes (Gelenkerguß) kann als radiologisches Frühzeichen der Arthritis auftreten. Folge der entzündlichen Veränderungen der Synovialmembran ist eine juxtaartikuläre Osteoporose in Form diffuser oder fleckiger bzw. bandförmiger, subchondral gelegener Demineralisation, zum Teil mit verwaschenen oder strähnigen Knochenstrukturen, die bis weit in die Peripherie hineinreichen. Diese Veränderungen werden nach DIHLMANN als arthritische Kollateralphänomene bezeichnet und entwickeln sich je nach Prozeßaktivität Wochen bis Monate nach Krankheitsbeginn. Noch später, in der Regel erst 3 bis 6 Monate nach den ersten klinischen Symptomen, kommt es zu arthritischen Direktzeichen in Form von Gelenkspaltverschmälerungen oder Destruktionen (Erosion der Grenzlamelle, Usuren, pseudozystische Aufhellungen). Sie finden sich am häufigsten zuerst an den Zehengrundgelenken (besondes am Metatarsaleköpfchen des 5. Strahls). Im Handbereich entwickeln sie sich zu Beginn am Proc. styloideus ulnae, am Handwurzelskelett (tomografische Frühdiagnose) und lateral an den Köpfchen der Metakarpalia bzw. an den gelenknahen Partien der Phalangen. Von den besonders im Alter häufigen, blanden Knochenzysten sind sie durch die teils unscharfe, teils osteosklerotische Begrenzung und die übrigen, vorgenannten Röntgenveränderungen der RA zu unterscheiden. In den fortgeschrittenen Fällen finden sich ausgedehnte Gelenkzerstörungen, Subluxationen und Luxationen sowie Ankylosen.

Laborbefunde

Die Häufigkeit der Seropositivität der RA beträgt je nach Methode 65 bis 80%, bei Kontrollkollektiven (mit dem Alter ansteigend) unter 5%, bei anderen Krankheitsgruppen, insbesondere chronischen parasitären tropischen Infekten, Lebererkrankungen und Kollagenosen zwischen 10 und 40%. Antinuklearfaktoren und LE-Zellen sind — wiederum sehr von der Technik abhängig — bei etwa 20% der Fälle nachweisbar: Häufigkeiten von 70%, wie sie in einzenen Publikationen angegeben wurden, sind sicher zu hoch. Obwohl im Einzelnen Beziehungen zwischen diesen Befunden und der klinischen Aktivität bestehen, wird die Existenz einer lupoiden RA überwiegend abgelehnt. Die BSR ist in der Regel mittel bis stark erhöht, Werte von unter 10 mm in der ersten Stunde finden sich nur in 13% der Fälle mit einem Krankheitsverlauf von über 6 Jahren. Das C-reaktive Protein fällt entsprechend positiv aus, im Elektropherogramm besteht eine Globulinvermehrung. Die Serumeisenspiegel sind fast regelmäßig erniedrigt, das Serumkupfer auf über 25 µmol/l erhöht. Hämoglobinwerte von 6,5 mmol/l und weniger findet man nach 1 bis 3jährigem Krankheitsverlauf in 25%, nach über 10jähriger Krankheitsdauer in 30%. Hauptursache ist die Störung des Eisenstoffwechsels. Zahlreiche weitere Mechanismen sind

48 2. Systematik der Gelenkerkrankungen

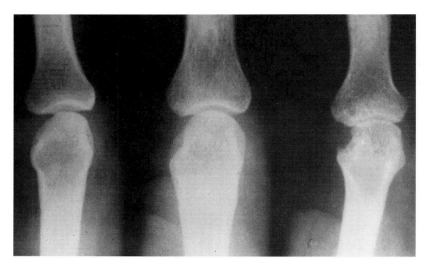

Abb. 14. Fortschreitende Veränderungen eines MCP-Gelenkes bei RA. Links: kein Knochendefekt; Mitte: Verdünnung der radialen Kortikalis, geringe Gelenkspaltverschmälerung; Rechts: deutliche erosive (Metakarpalköpfchen) und zystische Veränderungen (Basis der Grundphalanx), Zunahme der Gelenkspaltverschmälerung (Reproduktion der Sammlung klinischer Diapositive, The Arthritis Foundation, New York, Copyright 1972).

möglich: Verkürzung der Erythrozytenüberlebenszeit, verminderte Erythropoietinaktivität, Hemmung der Erythropoietinaktivität, Folsäuremangel bzw. -verwertungsstörungen, Vitamin-B 12-Mangel, Therapiefolge (z. B. intestinaler Blutverlust). Leukozytenzahlen von unter 5,0 Gpt/l sind in einer Häufigkeit von 3,5%, solche von über 10,0 Gpt/l in 35% vorhanden. Die

Tabelle 5. Orientierungswerte für die zytologische Aktivitätsbeurteilung der RA im Gelenkpunktat (nach STIEHL)

	Aktivitätsphase		
	Minimal aktiv	Mäßig aktiv	Aktiv
Zellzahl (Gpt/l), Durchschnitts- u. Grenzwerte	1,9 bis 3,8	3,6 bis 19,8	9,0 bis 50,0
Granulozyten (%)	bis 10	11 bis 60	über 60
Rhagozyten (%)	bis 10	11 bis 40	über 40

2.1. Formenkreis der Rheumatoid-Arthritis (RA)

zytologischen Befunden im Gelenkerguß sind je nach Aktivitätsphase sehr unterschiedlich (→ Gelenkerguß).

Von den zahlreichen früher angegebenen HLA-Assoziationen ist jetzt DR 4 mit einem relativen Risiko von 3,3 bis 10,8 für die seropositive Form bestätigt, bei seronegativen Verläufen scheint eine Korrelation mit DR 1 zu bestehen.

Die histologischen Veränderungen bestehen in einer Zottenhypertrophie und einer lymphoplasmazellulären Infiltration der Synovialmembran und sind in dieser Form nicht für eine RA typisch. Erst bei Nachweis von fibrinoiden Nekrosen im synovialen Stroma — gewissermaßen das Pendant des peripheren Rheumaknötchens — kann man von einem spezifischen Befund sprechen. Er tritt jedoch nur in 5% der Fälle auf.

Die Angaben über die Häufigkeit **extraartikulärer Veränderungen** schwanken sehr stark nach den Methoden ihres Nachweises (klinisch bis zu 10%, in

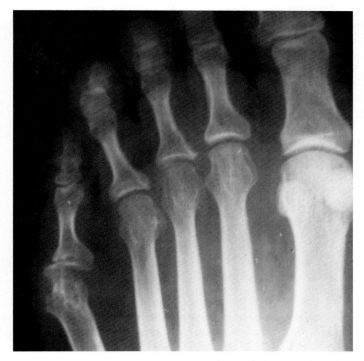

Abb. 15. Osteolysen am Metatarsaleköpfchen V, beginnend auch an der Grundphalanx als fast pathognomonische Veränderung auch schon bei früher RA.

Obduktionsbefunden 72% pathologischer Nierenveränderungen) und nach der Zusammensetzung des Patientenkollektivs. Bei einem gemischten Krankengut ist zu rechnen

- ca. 25% subkutane Knoten, meist im Bereich der Bursa olecrani, der Streckseiten der Extremitäten und sonstigen druckbelasteten Stellen; Entwicklung in der Regel erst nach dem fünften Krankheitsjahr, bevorzugt unter Methotrexat-Behandlung. Es besteht eine Assoziation zur Seropositivität und stärkeren Progredienz. Selten treten multiple Bursazysten im Bereich des Schulter- und Beckengürtels auf.
- etwa 10% klinisch nachweisbare Nierenbeteiligung, Xerostomie, Keratokonjunctivitis sicca, Darmsymptome einer Malabsorption, Myopathie, interstitielle Myositis;
- unter 5% mit klinischen Zeichen einer Herz- (Perikarditis, Kardiomyopathie, Klappenläsionen), Lungen- (Pleuritis, Knötchen, Fibrose, apikale kavitäre Läsionen) und Leberbeteiligung sowie einer Vaskulitis, Neuropathie, Meningitis, Augensymptomen (Skleritis; sterile periphere Kornea-Ulzerationen, Keratomalazie, Syndrom der schmelzenden Kornea), Lymphknotenschwellungen (mindestens einseitig inguinal und axillär), Splenomegalie und Sklerodaktylie. Die Kombination mit einer Hashimoto-Thyreoiditis kommt vor. Die Häufigkeit von Lymphomen und Plasmozytomen (relatives Risiko ca. 3) ist erhöht, eine monoklonale Paraproteinämie ist dafür ein Hinweiszeichen.

Sonderformen

Differentialdiagnostische Schwierigkeiten bereiten vor allem die Fälle mit atypischem Beginn. Im weiteren Verlauf bieten sich meist keine Besonderheiten.

- Monartikulär in etwa 7% bei einmonatiger, in etwa 2% bei einjähriger Dauer der monartikulären Phase. Zur Differentialdiagnostik siehe Kriterien der rheumatischen Monarthritis in Tabelle 41 (Abschnitt 5.1.).
- Beginn an atypischer Stelle: Große Gelenke 10%, Fuß (uncharakteristische Metatarsalgien, → Fersenschmerz 2 bis 3% initial).
- Akuter Beginn in etwa 15% (→ Akuität, → Fieber).

Der Befall von Sehnenscheiden und Bursen ist Bestandteil des typischen klinischen Bildes und führt zu charakteristischen Symptomen wie Schwellungen im Bereich der Sehnenscheiden, schnellender Finger, Sehnenrupturen, Karpaltunnelsyndrom und Bakerzysten. Einige Autoren fassen die Fälle mit ausgedehnter Tenosynovialitis als besondere Verlaufsform auf.

Die seronegative RA (mindestens 3 negative Tests auf Rheumafaktoren in einem Beobachtungszeitraum von 3 Jahren) unterscheidet sich durch eine bessere Prognose, einen häufigeren atypischen Beginn und Gelenkbefall sowie eine Häufung zyklisch-remittierender Verläufe. Eine seronegative, symmetrische Synovialitis mit Ödem ist als prognostisch günstige Variante abzugrenzen.

Die im höheren Alter — jenseits des 60. Lebensjahres — beginnende RA präsentiert sich oft unter dem Bild einer rasch progredienten Form mit schweren funktionellen Behinderungen; es sind aber auch ausgesprochen benigne, zu Remissionen neigende Verläufe möglich. Die Differentialdiagnose zu einer Polymyalgia rheumatica ist oft schwierig.

Zumindest bei typischem Verlauf bietet die Differenzierung zwischen RA und Arthrose keine Schwierigkeiten. Wie die Erfahrung zeigt, werden hier in der Praxis aber häufig Fehler begangen. Nachfolgend sind die wichtigsten Befunde bei RA dargestellt, die als Unterscheidungsmerkmale zu den degenerativen Gelenkerkrankungen herangezogen werden können:

— entzündlicher Schmerztyp;
— reduzierter AZ, Nachweis paraklinischer Entzündungszeichen (BSG, C-reaktives Protein);
— Frühlokalisation an Schulter-, Hand-, MTP-, MCP- und PIP-Gelenken;
— Lokalbefund mit Überwärmung, weicher Schwellung, Erguß;
— radiologisch Weichteilveränderungen, Gelenkspaltverschmälerung, später Erosionen.

Vorkommen und Häufigkeit. Die Prävalenz beträgt ohne Berücksichtigung des Geschlechtes etwa 0,3 bis 1% der Bevölkerung. Frauen werden mit 75% bevorzugt befallen. Die jährliche Inzidenzrate wurde 1980 mit ca. 30 ($\male$) bzw. 65 ($\female$) auf 100000 angegeben, nach neueren Untersuchungen beträgt sie aber nur 8 bzw. 28/100000.

Der Erkrankungsbeginn liegt in 5% der Fälle vor dem 45. Lebensjahr, das Hauptmanifestationsalter ist in über 70% bei Frauen zwischen dem 25. und 54., bei Männern zwischen dem 35. und 64. Lebensjahr.

Literatur

ARNETT, F. C., und Mitarb.: The 1987 revised ARA criteria for classification of rheumatoid arthritis. Arthr. Rheum. **31** (1988) 315.
BOLTEN, W.: Das Cricoarytaenoid-Gelenk bei der chronischen Polyarthritis. Z. Rheumatol. **50** (1991) 1.

DUGOWSON, C. E., und Mitarb.: Rheumatoid arthritis in women. Arthr. Rheum. **34** (1991) 1502.
HÄNTZSCHEL, H. (Hrsg.): Rheumatoid-Arthritis — eine systemische Erkrankung. J. A. Barth, Leipzig 1993.
MOENS, H. J. B., und Mitarb.: Comparison of the sensitivity and specificity of the 1958 and 1987 criteria for rheumatoid arthritis. J. Rheumatol. **19** (1992) 198.
MCCARTY, D. J., und Mitarb.: Remitting seronegative symmetrical synovitis with pitting edema: RS3PE syndrome. J. Amer. Med. Assn. **254** (1984) 273.
PORTER, D., M. MADHOK und N. CAPELL: Non-Hodgkin's lymphoma in rheumatoid arthritis. Ann. Rheum. Dis. **50** (1990) 275.
SCHLAPBACH, P., V. IMHOF und N. GERBER: Pleuropulmonale Manifestationen bei chronischer Polyarthritis. Schweiz. med. Wschr. **117** (1987) 315.
STIEHL, P., H. HÄNTZSCHEL und G. HERZ: siehe Kapitel 1.

2.1.2. Juvenile chronische Arthritis (JCA)

(Juvenile Arthritis, Juvenile chronische Polyarthritis, Juvenile Rheumatoid-Arthritis, Morbus Still, Still-Syndrom)

| Vor dem 16. Lebensjahr beginnende Arthritis von mindestens 3 monatiger Dauer.

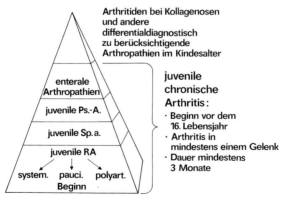

Abb. 16. Zur Begriffsbestimmung von Gelenkerkrankungen im Kindesalter: Definition der juvenilen chronischen Arthritis (Text), nosologische Untergruppen (unterer Teil der Pyramide) und sonstige differentialdiagnostisch zu berücksichtigende Arthropathien im Kindesalter.

2.1. Formenkreis der Rheumatoid-Arthritis (RA)

Daraus folgt, daß bei einem Erkrankungsverlauf von unter 3 Monaten nur der Verdacht einer JCA gestellt werden kann. In den U.S.A. wird die minimale Dauer der Gelenksymptomatik mit 6 Wochen angenommen. Neben der Juvenilen Rheumatoid-Arthritis mit ihren 5 Untergruppen (Tabelle 6) werden, wie in Abb. 16 skizziert, die Juvenile Spondylitis ankylosans, die Juvenile Psoriasis-Arthritis und die enteralen Arthropathien des Kindesalters zu dem umfassenderen Krankheitsbegriff der JCA gerechnet. Davon sind die Arthritiden bei jugendlichen Kollagenosen und die übrigen, in der nachfolgenden Übersicht genannten differentialdiagnostisch zu berücksichtigenden Arthropathien im Kindesalter abzugrenzen.

Differentialdiagnose von Gelenksymptomen im Kindesalter

Arthralgien: Oft diagnostisch nicht zu klären („Wachstumsschmerz", häufig episodisch und mit einer Hypermobilität der Gelenke korreliert) — Psychogen — Weichteilrheumatismus (funktionelle Fibromyalgie) — Kälteinduziert — Medikamentös-allergisch — Hypermobilität — Benigne rheumatoide Nodulosis; viele der nachfolgend genannten Erkrankungen.

Arthritis: JCA sowie Arthritiden bei Kollagenosen (SLE, MCTD, systemische Vaskulitissyndrome, Dermatomyositis/Polymyositis, Sklerodermie, Sjögren-Syndrom)

- Infektiös: bakteriell-viral; Lyme-Krankheit, Osteomyelitis
- Reaktiv: siehe Tabelle 21
- Aseptische Knochennekrosen des Wachstumsalters (siehe Tabelle 35) — Osteochondritis dissecans — Epiphysenlösung
- Neoplasien: Hämangiom — Leukämie — Lymphome — Osteoidosteom — Neuroblastom
- Genetisch bedingt: Hämophilien — Mukopolysaccharidosen — Mukolipidosen — Marfan-Syndrom — Morbus Farber — Osteochondrodysplasien — Ehlers-Danlos-Syndrom — Immunmangel-Syndrom (bes. IgA-Mangel) — Homozystinurie — Weill-Marchesani-Syndrom — Morbus Fabry — Idiopathische Osteolysen — Familiäres Mittelmeerfieber — Thalassämie — Sichelzellanämie — Pachydermodaktylie, Pachydermoperiostose (s. 5.9.2.)
- Metabolisch-hormonell: Mukoviszidose — Ap. bei Diabetes — Gicht (Lesch-Nyhan-Syndrom) — Chondrokalzinose — Ap. bei Pankreasaffektionen — Hypothyreose — Hyper-/Hypoparathyreoidismus
- Verschiedene: Schönlein-Henoch-Syndrom — Palindromer Rheumatismus — Hypertrophische Osteoarthropathien — Tietze-Syndrom —

2. Systematik der Gelenkerkrankungen

Histiozytose — Villonoduläre Synovialitis — Algoneurodystrophie — Trauma — Fremdkörper — Sarkoidose — Morbus Behçet — Allergische Arthritiden — Stevens-Johnson-Syndrom — Seronegative Entheso-Arthropathie (s. 2.3.4.).

Verlaufsformen der JCA

Nach dem Beginn und dem serologischen Befund können 5 Formen unterschieden werden (Tabelle 6).

Tabelle 6. Subgruppen der JCA, Formen des Beginns (nach Truckenbrodt)

	Prozent	% ANA	Geschlecht	Genetische Marker	Manifestation (LJ)
1. Systemisch	20	0	m = w	Bw35, DR3	vorw. 0−4
2. Polyartikulär, Seronegativ	25	25	+ w	−	0−15
3. Polyartikulär, Seropositiv	5	75	+ w	DR4	meist 10−15
4. Oligoartikulär, bis 5. LJ	25	80	+ + w	DR5	0−5
5. Oligoartikulär, ab 6. LJ	25	0	+ m	B27	6−16

1. **Systemisch, mit akut-febrilem Beginn** (oft auch als Still-Syndrom im engeren Sinne bezeichnet). Intermittierendes Fieber mit einem Gipfel in den frühen Morgen-, seltener in den Nachmittags- oder Abendstunden. Organmanifestationen sind eine Hepatosplenomegalie (60−80%), eine Lymphadenopathie (30%), eine Polyserositis mit starken abdominellen und Brustschmerzen (Perikarditis 30%, Myokarditis 20%, Pleuritis 5%, selten Peritonitis). Die Hautveränderungen (70%) treten meist während der Fieberphasen auf und sind flüchtig. Sie lokalisieren sich bevorzugt am Stamm und an den proximalen Extremitäten, selten im Gesicht und bestehen aus einem schnell wechselnden makulopapulösen Exanthem mit lachsroten, umschriebenen Einzeleffloreszenzen von 2 bis 6 mm Durchmesser, oft mit abgeblaßtem Zentrum, Tendenz zur Konfluktion, selten

2.1. Formenkreis der Rheumatoid-Arthritis (RA)

mit Juckreiz. Systemische Zeichen, unter Umständen nur Fieber, können am Anfang und bei vielen Kranken lange Zeit alleinige Symptome sein. Die Gelenkbeteiligung manifestiert sich als Oligo- oder Polyarthritis bei mindestens einem Drittel erst nach etwa 6 bis 12 Monaten. Vorwiegend betroffen sind anfangs die RC-, die Knie- und später die Hüftgelenke. Besonders häufig ist auch die HWS befallen. Gelegentlich beginnt die Erkrankung als akuter Schiefhals. Der Verlauf ist in je der Hälfte der Fälle ständig fieberhaft-systemisch bzw. mündet in die chronisch-polyartikuläre Form ein.

2. **Seronegative Polyarthritis.** Symmetrische Polyarthritis mit Befall von fünf und mehr großen und kleinen Gelenken unter häufiger Einbeziehung von HWS und Kiefergelenken; gelegentlich Tenosynovialitis.
3. **Seropositive Polyarthritis.** Entspricht im wesentlichen der Erwachsenenform, verhältnismäßig hohe Progredienz.
4. **Frühkindliche Oligoarthritis** (pauciartikuläre Form; 4 oder weniger Gelenke betroffen). Beginn meist als Monarthritis der Knie- oder Sprunggelenke. Zur diagnostischen Sicherung ist gelegentlich eine Synovialisbiopsie angezeigt. Bei Befall von 5−7 (8) Gelenken spricht man auch von einer erweiterten Oligoarthritis. Kann später in eine Polyarthritis übergehen. Die häufige Augenbeteiligung in Form einer Iridozyklitis verläuft z. T. symptomlos. Ophthalmologische Kontrollen sind daher mindestens alle 3 bis 6 Monate angezeigt (Abb. 18).
5. **Oligoarthritis des Schulalters.** Oft HLA-B27 positiv mit HLA-B27-assoziierten Erkrankungen in der Familienanamnese und späterem Übergang in eine Spondylitis ankylosans. Erstmanifestation bevorzugt an der unteren Extremität (Knie-, Sprung-, Zehengelenke). Häufig Enthesopathien, Fersenschmerz, Rückenschmerz. Auch hier kann eine Iridozyklitis auftreten, die allerdings akut und mit deutlichen Schmerzen verläuft.

Klinische Besonderheiten und nichtartikuläre Symptome

Die Arthritis des Kindesalters zeichnet sich generell durch einen relativ schmerzarmen Verlauf aus, Morgensteifigkeit ist mit 70% ein häufiges Symptom. Röntgenologische Veränderungen entwickeln sich verhältnismäßig spät, zuerst in Form von Weichteilschwellungen, juxtaartikulären Osteoporosen und periostalen Knochenneubildungen (Abb. 17). Störungen des Epiphysenwachstums (frühzeitiges oder verspätetes Auftreten von Knochenkernen bzw. Schluß der Epiphysenfugen, Wachstumsretardierung besonders bei Prednisolonbehandlung), Erosionen und Ankylosen sind

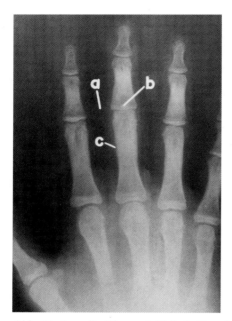

Abb. 17. Juvenile Rheumatoid-Arthritis, röntgenologische Frühveränderungen; a: Weichteilschwellung, b: Vorzeitiger Epiphysenschluß, c: Periostreaktion (Reproduktion der Sammlung klinischer Diapositive, The Arthritis Foundation. New York, Copyright 1972).

Spätzeichen (Abb. 17). Besonderheiten des Gelenkbefalles bestehen in der häufigen Beteiligung der HWS. Gelegentlich beginnt die Erkrankung als akuter Schiefhals. Später finden sich bei mindestens einem Drittel der Patienten Bewegungseinschränkungen. Röntgenologische Veränderungen der HWS können auch ohne besondere Beschwerden bestehen. Die Hüftgelenke sind in 30 bis 40%, bei Krankheitsbeginn vor dem 4. Lebensjahr und bei der systemischen Form sogar bei über 60% beteiligt gegenüber 15 bis 30% bei RA. Eine Sakroiliitis besteht bei etwa 25%, besonders bei der Oligoarthritis des Schulalters, bei polyartikulärem Verlauf und bei Seropositivität. Röntgenologisch kann sie unter dem Bild entzündlicher Erosionen wie an anderen Gelenken, als sklerosierende Erosion wie bei Sp. a. oder als Ankylose ohne nennenswerte Folgen oder Beschwerden verlaufen.

Die *Synovialitis* unterscheidet sich nicht von der der Erwachsenenform. Eine Gelenkbiopsie kann vor allem bei monartikulären Verläufen und

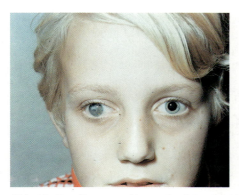

Abb. 18. Bandkeratopathie und Iridozyklitis bei juveniler chronischer Arthritis (Originalaufnahme von Prof. Dr. J. Oppermann, Halle).

zur Abgrenzung der Ausschlußdiagnosen, besonders der Tuberkulose, indiziert sein.
Subkutane Knötchen (zirka 10%) bieten histologisch eine Mischung von Veränderungen, wie sie beim Rheumatischen Fieber und der RA des Erwachsenen gefunden werden.
Bei der Untersuchung der *Ergußflüssigkeit* findet man ein entzündliches Zellbild. Routinemäßige bakteriologische Untersuchungen sind angezeigt.
Eine *Tenosynovialitis* (15%) betrifft vor allem die Sehnenscheiden der Hände und Handgelenke, Knöchel und Füße.
Antinuklearfaktoren werden in Abhängigkeit von der Methodik und der Verlaufsform (siehe Tabelle 6) in bis zu 80% gefunden.
Fieber tritt bei 70% der Kranken irgendwann im Krankheitsverlauf auf und ist meist vom intermittierenden Typ.
Unspezifische paraklinische Entzündungszeichen sind eine Leukozytose, Thrombozytose, BSR-Beschleunigung, positives C-reaktives Protein, eine Vermehrung der Alpha-Globuline und Anämie. Sie sind besonders bei der systemischen Verlaufsform ausgeprägt, können aber in einzelnen Fällen auch völlig fehlen.
Hautveränderungen kommen besonders bei der Form mit akutem Beginn, insgesamt bei etwa einem Viertel der Fälle vor (s. o.).
Entzündungen der serösen Häute treten als Perikarditis (10%), Pleuritis bzw. Polyserositis (etwa 5%), selten als Peritonitis und als Endokarditis auf. Dagegen sind abdominelle Beschwerden in Form anfallsartiger Schmerzen mit spontaner Rückbildung häufig (20%).

Die *Augenbeteiligung* stellt vorzugsweise eine Komplikation der oligoartikulären Subgruppen dar: Uveitis anterior in etwa 20%, Keratopathie, posteriore Synechien, sekundäre Katarakt oder Glaukom mit Erblindungsgefahr; Iridozyklitis 7%. Bei Augenbeteiligung lassen sich in 96% ANF nachweisen (Abb. 18).

Eine *Nephropathie* manifestiert sich als pathologischer Urinbefund (30%), als Amyloidose in Abhängigkeit von der Verlaufsform in 1 bis 18%, im Mittel 5%. Seltener tritt eine Herdglomerulitis bzw. Hyalinose der Arteriolen auf.

Symptome von seiten des ZNS werden nur ausnahmsweise beobachtet.

Häufigkeit und Manifestationsalter: Die Prävalenz einer jugendlichen Arthritis (unter Einschluß der akuten Fälle von unter 3 Monaten Dauer) beträgt im Mittel 0,5/1000 Kinder, davon entfallen fast die Hälfte auf die Transiente Synovialitis der Hüfte, 17% auf die JCA. Der Beginn der JCA liegt definitionsgemäß vor dem 16. Lebensjahr. Die Geschlechtsverteilung und Häufigkeitsmaxima des Krankheitsbeginns sind bei den einzelnen Untergruppen verschieden (s. Tabelle 6).

Literatur

CASSIDY, J. T., J. E. LEVINSON und E. J. BREVER: Die Entwicklung der Klassifikationskriterien für Kinder mit juveniler rheumatoider Arthritis. EULAR Bull. **4** (1990) 131.

HÄFNER, R., und H. TRUCKENBRODT: Juvenile chronische Arthritis. Dt. Ärztebl. **88** (1991) D-2829.

LORENZ, K., und J. OPPERMANN: Die juvenile Rheumatoid-Arthritis. Beitr. Rheumatol. **26** (1984) 1.

MICHELS, H.: Das familiäre Mittelmeerfieber aus kinderrheumatologischer Sicht. Kinder Rheumatol. **2** (1992) 4.

OPPERMANN, J., M. JOHN und G. TIBOLDI: Neue Aspekte zur Nomenklatur und zur Klassifikation der juvenilen chronischen Arthritis (jcA). Akt. Rheumatol. **11** (1986) 227.

REED, M. H., und D. L. WILMOT: The radiology of juvenile rheumatoid arthritis. A review of the English language literature J. Rheumatol. **18** (1991) 2.

TRUCKENBRODT, H.: Juvenile chronische Arthritis. In: Schmidt, K. L.: Checkliste Rheumatologie. Thieme, Stuttgart 1991.

2.1.3. Morbus Still des Erwachsenenalters
(Adulter Morbus Still)

> Gelenkerkrankung mit Beginn jenseits des 16. Lebensjahres, die sich durch remittierendes Fieber sowie durch sonstige, für die Juvenile Rheumatoid-Arthritis typische Symptome auszeichnet.

Über Klinik, Laborbefunde und die diagnostischen Kriterien orientiert die Tabelle 7.

Tabelle 7. Diagnostische Kriterien und prozentuale Häufigkeiten der wichtigsten klinischen und paraklinischen Befunde bei adultem Morbus Still

Kriterien	Prozent	Sonstige Befunde	Prozent
Major		Arthritis (Verlauf)	100
1. Fieber (>39 °C, >1 Wo)	100	Arthritis (Beginn)	75
2. Arthralgien über 2 Wo	100	Myalgien	100
3. Typisches Exanthem	90	Abdomenschmerz	50
4. Leukozytose (>10000,		Pleuritis,	
>80% Granulozyten)	75	Perikarditis je	40
		Interstit. Pneumonie	10
Minor		BSG-Beschleunigung	100
1. Rachenentzündung	90	C-reaktives Protein pos.	100
2. Lymphadenopathie/	90	Anämie	75
Splenomegalie	70	Thrombozytose	70
3. Leberschädigung	70		
4. RF-, ANA-Negativität	95		

Es wurden verschiedene Diagnosekriterien angegeben. Bei Anwendung der in Tabelle 7 genannten sind zur definitiven Diagnose fünf oder mehr, darunter zwei oder mehr Majorkriterien erforderlich. Bei Vorliegen der Majorkriterien Fieber, Exanthem, Poly- oder Oligoarthritis und neutrophile Leukozytose kann die Diagnose als sicher gelten. Ausschlußkriterien sind Infektionen, maligne Tumoren oder andere, definierte Gelenkerkrankungen.
Die Genfrequenzen von verschiedenen Histokompatibilitätsantigenen sind erhöht. Die Lymphknotenhistologie bietet sehr charakteristische, „pseudolymphomatöse" Veränderungen. Der Krankheitsverlauf ist unterschiedlich,

mögliche Varianten sind völlige Remissionen, fortlaufend schubweise oder chronisch artikulär entsprechend einer RA, mit oder ohne Schübe einer systemischen Beteiligung.
Seltene Symptome sind eine Nephritis, Enzephalitis, Augenbeteiligung, Peritonitis, Myokarditis und eine allgemeine Thromboseneigung.

Literatur

REGINATO, A. J., und Mitarb.: Adult onset Still's disease. Semin. Arthr. Rheum. **17** (1987) 39.
VALENTE, R. M., P. M. BANKS und D. L. CONN: Distinctive lymph node histology in adult Still's disease. Arthr. Rheum. **30** (1987) Suppl. 21.
YAMAGUCHI, M., und Mitarb.: Preliminary criteria for classification of adult Still's disease. J. Rheumatol. **19** (1992), 424.

2.1.4. Sjögren-Syndrom

(Sicca-Syndrom, Gougerot-Houwer-Sjögren-Syndrom)

Die wahrscheinliche Diagnose setzt den Nachweis von 3, die definitive Diagnose von allen 4 Kriterien voraus.

1. Objektiver Nachweis einer Keratoconjunctivitis sicca
   a) verminderter Tränenfluß (Schirmertest: unter 9 mm Anfeuchtung in 5 min) und
   b) vermehrte Anfärbung mit Bengalrosa oder Fluoreszeinfarbstoff
2. Verminderter Speichelfluß (Xerostomie)
   a) klinisches Symptom und
   b) Verminderung des unstimulierten und stimulierten Speichelflusses (Messung mittels Saxon-Test)
3. Ausgedehnte lymphozytäre Infiltrate bei kleiner Speicheldrüsenbiopsie durch eine normale Mukosa der Wange oder Unterlippe (Anzahl der Foci mindestens 2 auf 4 mm^2 der Greenspan-Skala)
4. Paraklinischer Nachweis einer systemischen Autoimmunkrankheit
   a) positiver Rheumafaktorennachweis, Titer $>1:160$ oder
   b) positive ANA, Titer $>1:160$ oder
   c) Nachweis von SS-A(Ro)- oder SS-B(La)-Antikörpern.

Augensymptome (Häufigkeit: 93%). Der objektive Nachweis der verminderten Lakrimation gelingt durch den Schirmer-Test, von oberflächlichen

2.1. Formenkreis der Rheumatoid-Arthritis (RA) 61

Erosionen und einer filamentösen Keratis durch Spaltlampenuntersuchungen und Bengalrotfärbung. Klinische Zeichen der Keratoconjunctivitis sicca sind Augenbrennen und -schmerzen, eine Photophobie sowie Schwellung des oberen äußeren Augenwinkels.

Xerostomie (Häufigkeit 88%):

— Fissuren und Ulzerationen an Lippen und Mundwinkeln
— Erhöhte Geschmacksschwelle für sauer und bitter
— Geruchs- und Geschmacksverminderung (Hyposmie, Hypogeusie)
— Durst, trockener Mund (große Trinkmengen), Brennen bei alkalischen oder stark gewürzten Speisen, mühsames Sprechen, Parästhesien der Mundschleimhaut, trockene, pelzige oder gerötete und glatt-atrophische Zunge
— Vermehrte Karieshäufigkeit
— Schmerzlose Vergrößerung der Parotis
— Trockenheit des Pharynx, der Nase und des übrigen Respirationstraktes, der Vaginalschleimhaut und der Haut.

Sonstige Symptome, Begleiterkrankungen

— Häufiger (um 20%) Splenomegalie, Hepatomegalie, Raynaud-Syndrom, Pleuritis, Lungenbeteiligung in Form lymphatischer Infiltrationen der Bronchusschleimhaut mit verstärkter Schleimsekretion oder einer Lungenfibrose, Leukopenie, Eosinophilie
— Seltener (um 5%) chronische Thyreoiditis, Thrombozytopenie von unter 50 Gpt/l, evtl. mit Purpura
— Sehr selten (um oder unter 1%): Schwere erosive Osteoarthrose mit vogelschwingenartigen Osteolysen. Purpura durch Hyper-, Makro- oder Kryoglobulinämie, renale tubuläre Azidose, Nephrokalzinose, Diabetes insipidus, Zöliakie, Pankreatitis, primäre biliäre Leberzirrhose, Retikulumzellsarkom, Arteriitis, Alopezie, periphere Neuropathie, akute und chronische Myelopathie, ZNS-Symptome (kognitive Dysfunktion, Anfälle, aseptische Meningoenzephalitis).

Immunologische Hyperreaktivität

Der Rheumafaktoren-Nachweis gelingt fast in 100% auch der Verläufe ohne RA und Kollagenosen. Die Titer liegen bei der Hälfte der Fälle über 1:1000. Gleichfalls bei 50% findet man positive LE-Zellphänomene, ANF, eine Hypergammaglobulinämie mit besonderer Vermehrung von IgM, Autoantikörper gegen NaCl-Extrakte verschiedener menschlicher Gewebe und Gewebsbestandteile (Leber, Thyreoglobulin, Zytoplasma von Speichelgangszellen). Auszuschließen bzw. differentialdiagnostisch abzugrenzen sind insbesondere die Sarkoidose, die mit einem Befall der Speichel- und Tränendrüsen einhergehen kann, chronische bilaterale Speicheldrüsenvergrößerungen bei Stoffwechselerkrankungen (Diabetes, Pankreatitis, Unterernährung, Alkoholismus), Infektionen (bakteriell einschließlich Tuberkulose; Viren, Pilze), Speichelgangssteine oder lokale Speichelgangsobstruktionen, Arzneimittelallergie (Jodide), Parotistumoren (Adenom, Karzinom, Lymphom), Graft-versus-host-Erkrankung und AIDS.

Häufigkeit und Vorkommen

Die Erkrankung betrifft zu 90% Frauen, oft liegt der Beginn in der Menopause. Kinder werden nur selten befallen. Die Prävalenz bei RA wird mit 10 bis 15% angegeben, bei strenger Anwendung der o. g. Kriterien ist sie sicherlich geringer. Allerdings muß mit einem häufigeren subklinischen Vorkommen gerechnet werden, das nur durch routinemäßige Anwendung verschiedener Provokationstests erkannt wird. Die drei möglichen Formen werden in folgender Häufigkeit angetroffen. Auftreten mit RA: 50%, Auftreten ohne Gelenkerkrankung: 35%, zusammen mit Kollagenose (Sklerodermie, Dermatomyositis, P. n., selten Sarkoidose): 15%.

Literatur

DANIELS, T. E.: Labial salivary gland biopsy in Sjögren's syndrome. Arthr. Rheum. **27** (1984) 147.

Fox, R. I.: Summary of the third internal Sjögren's syndrome symposium. Arthr. Rheum. **34** (1991) 1617.

KEITEL, W., und C. SPIELER: Der Saxon-Test zur Objektivierung der Xerostomie. Ein Beitrag zur Diagnostik des Sjögren-Syndroms. Z. ges. inn. Med. **44** (1989) 340.

MANTHORPE, R., und Mitarb.: Sjögren's syndrome. Arthr. Rheum. **30** (1987) 954.

SAUVEZIE, B., und Mitarb.: Diagnostic du syndrome de Gougerot-Sjögren en rhumatologie I. Rev. Rhum. **51** (1984) 545, II. **52** (1985) 73.

SHUCKETT, R., M. L. RUSSELL und D. D. GLADMAN: Atypical erosive arthritis and Sjögren's syndrome. Ann. Rheum. Dis. **45** (1986) 281.

2.1.5. Felty-Syndrom (Morbus Felty)

Schwer verlaufende Sonderform der RA, zu deren Diagnose folgende Kriterien erfüllt sein müssen:
— gesicherte chronische Polyarthritis vom Typ der RA,
— Splenomegalie und
— Leukozytopenie von unter 3 Gpt/l oder Granulozytopenie von unter 2 Gpt/l.

Das Krankheitsbild zeichnet sich weiter durch ausgeprägte viszerale Manifestationen (Hepatomegalie, gelegentlich auch Leberzirrhose, Lymphadenopathie und Panmyelopathie, sideropenische und hämolytische Anämien, Pleuritis, Perikarditis, Episkleritis und Uveitis), durch das sehr häufige Auftreten (50 bis 75%) von subkutanen Knoten, die immer und in hohem Titer nachweisbaren Rheumafaktoren, Antinuklearfaktoren und/oder LE-Zellphänomene bei über der Hälfte der Kranken, Hautpigmentierungen, Geschwürsbildungen der unteren Extremitäten, remittierendes Fieber, häufige Infekte und eine Kortisonoidresistenz aus. Zwei Drittel der Fälle betreffen Frauen nach der Menopause.

Literatur

DESHAYES, P., und G. HOUDENT: Le syndrome de Felty. Sem. Hôp. **49** (1973) 1217.
THORNE, C., und Mitarb.: Liver disease in Felty's syndrome. Amer. J. Med. **73** (1982) 35.

2.1.6. Caplan-Syndrom

Die Diagnose erfordert eine Rundherdpneumokoniose bei Rheumatoid-Arthritis. Das sehr seltene Auftreten von Rundherden *ohne Silikose* bei RA erfüllt die Kriterien ebenfalls, nicht dagegen das Zusammentreffen von Pneumokoniose ohne Rundherde mit RA.

Symptomatik

Die Rundherde haben einen von Fall zu Fall wechselnden, individuell aber uniformen Durchmesser von etwa 0,5 bis 5 cm. Sie entstehen schubweise meist gleichzeitig oder nach, seltener auch vor der Polyarthritis und neigen wiederum schubartig gleichzeitig zum Zerfall. Eine Beziehung zwischen ihrem Ausmaß und der Schwere der RA besteht nicht. Im histologischen Aufbau sind sie dem subkutanen rheumatoiden Knoten ähnlich. Die RA des Caplan-Syndroms scheint etwas häufiger (75 bis 90%) seropositiv zu sein, weicht aber sonst vom bekannten klinischen Bild nicht ab. Differentialdiagnostisch abzugrenzen sind Verläufe der RA mit Lungenfibrose oder zufällige Kombinationen mit malignen Rundherden bzw. einer Tuberkulose, die Wegenersche Granulomatose, die P. n. und die nekrotisierende Pulmonalarteriitis mit Gelenksymptomatik (→ Lungenbeteiligung).

Vorkommen und Häufigkeit

CAPLAN untersuchte 14000 Bergleute mit Pneumokoniose, davon bestand bei 51 (= 0,4%) eine Kombination mit RA, bei einem Drittel dieser Fälle das echte Caplan-Syndrom. Die Häufigkeit der Rundherdsilikose wird mit 1 bis 2% aller Silikosefälle angegeben, bei gleichzeitigem Bestehen einer RA ist die Rundherdform dagegen in 30% anzutreffen. Gefährdet sind alle Berufsgruppen, bei denen eine Pneumokoniose auftreten kann. Eine Häufung der RA bei Silikosepatienten besteht nicht.

Literatur

NIEDOBITEK, F.: Zur Morphologie und Pathogenese des Caplan-Syndroms. Z. Rheumaforschg. **28** (1969) 175.

ROSMANITH, J.: Zur Frage der Entwicklung der Polyarthritis bei Rundherdpneumokoniose der Steinkohlenbergarbeiter. Arbeitsmediz., Sozialmediz., Arbeitshygiene **6** (1971) 296.

2.1.7. Palindromer Rheumatismus

(Intermittierender Rheumatismus, Hench-Rosenberg-Syndrom)

> In unregelmäßigen Intervallen auftretende, schmerzhafte Schübe mit Arthritis und Periarthritis von kurzer Dauer, die mit ausgeprägter entzündlicher Lokalsymptomatik verlaufen und zwischen den Schüben komplett remittieren.

Symptomatik

Arthritisverlauf. Fast immer monartikulärer Beginn zu jeder Tages- oder Nachtzeit ohne Prodromalerscheinungen, Entwicklung einer sehr schmerz-

2.1. Formenkreis der Rheumatoid-Arthritis (RA)

haften Arthritis mit Schwellung und Rötung in wenigen Minuten bis zu einer Stunde. Dauer 12 Stunden bis zu 4 (maximal 14) Tagen, danach völlige Beschwerdefreiheit. Mitunter sind 2 bis 3, selten mehr Gelenke betroffen.

Abstände der Attacken. 1 bis 3 Monate, selten länger, in 50% aber sehr viel kürzer (bis zu wenigen Tagen). In vielen Fällen können anamnestisch über 200 solcher Anfälle eruiert werden. Die Abstände der Schübe sind individuell etwa gleich, lassen aber die strenge Regelmäßigkeit wie bei der intermittierenden Hydrarthrose vermissen.

Gelenklokalisation. Etwa wie bei RA: Finger > Hand > Knie > Schulter > Sprunggelenke > Ellenbogen. 80 bis 90% der Kranken haben 1 bis 3 bevorzugt befallene Gelenke.

Hautveränderungen (gesamte Häufigkeit 10 bis 30%):

a) Paraartikulär an Knöcheln und Händen. Oft gleichzeitig mit der Arthritis rote, feste, nicht juckende, schmerzhafte Effloreszenzen von 2 bis 4 cm Durchmesser,

b) erbsgroße subkutane Knoten, selten, besonders bei schweren Formen. Treten bevorzugt an den Fingern, in der Handfläche und um das Handgelenk auf, bleiben einige Tage bestehen. In Einzelfällen typische Knoten der RA.

Röntgenologisch findet man meist auch nach jahrelangem Verlauf keine Erosionen, sondern lediglich eine gelenknahe Osteoporose. Der Rheumafaktorennachweis gelingt − zumindestens zeitweise − in 50%. Der Allgemeinzustand ist nicht beeinträchtigt, Fieber tritt in bis zu 10% der Fälle auf; paraklinische Entzündungszeichen fehlen. Eine Untergruppe mit familiärem Vorkommen ist selten; bei ihr werden Assoziationen mit HLA-A1, Bw37 oder DR4 diskutiert. Die Differentialdiagnostik hat neben dem Hydrops intermittens (Tabelle 8) alle Mon- bzw. Oligoarthritiden mit schubweisem Verlauf zu berücksichtigen (→ Anzahl befallener Gelenke, → Verlaufstyp).

Verlauf. In etwa der Hälfte der Fälle persistieren die Schübe jahrelang, bei reichlich einem Drittel geht das Krankheitsbild nach 2- bis 20jährigem Verlauf in eine seropositive RA, z. T. mit günstiger Prognose, über. Hier ist ein erhöhtes Vorkommen von HLA-DR5 nachweisbar. Bei dem Rest der Patienten von jeweils unter 10% wurde eine Ausheilung bei gutem Ansprechen auf Goldtherapie beobachtet oder es wurde eine Revision der ursprünglichen Diagnose notwendig.

Vorkommen. Bisher sind zwar nur etwa 250 Fälle in der Literatur beschrieben, das Krankheitsbild ist jedoch keineswegs extrem selten. Das Hauptmanifestationsalter wird unterschiedlich zwischen dem 20. und 29. und um das 50. Lebensjahr angegeben. Ein leichtes Überwiegen des männlichen Geschlechtes ist nicht gesichert.

Literatur

GÜNTHER, H., und W. KEITEL: Palindromer Rheumatismus — ein seltenes Krankheitsbild? Z. ärztl. Fortb. **71** (1977) 869.
BREGEON, C., und Mitarb.: Le rhumatisme palindromique. Rev. Rhum. **53** (1986) 441.

2.1.8. Hydrops intermittens
(Intermittierender Hydrarthros)

> In völlig regelmäßigen Zeitintervallen auftretende, meist schmerzlose Ergußbildung, die ohne sonstige Entzündungszeichen verläuft und intermittierend symptomlos abklingt.

Symptomatik

Die Arthritis ist monartikulär und betrifft vorzugsweise das Kniegelenk einer Seite. Bei den seltenen oligoartikulären Formen kann neben dem Knie ein Sprung-, Ellenbogen- oder Handgelenk beteiligt sein. Die Lokalisation ist individuell meist fixiert, ein alternierender oder wechselnder Befall möglich. Die Schübe entwickeln sich innerhalb von Stunden, ohne erkennbare Auslösungsursache, ohne Schmerzen oder lokale Entzündungszeichen. Bei Frauen findet sich mitunter eine Abhängigkeit vom Menstruationszyklus. Das Maximum der Schwellung ist nach 48 Stunden erreicht und mit dem 5. Tage wieder abgeklungen. Die Attacken wiederholen sich im Einzelfall in ganz strenger Regelmäßigkeit alle 7 bis 21 Tage.

Der Allgemeinzutand ist normal, paraklinische Entzündungszeichen und Rheumafaktoren fehlen. Ein Spannungsschmerz, der bei Punktion sofort nachläßt, entwickelt sich nur bei sehr großen Ergußmengen. Die Zellzahl des Ergusses schwankt zwischen 0,4 und 0,6 Gpt/l, der Anteil polynukleärer Zellen ist gering und beträgt im Mittel 7%. Als Begleiterkrankungen können eine Rhinitis vasomotorica und ein Asthma bronchiale auftreten. Der Verlauf ist entweder gleichbleibend, er kann zu milderen Schüben tendieren oder in seltenen Fällen zu einer RA führen.

2.1. Formenkreis der Rheumatoid-Arthritis (RA)

Vorkommen. Sehr selten. Hauptmanifestationsalter zwischen dem 13. und 30. (10. und 45.) Lebensjahr, leichtes Überwiegen der Frauen. Familiäres Vorkommen ist beschrieben.

Die Differentialdiagnostik muß neben dem Palindromen Rheumatismus (Tabelle 8) die seltenen periodischen Erkrankungen ausschließen.

Tabelle 8. Differentialdiagnose zwischen Palindromem Rheumatismus und Hydrops intermittens

	Palindromer Rheumatismus	Hydrops intermittens
Häufigkeit	Selten	Sehr selten
Geschlecht	Ausgeglichen	Frauen bevorzugt
Gelenkbefall	Mon-, selten oligoartikulär; Finger und Hand bevorzugt	Mon-, selten oligoartikulär; Knie deutlich bevorzugt
Beginn	Perakut (Minuten)	Akut (Stunden)
Schmerz	Ausgeprägt	Fehlt, außer bei sehr großen Ergußmengen
Lokale Entzündung	Ausgeprägt, Schwellung und Rötung	Fehlt, nur Erguß
Allgemeine Entzündungszeichen	Fehlen, selten Fieber	Fehlen
Seropositivität	Ca. 50%	Fehlt
Gelenkerguß-Zytologie	Entzündlich	Nichtentzündlich (Zellzahl 0,5 Gpt/l, Polynukleäre 7%)
Dauer der Attacke	Stunden bis wenige (selten bis 14) Tage	3 bis 5 Tage
Dauer des Intervalles	Tage bis Monate	7 bis 21 Tage
Periodizität	Vorhanden, nicht streng	Sehr exakt
Sonstige Symptome, Begleiterkrankungen	Periartikuläre Exantheme, Subkutane Knoten	Asthma bronchiale, Rhinitis vasomotorica

Diese zeichnen sich durch einige gemeinsame Symptome aus. Es treten meist kurze Krankheitsperioden auf, die über Jahrzehnte rekurrieren können, während einer Gravidität aber meist ausbleiben. Die Krankheiten sind vererbbar und können sich untereinander abwechseln. Regelmäßig bestehen Defekte des Serumkomplements, seltener eine Amyloidose. Neben dem Hydrops intermittens handelt es sich um folgende Krankheitsbilder:

— *Hereditäres angioneurotisches Ödem* (Periodisches Ödem, Quincke-Ödem): Episoden plötzlicher Schwellung der Haut, Schleimhäute und anderer Gewebe, häufige Einbeziehung des Gastrointestinaltraktes. Glottisödem als lebensbedrohliche Komplikation. Autosomal dominant. Geringe Konzentration oder funktionelle Störungen des Komplement-Esteraseinhibitors.

— *Familiäres Mittelmeerfieber* (= periodische Polyserositis, benigne paroxysmale Peritonitis): genetisch bedingt fast ausschließlich bei sephardischen, selten bei askenazischen Juden, Armeniern und levantinischen Arabern. Febrile Attacken mit Sekungsbeschleunigung und Leukozytose, abdominellen und thorakalen Schmerzkrisen von 24 bis 48 Stunden Dauer, die in unregelmäßigen, unvorhersehbaren Schüben auftreten und mit Peritonitis (95%), Synovialitis (80%), Pleuritis (40%), einem erysipelartigen Erythem, selten mit einer Purpura Schönlein-Henoch einhergehen. Gelenksymptome meist monartikulär und kurzdauernd, bis zu 7 Tagen; sehr selten chronische Arthritis. Bevorzugt sind Knie- und Sprunggelenke, potentiell alle anderen unter Einschluß der Iliosakralgelenke befallen. Eine Entwicklung zur Sp. a. ist möglich, bei bis zu 30% entsteht eine Amyloidose.

— *Periodische Myelodysplasie* (= periodische Neutropenie).

— *Periodisches Fieber*.

— *Muckle-Wells-Syndrom:* Akute, stark schmerzhafte Anfälle von Arthralgien bzw. Monarthritiden, nichtjuckende Urtikaria, Schwerhörigkeit, nicht obligate renale Amyloidose.

— *AHA-Syndrom:* Arthralgie/Arthritis, Urtikaria (= hives), Angioödem, abdominelle Beschwerden; oft ausgelöst durch Überanstrengung, Streß, Alkohol. Manchmal erythema-multiforme-artige Hautveränderungen, Purpura, Blasenbildung.

Literatur

BORK, K.: Angioödeme durch C1-Esterase-Inhibitor-Mangel. Gelbe Hefte **30** (1990) 118.

ELIAKIM, M., M. LEVY und M. EHRENFELD: Recurrent polyserositis (familial mediterranean fever, periodic disease). Elsevier North-Holland Inc., New York 1981.

MCNEIL, D. J., und Mitarb.: The AHA-Syndrome: arthritis, hives, and angioedema. Rheumatol. Int. **7** (1987) 277.

PROST, A., und Mitarb.: Rhumatisme intermittent revélateur d'un syndrome familial arthrites, éruption urticarienne, surdité: Syndrome de Muckle et Wells sans amyloidose rénale. Rev. Rhum. **43** (1976) 201.

2.1.9. Arthritis bei Agammaglobulinämie

Symptome ähnlich der RA im Kindes- und Erwachsenenalter mit Agammaglobulinämie.

Klinische Besonderheiten

— Fehlen der Rheumafaktoren und anderer klinischer Entzündungszeichen.
— Seltenes Vorkommen und atypische Lokalisation (innere Organe) von histologisch der RA entsprechenden Rheumaknötchen (Fehlen oder sehr seltenes Vorkommen von Plasmazellen in den Infiltraten der Synovialmembran bei sonst der RA entsprechenden Histologie).
— In der Regel weniger Gelenke als bei RA befallen (mon- oder oligoartikulär, vorzugsweise Kniegelenk), kleine Gelenke oft ausgespart. Bei erworbenem Immundefekt durch HIV Infektion (AIDS) können arthritische Syndrome (u. a. schmerzhafte, subkutane Oligoarthritis der Knie- und Hüftgelenke) auftreten.
— Verlauf entweder schnell progredient und destruierend oder prognostisch günstig mit langdauernden Remissionen.
— Symptome der Agammaglobulinämie bzw. des Antikörpermangelsyndroms (Infekthäufigkeit, Elektropherogramm, Immunoelektrophorese).

Das Krankheitsbild tritt mit ausgeglichenem Geschlechtsverhältnis bei 15 bis 50% (im Mittel cirka 20%) aller Fälle mit erworbenem Antikörpermangelsyndrom auf. Bei Erwachsenen liegt das mittlere Manifestationsalter zwischen dem 20. und 50. Lebensjahr. Bei der kongenitalen X-chromosomalen Form sind ausschließlich Knaben betroffen, die Erkrankung beginnt meist um das 2. Lebensjahr.

Literatur

BARNETT, E. V., A. WINKELSTEIN und H. J. WEINBERGER: Agammaglobulinemia with polyarthritis and subcutaneous nodules. Amer. J. Med. **48** (1977) 40.
BUCKLEY, R. H.: Immunodeficiency diseases. In KELLY, W. N., E. D. HARRIS, S. RUDDY und C. P. SLEDGE (Hrsg.): siehe Kapitel 1.

70 2. Systematik der Gelenkerkrankungen

2.1.10. Anarthritische Rheumatoid-Erkrankung
(Benigne Nodulosis, Rheumatoide Nodulosis)

> Auftreten multipler subkutaner oder viszeraler Knoten mit charakteristischer Histologie ohne klinische Zeichen einer RA (siehe → Rheumaknoten, Abb. 19).

Es sind folgende Formen beschrieben worden:

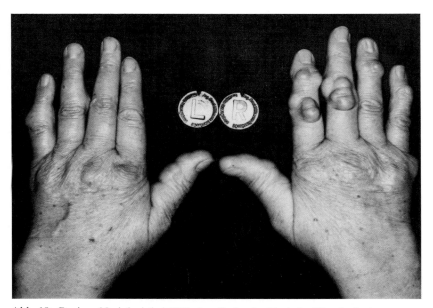

Abb. 19. Benigne Nodulosis bei 62jähriger Patientin. Typische Histologie der Knoten im Sinne einer RA, keine Gelenkbeteiligung, seronegativ.

1. Rheumatoide Nodulosis (GINSBERG), ohne Gelenkbeschwerden oder mit palindromer Symptomatik, meist hohe Rheumafaktorentiter. Im Röntgenbild subchondrale Makrozysten, wahrscheinlich zum Teil durch Granulome verursacht, ohne Gelenkdestruktion.
2. Subkutane Lokalisation bei gleichzeitiger Lungenbeteiligung (intrapulmonale Knoten, Pleuritis, interstitielle Fibrose), meist seronegativ.
3. Isolierte a) subkutane, b) pulmonale oder c) kardiale Knoten, meist seronegativ.

4. Benigne Rheumknötchen der Kindheit mit subkutaner Lokalisation bei sonstigem völligem Wohlbefinden. Der Befund ist nicht ganz selten, ein Symptomwandel in Richtung auf eine Gelenkbeteiligung wurde nur in Einzelfällen beschrieben.

Literatur

KAYE, B. R., R. L. KAYE und A. BOBROVE: Rheumatoid nodules. Amer. J. Med. **76** (1984) 279.
NÜSSLEIN, H. G., und Mitarb.: Multiple peripheral pulmonary nodules preceding rheumatoid arthritis. Rheumatol. Int. **7** (1987) 89.

2.1.11. Endemische, akute Arthritiden

In Endemiegebieten gehäuft auftretende Arthritiden unbekannter Ätiologie, die sich durch folgende Symptomatik auszeichnen:

— akuter Beginn mit starkem Schmerz und Rötung sowie Schwellung der Gelenke,
— in etwa einem Drittel der Fälle Monarthritis, sonst vorwiegend symmetrischer Befall der Knie-, Hand-, Sprung-, Hüft-, Ellenbogen- und Schultergelenke, seltener der kleineren Extremitätengelenke,
— schnelle und vollständige Remission nach wenigen Tagen bis Wochen,
— entzündliche Ergußzytologie (Zellzahl 8 bis 36 Gpt/l, Vorherrschen von Polymorphkernigen), unterschiedliche Höhe der Leukozytenwerte und BSR, chronisch-entzündliche Infiltrate der Synovialis.

Vorkommen bisher bei Navajo-Indianern sowie Eingeborenen von Nigeria und New Guinea beschrieben, das männliche Geschlecht ist mit 75% der Fälle überwiegend beteiligt. Zumindest für die Navajo-Arthritis scheint vor allem wegen der hohen Prävalenz von HLA-B27 in der betroffenen Bevölkerung die pathogenetische Beziehung zu den reaktiven Arthritiden gegeben.

Literatur

MUGGIA, A. L., D. A. BENNAHUM und R. C. WILLIAMS: Navajo-arthritis, an unusual, acute, self-limited disease. Arthr. Rheum. **14** (1971) 348.
RATE, R. G., H. W. MORSE, M. D. BONNELL und T. T. KUBERSKI: „Navajo-Arthritis" reconsidered. Relationship to HLA-B27. Arthr. Rheum. **11** (1980) 1299.

2.2. Kollagenosen

Die Bindegewebskrankheiten wurden um 1940 auf Grund morphologischer Gemeinsamkeiten — der fibrinoiden Nekrose der Grundsubstanz des Bindegewebes — als besondere Krankheitsgruppe zusammengefaßt. Heute weiß man, daß das Fibrinoid keine einheitliche Substanz ist, sondern in seiner Zusammensetzung von einer zur anderen Krankheit wechselt. Der Kreis der zugehörigen Krankheitsbilder wird noch unterschiedlich angegeben. Wegen der weiten Verbreitung des Begriffes und gewisser, für eine Gruppendiagnostik geeigneter Gemeinsamkeiten (Tab. 9) sollte das Konzept der Kollagenkrankheiten zunächst beibehalten werden.

Tabelle 9. Gemeinsame Merkmale der Kollagenkrankheiten

Klinisch:

Chronischer, autonom fortschreitender oder zyklisch-rezidivierender Verlauf
Allgemeinsymptome: Fieber, Gewichtsverlust, Anämie, starke BSR-Beschleunigung
Gelenkbeteiligung: Arthritiden, Arthralgien
Organbeteiligungen: Haut, seröse Häute, ZNS, Herz, Nieren, hämatopoetisches
 System, Lymphadenopathie, Splenomegalie, oft Raynaud-S.

Morphologisch:

Vaskulitis
Ähnlichkeiten zu tierexperimentellen, immunologischen Modellen

Immunologisch:

Erhöhung der Immunglobuline im Serum
Antikörper gegen Gefäß-, Thymus-, Muskel-, Kollagenantigene
Positiver ANF- (ANA-) Screening Test, Antikörper gegen ds-DNS, Nukleoprotein und Immunglobuline
Zelluläre Immunphänomene

2.2.1. Systemischer Lupus erythematodes (SLE)
(Lupus erythematosus disseminatus)

> Autoimmunerkrankung mit schubweisem, meist progredientem Verlauf und Befall verschiedener Organsysteme, die durch das regelmäßige Vorkommen von Antikörpern gegen Zellkernbestandteile charakterisiert ist. Eine positive Diagnose kann erfolgen, wenn 4 der 11 nachfolgenden diagnostischen Kriterien gleichzeitig oder nacheinander gesichert sind (TAN und Mitarb. 1982).

2.2. Kollagenosen

1. Gesichtserythem:	persistierendes Erythem, flach oder erhaben, über den Jochbögen mit der Tendenz zur Aussparung der Nasolabialfalten
2. Diskoide Läsionen:	erythematöse erhabene Herde mit follikulären Hyperkeratosen; in älteren Läsionen evtl. atrophische Vernarbungen
3. Lichtempfindlichkeit:	ungewöhnlich starke Hautrötung nach Sonnenexposition
4. Orale Ulzerationen:	orale oder nasopharyngeale Ulzerationen, gewöhnlich schmerzlos (Arztbeobachtung)
5. Arthritis:	nichterosive Arthritis an zwei oder mehr peripheren Gelenken (Schwellung oder Erguß)
6. Serositis:	a) Pleuritis − überzeugende Angabe von Pleuraschmerz oder pleuritisches Reiben durch Arztbeobachtung oder Nachweis eines Pleuraergusses oder b) Perikarditis − nachgewiesen durch EKG oder Reiben oder Sicherung eines Ergusses
7. Nierenbeteiligung:	a) Persistierende Proteinurie $>0,5$ g/Tag oder b) Zellzylinder (Erythrozyten, Hämoglobin, granulär, tubulär oder gemischt)
8. Neurologische Zeichen:	a) Krampfanfälle bei Ausschluß einer medikamentösen oder metabolischen Ursache oder b) Psychose bei Ausschluß einer medikamentösen oder metabolischen Ursache
9. Hämatologische Störungen:	a) Hämolytische Anämie mit Retikulozytose oder b) Leukopenie unter 4,0 Gpt/l bei zwei oder mehr Bestimmungen oder

	c) Lymphopenie unter 1,5 Gpt/l bei zwei oder mehr Bestimmungen oder d) Thrombozytopenie unter 100 Gpt/l bei Ausschluß einer medikamentösen Ursache
10. Immunologische Störungen:	a) positiver LE-Zellnachweis oder b) Antikörper gegen native DNS in abnormen Titer oder c) Anti-Sm-Antikörper oder d) falschpositiver Luestest über 6 Monate persistierend, bestätigt durch negative Treponema-Tests
11. Antinukleäre Antikörper:	abnormer ANA-Titer durch Immunofluoreszenz oder entsprechende Bestimmungsmethode bei Ausschluß einer medikamentösen Ursache

Gegenüber den Kriterien von 1971 besteht eine etwas verbesserte Empfindlichkeit und Spezifität von 96%.

Anmerkung zu den Kriterien, sonstige Symptomatik

Gelenkbeteiligung. Wird in einer Häufigkeit von etwa 75% zu Beginn und 90% im Verlauf beobachtet. Meist als heftige Arthralgien mit deutlicher Diskrepanz zwischen subjektiven Beschwerden und objektivem Befund. Das Vorhandensein einer erosiven Arthritis im Röntgenbild (weniger als 2% der Fälle) schließt einen SLE weitgehend aus und ist ein wichtiger differentialdiagnostischer Befund zur Abgrenzung einer RA. Von einigen Autoren werden Fälle mit osteolytischen Veränderungen als besondere Verlaufsform gewertet. Die Akute-Phase-Reaktionen sind hier häufig stark positiv. Gelenkdeformierungen ohne Knochenerosionen durch Wegfall stützender Weichteilstrukturen sind jedoch relativ häufig. Sie treten in Form von Schwanenhalsdeformitäten, isolierten Hyperextensionen der Daumenendgelenke, leichten Kontrakturen der PIP-Gelenke, besonders III und IV, einer Jaccoud-Arthritis mit Subluxationen der MCP-Gelenke, Beugekontrakturen der Ellenbogengelenke oder eines Ulnardriftes auf und lassen sich passiv oder auch aktiv gut ausgleichen (Abb. 20). Sehnenrupturen sind möglich. In 5% der Fälle, besonders nach Prednisolontherapie, treten aseptische Knochennekrosen auf.

2.2. Kollagenosen

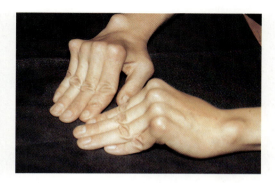

Abb. 20. Subluxationen und Beugekontrakturen der MCP-Gelenke (sog. Jaccoud-Arthropathie bei 23jährigem Patienten mit SLE).

Gesichtserythem. Dermo-epitheliale, z. T. papuläre, plaquebildende, ohne Narben abheilende, in der Regel nicht juckende, meist symmetrische Effloreszenzen (Abb. 21). Symptomfrequenzen, soweit nicht im Text vermerkt, siehe Tabelle 10.
Diskoider Lupus. Wird von vielen Autoren keine Bedeutung für die Diagnose des SLE beigemessen, ist auch häufig z. B. bei Sklerodermie vorhanden.
Orale oder nasopharyngeale Ulzeration. Ausschluß einer Wegenerschen Granulomatose und eines Morbus Behçet.
Sonstige Hautsymptome. Vaskulitis der Hautgefäße (20%), Hautblutungen (Purpura durch Vaskulitis oder Thrombozytopenie, 15%), angioneurotisches Ödem (15%), Livedo reticularis (10%), Urtikaria (10%, oft gleichzeitig mit Kryoglobulinnachweis); Alopezie (schneller Verlust von großen Mengen Kopfhaar, seltener Verkürzung der Stirnhaare als sogenanntes Lupushaar); Nagelveränderungen (5%, Querstreifung, Abheben der Basis); Schleimhautulzera im Mund, in der Nase, im oberen Respirationstrakt, der Vulva; subkutane Knoten (unter 1%, histologisch wie RA oder als fokale Pannikulitis, z. T. mit Hautnekrosen).
Muskulatur. Myalgien mit normalen Biopsiebefunden (30%), Myositis (15%) mit Atrophie, Paralysen, Erhöhung der CK und histologischen Veränderungen in Form von perivaskulären Infiltraten, Muskelfasernekrosen, interstitieller Fibrose.
Niere. Siehe Tabelle 10. Formen der Lupusnephritis: Mild, fokal; diffusproliferativ; membranös; minimal, mesangial; interstitielle Immunkomplexnephritis; tubuläre Erkrankung.

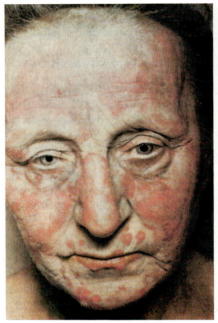 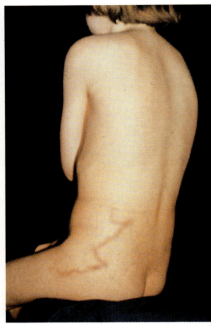

Abb. 21   Abb. 22

Abb. 21. Subakuter SLE mit Exazerbation; Alopezie (Aufnahme der Dermatologischen Klinik der Medizinischen Akademie Magdeburg, ehem. Direktor: Prof. Dr. sc. med. W. HÖFS).

Abb. 22. Ausgeprägte Thrombosen oberflächlicher Hautvenen, 20jährige Patientin mit SLE und hohem Titer von Anticardiolipin-Antikörper.

Lungenbeteiligung. Bis zu 50% im Verlauf in Form von rezidivierenden, antibiotikaresistenten Pneumonien, netzförmigen Infiltraten und ein- oder beidseitigen Plattenatelektasen der Lungenbasis.
Vaskulitis. Raynaud-Syndrom, digitale Gangrän (2%). Thrombophlebitis (5%, Abb. 22), Thrombosen großer Gefäße (sehr selten), pulmonale arterielle Hypertension.
Kardiale Manifestationen. Sehr häufig (75%) EKG-Veränderungen, meist in Form von abnormalen T-Wellen. Perikarditis autoptisch bis zu 80%, Myokarditis (10–20%), Endokarditis Libman-Sacks, echokardiografisch

in 44% Klappenabnormitäten, meist der Mitralklappe; selten subakute bakterielle Endokarditis.
Gastrointestinale Beteiligungen. Klinische Formen:
- uncharakteristische leichte Beschwerden im Ober- und Unterbauch mit Übelkeit, Erbrechen und gelegentlichen leichten Spasmen (10%, besonders häufig in der Kindheit); selten Pankreatitis,
- Enteropathie mit Proteinverlust,
- regionale Enteritis mit ausgeprägtem Ödem der Submukosa und lymphozytärer Angiitis,
- Dünn- und Dickdarminfarzierungen bzw. -perforationen als Folge einer nekrotisierenden Vaskulitis.

Leberbeteiligung. Hepatomegalie (30%, besonders bei Kindern), oft Erhöhung der Transaminasen, der alkalischen Phosphatase; selten chronischaktive Hepatitis oder Leberzirrhose.
Beteiligung des Nervensystems. Mono- und Polyneuropathien, Plexusparesen. Befall des Rückenmarkes (inkomplettes Querschnittsbild, spinale Ataxie, Guilain-Barré-Syndrom). Von BITTER wurde die bei SLE auch in Frühphasen häufige, milde Form des organischen Psychosyndroms näher definiert. Es sollte bei folgenden Veränderungen der emotionellen (A) und intellektuellen (B) Sphäre diagnostiziert werden.

A a) inadäquate Emotionalität, „nervöse Erschöpfung"
   b) Abwesenheit („Remoteness")
B a) Perplexität (leichte Desorientiertheit)
   b) Konzentrationsschwäche (Aufgabe: wiederholte Subtraktion der Ziffer 7)
   c) vermindertes Neugedächtnis (Aufgabe: Umstellung vierstelliger Zahlen)
   d) verminderte Vorstellungskraft (Interpretation eines gebräuchlichen Sprichwortes).

ZNS-Beteiligung in diffuser Form mit Nachweis von antineuronalen Antikörpern oder fokale, vaskulitisbedingte Schäden, die am günstigsten durch Magnetresonanz oder durch Single-Photon-Emissions-CT (SPECT) nachgewiesen werden.
Augensymptome. Konjunktivitis, Episkleritis (15%). Retinaexsudate (8%) sind bei Fehlen einer Hypertonie oder eines Diabetes diagnostisch zu bewerten.
Allgemeinsymptome. Fieber zu 80% bei Beginn, bei allen Patienten im Verlauf auftretend. Ähnliche Häufigkeiten für Schwächezustände, die

meist parallel zu der klinischen Krankheitsaktivität verlaufen, mitunter aber auch von Tag zu Tag wechseln. Gewichtsverlust (65%), temporäre Amenorrhoe (15%).
Sonstige klinische Befunde. Splenomegalie und Lymphadenopathie (je 20%), besonders häufig bei Kindern), Sicca-Syndrom, Vergrößerungen der Parotis (5 bis 10%), Thyreoiditis, Aszites (5%), selten Thymome.
Antinukleäre Antikörper/Immunologische Befunde. Eine positive Kernfluoreszenz tritt in 99% der aktiven SLE-Fälle auf, sie ist jedoch wenig beweisend, da sie bei einer ganzen Reihe anderer Krankheitsbilder und auch bei Normalpersonen vorkommen kann (siehe → Antinukleäre Antikörper, Tabelle 53). Charakteristisch für SLE sind Antikörper gegen native (Doppelstrang-, ds-) DNS und gegen das Sm-Antigen. In seltenen Fällen kann ein LE-Zelltest positiv, die Immunfluoreszenz aber negativ ausfallen. Daher ist bei dringendem klinischen Verdacht auf SLE und negativer Serologie noch selten die Indikation zur LE-Zellpräparation gegeben.
Antiphospholipid-Antikörper (APLA): Gruppe von Antikörpern, die mit negativ geladenen Phospholipiden (auf Zellwänden, an Gerinnungsprozessen beteiligt) reagieren und zum primären und sekundären Antiphospholipid-Sydrom (s. u.) führen können. Bei SLE treten sie auf in Form von

- Antikardiolipin-Antikörpern (aCL, 50%),
- biologisch falsch positiver WaR (15%) und
- des Lupus-Antikoagulans (2 bis 16%; siehe auch → Antiphospholipidantikörper).

Diese Antikörper kommen konkordant, in bis zu 50% aber diskordant vor. Ihre Nachweishäufigkeit ist sehr von den technischen Bedingungen abhängig. Korrelationen zur Thrombozytopenie, thrombotischen Komplikationen, einschließlich zerebralen Infarkten, einer erhöhten Rate von Spontanaborten oder der Krankheitsaktivität sind statistisch gesichert, im Einzelfall aber oft nicht nachweisbar. Von dem Lupus-Antikoagulans sind die bei SLE selten vorkommenden spezifischen Antikörper gegen die Gerinnungsfaktoren VIII, IX, Xa und XII abzugrenzen, die zu verlängerten Blutungszeiten führen können.
Sonstige Laborbefunde (siehe auch Tabelle 10). Die BSG-Werte sind bei aktiven Fällen fast immer beschleunigt, jedoch gibt es auch Verläufe mit BSG-1-Stundenwerten, die ständig unter 20 mm liegen. Eine Anämie wird in Abhängigkeit von Grenzwerten und klinischer Aktivität in 40 bis 80% gefunden. Entgegen dem Regelbefund sind auch bei Kranken ohne infektiöse Komplikationen erhöhte Leukozytenwerte möglich. Rheumafaktoren werden in etwa 30% nachgewiesen. HLA-DR 2 findet sich erhöht mit einem

2.2. Kollagenosen

Tabelle 10. Prozentuale Symptomhäufigkeiten bei SLE-Patienten und einem Kontrollkollektiv sonstiger Kollagenosen (nach TAN und Mitarb.)

Symptom	Positiv oder pathologisch	
	SLE	Kontrollen
Antinukleäre Antikörper	99	51
LE-Zellen	73	4
DNS-Antikörper	67	8
Sm-Antikörper	31	5
Serol. Lues-Test positiv	15	0
Arthritis	86	63
Gesichtserythem (Jochbögen)	57	4
Diskoide Läsionen	18	1
Lichtempfindlichkeit	43	4
Hautbiopsie pathologisch	68	19
Orale Ulzera	27	4
Alopezie	56	12
Raynaud-Syndrom	29	19
Pleuritis	52	11
Perikarditis	18	4
Proteinurie	50	6
Zellzylinder	36	3
Nierenbiopsie pathologisch	83	0
Krampfanfälle	12	1
Koma	5	0
Psychose	13	1
Neurologische Ausfälle	12	4
Hämolytische Anämie	18	1
Leukopenie	46	11
Thrombozytopenie	21	1
Verminderung von CH 50	70	30
C'3	64	9
C'4	64	35

relativen Risiko von 4,0. Durch die Immunblot-Technik zum Nachweis von Autoantikörpern gegen Polypeptide lassen sich Untereinheiten des SLE mit klinisch differentem Symptommuster identifizieren.

In Tabelle 10 ist noch einmal die Häufigkeit einzelner Symptome bei SLE, RA und anderen Krankheitsbildern gegenübergestellt. Es ist zu beachten, daß die Häufigkeitsangaben sich auf die in den Kriterien angegebenen Symptome und nicht auf die in den Erläuterungen besprochenen Krankheitszeichen beziehen.

Besondere Verlaufsformen

ANA-negativer SLE. Extrem selten, im Vordergrund steht die photosensitive Dermatitis.

SLE im Alter. Der nach dem 60. Lebensjahr beginnende SLE zeichnet sich durch einen mehr chronischen Beginn, einen günstigeren Verlauf und eine relativ gute Prognose aus. Häufig findet man ein Polymyalgia-rheumatica-Syndrom mit Myalgien, Gewichtsabnahme und Schwäche, eine Polyserositis ist seltener. Eine Myositis, interstitielle Lungenerkrankung, ein Sjögren-Syndrom, Anti-La-Antikörper werden häufiger, eine Arthritis, Photosensitivität, Nephropathie und hohe Titer von ds-DNS-Antikörper sowie Anti-Ro-Antikörper seltener beobachtet. Es handelt sich nicht um eine Krankheitsentität.

Neonataler Lupus. Bei der Geburt oder kurz danach auftretende Hautläsionen und/oder Herzblock. Ursache ist wahrscheinlich die diaplazentare Übertragung eines IgG-Antikörpers (Anti-SS-A) von meist HLA-DR3-positiven Müttern mit Kollagenosen, selten auch Gesunden. Das Risiko eines kongenitalen Herzblockes beträgt für Kinder von Müttern mit SLE 1:60, bei Anti-SS-A-Positivität der Mütter 1:20.

Latenter (inzipienter, inkompletter) Lupus, Lupus-like disease, undifferenzierte Bindegewebserkrankung (UCTD). Unterschiedliche Bezeichnungen für Verläufe, die klinisch einem SLE ähneln, aber bei denen die vier Kriterien nicht erfüllt sind. Auch das primäre Antiphospholipid-Syndrom (s. u.) kann in diese Gruppe gerechnet werden.

ANA-positive RA. Sie wird bei Nichterfüllung der SLE-Kriterien der RA zugerechnet. Bei Fällen mit sehr hohen ANA-Titern kann die Zuordnung zweifelhaft bleiben. Eine benigne, nichtdestruierende rezidivierende Mon- oder Oligoarthritis bei jüngeren Erwachsenen mit vorwiegendem Befall der Knie-, RC- und Ellenbogengelenke wird in Analogie zur pauciartikulären, ANA-positiven Verlaufsform der JCA gesehen, verläuft aber ohne Augenbeteiligung. Bei multipler viszeraler Beteiligung (= SLE-Kriterien erfüllt), jedoch deutlichen erosiven Gelenkveränderungen ist ein SLE-RA-Überlappungssyndrom anzunehmen. Die Eigenständigkeit eines SLE mit extrem insulinresistentem Diabetes mellitus durch zirkulierende Antikörper gegen Insulinrezeptor ist unsicher. Zusätzliche Symptome eines Sicca-Syndroms oder einer Sklerodermie können vorhanden sein.

2.2. Kollagenosen

Vorkommen. Die Prävalenzraten betragen im Mittel 25/100000, sie wechseln sehr stark je nach dem Vorgehen bei der Erhebung. Durchschnittliche jährliche Inzidenzrate 3 bis 4 Fälle auf 100000 Einwohner (USA). Geschlechtsverhältnis 4 bis 6:1 zugunsten der Frauen. Am häufigsten liegt die Erstmanifestation im geschlechtsfähigen Alter (85% der Fälle zwischen dem 10. und 49. Lebensjahr), eine Erkrankung von Kindern unter 5 Jahren ist ungewöhnlich.

Medikamentös und toxisch induzierte Lupus-Syndrome

Verschiedene Medikamente sind in der Lage, entweder auf Grund besonderer pharmakologischer Eigenschaften oder über eine allergische Arzneimittelreaktion ein dem SLE sehr ähnliches Syndrom zu induzieren. Klinische Unterschiede bestehen in einer selteneren nephrologischen und zentralnervösen Beteiligung. Gelegentlich wurde gleichzeitig eine akute, febrile neutrophile Dermatose (= Sweet-S., 2.12.5.) beobachtet. Der ANA-Fluoreszenztest ist positiv, bei über 95% der Kranken liegen Antikörper gegen individuelle Histone und Histonkomplexe vor. Anti-ds-DNS-Antikörper finden sich nur bei den Formen mit d-Penicillamin als auslösendes Agens. In bis zu zwei Drittel der Fälle besteht nur ein Antikörperbefund ohne klinische Symptome.
Nach Thallium-Vergiftungen können SLE-artige Krankheitsbilder mit und ohne ANA auftreten oder auch ein echter SLE induziert werden.
Im einzelnen kommen folgende Substanzen und Substanzgruppen in Frage:
Nichtallergischer Mechanismus:

- Antihypertensiva (Hydralazin, Methylalaninderivate, Doxazosin, Prazosin)
- Antikonvulsiva (Hydantoine, Mephentoin, Mesantoin, Tridione, Primidione, Trimethadion, Ethosuximid)
- Isoniazid, sonstige Tuberkulostatika
- Procainamid.

Allergische Ursachen:

- Sulfonamide und Antibiotika (Sulfasalazin, Penicillin, Tetrazykline, Streptomycin), Griseofulvin
- Antirheumatika (Salicylate, Phenylbutazon)
- d-Penicillamin, Thiouracile, Chinidin, Lithiumcarbonat, Barbiturate
- im weitesten Sinne alle Stoffe, die eine allergische Arzneimittelreaktion induzieren können.

2. Systematik der Gelenkerkrankungen

Mischkollagenose (Mixed connective tissue disease, MCTD, SHARP und Mitarb.)

SLE-ähnliches Krankheitsbild, zu dessen Diagnose die folgenden Kriterien erfüllt sein müssen:

1. Nachweis von Anti-RNP-Antikörpern (→ ENA-Antikörper; Spezifität gegen U1-n-RNP) im Hämagglutinationstest, Titer von mindestens 1:1600 und
2. Mindestens 3 der folgenden klinischen Kriterien: Generalisiertes Handödem (= Symptom der aufgeblasenen Hände) — Synovialitis — Myositis (Nachweis durch Laborbefunde oder Biopsie) — Raynaud-Phänomen — Akrosklerose (mit oder ohne proximale Sklerodermie).

Bei der Assoziation Handödem/Raynaud-Phänomen/Akrosklerose muß noch ein viertes klinisches Kriterium vorliegen.

Weitere charakteristische oder fakultative Symptome sind Motilitätsstörungen des Ösophagus, ein Sjögren-Syndrom, eine Lungenbeteiligung, selten eine aplastische Anämie und sonstige kollagenosetypische Krankheitszeichen. Antikörper gegen ss-DNS finden sich in etwa 20%, gegen ds-DNS in unter 5%. Die Klinik kann einem typischen SLE, einer leichteren Verlaufsform eines SLE oder einem Überlappungssyndrom entsprechen. Es besteht eine Assoziation zu den HLA-Antigenen DQw 7, 8, 9. Röntgenologisch findet man meist nur eine periartikuläre Osteopenie oder Weichteilschwellungen, vereinzelt Veränderungen wie bei RA oder Sklerodermie. Die nosologische Eigenständigkeit der Erkrankung steht noch nicht fest.

Antiphospholipid-Syndrom (APS)

Kombination von Gefäßverschlüssen und Thrombozytopenie bei ständig erhöhten Anticardiolipin-Antikörpern oder dem Vorhandensein des Lupus-Antikoagulans.

Etwa die Hälfte der Fälle tritt bei SLE-Patienten auf (sekundäres APS, Vaskulitis der kleinen Gefäße). Das spontane Vorkommen wird als primäres Antiphospholipid-Syndrom (PAPS, meist Thrombosen der kleinen und großen Gefäße) bezeichnet. Die Diagnose kann gestellt werden beim Nachweis des Antiphospholipid-Antikörpers (ELISA mit Cardiolipin-Antigen) und mindestens zwei der nachfolgend genannten Manifestationen:

Venöse Thrombose u. a. der Leber (z. B. Budd-Chiari-Syndrom), der Nebenniere (M. Addison), der Lunge, des Gehirns (Sneddon-Syndrom mit Livedo reticularis, zerebrovaskulärer Insuffizienz und Hypertonie; akute Lupus-Enzephalopathie), des Herzens, der Niere (thrombotisches Mikroangiopathie-Syndrom) — arterielle Gefäßverschlüsse — Thrombozytopenie — hämolytische Anämie — Ulcera crura — Livedo reticulares — wiederholte Aborte — transversale Myelitis. Zusätzlich kann u. a. eine Chorea auftreten. Bei multiplen Gefäßverschlüssen sind dramatische Verläufe möglich. Eine strenge Korrelation zwischen der Höhe der Antikörpertiter und der klinischen Symptomatik besteht nicht. Die Abgrenzung von der idiopathischen thrombotischen thrombozytopenischen Purpura erfolgt durch den negativen Antikörpernachweis.

Überlappungssyndrome

Diagnostisch schwer einzuordnende Syndrome, bei denen sich die klinischen und serologischen Charakteristika von mehreren Kollagenosen überschneiden.
SLE/Sklerodermie: Lupusexanthem + Sklerodaktylie/Sklerodermie; relativ gute Prognose; Zweiterkrankungen (SLE nach PSS oder umgekehrt) sind beschrieben.
Sklerodermie/Dermatomyositis-Polymyositis: Sklerodermie + Myositis; letztere dominiert die Klinik und bestimmt die Prognose.
RA/SLE: RA mit Erosionen, SLE-Kriterien erfüllt; häufig letale Nierenerkrankungen, Überlappen der charakteristischen HLA-Phänotypen HLA-DR4/HL-DR2 oder DR3.

SLE-ähnliche Syndrome mit Komplementmangel

Bei angeborenem Komplementmangel ist die Häufigkeit von SLE erhöht (auf 7% bei Fehlen der spätreagierenden, auf 40% bei Fehlen der frühreagierenden Komponenten wie C1r, C1s, C4, C2, selten C3). Es handelt sich meist um familiär gehäufte Krankheitsbilder mit klinischen Atypien, z. B. episodischer Symptomatik und Auftreten eines Erythema nodosum.

Literatur

AGNELLO, V.: Lupus disease associated with hereditary and acquired deficiencies of complement. Springer Semin. Immunopathol. **9** (1986) 161.
ALARCON-SEGOVIA, D., und M. H. CARDIEL: Comparison between 3 diagnostic criteria for mixed connective tissue disease. J. Rheumatol. **16** (1989) 328.

ALARCON-SEGOVIA, D., M. del CARMEN AMIGO und P. A. REYES: Connective tissue disease features after thallium poisoning. J. Rheumatol. 16 (1989) 171.
ASHERSON, R. A., und R. CERVERA: The antiphospholipid syndrome: a syndrome in evolution. Ann. Rheum. Dis. 51 (1992) 147.
DORIA, A., und Mitarb.: Japanese diagnostic criteria for mixed connective tissue disease in caucasian patients. J. Rheumatol. 19 (1992) 259.
FEURLE, G. E: Doxazosin-induzierter Lupus erythematodes. Dtsch. med. Wschr. 117 (1992) 157.
FONT, J., und Mitarb.: Systemic lupus erythematosus in the elderly: Clinical and immunological characteristics. Ann. Rheum. Dis. 50 (1991) 702.
JASPERSEN, D.: Gastrointestinale Manifestationen des systemischen Lupus erythematodes. Fortschr. Med. 110 (1992) 167.
KENESI-LAURENT, M.-A., G. KAPLAN und M.-F. KAHN: Oligoarthrites de l'adulte avec facteurs anti-nucléaires. Rev. Rhum. 58 (1991) 1.
SIBLEY, J. T.: The incidence and prognosis of central nervous system disease in systemic lupus erythematosus. J. Rheumatol. 19 (1992) 47.
TAN, E. M., und Mitarb.: The 1982 revised criteria for the classification of systemic lupus erythematosus. Arthr. Rheum. 25 (1982) 1271.
VIANNA, J. L., und Mitarb.: Reassessing the status of antiphospholipid syndrome in systemic lupus erythematosus. Ann. Rheum. Dis. 51 (1992) 160.
WIETHOEFER, H.: Antiphospholipid-Syndrom. Dtsch. med. Wschr. 117 (1992) 149.

2.2.2. Progressive systemische Sklerose (PSS)
(Sklerodermie, diffuse Sklerodermie)

Für die Diagnose genügt die Erfüllung des Majorkriteriums „Proximale Sklerodermie" oder von mindestens zwei der folgenden Minorkriterien.
1. Sklerodaktylie
2. Eingezogene Narben der Fingerspitzen oder Substanzverlust der Fingerbeeren
3. Bilaterale basale Lungenfibrose.

Präzisierung der klinischen Bezeichnungen

1. *Typische sklerodeme Hautveränderungen:* Straffheit, Verdickung, nichteindrückbare Induration mit Ausnahme der lokalisierten Sklerodermieformen (Morphaea oder lineare Sklerodermie)
   a) Sklerodaktylie: Genannte Veränderungen isoliert an Fingern und Zehen
   b) Proximale Sklerodermie: genannte Veränderungen proximal der MCP- oder MTP-Gelenke an den Extremitäten, im Gesicht, Nacken oder am Stamm; gewöhnlich bilateral, symmetrisch und fast immer einschließlich einer Sklerodaktylie.

2.2. Kollagenosen

2. *Andere Hautveränderungen*, die auf eine PSS oder vergleichbare Erkrankungen bezogen werden können:

   a) Digitale eingezogene Narben oder Substanzverlust der Fingerbeeren: (eingesunkene Bereiche an den Fingerspitzen oder Verlust des Fingerbeerengewebes als Folge einer digitalen Ischämie, jedoch nicht durch exogene Ursachen)
   b) Bilaterales Finger- oder Handödem: festes, aber eindrückbares Ödem, welches vor allem die Finger (aufgeblasene, wurstartige Schwellung) oder den Handrücken betrifft
   c) Abnorme Hautpigmentation: Hyperpigmentation, oft eingeschlossene punkt- oder fleckförmige Bezirke mit Pigmentverlust („Pfeffer und Salz")
   d) Teleangiektasie: sichtbare fleckförmige Dilatation von oberflächlichen Blutgefäßen, die auf Druck kollabieren und bei Nachlassen des Druckes sich langsam füllen — zum Unterschied von sich schnell füllenden Spider-Angiomen mit zentraler Arteriole und dilatierten linearen oberflächlichen Gefäßen; lokalisiert sich vor allem im Gesicht, an Lippen, Wangenmukosa, Händen, seltener Brust, Nacken und unterer Extremität
   e) Raynaud-Phänomen: nach Angaben des Patienten oder durch Arztbeobachtung (siehe → Raynaud-Syndrom).

3. *Viszerale Manifestationen:*

   a) Bilaterale basale Lungenfibrose: doppelseitige netzförmige, streifige oder streifig-knotige Verdichtungen, am ausgeprägtesten in den basalen Lungenanteilen; kann das Aussehen einer diffusen Fibrose oder Honigwaben-Lunge annehmen; Ausschluß einer primären Lungenerkrankung; kann den Hautveränderungen zeitlich vorangehen.
   b) Dysphagie des unteren Ösophagus: substernale Beschwerden beim Schlucken oder Gefühl des Steckenbleibens von Speisen im retrosternalen Bereich
   c) Dysmotilität des unteren Ösophagus: Hypo- oder Aperistaltik bei Durchleuchtung, Kine-Ösophagramm oder durch Druckmessung nachgewiesen, oft mit herabgesetztem Sphinktertonus des Ösophagus und gastroösophagealem Reflux
   d) Kolon-Aussackungen: breitbasige Kolondivertikel gegenüber dem Mesenteriumansatz, Nachweis durch Kontrasteinlauf; Vorkommen auch in Ileum und Jejunum möglich.

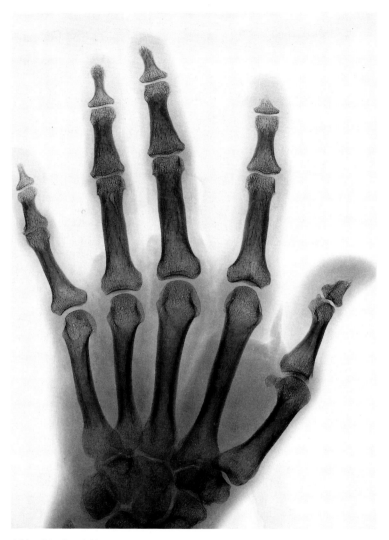

Abb. 23. Partielle Osteolysen der Endphalangen I, II und V bei progressiver systemischer Sklerose.

2.2. Kollagenosen

Weitere Krankheitszeichen:

- Malabsorptionssyndrom mit erhöhter Fettausscheidung im Stuhl (>10 g/Tag)
- Pleuritis, pulmonale Hypertension; Lungenbeteiligung bei Autopsien in 80%
- Perikarditis (20%), Myokarditis (besonders bei gleichzeitiger Myositis) mit intraventrikulärer Leitungsstörung bzw. nodaler oder ventrikulärer Arrhythmie; Niedervoltage im EKG, Achsendeviation, ventrikulärer Arrhythmie, Kardiomegalie
- Proteinurie, Zylindrurie, Niereninsuffizienz
- Myositis mit Adynamie, entsprechenden Biopsie- und EMG-Befunden, Erhöhung von CK und Aldolase, Kreatinurie (60%)
- Schilddrüsenfibrose mit Hypothyreose (14%), Auftreten von Schilddrüsenantikörpern
- Gelenkbeteiligung: Wie bei SLE sind auch hier die Verläufe mit Arthralgien häufig. Eine ausgesprochene Arthritis findet sich etwa bei 40% der Patienten am Anfang und im Verlauf des ersten Krankheitsjahres. Die topografische Verteilung ist ähnlich der bei RA: Finger > Hand > Ellenbogen > Knie > Sprunggelenke. Gelegentlich treten fieberhafte, akute arthritische Schübe auf. Die Gelenkergußzytologie ergibt meist weniger als 1 Gpt/l, vorwiegend mononukleäre Formen. Röntgenologisch findet man neben subkutanen Verkalkungen und enthesitischen Reaktionen am Handskelett die typische Resorption der terminalen Fingerphalangen, an den großen Gelenken besteht eine juxtaartikuläre Osteoporose, destruktive Knorpel- und Knochenläsionen sind selten (Abb. 23).

Prodromalsymptome und Frühzeichen

- Temperatursteigerungen
- Urtikarielle und ekzematöse Erytheme
- Erektile Impotenz bei Männern
- Lokalisierte Ödeme der unteren und oberen Extremität, z. T. mit talgartiger Infiltration der Haut
- Hautveränderungen des Halses („neck sign"): Die in Ruhestellung normal erscheinende Haut des Halses zeigt bei Hyperextension der HWS derbe, sicht- und tastbare Längsfalten
- Erschwerung feiner Handarbeiten, Faustschlußbehinderungen
- Störungen der Speichel-, Tränen- und Schweißsekretion (Schluck- und Sprachstörungen, vermehrtes Durstgefühl, große Trinkmengen, Änderung der Haftfähigkeit einer Zahnprothese)

88 2. Systematik der Gelenkerkrankungen

– Erhöhte Kälteempfindlichkeit und Raynaud-Syndrom (kann den Hautsymptomen Monate bis Jahre vorausgehen).

Veränderungen in Spätstadien, sonstige Krankheitszeichen

Im indurativen Stadium besteht eine wachsartige bis brettharte Konsistenzvermehrung der Haut, die fest mit dem Knochen verbunden ist. Die Sklerodaktylie führt zu einer Verjüngung der Endphalangen (= Madonnenfinger), zu einer ankylotischen Fixierung der Finger in Beugestellung, zu

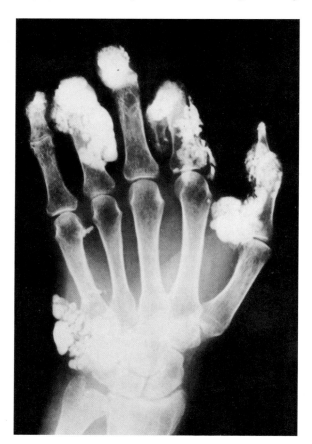

Abb. 24. Sklerodermie, Thibièrge-Weissenbach-Syndrom mit ausgedehnten Verkalkungen in den Weichteilen und resorptiven Defekten der Endphalangen.

trophischen Störungen mit rattenbißartigen Hautnekrosen. Angiografisch gelingt der Nachweis von organischen arteriellen Stenosen der Fingerarterien. Die Lippen sind verschmälert, das Zungenbändchen verkürzt und sklerosiert. Es besteht eine Mikrostomie, die Nase ist zugespitzt. An der Haut treten Pigmentierungen und Depigmentierungen auf. Es können sich ausgedehnte Verkalkungen der Weichteile entwickeln (Thibièrge-Weissenbach-Syndrom, Abb. 24). Am Knochen findet man Resorptionen der Endphalangen besonders volar (Seitenbild!) und Verdichtungen einzelner Knochen. Die BSR ist gering- bis mittelgradig beschleunigt, Blutbildveränderungen fehlen bis auf eine gelegentliche geringe Anämie. Eine Seropositivität besteht in 20 bis 40%.

Klinische Formen, Antikörperbefunde, HLA-Assoziationen

Nach Abtrennung der zirkumskripten Sklerodermie werden die systemischen Formen üblicherweise unterteilt in

— die begrenzte (limitierte) kutane systemische Sklerose (lSSc), entspricht dem Typ I der deutschen Einteilung mit akralem Befall und geringer Organbeteiligung;

— die diffuse kutane systemische Sklerose (dSSc), entsprechend Typ II und III der deutschen Einteilung. Die wichtigsten Merkmale sind in Tabelle 11 aufgeführt.

Tabelle 11. Unterschiede der beiden systemischen Sklerodermieformen

Merkmal	Diffuse kutane SSc	Limitierte kutane SSc
Lokalisation	Stamm und Akren	Außerhalb des Stammes
Lungen-, Organbeteiligung	Früh und ausgeprägt	Spät und gering
Beginn des Raynaud-Phänomens	Fast gleichzeitig mit Hautveränderungen	Jahre/Jahrzehnte vor Hautveränderungen
12-Jahres-Überlebensrate	15%	50%
Antikörperbefund	Scl 70 (30%)	Anticentromer (75%)

ANF finden sich in bis zu 90%. Sie sind z. T. für einzelne klinische Formen charakteristisch und weisen Assoziationen zum HLA-System auf.

— Scl-70 (= Antitopoisomerase I, 30–40%), vorwiegend bei dSSc, korreliert mit HLA-DR5.

- Anticentromer-Antikörper (ACA, 10–20%), vorwiegend bei lSSc, Korrelation mit HLA-DR1, Dr4, DR8.
- PM-Scl-Antikörper (5–10%) bei dSSc mit Polymyositis, höhere Inzidienz von HLA-DR3.
- Fibrillarin-Antikörper (5–10%), bei dSSc mit Teleangiektasien und Lungenbeteiligung.
- Antikörper gegen RNA-Polymerase I, 7-2 RNP, NOR 90 (5%) bei dSSc.

Vorkommen. Die jährliche Inzidenzrate (Neuerkrankungen) wird mit 0,3 bis 1,2 auf 100000 angegeben (USA). Das Manifestationsalter reicht vom 2. bis 8. Jahrzehnt, der mittlere Gipfel liegt bei 47 Jahren. Ein Beginn in der Kindheit wird nur in weniger als 5% beobachtet. Die Erkrankung ist bei Frauen (Verhältnis 3 : 1 bis 8 : 1) häufiger.

Ausschluß anderer Krankheitsbilder, „Sklerodermie-Syndrome"

CREST-Syndrom (**C**alcinose, **R**aynaud-Syndrom, **O**esophagus-Motilitätsstörungen, **S**klerodaktylie, **T**eleangiektasie). Abgrenzung von der PSS durch das Fehlen einer proximalen Sklerodermie. Insgesamt bessere Prognose, seltenere Gelenkbeteiligung (Arthralgien 50%, Arthritis 15%). Häufigerer Nachweis von Zentromer-Antikörpern (70%). Einige Autoren betrachten das Akronym aber lediglich als Gedächtnisstütze für die Hauptsymptome der PSS und nicht als Sonderform.

Haut- und Sehnenscheidensklerosen der Hände bei Diabetes im Kinder- und Erwachsenenalter. Die Haut ist derb und wachsartig, es resultieren Bewegungseinschränkungen der Hände. Die Kombination mit einem Karpaltunnelsyndrom ist möglich. Bei der seltenen Manifestation *vor* dem Diabetes besteht ein erhöhtes Risiko mikrovaskulärer Komplikationen. Ähnliche Veränderungen wurden selten auch bei Typ-II-Diabetes in Abhängigkeit von der Krankheitsdauer und einer bestehenden Mikroangiopathie gefunden. Weitere mit Diabetes verknüpfte Veränderungen am Bewegungsapparat → Diabetes mellitus.

Eosinophile Fasziitis (Shulman-Syndrom). Betroffen sind meist jugendliche Erwachsene, selten Kinder. Meist nach ungewöhnlichen physischen Anstrengungen (als Auslösung in über der Hälfte der Fälle nachweisbar) zunächst lokalisierte, dann sich auf alle Extremitäten verbreitende sklerodermieartige Veränderungen. Es kommt zu einer Schwellung und Steifheit der Extremitäten mit festem, hölzernen Aspekt und Orangenschalenphänomen der Haut, zu Beugekontrakturen der Knie- und Ellenbogen, zu Bewegungseinschränkungen der Schulter-, RC- und Sprunggelenke. Die

2.2. Kollagenosen 91

Finger und Zehen sind meist ausgespart. In 10 bis 30% besteht eine Bluteosinophilie, die BSG ist mäßig beschleunigt, die Gammaglobuline im Serum sind erhöht. Meist fehlt eine Organbeteiligung (in Einzelfällen u. a. Pleuritis, Perikarditis), fakultative Komplikationen sind eine thrombozytopenische Purpura, aplastische Anämie, Kolitis, Beteiligung von Muskulatur oder Schilddrüse, symmetrische Polyarthritis (Synovialitis), Periostitis, Karpaltunnel- oder Kompartment-Syndrom des Unterschenkels.

Atypische Fälle mit episodischem, isoliertem Befall der Handflächen und -rücken sowie der Füße (ebenfalls plantar und dorsal) wurden beschrieben.

Das Krankheitsbild spricht gut auf Prednisolon an und heilt meist völlig aus. Zur Diagnosesicherung Biopsie von Haut, Faszie und Muskulatur: Isoliertes Ödem der tiefen Faszien und Subkutis mit Infiltraten aus Lymphozyten, Plasmazellen, Histiozyten und gelegentlich Eosinophilen. Das Auftreten bei Diabetes mellitus wurde beschrieben.

Beachte: Die *nekrotisierende* Fasziitis ist ein hochakutes, infektiös-septisches Krankheitsbild, das besonders bei Diabetikern vorkommt.

Eosinophilie-Myalgie-(L-Tryptophan)-Syndrom (EMS). Das Krankheitsbild wurde zuerst im Oktober 1989 in den USA beschrieben und trat danach auch in Europa auf. Im Juni 1990 waren in den USA 1517 Fälle, darunter 26 mit letalem Ausgang, registriert. Es handelt sich um eine multisystemische Erkrankung mit sehr wechselndem klinischen Bild, dem ursächlich die Einnahme von verunreinigtem L.Tryptophan (als Schlafmittel verschrieben) – möglicherweise auch des Antidepressivums Hydroxytryptophan – zugrunde liegt. Neben der meist ausgeprägten, im Mittel 40% betragenden Bluteosinophilie können sich im Verlaufe von Wochen bis Monaten unterschiedliche Organsysteme mit einer Vielzahl von Symptomen beteiligen: Muskulatur (schwere Myalgien, Krämpfe, Myasthenie; erhöhte Serumaldolase bei meist normaler Kreatinkinase; histologisch Fibrosen, z. T. fibrinoide Nekrosen). Lunge (Husten, Dyspnoe, interstitielle Pneumonitis, gelegentlich Pleuraerguß). Makulopapulöse oder urtikarielle Exantheme; später Ödem der Extremitäten mit orangenschalenartigem Aspekt, Pruritus, Alopezie. Periphere Neuropathie mit Paraesthesien und Paresen, Polyradikulitis, Karpaltunnelsyndrom. ZNS (Koordinations- und Gedächtnisstörungen). Gelenke in Form von Arthralgien, seltener Arthritis; später Kontrakturen als Folge der Weichteilveränderungen. Hepatomegalie, thromboembolische Komplikationen. Nur bei einem Teil der Fälle kommt es nach Absetzen des L-Tryptophans zu einer langsamen Besserung. Über 80% der Betroffenen sind Frauen. Die BSG ist meist nur mittel beschleunigt, etwa bei einem Drittel der Patienten besteht Fieber. Die Klinik ähnelt stark dem Toxischen Ölsyndrom; dort ist jedoch die initiale pulmonale Symptomatik stärker, der Muskelschmerz geringer ausgeprägt. Bei vielen Fällen des EMS entwickelt sich das Vollbild der Eosinophilen Fasziitis, bei der aber nicht eine so ausgeprägte Organbeteiligung besteht und die besser auf Kortisonoide anspricht. Weiter sind eine P. n., Trichinose und ein Hypereosinophilie-Syndrom auszuschließen.

Bindegewebserkrankungen nach kosmetischer Chirurgie (menschliche Adjuvanskrankheit). Tritt in einem Zeitintervall von 2 bis 20 Jahren nach Mammaplastiken durch Injektion mit Silikon oder Paraffin in 2 Formen auf.

Typ I: definitive Kollagenose unter dem Bilde von PSS, SLE, RA, Polymyositis oder MCTD.

Typ II: menschliche Adjuvanskrankheit mit Einzelsymptomen einer Kollagenose, die keine sichere Krankheitsdiagnose zulassen.

Symptomhäufigkeiten (in Prozent): Arthritis/Arthralgie (70), Fieber (33), sklerodermeHautveränderungen (25), Raynaud-Syndrom (20), Myositis/Myalgie, Lungenfibrose, Struma, Proteinurie, Gesichtserythem, Sicca-

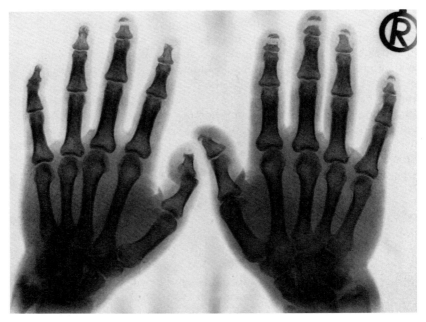

Abb. 25. Bandförmige Akroosteolysen bei einem Autoklavenreiniger in der PVC-herstellenden Industrie (Originalaufnahme von G. STEIN und Mitarb., Bonn).

Syndrom (etwa 10), BSG-Beschleunigung (55), Hypergammaglobulinämie (30), Rheumafaktorennachweis (25), ANA (20), Antithyreoglobulinantikörper (10).

Silicium-Exposition (Silikose; bei Bergleuten, Arbeiten an Zahnprothesen, mit Sandstrahlgebläse): Seronegative destruierende Oligoarthritis mit Raynaud- und Sjögren-S., ANA-Nachweis.

Vinylchlorid-Krankheit (bei Arbeitern der VC- und PVC-herstellenden Industrie, Latenzzeit über 1 Jahr). Es wird über eine vermehrte Kälteempfindlichkeit und Taubheitsgefühl der Akren, Müdigkeit, Vergeßlichkeit und anfallsartigen Schwindel geklagt. Bei der Untersuchung findet man trommelschlegelartige Verdickungen der Fingerendglieder, Nagelveränderungen, ein Raynaud-Syndrom, knotige bis flächenhafte derbe Hautveränderungen der Finger (Sklerodaktylie), Hand, Unterarme und Wangen. Röntgenologisch bestehen in 4% der klinisch manifesten Fälle bandförmige Osteolysen der Fingerendphalangen (Abb. 25). Verschiedene systemische Manifestationen sind möglich (Thrombozytopenie, Leukozytopenie, Leberschaden, Splenomegalie, Augensymptome).

Toxisches Öl-Syndrom. Multi-Systemerkrankung, die 1981 in Spanien nach dem Genuß von verunreinigtem Speiseöl auftrat und Überlappungssymptome einer eosinophilen Fasziitis, PSS und lokalisierten Sklerodermie aufweist. Es bestehen weitgehende symptomatische und pathogenetische (Störungen des Tryptophan-Stoffwechsels) Ähnlichkeiten zum Eosinophilie-Myalgie-Syndrom.

Initialsymptome sind ein nichtkardiogenes Lungenödem, Eosinophilie, Arthralgie/Arthritis, periphere Ödeme und Myositis. Histologisch besteht eine lymphozytäre Vaskulitis. Im späteren Verlauf kommt es zu einer peripheren Neuropathie, Gelenkkontrakturen, Sklerodaktylie, Raynaud-Syndrom, pulmonaler Hypertension, einem Siccasyndrom und Leberveränderungen. Spätsymptome sind Muskelkrämpfe, eine Livedo reticularis, ein Karpaltunnelsyndrom und Akroosteolysen.

Retroperitoneale Fibrose. Tritt idiopathisch vorwiegend bei Männern und medikamentös durch Methysergid induziert auf. Neben den Allgemeinsymptomen (Fieber, Anämie, Schwäche) kommt es zu lokalem Schmerz im Bereich des entzündlichen Prozesses (Rücken, Flanke, Abdomen, Becken) sowie zu Obstruktionszeichen der Gefäße, des Ureters oder Darmes. Eine seronegative Spondylarthritis, Vaskulitis-Syndrome, ein Raynaud-Syndrom und ein SLE können gleichzeitig auftreten.

Morphaea (= Scleroderma circumscriptum). Erythem mit lilafarbenem Rand, ödematöse Indurationen, Atrophie und Dyschromie; Scheiben-, Band- und kleinherdige Formen, spontane Rückbildung.

Scleroderma adultorum Buschke. Pathologische Einlagerungen von Mukopolysacchariden, spontane Rückbildung nach einigen Jahren, Rezidivneigung. Tastbare, flächenhaft-erythematöse Veränderungen von wachsartiger Konsistenz und orangenschalenartigem Aspekt (Ausschluß einer Pannikulose), Hyperkeratose, gesteigerte Keloidbereitschaft; Arthralgien, Pleuritis, Hepatomegalie, Nephropathie.
Skleromyxödem Arndt-Gottron. Wulstige Hautfaltungen durch Muzinablagerungen und nachfolgende Fibrose.
Scleroderma amyloidosum. Histologie: papulöse Hautveränderungen, monoklonale Gammopathie.
Progeria adultorum (Werner-Syndrom). Familiäres, vorwiegend Männer befallendes Leiden mit straffer Hautatrophie, Schwinden des subkutanen Fettgewebes und der Muskulatur sowie in 40% Kombination mit Diabetes mellitus.
Weiter können sklerodermieartige Hautveränderungen induziert werden durch Pentazocin, Bleomycin, Trichloräthylen, Perchlorethylen.
Differentialdiagnostisch sind ferner die folgenden Krankheitsbilder zu beachten, die ähnliche Symptome wie eine PSS hervorrufen können: Phenylketonurie, Porphyria cutanea tarda, Karzinoid-Syndrom, Akrodermatitis chronica atrophicans, Lichen sclerosis et atrophicus, Lipatrophie.

Literatur

ALONZO-RUIZ, A., und Mitarb.: Toxic oil syndrome. A syndrome with features overlapping those of various forms of scleroderma. Semin. Arthr. Rheum. **15** (1986) 200.
BARTZ-BAZZANELLA, P., und Mitarb.: Eosinophilie-Myalgie-Syndrom mit Fasziitis und intenstitieller Myositis nach L-Tryptophan-Einnahme. Z. Rheumatol. **51** (1992) 3.
CULPEPPER, R. C., und Mitarb.: Natural history of the eosinophilia-myalgiasyndrome. Ann. Int. Med. **115** (1991) 437.
FERRI, C. und Mitarb.: Cutaneous and serologic subsets of systemic sclerosis. J. Rheumatol. **18** (1991) 1826.
GENTH, E. und Mitarb.: Immunogenetic associations of scleroderma-related antinuclear antibodies. Arthr. Rheum. **33** (1990) 657.
HERTZMAN, P. A., und Mitarb.: The eosinophilia-myalgia-syndrome: The Los Alamos conference. J. Rheumatol. **18** (1991) 867.
KAISER, W.: Silikon-induzierte Kollagenosen. Dtsch. med. Wschr. **116** (1991) 433.
KRIEG, T., und Mitarb.: Die systemische Sklerodermie. Dt. Ärztebl. **89** (1992) B 147.

LATTMANN, J., und Mitarb.: Eosinophile Fasziitis (Shulman-Syndrom). Dtsch. med. Wschr. **115** (1990) 1828.
SILVER, R. M.: Clinical aspects of systemic sclerosis (scleroderma). Ann. Rheum. Dis. **50** (1991) 854.
SILVER, R. M., und Mitarb.: Alterations in tryptophan metabolism in the toxic oil syndrome and in the eosinophilia myalgia syndrome. J. Rheumatol. **19** (1992) 69.
SÖNNICHSEN, N., A. BREUKE, und C. WITT: Klinik und Therapie der progressiven systemischen Sklerodermie. Dtsch. med. Wschr. **117** (1992) 427.
SPINNER, R. J. und Mitarb.: Atypical eosinophilic fasciitis localiced to the hand and feet: a report of four cases. J. Rheumatol. **19** (1992) 1141.

2.2.3. Polymyositis/Dermatomyositis (PM/DM)

Polymyositis und Dermatomyositis sind als klinische Varianten einer pathologischen Einheit — Kollagenose mit hauptsächlicher Manifestation an Muskulatur und Haut — aufzufassen. Die Virusätiologie gewinnt zunehmend an Wahrscheinlichkeit. Als Auslösefaktoren wurden körperliche Anstrengungen und psychischer Streß nachgewiesen. Diagnostische Kriterien sind:

1. progressive symmetrische proximale Muskelschwäche
2. Hautveränderungen
3. erhöhte Konzentration von Muskelenzymen
4. EMG-Veränderungen
5. positive Muskelbiopsie.

Die Diagnose einer Polymyositis erfordert den Nachweis von 2 (mögliche), 3 (wahrscheinliche) oder 4 (sichere Erkrankung) Symptomen. Für die Annahme einer Dermatomyositis müssen obligat Hautveränderungen und zusätzlich mindestens 1 (möglich), 2 (wahrscheinlich) oder 3 (sicher) Kriterien vorhanden sein.

Prodromalstadium. Der Beginn ist selten akut, meist subakut bis chronisch mit uncharakteristischen Allgemeinerscheinungen, einem starken subjektiven Krankheitsgefühl, Kopfschmerzen, proximaler Muskelschwäche, initial einer Erschwerung beim Treppensteigen, Myalgie ohne sensorische Veränderungen, Erbrechen, Fieber, Tachykardie und Gelenksymptomatik. Ein wichtiges röntgenologisches Frühzeichen ist der Nachweis von Ödemen des subkutanen Gewebes und der Muskulatur (OZONOFF und FLYNN).

Muskulatur

Druck- und Bewegungsschmerz, Adynamie, teigige Schwellung, später Atrophie und Kontrakturen, Verkalkungen in multiplen Gruppen, meist symmetrisch unter Bevorzugung des Schulter- und Beckengürtels, der proximalen Extremitäten- und der Wadenmuskulatur. Die Adynamie ist soweit wie möglich durch einfache Muskelfunktionstests zu objektivieren: Fähigkeit, auf einen Stuhl zu steigen, sich ohne Hilfe der Arme aus dem Liegen aufzurichten oder von einem Stuhl aufzustehen. Befall der glatten Muskulatur von Kehlkopf (Dysphonie), Ösophagus (Dysphagie), Harnblase, Dünndarm und Dickdarm. Die Serumkonzentration der sog. Muskelenzyme → CK (80%), Aldolase (60%) und ASAT, weniger ALAT, LDH sowie Phosphohexoisomerase — ist erhöht. Das CK-MM-Isoenzym ist der empfindlichste Marker der Krankheitsaktivität. Ein auch für die Therapieführung wichtiges Zeichen ist die vermehrte Kreatininausscheidung im Urin (100%). Die Befunde des EMG sind zwar charakteristisch, aber nicht spezifisch (90% pathologischer Ausfall): Spontane Fibrillation und Sägezahn-Potentiale, abnorme Intensitäts-Dauerkurven, kurzdauernde, niedrige und polyphasische Amplituden, keine oder nur geringe Reduktion der Anzahl der Potentiale bei Willkürkontraktion. Die Muskelbiopsie ergibt im positiven Falle fokale und segmentale Nekrosen der Muskelfasern, örtlich auch Regenerationen; ferner entzündliche, meist perivaskuläre Infiltrate im Perimysium und eine starke Variation der Muskelfasergröße. Der Nachweis vaskulärer Immunfluoreszenzen schließt die Diagnose einer Polymyositis aus.

Haut und Schleimhaut

Das sehr charakteristische Erythem (Abb. 26) gestattet in ausgeprägten Fällen fast eine Blickdiagnose (Lilafleckenkrankheit). Es besteht aus flächenhaften oder fleckförmigen, unscharf begrenzten, mit Teleangiektasien durchsetzten lila- bis weinroten Effloreszenzen. Im Bereich der Augenlider und zentralen Gesichtspartien sind Ödeme vorhanden. Später kann es zu einer Betonung und Starre der mimischen Falten, zur Atrophie der Haut und zur Einschmelzung des subkutanen Fettgewebes (Gewichtssturz) kommen. An den Nägeln tritt öfters eine Rötung, Schwellung und Hyperkeratose des Nagelfalzes und ein Lunulaschmerz auf. Oft besteht ein spezifisches kapillarmikroskopisches Muster. Bei Schleimhautbefall (20%) findet man Teleangiektasien, Ödeme, Bläschen, Erosionen, Nekrosen und Atrophien vorwiegend der Mundschleimhaut. In 40% bestehen Hyper- und Depigmentierungen, in 20% eine raynaudartige Symptomatik.

2.2. Kollagenosen 97

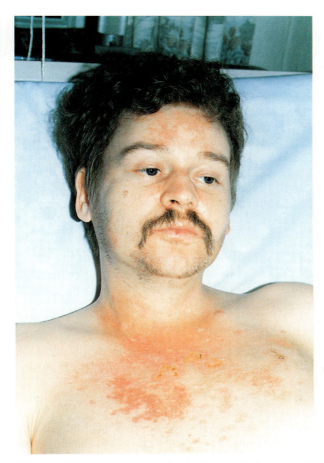

Abb. 26. Ulzerierende, vernarbende Hautveränderungen; 33jähriger Kranker mit Polymyositis/Dermatomyositis in der Remissionsphase.

Gelenke

Eine migratorische Polyarthritis mit Ergüssen, Schwellung und Rötung ist zum Krankheitsbeginn bei einem Drittel, im späteren Verlauf noch häufiger vorhanden. Oft erreicht die Stärke der Gelenksymptomatik allerdings nur das Stadium der Arthralgie. Gelenkdeformierungen sind klinisch und röntgenologisch kaum zu beobachten. Die Verteilung der betroffenen Gelenke entspricht etwa der bei RA. Mit der Zunahme der Muskelsymptome geht die Schwere der Arthritis zurück.

Weitere Systemmanifestationen betreffen die Kombination mit malignen Tumoren bei etwa 20% der Kranken mit bevorzugter Lokalisation im Magen-Darm-Trakt (15%), das Herz (Myokarditis), die Lunge (progressive Fibrose) und das Nervensystem (Polyneuritis). Die BSR ist mittelbeschleunigt, bei Kindern in über 50% normal. Das Blutbild weist keine charakteristischen Veränderungen auf. Autoantikörper werden in fast 90% der Patienten beobachtet. Relativ charakteristisch ist der Nachweis von Jo-1 (PM-1, PM-Scl), es kommen aber noch eine Reihe anderer Spezifitäten vor (SS-A, SS-B, Sm, Mi-1 und Mi-2). LE-Zellen lassen sich meist nicht nachweisen, dagegen besteht bei Erwachsenen oft eine Seropositivität. Auf die Enzymveränderungen wurde oben schon hingewiesen.

Verlauf und Verlaufsvarianten

Der Muskelbefall weist eine schubweise, regellose Progredienz auf und kann zu Kontrakturen und Kalkeinlagerungen (10 bis 15%, bei Kindern häufiger) führen. Trotzdem ist die Prognose gegenüber allen anderen Kollagenosen (50% tödlicher Ausgang) relativ günstig.

Pearson unterscheidet folgende *Verlaufsvarianten*:

— typische Polymyositis mit allmählichem, lokalisiertem Beginn meist am Beckengürtel, wenig Hautveränderungen (35% der Fälle, davon drei Viertel Frauen)
— typische Dermatomyositis, subakuter Beginn mit Allgemeinzeichen und ausgeprägten Hautveränderungen (25% der Fälle)
— typische Dermatomyositis (manchmal Polymyositis) mit Malignomen, meist nach dem 40. Lebensjahr beginnend, bei Männern häufiger; der Tumor pflegt nicht im Vordergrund zu stehen, die Hautbeteiligung ist deutlich
— Dermatomyositis im Kindesalter mit variablem Verlauf und häufiger abdomineller Symptomatik (Hämatemesis)
— akute tödliche Myolyse (3%) mit Schocksymptomatik, Myoglobinurie und akutem Nierenversagen; Abgrenzung von idiopathischer paroxysmaler Myoglobinurie
— Polymyositis mit Sjögren-Syndrom.

Differentialdiagnostische Abgrenzung. Bei der Polymyositis finden sich niemals, bei der Myositis als Begleiterkrankung anderer Kollagenosen (besonders PSS und Sklerodermie-Varianten, RA, SLE und P. n.) gelegentlich vaskuläre Immunfluoreszenzen. Die Polymyalgia rheumatica weist im Gegensatz zur Polymyositis keine Muskelschwäche auf. In Zweifelsfällen ist die Muskelbiopsie heranzuziehen, die bei der Polymyalgie normal ausfällt. Weiterhin sind auszuschließen das Eosinophilie-Myalgie-Syndrom, Myopathien (siehe auch 4.1.3.), andere Kollagenosen (besonders Sklerodermievarianten wie Thibièrge-Weissenbach-Syndrom, Morphaea, Sklerodema adultorum Buschke), P. n., SLE, Myopathien (progressive Muskeldystrophie, Myasthenia gravis, Steroid-Myopathie), Neuropathien, Trichinose, Fibrositissyndrom und andere Weichteilerkrankungen, Insektizidvergiftungen (organische Phosphorverbindungen). Bei Spätveränderungen Endstadien der JRA, der Hämophilie und der Fibrodystrophia ossificans.

Vorkommen. Die jährliche Inzidenzrate beträgt in den USA 5 – 10 Fälle/Mio Einwohner. Das Manifestationsalter ist zweigipflig, zwischen dem 5. und 15. (etwa 20% der Fälle) und 40. und 60. Lebensjahr. Das weibliche Geschlecht ist häufiger, im Verhältnis von fast 2:1 betroffen.

Literatur

BOWLES, N. E., V. DUBOWITZ, C. A. SEWRY und L. C. ARCHARD: Dermatomyositis, polymyositis, and Coxsackie-B-virus infection. Lancet 1987/I, 1004.
HOPKINSON, M. D., D. J. SHAVE und J. M. GUMPEL: Polymyositis, not polymyalgia rheumatica. Ann. Rheum. Dis. **50** (1991) 321.
LYON, M. G., und Mitarb.: Predisposing factors in polymyositis-dermatomyositis. Results of a nationwide survey. J. Rheumatol. **16** (1989) 1218.
STORCH, W.: Dermatomyositis – Pathogenese, Diagnose, Therapie. Fortschr. Med. **109** (1991) 341.
URBANO-MARQUEZ, A., J. CASADEMONT und J. M. GRAN: Polymyositis/dermatomyositis: The current position. Ann. rheum. Dis. **50** (1991) 191.

2.2.4. Panarteriitis nodosa (P. n.)
(Periarteriitis nodosa, Polyarteriitis nodosa)

Wahrscheinlich immunologisch, durch Einlagerung von Immunkomplexen (Antigene: u. a. Medikamente, HBs-Antigen) und Komplement in die Gefäßwand bedingtes Krankheitsbild. Es zeichnet sich morphologisch durch eine progrediente, nekrotisierende Entzündung der muskulären Arterien vom kleinen und mittleren Kaliber aus. Die Diagnose sollte bei allen entzündlichen oder allergischen Erscheinungen, die mehr als ein Organsystem betreffen und ohne andere ersichtliche Ursache auftreten, in Betracht gezogen werden, besonders bei der Trias Fieber, Gefäßprozesse, neurologische Veränderungen.

Das diagnostische Vorgehen bei Verdachtsfällen kann wie folgt empfohlen werden:

Nichtinvasiv:
— Serologie, Biochemie
— EMG und Nervenleitgeschwindigkeit zur Lokalisierung symptomatischer Bereiche.

Bei Patienten mit symptomatischen Bezirken:
— Muskel- und/oder Nervenbiopsie
— Bei deren negativem Ausfall viszerale Angiografie.

Bei Patienten ohne lokalisierte Symptomatik:
— Viszerale Angiografie
— Bei deren negativem Ausfall „blinde" Muskelbiopsie.

Die Indikation zur Hodenbiopsie ist noch umstritten. Zur Häufigkeit und Art der Organbeteiligung siehe Tabelle 12.

Tabelle 12. Diagnostische Kriterien der P. n. (LIGHTFOOT und Mitarb.). Zur Diagnose sind drei positive Befunde erforderlich

Symptom	Sensitivität	Spezifität
1. Gewichtsverlust von ≥4 kg	67,0	67,8
2. Livedo reticularis	24,8	94,0
3. Hodenschmerz oder -druckschmerz	28,9	97,4
4. Muskelschmerz oder -schwäche (unt. Extr.)	69,3	69,8
5. Mono- oder Polyneuropathie	65,3	85,9
6. Diastolischer Blutdruck ≥90 mm Hg	36,9	84,9
7. Kreatininerhöhung auf über 150 µmol/l	40,0	77,3
8. Hb_s-Antigen oder -Antikörper i. S.	31,6	87,7
9. Aneurysmen/Verschlüsse viszeraler Gefäße	32,2	96,4
10. Histologischer Nachweis von Monozyten u./o. Granulozyten in der Gefäßwand	48,3	90,3

2.2. Kollagenosen

Weitere häufig auftetende Veränderungen sind Blutbildveränderungen (Anämie, Leukozytose, Eosinophilie), Vermehrung der Immunglobuline (70%), BSR-Beschleunigung (90%), eine Herzbeteiligung (Perikarditis, Myokarditis, Infarkte, Rhythmusstörungen; 80%), Symptome des Magen-Darm-Traktes (Koliken, Blutungen, Perforationen, Ileus; 70%), eine Hepatomegalie, Pankreatopathie (35%), Beteiligungen der Haut (neben der Livedo retikularis Erytheme, Urtikaria, Purpura, Gangrän; 35%), der Lunge (Rundherde, flüchtige Infiltrate, Asthma; 30%) und des Auges (Iritis, Keratokonjunktivitis sicca; 20%). Von einzelnen Autoren wurde zusätzlich eine Lymphadenosplenomegalie, eine Myositis, Cholezystopathie und Gerinnungsstörung angegeben.

Eine Gelenkbeteiligung tritt als Arthritis etwa bei einem Drittel aller Fälle auf. Sie manifestiert sich je zur Hälfte zu Beginn, sehr selten auch ohne sonstige Symptome, bzw. in späteren Stadien und kann ähnlich einer RA verlaufen. Arthralgien sind mit 80% wesentlich häufiger. Charakteristisch ist für alle Formen eine Kortikoidresistenz.

Vorkommen. Durchschnittliche jährliche Inzidenzrate 0,7 (für die Arteriitis temporalis 2,0) auf 100000 Einwohner. Befällt alle Altersstufen, das 4. und 5. Lebensjahrzehnt ist bevorzugt. Männer sind im Verhältnis 3:1 häufiger als Frauen betroffen.

Abgrenzung von anderen Vaskulitisformen

Die folgenden Arteriitis-Syndrome können fast alle fakultativ mit einer Gelenkbeteiligung einhergehen. Sie lassen sich nach der Verteilung der Läsionen im Gefäßsystem, auf Grund histopathologischer und klinischer Befunde trennen, jedoch ist intra vitam eine exakte Zuordnung im Einzelfall oft schwierig, wenn nicht unmöglich. Dazu kommt, daß unterschiedliche Bezeichnungen und Einteilungen beträchtliche Verwirrung verursacht haben.

Allergische, granulomatöse Arteriitis (Churg-Strauss)

Die Diagnose kann bei Vorliegen von vier oder mehr der nachfolgend genannten Kriterien gestellt werden: Asthma − Eosinophilie von über 10% im Differentialblutbild − Mono- oder Polyneuropathie − migratorische und transitorische Lungeninfiltrate − anamnestische oder bestehende Sinusitis − Biopsiebefund mit Ansammlung von extravaskulären Eosinophilen im Gewebe. Weitere häufige Symptome sind eine Allergieanamnese und vorangehende respiratorische Infekte.

2. Systematik der Gelenkerkrankungen

Allergische (kutane) Vaskulitis (Zeek)

Diagnostische Kriterien sind: Alter unter 16 Jahren — Medikamenteneinnahme zu Beginn der Erkrankung — palpable Purpura — makulopapuläre Exantheme — histologische Veränderungen mit peri- oder extravaskulären Granulozyteninfiltraten. Für die Diagnosestellung sind mindestens drei der genannten Symptome erforderlich. Klinisch stehen die Hautveränderungen im Vordergrund mit flachen, erythematösen Papeln von 1 bis 20 cm Größe, oft mit Purpura im Bereich der Extremitäten, meist mit Aussparung der oberen Rumpfanteile. Die individuellen Läsionen bleiben 1 bis 4 Wochen sichtbar und hinterlassen eine Hyperpigmentation, manchmal atrophische Narben. Ringförmige und blasige Veränderungen sind möglich. Zusätzlich werden Arthralgien geklagt.

Hypokomplementäre Vaskulitis

Urtikariaschübe von 24 bis 48 Stunden Dauer, Einzeleffloreszenzen 1–20 cm im Durchmesser, meist nicht juckend. Gesicht, obere Extremitäten und Rumpf sind bevorzugt. Fieber, Gelenkschmerzen und -schwellungen sowie abdominelle Beschwerden und eine Nierenbeteiligung können bestehen. Das Gesamtkomplement sowie die Einzelkomponenten sind erniedrigt.

Essentielle gemischte Kryoglobulinämie

Krankheitsbild mit häufigem Antikörpernachweis gegen Hepatitis-C-Virus, das unter dem Bild eines PAN-Syndroms (Purpura, Arthritis/Arthralgie, Nephritis) auftritt. In allen Fällen bestehen ein Raynaud-Syndrom, Fieber und eine remittierende, palpable Purpura mit gruppenweisen Herden von 2 bis 10 Läsionen, betont an der unteren Extremität (Abb. 27). Daneben kann eine Livedo reticularis und Urtikaria auftreten. Die Hautveränderungen beruhen auf einer kutanen Vaskulitis, die Histologie entspricht der der Purpura rheumatica. Die Arthritis ist nichtdestruierend und befällt besonders häufig die Knie-, Schulter-, Hand-, Ellenbogen- und Sprunggelenke. Knochennekrosen (5%) wurden beschrieben. Neben der ebenfalls regelmäßig vorhandenen schweren Glomerulonephritis findet sich fakultativ eine abdominelle Symptomatik durch Vaskulitis, ferner Lymphadeno- und Polyneuropathien, ZNS-Störungen, eine Lungenbeteiligung und Leberzirrhose. Die Rheumafaktoren sind in der Regel positiv, das Serumkomplement ist erniedrigt. Die nachgewiesenen Kryoglobuline sind vom Typ II oder III, ihr Gehalt im Serum ist nicht sehr hoch, er liegt um 10 mg/ml oder darunter (siehe auch → Kryoglobuline).

2.2. Kollagenosen

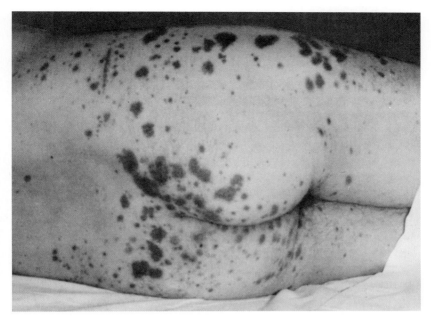

Abb. 27. Purpura bei 56jährigem Patienten mit essentieller, gemischter Kryoglobulinämie.

Riesenzellarteriitis

Von den Kriterien: Krankheitsbeginn mit 50 Jahren — neu aufgetretener Kopfschmerz — Veränderungen der Temporalarterien (Druckschmerz, verminderte Pulsation) — BSR-Wert von 50 — charakteristischer Befund der Arterienbiopsie — sollten 3 zur Diagnosestellung erfüllt sein. Initial besteht gelegentlich eine Diplopie. Eine Generalisation von den kranialen auf die koronaren und mesenterialen Gefäße sowie ein Erscheinungsbild als konsumierende Allgemeinerkrankung sind möglich. Häufiges Auftreten einer Polymyalgia rheumatica (s. 2.2.6.).

Takayasu-Arteriitis (Aortenbogensyndrom)

Als diagnostische Kriterien wurden vorgeschlagen (3 positive Items erforderlich): Krankheitsbeginn mit 40 Jahren — Muskelschwäche und -schmerz bei Gebrauch einer Extremität (Claudicatio) — verminderter Brachialispuls — Stenosegeräusche über der Subclavia oder Bauchaorta — arteriografische Veränderungen der Aorta oder ihrer Äste.

Kawasaki-Syndrom, infantiles, akutes, febriles, mukokutanes Lymphknotensyndrom (MCLS)

Vor allem in Japan epidemisch auftretende Erkrankung, die möglicherweise durch Propionibacterium acne ausgelöst wird. Sie befällt vorwiegend Kinder unter 4 Jahren und geht mit den folgenden Symptomen einher: Fieber, Rötung der Handflächen und Fußsohlen, polymorphes Exanthem, bilaterale Konjunktivitis, Veränderung von Lippen und Mundhöhle, zervikale Lymphadenopathie, Koronaraneurysmen, Gelenkschmerz und -schwellung, gastrointestinalen, neurologischen, renalen und pulmonalen Veränderungen.

Die Gelenksymptomatik tritt bei 30% der Kinder in zwei verschiedenen Formen auf.

a) Selten früh (1. − 7. Tag) akut, polyartikulär mit sehr hohen Zellzahlen im Erguß (100 Gpt/l).
b) Häufiger um den 8. − 20. Tag subakut-oligoartikulär mit Zellzahlen um 50 Gpt/l.

Auszuschließen sind ferner

— die Arteriitiden bei allen Kollagenkrankheiten unter Einschluß der thrombotischen, thrombozytopenischen Purpura, der Wegenerschen Granulomatose, der RA und des Rheumatischen Fiebers, die Vaskulopathie des Antiphospholipid-Syndroms, bei entzündlichen Darmerkrankungen, Behçet-Syndrom, retroperitonealer Fibrose, primärer biliärer Zirrhose und bei malignen Tumoren,
— die anaphylaktoide Purpura Schönlein-Henoch (s. 2.2.5.),
— die kortisonoidinduzierte Arteriiitis = diffuse panmesenchymale Reaktion, Steroid-Pseudorheumatismus (vorherige Steroidgaben, Besserung durch allmählichen Entzug, Bevorzugung des weiblichen Geschlechts),
— die Endangiitis obliterans, die Arteriitis bei Serumkrankheit und nach Infektionskrankheiten (z. B. Influenza), arterielle Läsionen bei Hypertonie, sowie
— das Mittelliniengranulom, Goodpasture- und Sweet-Syndrom (2.12.5.).

Literatur

ALBERT, A. D., und Mitarb.: The diagnosis of polyarteritis rheumatica. I, II Arthr. Rheum. **31** (1989) 1117, 1128.
AREND, W. P.: The ACR 1990 criteria for the classification of Takayasu arteritis. Arthr. Rheum. **33** (1990) 1129.
ASHERSON, R. A., und R. SONTHEIMER: Urticarial vasculitis and syndromes in association with connective tissue diseases. Ann. Rheum. Dis. **50** (1991) 743.

CHURG, A., und J. CHURG (Hrsg.): Systemic Vasculitides. Igaku-Shoin, New York 1991.
HUNDER, G. G., und Mitarb.: The ACR 1990 criteria for the classification of giant cell arteritis. Arthr. Rheum. **33** (1990) 1122.
LAUTIN, J.-P., und J. DUC: Die Arteriitis temporalis. Diagnostische und therapeutische Betrachtungen: EULAR Bull. **4** (1991) 134.
LEU, A. J., und H. J. LEU: Vaskulitis. Differentialdiagostische Wertigkeit der Biopsie. Dtsch. med. Wschr. **115** (1990) 984.
LIE, J. T.: Vasculitis 1815 to 1991: Classification and diagnostic specificity. J. Rheumatol. **19** (1992) 83.
LIGHTFOOT, R. W., und Mitarb.: The ACR 1990 criteria for the classification of polyarteritis nodosa. Arthr. Rheum **33** (1990) 1088.
MICHEL, B. A., und Mitarb.: Hypersensitivity vasculitis and Henoch-Schönlein purpura: a comparison between the 2 disorders. J. Rheumatol. **19** (1992) 721.

2.2.5. Purpura rheumatica Schönlein-Henoch
(Anaphylaktoide Purpura, allergische Purpura)

> Es handelt sich um eine (infekt-) allergische Purpura mit normalen Thrombozytenzahlen, die vorwiegend im Kindesalter (ab 6. Lebensmonat, Gipfel 3. Lebensjahr), seltener in allen Dezennien des Erwachsenenalters beginnt. Das männliche Geschlecht überwiegt geringfügig.
> Diagnostische Kriterien sind die palpable Purpura — Krankheitsbeginn von ≲ 20 Jahren — abdominelle Beschwerden mit Verschlechterung nach den Mahlzeiten — histologische Veränderungen mit Granulozyten in den Wänden der Arteriolen oder Venolen. Bei Vorhandensein von zwei Kriterien kann die Diagnose gestellt werden.

Histologisch besteht eine nekrotisierende Vaskulitis der kleinen Blutgefäße unter Einschluß der Arteriolen, Kapillaren und besonders der postkapillären Venolen der Haut und inneren Organe.
Eine **Gelenkbeteiligung** kommt bei 60 bis 90% aller Fälle vor, sie kann bis zu 15 Tagen vor den Hautveränderungen beginnen. Im weiteren Verlauf gehen die Schübe meist denen der Purpura parallel. Klinisch handelt es sich öfter um eine Arthralgie als um eine Arthritis mit Schwellung und Bewegungseinschränkung. Rötung und Hyperthermie sind ungewöhnlich, ein Erguß bildet sich nur ausnahmsweise. Die Symptome halten oft nur Stunden an, vorzugsweise sind migratorisch Knie und Sprunggelenk, weniger oft Hand und Schulter betroffen.

Symptome der Grundkrankheit

In der *Anamnese* sind in über der Hälfte der Fälle 2 bis 3 Wochen vorangehende Infekte oder eine Medikamenteneinnahme zu eruieren. Die

Purpura ist bei Erwachsenen immer petechial (Abb. 28), bei Kindern manchmal ekchymotisch. Sie tritt symmetrisch vorwiegend an den unteren Extremitäten (Gesäß, Beine, Füße), aber auch am Stamm, den Armen, Händen sowie im Gesicht auf und zeigt die typische Farbumwandlung (blau, purpur, braun). Gleichzeitig bestehen papuläre, urtikarielle Hauteffloreszenzen mit kleinen Nekrosen, bei jüngeren Kindern ein Ödem der Hände, Füße, der Kopfhaut und des Gesichtes. Blutungen aus der Schleimhaut (Gingiva, Nase) fehlen.

Eine *Beteiligung des Magen-Darm-Traktes* besteht bei Kindern in mindestens 50% und umfaßt kolikartige Schmerzen, Erbrechen, Hämatemesis, Melaena und − seltener − Invaginationen (3%). Sie ist bei Erwachsenen weniger häufig und geringer ausgeprägt.

Eine *Nierenbeteiligung* in Form von Hämaturie und Proteinurie mit unterschiedlicher Prognose kommt in der Hälfte der Fälle bei Kindern und Erwachsenen vor.

Seltenere Komplikationen sind eine Beteiligung des ZNS, der Pleura, des Peri-, Endo- und Myokards, eine hämorrhagische Infarzierung des Hodens, Blutung in die hinteren Augenabschnitte, den Subarachnoidalraum, die Muskulatur.

Unter den *Laborwerten* sind Thrombozytenzahl und Gerinnungswerte normal, Senkungsbeschleunigung und Leukozytose bestehen in der Regel, eine Anämie und Eosinophilie sind möglich.

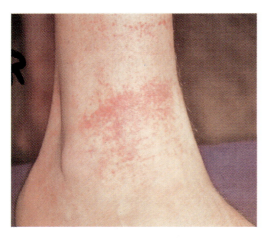

Abb. 28. Petechiale Hautblutungen in der Knöchelgegend, Purpura rheumatica.

Die *Dauer der Erkrankung* beträgt durchschnittlich 4 Wochen, Rezidive sind häufig. Chronische Verläufe von über einem Jahr werden vor allem bei Erwachsenen beobachtet (etwa 55%). Abzugrenzen sind besonders akute Leukosen sowie andere Purpuraformen, wie die Purpura hyperglobulinämica Waldenström und die kryoglobulinämischen Purpura.

Literatur

DREISER, L., J.-P. CHAUVEL, D. DORFMANN, S. DE SÈZE und M.-F. KAHN: Le purpura rhumatoïde de l'adulte (syndrome de Schönlein-Henoch). Rev. Rhum. **40** (1973) 87.
MILLS, J. A., und Mitarb.: The ACR 1990 criteria for the classification of Henoch-Schönlein purpura. Arthr. Rheum. **33** (1990) 1114.

2.2.6. Polymyalgia rheumatica

Ätiologisch unklares Krankheitsbild, das gewisse Beziehungen zur Riesenzell-Arteriitis (Temporal-Arteriitis) aufweist und durch folgende Kriterien charakterisiert ist.

- Krankheitsbeginn jenseits des 50., ausnahmsweise des 40. Lebensjahres.
- Schmerzen und Bewegungseinschränkungen muskulären Ursprungs im Bereich von Schulter- und/oder Beckengürtel ohne Muskelschwäche, Atrophie, pathologische Biopsie-, EMG- und Fermentbefunde.
- Beeinträchtigung des Allgemeinzustandes, subfebrile Temperaturen, starke Senkungsbeschleunigung.
- Dramatisches Ansprechen auf kleine Kortisonoiddosen.

Bei Vorliegen einer RA oder einer anderen entzündlichen Arthropathie sollte die Diagnose nicht gestellt werden, ein symptomatisches Auftreten (→ Polymyalgia rheumatica) ist jedoch möglich.

Der Krankheitsbeginn kann akut oder subakut sein. Atypische Initialsymptome sind eine periphere Synovialitis, besonders der Sterno- und Akromioklavikulargelenke, ein Karpaltunnelsyndrom, Extremitäten- oder Abdominalschmerz, einseitiger Schulterbefall. Fieber besteht in etwa 10 bis 15%, bei japanischen Patienten in 80%. Die Schmerzen vom entzündlichen Typ strahlen vom Nacken über die Schulterpartien bis zu den Ellenbogen, von der Lumbalregion über die Hüften in die Oberschenkel aus.

Gelegentlich wird ein Schmerz bei längerem Kauen angegeben (Claudicatio masticatoria). Bei gründlicher Untersuchung ist oftmals eine Beteiligung der Gelenke der betroffenen Region nachweisbar. Schmerzen und Schwellungen der Sternoklavikular- und Akromioklavikulargelenke sind fakultative Frühsymptome, ein Karpaltunnelsyndrom ist möglich. Der Druckschmerz erstreckt sich über das gesamte Gebiet der befallenen Muskulatur, umschriebene druckdolente Stellen können nicht gefunden werden. Bei einem Teil der Patienten bestehen gleichzeitig starke Kopfschmerzen, (gelegentlich isolierter Hinterhauptsschmerz!), Augensymptome (Doppelbilder, plötzliche Visusverschlechterung). Ophthalmoplegie, Ptose, Miose; Häufigkeit der Augensymptome etwa 10%) und palpatorisch faßbare Veränderungen der Arteria temporalis. Die Häufigkeit klinischer Zeichen einer Arteriitis temporalis wird mit 5 bis 40% angegeben, regelmäßige bioptische Untersuchungen haben in bis zu 60% der Fälle eine Riesenzellarteriitis aufgedeckt. Seltene Organbeteiligungen betreffen die Leber (Vaskulitis, granulomatöse Hepatitis) und die Lunge (Rundherde). Bei systemischer Erkrankung wurden Thrombosen der Aa. vertebralia und A. brachialis mit entsprechender neurologischer Symptomatik (Plexusparesen, Mononeuropathie, zerebrale Ischämien, Schwindel, Hörverlust) beobachtet.
Die Laborwerte zeigen neben der starken Senkungsbeschleunigung eine Erhöhung der Gammaglobuline, ein vermindertes Serumeisen und eine mäßige hypochrome Anämie. Eine nur mittelgradig beschleunigte oder sogar normale BSR kann in Ausnahmefällen vorkommen. Für die Diagnose wichtig sind besonders die unter den Kriterien genannten Normalbefunde.
Der differentialdiagnostische Ausschluß muß die Kollagenosen, besonders die Polymyositis (erhöhte CK-Werte, charakteristische Befunde der Muskelbiopsie), die infektiöse Myositis (Bornholmsche Krankheit), paraneoplastische Myopathien und das Plasmozytom berücksichtigen, gelegentlich kann der Hyperparathyreoidismus ähnliche Bilder verursachen.
Die jährliche Inzidenz beträgt etwa $10-20/100000$ der Gesamtbevölkerung und steigt für die Altersklassen ab 50 Jahre auf $50-80/10^5$ an. Die Auslösung durch eine Therapie mit Dipyridamol ist nicht gesichert.

Literatur

BOESEN, P., und S. F. SORENSEN: Giant cell arteritis, temporal arteritis and polymyalgia rheumatica in a Danish county. Arthr. Rheum. **30** (1987) 294.
CASELLI, R. J., J. B. WHISNANT und G. G. HUNDER: Neurologic disease in temporal arteritis. Arthr. Rheum. **30** (1987) Suppl. A76.

DOUGLAS, W. A. C., B. A. MARTIN und J. H. MORRIS: Polymyalgia rheumatica: An arthroscopic study of the shoulder joint. Ann. Rheum. Dis. **42** (1983) 311.
FRANZEN, B., S. SUTINEN und J. von KNORRING: Giant cell arteritis and polymyalgia in a region of Finland: An epidemiological, clinical and pathologic study, 1984—1988. J. Rheumatol. **19** (1992) 273.
GINSBURG, W. W., M. D. COHEN, S. B. HALL, R. S. VOLLERTSEN und G. G. HUNDER: Seronegative polyarthritis in giant cell arteritis. Arthr. Rheum. **28** (1985) 1362.

2.2.7. Wegenersche Granulomatose

In der Regel biphasisch verlaufendes Krankheitsbild, das als fokalnekrotisierende Angiitis besonders die Arterien und Venen der oberen und unteren Atemwege, der Nieren und der Haut befällt. Die Diagnose kann gestellt werden, wenn von den nachfolgenden vier Kriterien zwei erfüllt sind: orale/nasale Entzündungszeichen — Lungenveränderungen — Mikrohämaturie — charakteristische histologische granulomatöse Veränderungen.

Lokal begrenztes Primärstadium

Hier sind vorwiegend befallen:

- *Nase und Nasennebenhöhlen:* chronische antibiotikaresistente, z. T. hämorrhagische oder nekrotisierende Rhinitis und Sinusitis, Otitis, Mastoiditis; später Sattelnase.
- *Augen:* Protrusio bulbi durch verdrängende Granulome; später evtl. Skleritis, Ulzerationen
- *Rachen und Mundhöhle:* Ulzera, Larynxstenosen
- *Bronchien, Lungen:* Stenosierende Tracheobronchitis, wiederholte Pneumonien, solitäre oder multiple Rundherde, oft mit kavernösem Zerfall
- *Nieren:* Fokale Glomerulonephritis.

Die weitgehend spezifischen Antikörper gegen zytoplasmatische Antigene (cANCA, ACPA; pANCA = Antineutrophilen-zytoplasmatische, perinukleäre Antikörper) sind etwa in der Hälfte der Fälle positiv, die BSG noch kaum erhöht. Eine bioptische Sicherung der Diagnose an der Nasenschleimhaut oder sonstigen symptomatischen Bezirken sollte immer angestrebt werden.

Generalisationsstadium

Fieber, starke Senkungsbeschleunigung, Leukozytose, Eosinophilie, Thrombozytose. ACPA fast regelmäßig positiv, Titer korreliert mit Krankheitsaktivität.

Vaskulitis mit Purpura, Petechien und Nekrosen der Haut, diffuser Glomerulitis, alveolären Lungenblutungen.
Bewegungsapparat. Symptome von seiten der Muskulatur und des Skelettes können bei bis zu 70% der Patienten auftreten, in den meisten Fällen erreichen sie allerdings nur das Ausmaß von Arthralgien und Myalgien. Bei konstanter oder rezidivierender objektivierbarer Beteiligung findet man meist Monarthritiden der unteren Extremität, aber auch oligoartikuläre, migratorische und symmetrische Polyarthritiden vom Typ der RA. In den seltenen Fällen, wo diese Veränderungen bereits am Anfang das klinische Bild beherrschen, kann die Diagnose erhebliche Schwierigkeiten bereiten. Fakultative Symptome sind Polyneuropathien, Parotitis, Zeichen der myokardialen Dysfunktion, Beteiligungen des Genital- und Darmtraktes (Sicca-Symptomatik, Perforationen), der Milz, des peripheren und zentralen Nervensystems.

Literatur

GROSS, W. L.: Neue Aspekte bei der Wegenerschen Granulomatose. Dt. Ärztebl. **88** (1991) 29.
HOFFMANN, G. S., und Mitarb.: Wegener granulomatosis: An analysis of 158 patients. Ann. Int. Med. **116** (1992) 488.
LEAVITT, R. Y., und Mitarb.: The ACR 1990 criteria for the classification of Wegener's granulomatosis. Arthr. Rheum. **33** (1990) 1101.

2.2.8. Behçet-Syndrom

(Morbus Behçet)

> Möglicherweise infektiös bedingtes Krankheitsbild mit Vaskulitis der kleinen Arteriolen, das sich neben der charakteristischen Trias von Aphthen der Mundschleimhaut, Ulzerationen der Genitalgegend und schubweiser Iritis auch durch Gelenkbefall, Fieber und eine verwirrende, zusätzliche Symptomatik auszeichnet. Die derzeit gültigen diagnostischen Kriterien erfordern den Nachweis von rezidivierenden Mundulzera sowie zwei der folgenden Symptome:
>
> — Rezidivierende Genitalulzera (100%)
> — Augenläsionen (78%)
> — Hautläsionen (78%)
> — positiver Pathergie-Test (65%).

2.2. Kollagenosen

Erläuterungen zu den Kriterien, sonstige Symptome

Rezidivierende Mundulzera: Kleine oder große Aphthen oder herpetiforme Ulzerationen, von einem Arzt oder Patienten beobachtet, die mindestens dreimal im Verlauf von 12 Monaten rezidivieren. Meist handelt es sich um diskrete rote Flecken, auf denen sich ein kleines, rasch zerfallendes Bläschen entwickelt, so daß eine punkt- bis linsengroße Erosion, oft mit intensiv gelbem Belag entsteht. Die Abheilung erfolgt nach einigen Tagen ohne Narbenbildung.

Rezidivierende Genitalulzera: aphthöse Ulzerationen oder Narben an Skrotum, Penis, Vulva oder Vagina; inguinale Lymphknotenschwellungen; gesichert durch Arzt- oder Patientenbeobachtung.

Augenläsionen: vordere oder hintere Uveitis oder Zellen im Glaskörper bei der Spaltlampenuntersuchung oder Retinavaskulitis vom Ophthalmologen verifiziert.

Hautläsionen: Erythema nodosum, beobachtet vom Arzt oder vom Patienten, Pseudofollikulitis oder papulo-pustolöse Veränderungen oder akneartige Knoten, beobachtet vom Arzt bei post-pubertären Patienten, die nicht unter Glukokortikoidbehandlung stehen.

Positiver Pathergie-Test: papulo-pustulöse Hautreaktion nach einfachem Nadelstich oder intrakutaner Injektion von physiologischer Kochsalzlösung, Bewertung nach 24 bis 48 Stunden durch einen Arzt.

Gastrointestinale Veränderungen: Ulcus duodeni, Ösophagusulzerationen, intestinale Blutungen, Diarrhoe, Erbrechen, hämorrhagische Rektokolitis wie bei Colitis ulcerosa.

Thrombophlebitis: Oberflächlich oder tief, auch an Retina- und zerebralen Gefäßen (Abb. 29).

Kardiovaskulär: Rezidivierende Perikarditis (selten), Vaskulitis.

Befall des ZNS (Neuro-Behçet): Hirnstammsyndrom (Diplopie, Nystagmus, Ataxie); Pyramidenzeichen; Meningoenzephalitis, Pseudobulbärparalyse, Psychose, Hemiplegie, klonische Krämpfe, Beteiligung der Hirnnerven; anamnestisches Syndrom (Desorientiertheit usw.).

Sonstige Symptome: Epididymitis, Schwellung der Speichel- und Tränendrüsen, Beteiligung von Lunge (hiläre Adenopathie, diffus verteilte großknotige Infiltrate, Infarkte) und Pleura, von Leber, Niere und Muskulatur.

Gelenksymptomatik: Es handelt sich um eine rekurrierende (70%) oder chronische Oligo- bzw. Polyarthritis. Die Symptomhäufigkeit beträgt etwa 50%, die Manifestation erfolgt selten früh, meist Wochen, Monate oder (bis zu 40) Jahre nach Krankheitsbeginn. Im Mittel sind 5 bis 6 Gelenke betroffen, die Schmerzen sind vom entzündlichen Typ, selten besteht

112   2. Systematik der Gelenkerkrankungen

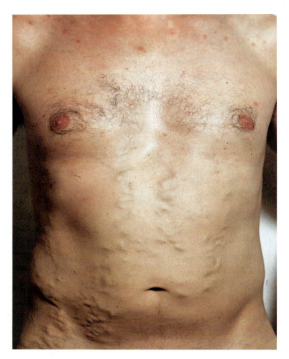

Abb. 29. Caput medusae nach Thrombose der V. cava inferior bei einem 57jährigen Kranken mit Behçet-Syndrom.

ausschließlich eine Arthralgie. Die Knie- und Sprunggelenke sind am häufigsten betroffen, es folgen Ellenbogen, Schulter, Hand, Finger und Fuß. In 30% läßt sich eine Sakroiliitis nachweisen, Kombinationen mit Sp. a. sowie die Entwicklung einer Bakerzyste wurden beschrieben. 20% der Kranken klagen über Arthralgien. Fersenschmerz und Tenosynovialitis sind möglich. Bei schubweisem Verlauf dauert die Symptomatik 1 bis 4 Wochen. Röntgenologische Veränderungen fehlen. Kombinationen mit Sp. a. wurden beschrieben.
HLA-Assoziation: HLA-B5 vorwiegend bei okulärer Beteiligung, B27 (arthritischer Typ), B51, B52, DR7.

Vorkommen. Vorwiegend in Südeuropa, in den Mittelmeerländern und Japan. Adoleszenten und mittlere Lebensalter sowie Männer werden etwas bevorzugt befallen.

2.2. Kollagenosen   113

Literatur

DÜHRSEN, U., und W. KIRCH: Diagnostik des Behçet-Syndroms. Dtsch. med. Wschr. **110** (1985) 264.
LIE, J. T.: Vascular involvement in Behçet's disease: Arterial and venous vessels of all sizes. J. Rheumatol. **19** (1992) 341.
SILMAN, A. J.: Criteria for diagnosis of Behçet's disease. Lancet **335** (1990) 1078 und EULAR Bull. **4** (1991) 5.

2.2.9. Rezidivierende Polychondritis

(Panchrondritis, Polychondritis chronica atrophicans, Generalisierte Chondromalazie Jaksch-Wartenhorst-v.-Meyenburg-Altherr-Uehlinger)

> Wahrscheinlich immunologisch bedingte Systemerkrankung, deren definitive Diagnose bei Vorliegen von drei oder mehr der folgenden Symptome gestellt werden kann (Symptomhäufigkeiten in Prozent).
> 1. Rekurrierende Chondritis beider Ohrmuscheln (85).
> 2. Nichterosive Polyarthritis (50)
> 3. Chondritis des Nasenknorpels (50)
> 4. Augenentzündungen einschließlich Konjunktivitis, Keratitis, Skleritis/Episkleritis und/oder Uveitis (50).
> 5. Chondritis des Respirationstraktes unter Einschluß der laryngealen und/oder trachealen Knorpel (50)
> 6. Kochleare und/oder vestibuläre Störung in Form von neurosensorischem Hörverlust, Tinnitus und/oder Schwindel (15).

Betroffen sind vorwiegend Ohren, Nase, Trachea, Larynx, Rippen- und Gelenkknorpel. Im letzteren Falle kommt es zu einer meist asymmetrischen Arthritis mit Rötung und Schwellung der Knie-, Sprung- und Fingergelenke. Episodische Arthralgien können auch zu Beginn der Erkrankung bestehen. Später treten die Attacken zunehmend häufiger auf und befallen auch Hand- und Ellenbogengelenke. Besonders eindrucksvoll sind die Veränderungen an den sichtbaren Knorpelpartien. Es besteht eine rötlich-blaue Verfärbung und Schwellung, später eine Deformierung (Sattelnase, Waschlappenohren). Das Krankheitsbild verläuft mit Fieber und serologischen Entzündungszeichen. Weitere systemische Manifestationen betreffen die Haut (Urtikaria, kutane Vaskulitis, Angioödem, Erythema multiforme, Livedo reticularis, Pannikulitis, Erythema nodosum, Alopezie), die Nieren (Mikrohämaturie und Proteinurie, etwa 20%), das Herz, Lungen, Gefäße

(nekrotisierende Angiitis, multiple arterielle Aneurysmen), die Muskulatur (Atrophien), zentrales und peripheres Nervensystem, die Leber und das hämatopoetische System (Anämie, Leukozytose, Eosinophilie). Differentialdiagnostisch sind vor allem die Kollagenosen zu beachten.
Das Krankheitsbild kann sekundär auftreten, mögliche Grundkrankheiten sind: RA, SLE, Sjögren-S., Colitis ulcerosa, systemische Vaskulitiden, Überlappungssyndrome, reaktive Arthritis, Morbus Behçet, Polymyalgia rheumatica, myeloproliferative Erkrankungen, primäre biliäre Zirrhose, Lungenfibrose, Hashimoto-Thyreoiditis.

Literatur

LAMBERTS, R., U. HELMCHEN und W. CREUTZFELDT: Rezidivierende Polychondritis. Dtsch. med. Wschr. **14** (1989) 945.
MICHET, C. L., C. H. MCKENNA, H. S. LUTHRA und W. M. O'FALLON: Relapsing polychondritis. Ann. Int. Med. **104** (1986) 74.

2.2.10. Pannikulitis Pfeifer-Weber-Christian

Es handelt sich um ein seltenes Krankheitsbild, bei dem es meist unter hohem Fieber zu einem schubweisen Auftreten bis zu 10 cm großer subkutaner Knoten mit geröteter Haut kommt, die sich nach 2 bis 6 Wochen unter Eindellung der Haut und brauner Pigmentierung, evtl. Erweichung und Spontanperforation zurückbilden. Die Lokalisation ist bevorzugt an der unteren Extremität, den Oberarmen, den Mammae und am Gesäß. Fieber, abdominelle Beschwerden, Arthralgien, seltener Arthritiden sind fakultative Symptome. Weitere systemische Manifestationen sind eine Thrombophlebitis, Hepatosplenomegalie, Nephritiden, Myo- und Perikarditis und granulomatöse Lungenveränderungen. Die BSR ist meist beschleunigt, oft besteht eine Anämie und Leukozytopenie. Rheumafaktoren können nachweisbar sein.
Histologisch besteht im Initialstadium eine Degeneration des Fettgewebes mit dichten Infiltraten neutrophiler Leukozyten. Später überwiegen die Histiozyten und typischen großen Schaumzellen. Im Endstadium vernarben die Herde fibrotisch.
Differentialdiagnostisch sind vor allem die kutanen Vaskulitisformen (2.2.4.), die Arthritis bei chronischer Pankreatitis, degenerative Veränderungen (Pannikulose, 4.5.), und sonstige entzündliche Erkrankungen des Fettgewebes sowie alle Arthropathien, die mit → Knoten der Haut einhergehen, zu beachten.

Literatur

LANG, B., und Mitarb.: Pfeifer-Weber-Christian-Panniculitis (PWCP). Beschreibung eines Falles und Literaturübersicht. Z. Rheumatol. **45** (1986) 161.

2.3. Arthritis mit Spondylitis (Spondylarthropathien)

Von WRIGHT und MOLL wurde 1976 der Begriff der seronegativen Spondylarthritiden eingeführt und 1983 ein erweitertes Konzept vorgestellt. Das Spondyl-Präfix bedeutet, daß die Spondylitis bei jeder zugehörigen Entität auftreten kann, nicht aber unbedingt obligates Symptom in Einzelfall sein muß. In Tabelle 13 sind die zugehörigen Krankheitsbilder und gemeinsamen Symptome aufgeführt.

Tabelle 13. Krankheitsbilder und Gruppencharakteristika der seronegativen Spondylarthritiden nach WRIGHT und MOLL 1976, MOLL 1983

Krankheitsbilder	Gruppencharakteristika
Ursprüngliches Konzept	• Sakroiliitis/Spondylitis
• Spondylitis ankylosans	• Periphere Arthritis
• Reiter-Syndrom	• keine Rheumafaktoren und
• Psoriasis arthropathica	subkutane Knoten
• Enteropathische Arthritiden	• Bei einigen Entitäten erhöhte Frequenz von HLA-B27
• Behçet-Syndrom	• Klinisch relativ häufig:
• Einige Formen der juvenilen chronischen Arthritis	− Psoriasiforme Haut- und Nagelveränderungen
	− Erythema nodosum
Erweitertes Konzept	− Pyoderma gangraenosum
• Akute anteriore Uveitis	− Thrombophlebitis
• Reaktive Arthritis	− Okuläre, urogenitale, gastrointestinale Entzündungszeichen
Fragliche Zugehörigkeit	− Enthesopathien (s. Teil II)
• Intestinales Bypass-Arthritis-Dermatitis-Syndrom	• Familiäre Überlappungen klinischer Syndrome
• Pustulotische Arthroosteitis	• Familiäre Häufung der zugehörigen Entitäten

2. Systematik der Gelenkerkrankungen

Danach bestehen einige Überschneidungen bzw. Diskrepanzen zu anderen Einteilungsprinzipien. So sind die reaktiven Arthritiden sowohl als Gruppe nachträglich eingefügt worden, als auch in Form des Reiter-Syndroms, der enteropathischen und der Bypass-Arthritis als Einzelentitäten enthalten. Das Behçet-Syndrom ist wegen der morphologisch meist nachweisbaren Vaskulitis eher den Kollagenosen zuzuordnen. Aus diesen Gründen fanden aus den in der Tabelle aufgeführten Krankheitsbildern nur die Spondylitis ankylosans, die Psoriasis-Arthritis und die enteropathischen Arthritiden in diesem Kapitel Berücksichtigung.

Kürzlich wurden in der Erkenntnis, daß das Spektrum der dazugehörigen Krankheitsbilder weiterreicht als das der genannten, definierten Entitäten von zwei Studiengruppen Klassifikationskriterien für die Spondylarthropathien aufgestellt (2.3.4.).

2.3.1. Spondylarthritis ankylosans (Sp. a.)
(Spondylitis oder Spondylarthritis ankylopoetica, M. Strümpell-Marie-Bechterew, M. Bechterew)

Entzündliche Systemerkrankung unbekannter Ursache mit Befall der Wirbelsäule unter Einschluß der Becken- und Brustkorbverbindungen, fakultativ auch der peripheren und Schädelgelenke.
Die epidemiologischen, diagnostischen Kriterien (New York 1966) wurden nach einem Vorschlag von VAN DER LINDEN wie folgt verbessert.

1. Klinisch

   a) Tiefsitzender Rückenschmerz und Steifigkeit über mehr als 3 Monate mit Besserung durch Bewegungen, aber ohne Erleichterung durch Ruhe
   b) Bewegungseinschränkung der LWS in der Sagittal- und Frontalebene
   c) Einschränkung der Atemexkursionen gegenüber den nach Alter und Geschlecht korrigierten Normalwerten

2. Radiologisch

   Sakroiliitis 2. Grades (= eindeutig beginnende Osteolysen) bilateral oder 3. bis 4. Grades unilateral; 3.–4. Grades (schwere Osteolysen, Ankylosen) unilateral.

Sicherheitsgrad
— Definitive Diagnose bei positivem radiologischem in Verbindung mit mindestens einem klinischen Kriterium.

2.3. Arthritis mit Spondylitis (Spondylarthropathien)

— Wahrscheinliche Diagnose bei:
a) drei positiven klinischen Kriterien oder
b) radiologischem Kriterium ohne Symptome, die einem klinischen Kriterium entsprechen; hier sollten andere Ursachen der Sakroiliitis in Betracht gezogen werden.

Eine Verdachtsdiagnose ist somit auch ohne Sakroiliitis möglich, wenn ein typischer klinischer Befund, aber auch wenn eindeutige Syndesmophyten vorliegen. Bei einer ätiologisch unklaren, peripheren Arthritis ist die Diagnose einer Sp. a. in Betracht zu ziehen, eine Dispensaireüberwachung bzw. Röntgenuntersuchung der Iliosakralgelenke einzuleiten, wenn eine oder mehrere der folgenden anamnestischen Angaben oder Untersuchungsbefunde vorliegen. Die Zahlen in Klammern geben die Symptomhäufigkeit bei Sp. a./das Vorkommen bei Kontrollgruppen in Prozent an.

— Dorsolumbaler Schmerz (98/40),
— Bewegungseinschränkung der LWS (75/10),
— Einschränkung der Atemexkursion (50/10),
— Wechselseitige Ischialgie (50/5),
— Interkostalneuralgie (50),
— Periostschmerz im Bereich der Sehnenansätze, an Ferse, Sitzbein, Schambein, Tibia, Beckenschaufel (35),
— Anamnese oder Nachweis einer Uveitis, Iritis oder Iridozyklitis (30).

Von den Schmerzzeichen der Iliosakralgelenke (Iliosakralfugen-Dehnungsschmerz) kommt nur dem Druck auf die Steißbeinspitze bei Bauchlage des Patienten mit einer Nachweishäufigkeit von 35% eine größere Bedeutung zu. Die röntgenologischen Veränderungen der Iliosakralgelenke oder der Wirbelsäule gehören im Sinne der aufgeführten Kriterien zum Krankheitsbild.

Erläuterungen zur Symptomatik

Gelenkbeteiligung. Die Form der Gelenkbeteiligung reicht von flüchtigen Arthralgien bis zu schweren, progredienten Arthritiden. Ihre Häufigkeit in der ersten Erkrankungsphase wird mit bis zu 60% angegeben, bei rund 30% aller Kranken ist die periphere Arthritis ausschließliches, zur ersten Arztkonsultation führendes Symptom. Ein Befall des Stammskelettes braucht hier zunächst weder klinisch noch röntgenologisch nachweisbar zu sein. Bei etwa einem Drittel dieser Verläufe bleibt die Arthralgie/Arthritis auf die Initialphase beschränkt und klingt folgenlos ab. Bei der Mehrzahl der Patienten treten spätere Rezidive an den anfangs befallenen oder anderen Gelenken auf oder es entwickelt sich eine chronische Arthritis (je eine Hälfte Monarthritis/Oligoarthritis bzw. Polyarthritis) mit folgender relativer Häufigkeit des Gelenkbefalles: Knie- > Sprunggelenke > Hüfte > Schulter > Vorfuß > MTP-Gelenke > Sternoklavikular- > Kiefergelenke. Mit entsprechender röntgenologischer Technik lassen sich an den Manubriosternalgelenken gelegentlich schon entzündliche Veränderungen nachweisen, wenn die ISG noch normal erscheinen. Die Computer-Tomografie erhöht die Nachweishäufigkeit einer Sakroiliitis nicht, die Veränderungen sind aber leichter auszuwerten.

Bei jugendlichen Formen (Erkrankungsbeginn vor dem 17. bzw. 20. Lebensjahr) beträgt die Arthritishäufigkeit 75%, bei juvenilem Erkrankungsbeginn (vor dem 15. Lebensjahr) 100%. Die Bevorzugung des Befalls der großen, gewichtstragenden Gelenke der unteren Extremität ist hier noch mehr ausgeprägt.

Bewegungseinschränkung der Wirbelsäule. Besonders frühzeitig ist die Rotation eingeschränkt, die in der Ambulanz am einfachsten in der von Franke u. Mitarb. angegebenen Weise geprüft wird. Der Untersucher fixiert am stehenden Patienten von hinten dessen Becken und fordert ihn auf, sich maximal nach einer Seite zu drehen. Der Bewegungsausschlag aus allen Wirbelsäulenabschnitten beträgt normalerweise 45 bis 55° und ist auch schon bei beginnender Sp. a. deutlich eingeschränkt (Abb. 30).

Schmerzsyndrome an der Wirbelsäule. Sie sind die häufigsten der klinischen Anfangszeichen und stellen in 50% das zum Arzt führende Symptom dar. Die Beschwerden beginnen in den späten Nachtstunden oder frühmorgens. Sie sind heftig und zwingen den Patienten zum Aufstehen. Im Laufe des Vormittags gehen sie wieder zurück und verstärken sich bei Erschütterungen, Husten und Niesen. Bemerkenswert ist das gute Ansprechen auf Phenylbutazon oder Indometazin. Die Häufigkeit von Interkostalneuralgien im Verlauf beträgt bis zu 50%. Nackenschmerzen treten in 5% zu Beginn, davon in der Hälfte der Fälle als alleinige Schmerzzeichen auf.

Gesäßschmerz, Ischialgie. Beid- oder wechselseitige Schmerzausstrahlungen bis zum Knie stellen in 10% der Fälle das zur Arztkonsultation führende Symptom dar. Es ist ein wichtiges Frühzeichen und differentialdiagnostisches Merkmal der Sp. a. Die Abgrenzung von einer Ischialgie durch Bandscheibenschaden gelingt durch die unvollkommene Ausstrahlung, die Beid- oder Wechselseitigkeit und das gleichzeitige Vorkommen von Schmerzphänomenen, die nicht zur typischen Ischialgie gehören (Leistenschmerz, Schmerz an der Vorderseite des Oberschenkels).

2.3. Arthritis mit Spondylitis (Spondylarthropathien) 119

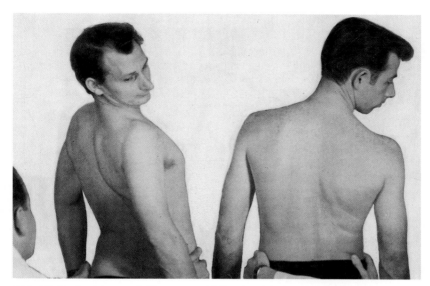

Abb. 30. Drehzeichen nach FRANKE und Mitarb., siehe Text (Originalaufnahme der Autoren).

Periostschmerz. Besonders am Talus, seltener an der Symphyse. Zu Beginn in etwa 15%, aber selten als einziges Symptom nachweisbar.

Augenbeteiligung. Am Beginn in 4%, davon wiederum in der Hälfte einziges Krankheitszeichen. Im späteren Verlauf werden bei bis zu 50% der Kranken entzündliche Augenveränderungen beschrieben.

Röntgenologische Veränderungen

Iliosakralgelenke. Hier treten in fast allen Fällen die ersten Röntgenzeichen in Form von Destruktionen, Sklerosierungen und Ankylosen auf, die jedoch nicht für das Krankheitsbild spezifisch sind (Abb. 31). Zur genaueren Röntgenmorphologie wird auf DIHLMANN verwiesen.

Die einfache Röntgenuntersuchung in Steinschnittlage wird bei negativem Ausfall und weiterbestehendem klinischen Verdacht durch Tomografie, CT und/oder Szintigrafie erweitert. Alle Methoden sind in ihrer Aussage etwa gleichwertig.

Wirbelsäule. Die Veränderungen betreffen die Intervertebralgelenke (Gelenkspaltverschmälerung, Usuren, Sklerosierungen, Ankylosen, Verknöcherung der Gelenkkapsel), die Wirbelkörper durch Bildung von Syndes-

120 2. Systematik der Gelenkerkrankungen

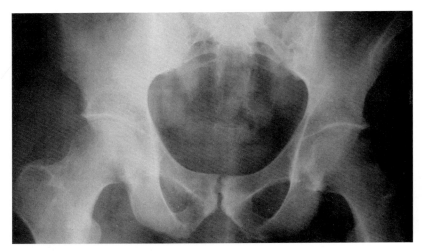

Abb. 31. Sklerosierungen und Destruktionen der Iliosakralgelenke, entzündliche Periost- und Knochenveränderungen an Sitzbein und Symphyse bei Spondylarthritis ankylosans.

mophyten (= knöcherne Intervertebralspangen mit vertikaler Ausrichtung), kastenförmige Umbildung und Osteolysen (Wirbelkörperkantendefekte = Spondylitis anterior, Tonnenwirbel, Spondylodiszitis = Defekt der Wirbelkörper und Bandscheiben) sowie schließlich die Bänder als Spätveränderung in Form von Verknöcherungen.
Periphere Gelenke. An den betroffenen Gelenken kommt es zu einer schnell destruierenden und ankylosierenden Arthritis (Abb. 32, 92).
Sonstige Röntgenzeichen treten als → Fibroosteitis an Ferse, Sitzbein und Trochanter minor sowie an den Ansätzen der Oberschenkeladduktoren auf (Abb. 92). Usuren finden sich an der Symphyse und an der Synchondrosis sternalis.

Paraklinische Befunde. Die BSR ist schon am Anfang meist deutlich beschleunigt. Daneben findet sich eine Vermehrung der Alpha-2- und Betaglobuline sowie ein positives C-reaktives Protein. Rheumafaktoren fehlen, der Antistreptolysintiter ist nicht erhöht. Das zytologische Bild des Gelenkexsudates ähnelt dem der RA.
Die Häufigkeit des HLA-B27-Nachweises beträgt 90%. Die B27-negativen Fälle weisen statistisch eine geringere klinische und laborchemisch faßbare Krankheitsaktivität auf. Die diagnostische Bedeutung ist am größten bei

2.3. Arthritis mit Spondylitis (Spondylarthropathien)

Tabelle 14. Beziehungen zwischen primären und posterioren diagnostischen Wahrscheinlichkeiten durch unterschiedlichen Ausfall der B27-Bestimmung bei einer angenommenen Prävalenz von 0,5 auf 1000 (Zahlenanghaben in Prozent, gekürzt nach KHAN und KHAN)

Vorherige Wahrscheinlichkeit	Posteriore Wahrscheinlichkeit	
	B27+	B27∅
1	10	0,1
10	56	1
50	92	8
99	99,9	90

mittleren a-priori-Wahrscheinlichkeiten der Krankheitsdiagnose (Tabelle 14). Bei B27-negativen Kranken sollte ein subklinischer Morbus Crohn ausgeschlossen werden. Hier ist die Frequenz von HLA-Bw62 erhöht.

Komplikationen und Organbeteiligungen betreffen außer den schon beschriebenen Augenveränderungen pulmonale Folgen durch Einengung der Respirationsfläche und der pulmonalen Zirkulation, eine vorhofnahe Myokarditis mit AV-Block 1. Grades (6%), eine Aortitis (3%) und − in unter 1% − eine Mitralendokarditis, Amyloidose, ein Cauda-equina-Syndrom und eine Oberlappenfibrose der Lungen. Fibrosierungsvorgänge laufen auch im Myokard ab. Echokardiografisch lassen sich leichte Störungen der diastolischen Funktion nachweisen. Wirbelkörperfrakturen sind möglich und betreffen vor allem die untere HWS. Atlantoaxiale Dislokationen können zu spastischen Paresen oder zu intermittierenden Insuffizienzen der A. vertebralis führen. Der Verlauf erfolgt meist in Schüben. Das Endstadium − Versteifung und charakteristische Umformung der gesamten Wirbelsäule, Atrophie der Rückenmuskulatur, Thoraxstarre, kugelförmig vorspringendes Abdomen, fakultative Ankylosen peripherer Gelenke − ist nach 15 bis 20 Jahren erreicht. Verlaufsvarianten sind

- eine destruierende Form mit versteifender Polyarthritis;
- echte Kombinationen mit einer RA (an diagnostischen Kriterien müssen erfüllt sein: Röntgenveränderungen der Sp. a., Nachweis von HLA-B27, Rheumafaktoren, Knötchen und Röntgenveränderungen der RA);
- latente, benigne Verläufe, bei denen sich das röntgenologische Vollbild ohne wesentliche Schmerzen, z. T. auch ohne Beschleunigung der BSR entwickelt (gehäuft bei B27-negativen Verläufen);

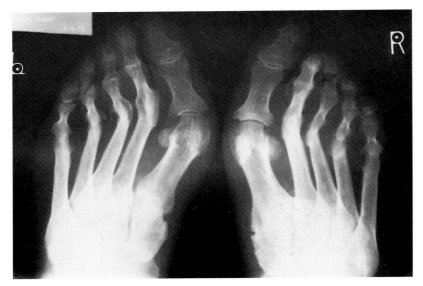

Abb. 32. Ankylose der MTP-Gelenke II bis V bei Spondylitis ankylosans.

– primäre, im Vordergrund stehende Muskelbeteiligung mit Schwäche und Atrophie durch Radikulitis oder Myositis;
– Fälle mit fehlender oder nur einseitiger (10%, besonders Frauen) Beteiligung der ISG, solche ohne Syndesmophyten oder mit einer Erstlokalisation an der HWS;
– solche mit Krankheitsbeginn nach dem 40. Lebensjahr.

Ausschluß von Krankheitsbildern. Das Symptom der Sakroiliitis findet sich in röntgenologisch ähnlicher, gelegentlich sogar gleicher Form bei allen in Tabelle 3 genannten Krankheitsbildern, in bis zu 20% auch bei der adulten RA, selten bei Arthritis urica. Darüber hinaus sind abzugrenzen

– die bakterielle, besonders tuberkulöse Sakroiliitis und osteolytische Tumoren im Bereich der ISG (Einseitigkeit, Fehlen der Sklerose- bzw. Ankylosezeichen);
– degenerative Veränderungen der ISG, Osteitis condensans (Fehlen der Destruktions- und Ankylosezeichen);
– die Spondylitis hyperostotica (charakteristische Form der Randzacken);
– Destruktionen der Wirbelsäule durch Tumoren und bakterielle Erkrankungen;

2.3. Arthritis mit Spondylitis (Spondylarthropathien)

- die Ochronose (u. a. durch biochemische Parameter) und
- die Fluorose der Wirbelsäule (Osteosklerose der gesamten Wirbelkörper und anderer Knochen).

Vorkommen. Bei epidemiologischen Untersuchungen 5 bis 10 Fälle auf 10000 Einwohner, in einzelnen Populationen beträchtlich weniger oder mehr. In der B27-positiven Bevölkerung ist die Prävalenz etwa 16mal höher (13 auf 10^5, bei B27-positiven Verwandten von Sp. a. beträgt sie sogar $210/10^5$). 90 bis 95% der Betroffenen sind Männer. Das Manifestationsalter liegt bei der Mehrzahl zwischen dem 20. und 30. Lebensjahr (etwa zu je 10% Beginn vor dem 20. oder nach dem 45. Lebensjahr).

Literatur

DIHLMANN, W., und G. JOSENHANS: Beitrag der Computertomographie zur Klärung neurologischer Komplikationen bei Spondylitis ankulosans (CT-Trias bei Cauda equina-Syndrom). Z. Rheumatol. **45** (1986) 126.

FELTELIUS, N., G. HEDENSTROM, G. HILLERDAL und R. HELLGREN: Pulmonary involvement in ankylosing spondylitis. Ann. Rheum. Dis. **45** (1986) 763.

GOULD, B. A., und Mitarb.: Myocardial Dysfunction in ankylosing Spondylitis. Ann. Rheum. Dis. **51** (1992) 227.

HARTL, P. W.: Ankylosierende Spondylitis. Morbus Strümpell-Marie-Bechterew. Werk-Verlag Dr. E. Banaschewski GmbH, München-Gräfelfing 1982.

KHAN, M. A., und M. K. KHAN: Diagnostic value of HLA-B27 testing in ankylosing spondylitis and Reiter's syndrome. Ann. Int. Med. **96** (1982) 70.

LINDEN, S. V. D., H. A. VALKENBURG, B. M. DE JONGH und A. CATS: The risk of developing ankylosing spondylitis in HLA-B27 positive individuals. Arthr. Rheum. **27** (1984) 241.

LINDEN, S. V. D., H. A. VALKENBURG und C. CATS: Evaluation of diagnostic criteria for ankylosing spondylitis. A proposal for modification of the New York criteria. Arthr. Rheum. **27** (1984) 361.

MOLL, J. M. H.: Seronegative arthropathies. J. Royal Soc. Med. **76** (1983) 445.

SCHILLING, F.: Zur Klinik und Radiologie der ankylosierenden Spondylitis. Akt. Rheumatol. **7** (1982) 86.

SPARLING, M. J., und Mitarb.: Magnetic resonance imaging of arachnoid diverticula associated with cauda equina syndrome in ankylosing spondylitis. J. Rheumatol. **16** (1989) 1335.

TRUCKENBRODT, H., und R. HÄFNER: Zur Klinik und Diagnose der juvenilen spondylitis ancylosans. Akt. Rheumatol. **7** (1982) 97.

2.3.2. Psoriasis-Arthritis (Ps. A.)

(Psoriasis arthropathica, Arthritis bei Psoriasis)

> Chronische Gelenkerkrankung, die bei Kranken mit Hautpsoriasis oder in deren Familien auftritt und sich durch besondere klinische und röntgenologische Merkmale von der RA unterscheiden kann.

Klinische Besonderheiten

Bei Psoriasis kommt auch eine Arthritis vor, die der typischen RA völlig entspricht. Jedoch erscheint die Trennung in eine eigentliche Psoriasis-Arthritis und RA bei Psoariasis wenig sinnvoll und wird von vielen Autoren auch nicht durchgeführt. Wichtig ist vielmehr, daß man die verschiedenen klinischen Verlaufsformen der Psoriasis-Arthritis kennt (WRIGHT).

1. Klassische Form, vorwiegender Befall der DIP-Gelenke (5%)
2. Schwere Verlaufsform mit Arthritis mutilans (5%)
3. Ähnlicher Verlauf wie RA, symmetrischer Gelenkbefall, aber seronegativ und benigner (15%)
4. Asymmetrische Mon- und Oligoarthritis (70%)
5. Psoriasis-Spondylitis (5%).

Eine neuere Klassifikation wurde auf 3 Gruppen vereinfacht:
— Periphere Arthritis, die die o. g. Formen 1—4 umfaßt.
— Alleinige Sakroiliitis und Spondylitis.
— Extraartikuläre Manifestation z. B. von Akne und Knochenveränderungen wie Hyperostose und Osteomyelitis (SAPHO, 2.5.5.).

Bei der eigentlichen Ps. A. ist gegenüber der RA ein Prodromalstadium nicht so ausgeprägt, der Allgemeinzustand weniger beeinträchtigt und eine viszerale Beteiligung seltener. Dagegen bestehen häufiger Vorläufersymptome in Form von Myalgien und Fersenschmerz (50%) bzw. Arthralgien (über 20%).
Die *Gelenksymptomatik* beginnt in 20% der Fälle subakut mit geringer Rötung und Schwellung (Ausschluß einer Arthritis urica!). Bei etwa der Hälfte der Patienten treten subfebrile Temperaturen in den Schubphasen auf, zu je einem Drittel liegt ein mon- oder oligoartikulärer Befall mit folgender Lokalisation vor:

— DIP-Gelenke der Finger zu Beginn in 5%, im weiteren Verlauf 35%
— DIP-Gelenke der Zehen im Verlauf 10 bis 30% (Wurstzeh, Abb. 33)
— PIP-, MCP-, Hand- und Kniegelenk um 50%
— Sakroiliitis einseitig in 15%, doppelseitig in 40% (klinisch Lumbalgie, Ischialgie oder asymptomatisch).

2.3. Arthritis mit Spondylitis (Spondylarthropathien)

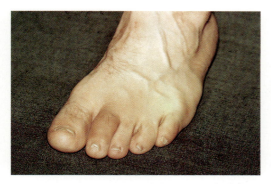

Abb. 33. Isolierte Schwellung des 2. Zehes bei Psoriasis-Arthritis („Wurstzeh").

Die Symmetrie des Gelenkbefalles ist geringer als bei der RA (Abb. 34). Die Finger sind entweder in Form einer isolierten Beteiligung der DIP-Gelenke befallen, wobei einzelne Gelenke ausgespart bleiben können (Transversal- oder Horizontaltyp) oder es erkranken die DIP-, PIP- und MCP-Gelenke eines Strahles gleichzeitig (Axial- oder Vertikaltyp, Abb. 35). Die subjektiven Beschwerden an den Gelenken sind oft auffallend gering, die Morgensteifigkeit fehlt häufig, eine Sehnenscheidensynovialitis ist selten. Im späteren Verlauf treten regellose Deviationen auf, die Prognose ist insgesamt besser als die der RA. Lokalisation, Schwere und Form der Hautpsoriasis weisen in der Regel keine Beziehungen zur Gelenkbeteiligung auf, jedoch gehen in der Hälfte der Fälle die Krankheitsschübe an Haut und Gelenk in gleicher Intensität parallel.
An der *Haut* findet man in bis zu 10% mumifizierende, sklerodermieartige Veränderungen besonders der Hände und in bis zu 90% (bei Hautpsoriasis *ohne Arthritis* dagegen nur in 15%) typische Nagelläsionen: Tüpfelnägel, horizontale Riffelung, Onycholyse, bräunliche Fleckung. Subkutane Knoten werden nur in 2% gefunden.
Die *Laborbefunde* zeigen eine wenig beschleunigte oder normale Senkung, dagegen häufiger als bei der RA eine Leukozytose und Linksverschiebung (60%). Der Rheumafaktorennachweis gelingt in höchstens 15%. Antinuklearfaktoren fehlen. In 60% der Fälle besteht eine Assoziation mit HLA-B16, B17 oder B27. Die Immunglobuline im Serum sind nicht vermehrt, die IgM-Fraktion sogar oft vermindert. In bis zu 25%, bei Psoriasis-Spondylitis bis zu 50%, besteht eine Hyperurikämie. Gelegentlich kann ein latenter Diabetes mellitus nachgewiesen werden. Augenbeteiligungen kommen als Konjunktivitis (20%), Uveitis (10%) und Skleritis

126 2. Systematik der Gelenkerkrankungen

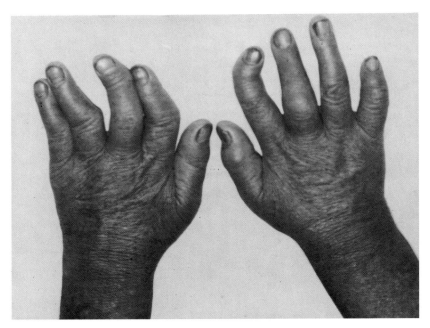

Abb. 34. Regellose Deviationen der PIP- und DIP-Gelenke bei Psoriasis-Arthritis (Originalaufnahme von K. FEHR und A. BÖNI, Zürich).

(2%) häufiger als bei RA vor. Der Gehalt des Serums an Collagenlike Protein ist erhöht, Mukopolysaccharide und Hydroxyprolin werden im Urin vermehrt ausgeschieden. Siehe auch → HLA-System.

Röntgenologische Besonderheiten

Besonders charakteristisch ist das zeitliche und örtliche Nebeneinander von destruktiven und proliferativen Veränderungen. Eine Osteoporose ist seltener als bei RA. Osteolysen finden sich vor allem an der Tuberositas unguicularis (25%, bei RA 5%, Ausschluß einer Sklerodermie) aber auch mit siebartigem Aspekt an anderen Epiphysen der Phalangen. Später entstehen daraus die typischen mutilierenden Arthropathien in Form der sog. „Opernglasfinger" „main-en-lorgnette", becherartigen Aushöhlungen bzw. Zuspitzungen der Phalangen und staubartiger Zerbröckelung (Abb. 74). In etwa 25% kommt es in Spätstadien zu knöchernen Ankylosen. Proliferative Vorgänge treten in Form einer verknöchernden Periostitis

2.3. Arthritis mit Spondylitis (Spondylarthropathien)

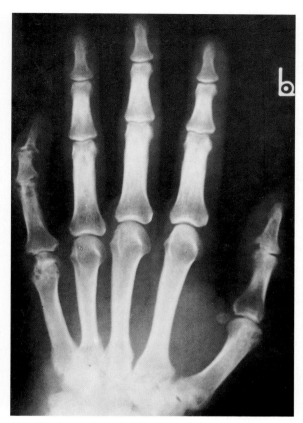

Abb. 35. Psoriasis-Arthritis; Destruktionen isoliert an den Gelenken des 1. und 5. Strahls.

und Tendinitis mit osteophytischen Wülsten der seitlichen Phalangenränder auf (bis zu 50%, RA 10%).
An den ISG finden sich bei Befall (bis zu 25%!) Destruktions-, Sklerose- und Ankylosezeichen wie bei Sp. a. (bei RA fehlen Sklerosezeichen).
Die *Psoriasis-Spondylitis* verläuft in 30% ohne periphere Arthritis.
Bei den Verläufen mit Gelenkbefall sind häufiger als sonst die stammnahen Gelenke betroffen. Die Differenzierung von einer ebenfalls möglichen Kombination einer echten Sp. a mit Psoriasis gelingt durch

– den Nachweis der → Parasyndesmophyten (selten, aber charakteristisch),

- den fehlenden Befall der Invertebralgelenke und die fehlende Umbildung zur Bambusstabform,
- die geringeren subjektiven Beschwerden und Bewegungseinschränkungen (bessere Prognose als Sp. a.).

Abgrenzung anderer Krankheitsbilder

Bei jeder Arthritis mit den geschilderten Besonderheiten ist sorgfältig, auch an atypischer Stelle (behaarte Kopfhaut, periumbilikal, an den Fußsohlen) nach Psoriasisherden zu suchen. Bei verdächtigen Veränderungen treten nach Entfernung der Schuppen die charakteristischen kapillären Blutungen („blutiger Tau", Auspitzsches Zeichen) auf. Schwierigkeiten der Differentialdiagnostik können besonders bei isolierter Psoriasis palmoplantaris zum Morbus Reiter und gegenüber der RA auftreten, wenn die Arthritis der Hautpsoriasis vorangeht.

Häufigkeit und Vorkommen

Die Häufigkeit der Hautpsoriasis in der Bevölkerung kann mit 1 bis 2% angenommen werden, Arthritiden werden bei 4 bis 7% der Psoriasisfälle beobachtet, so daß die Inzidenz der Ps. A. bei Psoriasis signifikant höher als die der RA in der Bevölkerung (= 0,3 bis 1%) ist. Das mittlere Manifestationsalter beträgt 30 Jahre (gegenüber 45 Jahre bei RA). Kinder und Adoleszenten sind sehr selten betroffen. Der Arthritisbeginn liegt in etwa 5% der Fälle vor Beginn der Hautveränderungen, in 20% treten beide gleichzeitig auf und in 75% folgt die Arthritis der Hautpsoriasis Jahre oder Jahrzehnte später nach (im Mittel etwa 10 Jahre). Das Geschlechtsverhältnis ist fast ausgeglichen (leichtes Überwiegen der Frauen).

Literatur

DIHLMANN, W.: Zur Differentialdiagnose der Gelenkerkrankungen bei Psoriatikern. Dtsch. med. Wschr. **96** (1971) 557.

FOURNIE, B., und Mitarb.: HLA-B et rhumatisme psoriatique. Rev. Rhum. **58** (1991) 269.

GLADMAN, D. D., und L. R. ESPINOZA: International symposium on psoriatic arthritis. J. Rheumatol. **19** (1992) 290.

SCHILLING, F. (Hrsg.): Arthritis und Spondylitis psoriatica. Steinkopff Verlag Darmstadt 1986.

SOUTHWOOD, T. R., und Mitarb.: Psoriasis arthritis in children. Arthr. Rheum. **32** (1989) 1007.

WRIGHT, V.: Psoriatic arthritis. In: KELLEY, W. N., und Mitarb.: siehe Kapitel 1.

2.3.3. Enteropathische Arthritiden

Unter dieser Sammelbezeichnung werden vor allem die Gelenk- und Achsenskelettbeteiligungen bei den beiden wichtigsten entzündlichen Darmerkrankungen, der Colitis ulcerosa und dem Morbus Crohn zusammengefaßt. Die Abgrenzung zwischen diesen kann in Einzelfällen schwierig sein und auch die Symptomatik von seiten des Bewegungsapparates rechtfertigt eine Differenzierung nicht. Darüber hinaus gibt es noch eine Reihe anderer Möglichkeiten, bei denen eine gestörte Darmfunktion zu Beschwerden oder Veränderungen an den Gelenken oder der Wirbelsäule führt: Zustände nach Bypass-Operation, nach antibiotisch induzierter pseudomembranöser Kolitis, die primär sklerosierende Cholangitis, Morbus Whipple sowie die in Kapitel 2.5. dargestellten reaktiven Arthritiden durch enterale Infektionen. Auch wurden bei Kranken mit seronegativen Spondylarthritiden ohne intestinale Symptomatik immunhistologisch pathologische Befunde bei Darmbiopsien gefunden.

Arthritis und Spondylitis bei Colitis ulcerosa und Ileitis terminalis (Morbus Crohn)

Bei Colitis ulcerosa ist mit dem Vorkommen einer Arthritis in etwa 12% (bis 60%), einer Spondylitis in etwa 2 bis 5% zu rechnen; bei Morbus Crohn betragen die Häufigkeiten einer Arthritis 20%, einer Spondylitis 5% und klinisch asymptomatischer Sakroiliitis 10%. Zusätzlich sind bei beiden Krankheitsbildern in 10–15% Arthralgien möglich. Das Manifestationsalter liegt in den jugendlichen Erwachsenenjahren, Frauen werden etwas häufiger befallen.

Arthritis. Beginn in 90% nach oder gleichzeitig mit den Darmsymptomen. Es handelt sich um flüchtige, wenige Tage bis Wochen anhaltende Schübe, die mit der Kolitis meist gleichzeitig remittieren oder rezidivieren. Bei Morbus Crohn ist die Parallelität zwischen der Aktivität der Darm- und der Gelenksymptomatik weniger ausgeprägt. Sie befallen migratorisch als Mon- oder vorzugsweise Oligoarthritis die großen Gelenke mit Schwellung, Überwärmung, oft leichter Hautrötung und Ergußbildung. Bei Morbus Crohn kann es über innere Fisteln selten zu einer septischen Arthritis der Hüftgelenke oder über eine Thrombophlebitis zur septischen Gonarthritis kommen. Das zytologische Ergußbild entspricht dem einer leicht verlaufenden RA. Die Gelenke der unteren Extremitäten sind bevorzugt (Knie 75%, Sprung- und MTP-Gelenke), die der oberen Extremität selten oder asymmetrisch befallen. Röntgenologisch findet man nur Weichteilveränderungen und eine Osteoporose. Usuren bzw. Destruktionen und damit bleibende Gelenkschäden sind selten, desgleichen Übergänge in RA.

Sakroiliitis und Spondylarthritis ankylosans. Die oben mitgeteilte Häufigkeit — für Sakroiliitis werden sogar Werte bis 18% angegeben — entspricht dem 20- bis 50fachen Erwartungswert in der Bevölkerung. Die Veränderungen manifestieren sich öfter vor der Darmsymptomatik. Mit Ausnahme einer geringeren Bevorzugung des männlichen Geschlechts entspricht das klinische Bild dem der Erkrankung ohne Kolitis.

Laborwerte und Symptome der Grundkrankheit. Die BSR ist stark beschleunigt, oft besteht eine Leukozytose und Anämie. Rheumafaktoren sind in der Regel nicht nachweisbar. Ein Erythema nodosum kommt in 6% der Kolitisfälle, häufiger (20%) bei Gelenkbeteiligung vor. Eine Stomatitis, Trommelschlegelfinger und Augenbeteiligungen treten bei 5 bis 10% auf. Weiter sind Ekzeme, ein Pyoderma gangraenosum, eine allergische Rhinitis, ein Asthma, Myopathien, eine Vaskulitis und eine Amyloidose möglich. Eine Beziehung zum Nachweis des HLA-B27-Antigens scheint nur bei Patienten mit Beteiligung des Achsenorgans zu bestehen. Im übrigen sind die diagnostischen Kriterien der Grundkrankheit zu berücksichtigen (REITZIG u. Mitarb.). Auszuschließen sind vor allem das Rheumatische Fieber, eine RA, Morbus Whipple, Morbus Reiter, die Yersinia-Arthritis, eine symptomatische Arthritis bei Malignomen des Darmtraktes und Morbus Behçet. Bei der einheimischen Sprue (Glutenenteropathie) wurden bisher nur Arthralgien und porotische Knochenschmerzen, jedoch keine Arthritiden beschrieben.

Arthritis bei Morbus Whipple

Die **Grundkrankheit** ist eine generalisierte Retikulohistiozytose mit Speicherung PAS-positiven Materials bei bakterieller Genese. Sie befällt vorzugsweise den Dünndarm und die intestinalen Lymphknoten. Klinisch verläuft sie unter der Trias eines Malabsorptionssyndroms, einer peripheren Lymphadenopathie und einer Polyarthritis. Weitere, für die Diagnostik der Gelenkerkrankung wesentliche Symptome sind addisonartiger Verlauf mit Adynamie, Hypotonie, Abmagerung, Anämie und schmutzigbrauner, diffuser Pigmentation der Haut, eine Hyperleukozytose (10 bis 20 Gpt/l), Beschleunigung der BSR, Erhöhung der Alpha-2-Globuline und Hypokalzämie, abdominellen Beschwerden und fakultativer Polyserositis. Die

2.3. Arthritis mit Spondylitis (Spondylarthropathien)

diagnostische Sicherung erfolgt am besten durch Lymphknoten- oder Jejunalbiopsie.

Die **Gelenksymptomatik** beginnt meist vor (bis zu 35 Jahren!) den intestinalen Beschwerden, sonst besteht eine Parallelität zur Exazerbation der Darmveränderungen. Das Manifestationsalter liegt im 3. bis 6. Lebensjahrzehnt, Männer sind im Verhältnis 4:1 bevorzugt betroffen. Die Symptomhäufigkeit beträgt, wenn man Arthralgien und eine gelegentliche Myositis mitwertet, bis zu 90%. Die Arthritis ist durch den symmetrischen, schubweisen Befall großer Gelenke (Sprung- > Knie- > Schulter- > Hand- > Fingergelenke) oft mit Hyperthermie und Rötung gekennzeichnet, die Stunden, Tage oder Wochen andauern kann. Uni- oder bilaterale Beteiligungen der Iliosakralgelenke sind selten, klinisch meist asymptomatisch und nur röntgenologisch nachweisbar. Im Erguß findet man Makrophagen mit großen Vakuolen, z. T. mit PAS-positiven Einschlüssen. Röntgenologische Veränderungen treten meist auch nach jahrelangem Verlauf nicht auf. Die Arthritis spricht, wie die Grundkrankheit, gut auf Tetracycline (daneben auf Kortisonoide und Goldpräparate) an. Auszuschließen sind alle intermittierenden Arthritiden (→ Verlaufstyp), die RA, das Rheumatische Fieber und die Sarkoidose.

Arthritis nach intestinalem Bypass

Bei Patienten mit Jejunokolostomie oder jejunoilealem Bypass wegen Adipositas wurden in 30 bis 40% Symptome von seiten des Bewegungsapparates beobachtet, die in einem Zeitraum von 3 Wochen bis 3 Jahren nach den Eingriffen auftraten und als Myalgien, Arthralgien, Tenosynovialitis, Arthritis (10%) und Periarthritis imponierten. Die Arthritis nimmt meist einen remittierenden, oft migratorischen, polyartikulären Verlauf und betrifft die Knie-, Sprung-, Hand- und Schultergelenke unter Aussparung der PIP-Gelenke. Mon- oder Oligoarthritiden sind oft schwerer und dauern bis zu 2 Monaten. Bei der Hälfte der Betroffenen bestehen extraartikuläre Symptome, besonders häufig eine kutane Vaskulitis (urtikariell, pustulös, knötchenförmig), ein Erythema nodosum, Raynaud-Phänomen, Pleuritis und sonstige Manifestationen einer Immunkomplexerkrankung.

Arthritis nach antibiotikainduzierter pseudomembranöser Kolitis

Einzelfälle als Monarthritis und migratorische Arthritis, Rückbildung mit der Darmsymptomatik.

Literatur

Krischker, U., W. Hüge und S. Laitko: Ungewöhnlicher Verlauf einer Lipodystrophia intestinalis (M. Whipple) mit extraintestinaler Organmanifestation. Akt. Rheumatol. **17** (1992) 27.
Ottenjann, R.: Morbus Crohn — Entität oder „nur" Syndrom? Dtsch. Med. Wschr. **110** (1985) 1225.
Scarpa, R., und Mitarb.: The arthritis of ulcerative colitis: Clinical and genetic aspects. J. Rheumatol. 19 (1992) 373.
Stein, H. G., O. L. A. Schlappner, W. Boyko, R. H. Gourlay und C. E. Reeve: The intestinal bypass arthritis-dermatitis syndrome. Arthr. Rheum. **25** (1981) 684.

2.3.4. Unklassifizierbare Spondylarthropathien

Vorwiegend bei Verwandten von Kranken mit Sp. a. findet man öfters

— eine asymptomatische unilaterale Sakroiliitis allein oder in Kombination mit einer entzündlichen Augenerkrankung bzw. einer peripheren Arthritis;
— Schwellungen einzelner Finger (Daktylitis) isoliert oder mit Enthesopathien, Augen- bzw. Haut- und Schleimhautsymptomen.

Hier ist eine sichere Einordnung in eines der oben beschriebenen Krankheitsbilder oft nicht möglich. Von Beraneck und Mitarb. wurde ein Syndrom beschrieben, bei dem eine einseitige Sakroiliitis mit Knochenverdichtungen in Klavikula, Sternum, hinteren Rippenbögen, Femur (jeweils mit hoher Aufnahme von Radioisotopen) einhergeht. Es bestand eine erhöhte Frequenz von HLA-B27. Klinisch sind Ähnlichkeiten zu der sternoklavikulären Hyperostose und der Osteoarthropathie bei palmoplantarer Pustulosis oder Akne gegeben (siehe 2.5.5.). Auch das HLA-B27-assoziierte seronegative Enthesopathie-Arthropathie-(SEA-)Syndrom bei Kindern ist hier einzuordnen.

Die Spondylarthropathie mit spätem Beginn (nach dem 50. Lebensjahr) zeichnet sich bei verhältnismäßig geringen Veränderungen am Achsenskelett und einer milden Oligoarthritis der unteren Extremität durch ein starkes Krankheitsgefühl, eine hohe BSG und eine Ödemneigung aus. Im Unterschied dazu fehlt bei der von McCarty beschriebenen remittierenden symmetrischen Synovialitis mit Ödemen eine Sakroiliitis; die Synovialitis betrifft vorwiegend die Hände (s. 2.1.1.).

2.3. Arthritis mit Spondylitis (Spondylarthropathien)

Kriterien der Spondylarthropathie nach AMOR

Neun klinisch-anamnestische und je ein radiologisches, genetisches und therapeutisches Item mit unterschiedlicher Punktbewertung (in Klammern); bei 6 oder mehr Punkten ist die Diagnose einer Spondylarthropathie möglich.

- Nächtlicher lumbaler oder Rückenschmerz und/oder morgendliche lumbale oder Rückensteifigkeit (1);
- Asymmetrische Oligoarthritis (2);
- Uncharakteristischer (1) bzw. wechselseitiger Gesäßschmerz (2);
- Wurstfinger oder -zeh (2);
- Fersenschmerz oder jede andere Enthesopathie (2);
- Iritis (2);
- Nichtgonorrhorische Urethritis oder Zervizitis innerhalb eines Monats vor Beginn einer Arthritis (1);
- Diarrhoe innerhalb eines Monats vor Arthritisbeginn (1);
- Bestehende oder anamestische Psoriasis und/oder Balanitis und/oder chronische Enterokolopathie (2);
- Radiologische Sakroiliitis mindestens 2. Grades (s. 2.3.1.) bilateral oder mindestens 3. Grades unilateral (3);
- Nachweis von HLA-B27 und/oder Sakroiliitis/Spondylitis, Reiter-Syndrom, Uveitis, chronische Enterokolopathie in der Familienanamnese (2);
- Ansprechen der Schmerzen innerhalb von 48 h auf nichtsteroidale Antirheumatika und/oder ihr Rezidiv innerhalb von 48 h nach Absetzen (2).

Kriterien einer europäischen Studiengruppe

Entzündlicher Rückenschmerz oder eine Synovialitis (asymmetrisch oder vorwiegende Lokalisation an der unteren Extremität) und mindestens eines der folgenden Zeichen: positive Familienanamnese − Psoriasis − entzündliche Darmerkrankung − Urethritis − Zervizitis oder akute Diarrhoe innerhalb eines Monats vor Arthritisbeginn − Gesäßschmerz mit wechselnder Seitenlokalisation − Enthesopathie − Sakroiliitis.

Literatur

AMOR, B., M. DOUGADOS und M. MIJIYAWA: Critères de classification des spondylarthropathies. Rev. Rhum. **57** (1990) 85.

BERANECK, P., und Mitarb.: Hyperostose multiple avec sacroiliite unilatérale. Une nouvelle spondylarthropathie. Presse Méd. **13** (1984) 2001.

CABRAL, D. A., K. G. OEN und R. E. PETTY: SEA syndrome revisited: A longterm followup of children with a syndrome of seronegative enthesopathy and arthropathy. J. Rheumatol. **19** (1992) 1282.

DOUGADOS, M., und Mitarb.: The European spondylarthropathy study group preliminary criteria for the classification of spondylarthropathy. Arthr. Rheum. **34** (991) 1218.

DUBOST, J. J., und B. SAUVEZIE: Late onset peripheral spondylarthropathy. J. Rheumatol. **16** (1989) 1214.

2.4. Infektiöse und parasitäre Gelenkerkrankungen

An dieser Stelle sollen nur Arthritiden durch direkte Infektion der Gelenke mit Bakterien, Mykoplasmen, Pilzen, Viren und Parasiten besprochen werden. Die meisten der genannten Erreger können auch infektallergische Arthritiden hervorrufen (siehe 2.5.), mitunter laufen auch beide pathogenetischen Mechanismen nacheinander ab. Da die Differentialdiagnose vom klinischen Bild her mitunter schwierig, aus therapeutischen Gründen aber wichtig ist, muß in allen Verdachtsfällen eine Gelenkpunktion mit sorgfältiger bakteriologischer und eine serologische Diagnostik durchgeführt werden. Im einzelnen sind folgende Maßnahmen zu berücksichtigen:

– Anamnestisch Fahndung nach (auch längere Zeit zurückliegenden) Infekten.
– Mehrfach wiederholte Gelenkpunktionen in verschiedenen Richtungen. Wenn kein Exsudat gewonnen werden kann, ist die Spritze auszuspülen und mit Spülflüssigkeit der Erregernachweis in der Kultur oder im Tierversuch zu versuchen. In der Regel gewinnt man trüben, gelblichgrünen Erguß mit Zellzahlen (fast ausschließlich Neutrophile) von deutlich über 20, oft mehr als 50 Gpt/l. In Ausnahmefällen kann das Punktat zytologisch unauffällig und kulturell negativ sein, so daß die Diagnose durch Synovialisbiopsie gestellt werden muß.
– Anlegen von Blutkulturen.
– Serodiagnostik auf Brucellose, Streptokokken, Gonorrhoe, Salmonellose, Yersinia-Infektionen.

Über die klinischen Möglichkeiten der Differentialdiagnostik orientiert die Tabelle 15.

2.4. Infektiöse und parasitäre Gelenkerkrankungen

Tabelle 15. Klinische Differenzierung infektiöser und infektionsallergischer (reaktiver) Arthritiden

	Infektiöse Arthritis	Reaktive Arthritis
Zeitpunkt der Arthritis	Oft gleichzeitig mit Allgemeininfektion	Arthritis folgt der Allgemeininfektion nach
Hautveränderungen	Oft pustulös mit Erregernachweis	Allergische Erytheme, Erythema nodosum
Erregernachweis im Gelenk	Oft möglich	Nie
Ausdehnung, Sitz	Fast ausschließlich monartikulär, feste Lokalisation	Meist oligo- oder polyartikulär, oft wechselnde Lokalisation
Schwere	Immer Arthritis, meist Schmerzsteife des Gelenkes	Arthralgie oder Arthritis
Allgemeine Enzündungszeichen	Sehr ausgeprägt	Mäßig

2.4.1. Septische Arthritiden
(Purulente Arthritiden)

> Akut verlaufende, fast ausschließlich monartikuläre Gelenkentzündungen, die meist durch Staphylokokken (über 60%), seltener durch Strepto-, Pneumo-, Gono-, Meningo- und Enterokokken, Salmonellen, B. pyocyaneus, Serratia, Clostridien, Pseudomonas, Aeromonas, H. influenza, Streptobacillus moniliformis (nach Nagerbissen), Yersinia enterocolitica, Kingella, Moraxella, Pasteurella, Listerien oder Proteus vulgaris hervorgerufen werden.

Auslösung. Etwa in der Hälfte der Fälle iatrogen nach intraartikulären Injektionen, besonders von Kortisonoidpräparaten (auch bei aseptischen Kautelen etwa 1 Fall auf 10000 Injektionen!). Sonst Infektionen der Haut, des Magen-Darm-Traktes, der Harnwege oder durch Otitis, die auch mehrere Monate zurückliegen können sowie im Anschluß an Operationen, besonders

Prostatektomien. In einem hohen Prozentsatz ist keine Eintrittspforte festzustellen. Das Kindesalter ist deutlich bevorzugt. Unter den Erwachsenen sind häufig Personen mit herabgesetzter Infektionsabwehr (durch immunsuppressive Therapie, Kachexie, Tumoren, Drogensucht) betroffen.

Klinik. Plötzlich einsetzender stärkster Schmerz mit nächtlichen Exazerbationen, nach Lokalinjektionen 2 bis 4 Tage post injectionem. Erhebliche Bewegungseinschränkung (Schmerzsteife), Schwellung und Erguß des Gelenkes; regionale Lymphknotenschwellungen. Die allgemeinen Entzündungszeichen — Fieber, Leukozytose, BSR-Beschleunigung — sind ebenfalls ausgeprägt. Mehrere Fälle von toxischem Schocksyndrom wurden beschrieben. Röntgenologische Veränderungen findet man anfangs nicht. Im Laufe der Erkrankung können ein perikapsuläres Ödem, Osteoporose, periostale Knochenneubildung, Gelenkspalterweiterungen, später -verschmälerungen und subchondrale Osteolysen auftreten. Selten kann es bei Anaerobierinfektion zu Luftansammlungen um das Gelenk oder in der Gelenkhöhle (Pneumarthros) kommen. Am häufigsten sind die großen Gelenke betroffen (Knie 40%, Hüfte und Schulter je 20%), seltener Sprung- und Ellenbogengelenke oder der Vorfuß. Die septische Arthritis lokalisiert sich bevorzugt an vorgeschädigten Gelenken (RA, Arthrose), die Serratia-Arthritis bei Süchtigen an den Iliosakral-, bei Debilen an den Hüftgelenken. Atypische Verläufe sind solche mit chronischem Beginn oder ohne wesentliche Entzündungszeichen (lokal und allgemein) bzw. nur mit Tenosynovialitis, wie gelegentlich bei Infektionen mit H. influenzae. Bei bakterieller Karditis können Arthralgien und Arthritiden als Begleitsymptome auftreten. Die Salmonellenarthritis verläuft häufiger poly- als monartikulär, gelegentlich mit Konjunktivitis (Ausschluß eines Morbus Reiter) und Beteiligung der Wirbelsäule. Sonst sind vorwiegend mikrokristalline Arthritiden und eine Osteitis der benachbarten Knochen, die selten auch multifokal auftreten kann, abzugrenzen. Bei Verdacht auf Osteomyelitis ist eine Gallium-Szintigrafie angezeigt.

Literatur

CHEVALIER, X., B. AVOUAC und B. LARGET-PIET: Oligoarthrite au curs d'une pasteurellose d'inoculation à Pasteurella multocida. Rev. Rhum. **58** (1991) 199.

KEITEL, W., D. ECKHARDT und M. HÖHLE: Septische Arthritis als Komplikation der Rheumatoid-Arthritis. Beitr. Orthop. Rheumatol. **29** (1982) 374.

KOZLOWSKI, K., und Mitarb.: Multifocal chronic osteomyelitis of unknown etiology. Fortschr. Röntgenstr. **142** (1985) 440.

SCHMID, F. R. (Hrsg.): Infectious arthritis. Clinics in Rheumatic Diseases 4/1, W. B. Saunders Ltd., London, Philadelphia, Toronto 1978.
SCHÄDELIN, J., und F. MAHLER: Toxisches Schocksyndrom bei pyogener Arthritis. Schweiz, med. Wschr. **112** (1982) 874.
WIEMANN, D., und H. KÖDITZ: Meningokokken-Arthritis im Kindesalter. Pädiatrie, Grenzgeb. **24** (1985) 443.
ZACHER, J.: Bakterielle Infektionen der Gelenke und Wirbelsäule. Krankenhausarzt **65** (1992) 90.

2.4.2. Gonokokken-Arthritis

Akute Arthritis ohne erkennbare andere Genese, bei der entweder

- der Gonokokkennachweis in der Synovia oder im Blut gelingt
  oder
- Gonokokken im Urogenitaltrakt nachweisbar bzw. charakteritische, nach antibiotischer Therapie schnell abheilende Hautveränderungen vorhanden sind.

Klinik

1. Gelenkmanifestation (etwa 1% der Gonorrhoe-Fälle; bei Frauen meist innerhalb von 7 Tagen nach Beginn der Menstruation). Akute migratorische Polyarthralgie oder Mon- bzw. Polyarthritis mit folgender Lokalisationshäufigkeit: Knie-, Hand-, Finger-, Sprung- und Ellenbogengelenke. Insgesamt ist die obere Extremität bevorzugt befallen. Das Verhältnis Monarthritis:Oligoarthritis:Polyarthritis beträgt etwa 40:30:30.
Eine Tenosynovialitis im Hand- und Sprunggelenkbereich sowie Periostitiden sind möglich. Bei der Hälfte der Patienten besteht ein Erguß vom entzündlichen Typ.

2. Systemische Manifestationen. Remittierendes oder anhaltendes Fieber, evtl. mit Schüttelfrost, Blutleukozytose. An der Haut, vorzugsweise mit akraler Lokalisation, in 20 bis 50% der Fälle vesikopustuläre, oft hämorrhagische und später verkrustende Läsionen mit violettem Hof (Abb. 36), genitale und perigenitale Abszesse oder Geschwüre, Urtikariaschübe oder Erythema nodosum. Genitale Symptome bestehen nur bei 90% der Männer und 50% der Frauen. Selten finden sich auch Endo- oder Perikarditiden oder eine Perihepatitis. Fakultativ sind Augenbeteiligung (Konjunktivitis und Iridozyklitis), Urethritis. Der Erregernachweis kann im Genitalabstrich, im Blut oder im Gelenkpunktat gelingen (Direktpräparat, Kultur).

138 2. Systematik der Gelenkerkrankungen

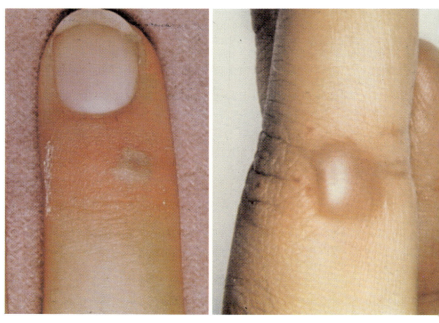

Abb. 36. Pustulöse (links) und hämorrhagisch-bullöse Hautveränderung (rechts) bei gonorrhoischer Arthritis (Reproduktion der Sammlung klinischer Diapositive, The Arthritis Foundation, New York, Copyright 1972). Ähnliche Läsionen können auch bei Infektionen mit Strepto- und Meningokokken, H. influenzae und Streptobacillus moniliformis auftreten.

Die KBR ist in 80% der Fälle positiv. Das rasche Ansprechen auf Penizillin sichert die Diagnose zusätzlich. Auszuschließen sind vor allem das Erythema exsudativum multiforme und seine Varianten, allergische Reaktionen, Virussyndrome, Morbus Behçet, reaktive Arthritiden und die Purpura rheumatica.

Häufigkeit. Allgemein wird über einen neuerlichen Anstieg der Gonokokkenarthritis berichtet. Möglicherweise wird ihr Auftreten durch epidemiologische oder bakterielle Faktoren bestimmt. Es erkranken vor allem Adoleszenten und jüngere Erwachsene, fast nie Neugeborene. Auch die Geschlechtsbevorzugung hat sich gewandelt. Früher waren Männer häufiger, heute sind Frauen in 70% der Fälle betroffen.

Literatur

BRANDT, K. D., E. S. CATHCART und A. S. COHEN: Gonococcal arthritis. Arthr. Rheum. **17** (1974) 503.
EISENSTEIN, B. I., und A. P. MASI: Disseminated gonococcal infection (DGI) and gonococcal arthritis (GCA) I/II. Sem. Arthr. Rheum. **10** (1981) 155.

2.4.3. Tuberkulöse Arthritiden

> Klinisch spricht für eine tuberkulöse Ätiologie der allmähliche Beginn einer Monarthritis (90%), wenn in der Anamnese eine Lungentuberkulose, Pleuritis, zervikale Lymphadenitis, Analfistel oder auch ein vorhergehendes Trauma angegeben wird. Ausschlußkriterien sind eine reichliche Ergußbildung, die Beteiligung von 4 oder mehr Gelenken und eine frühzeitige Zerstörung des Gelenkknorpels.

Allgemeinsymptome bestehen in Form von Abgeschlagenheit, Inappetenz, Nachtschweiß, subfebrilen Temperaturen und Gewichtsabnahme. Lokal findet man mäßigen Schmerz und eine Bewegungsbehinderung an den der Palpation zugänglichen Gelenken, eine teigige Schwellung und Hyperthermie der Haut. Das Ergußbild zeigt eine vorherrschende Leukozytose. Neben dem M. tuberculosis können auch M. kanasasii, triviale, intracellulare und scrofulaceum, selten M. hominis (meist postpartal), M. avium, M. fortuitum, F. marium oder M. terrae (meist Tenosynovialitis nach Verletzungen im Wasser) als Erreger gefunden werden. Abwandlungen des typischen klinischen Bildes von septischen Verläufen bis zu chronisch-rezidivierenden Schüben über viele Jahre sind dabei möglich.
Röntgenologische Veränderungen — diffus-fleckige Entkalkung, Knochenzerstörungen, tomografisch Sequester — treten spät auf und sind sehr charakteristisch.
Bei der relativen Lokalisierungshäufigkeit muß auch die Knochentuberkulose berücksichtigt werden, da häufig eine fortgeleitete Arthritis entsteht (Tabelle 16).
Die Sicherung der Diagnose erfolgt durch den Erregernachweis im Punktat, meist im Tierversuch, oder durch Biopsie; die Tuberkulinprobe ist wenig aussagekräftig. Die i. v. Urografie gehört zum diagnostischen Programm.
Das Hauptmanifestationsalter liegt im Kindesalter bis zum 15. Lebensjahr, jedoch ist in letzter Zeit eine Altersverschiebung nach oben zu beobachten.

140 2. Systematik der Gelenkerkrankungen

Tabelle 16. Relative Häufigkeiten (in Prozent) des tuberkulösen Knochen- und Gelenkbefalls

Gelenktuberkulose		Knochentuberkulose	
Hüftgelenke	40	Wirbelkörper	60
Kniegelenke	25	Hand- und Fußwurzel	12
Iliosakralgelenke	10	Rippen	8
Ellenbogengelenke	10	Sternum	5
Sprunggelenke	5	Becken	3
Handgelenke	4	Trochanter, Phalangen, Unterarm	
Schultergelenke		und Unterschenkel, sonstige jeweils	
Zehen und sonstige jeweils	1	unter	2
Oligoartikulär	10		

Literatur

GREINERT, U.: Klinik atypischer Mykobakteriosen. Immun. Infekt. **20** (1992) 32.

2.4.4. Gelenkerkrankungen durch Brucellen

Mit Manifestationen am Bewegungsapparat ist bei über 25% aller Brucellosefälle zu rechnen. Sie treten entsprechend der größeren beruflichen Exposition bevorzugt bei Männern auf.
Klinisch sind verschiedene Formen zu unterscheiden:

Destruktive Form. Sie betrifft am häufigsten die Wirbelsäule (55%), wobei der Befall der Lumbalregion mit zwei Dritteln überwiegt, beginnt akut bis subakut 4 bis 10 Wochen nach der Infektion mit erneuten Temperaturen und regionalem Schmerz. Röntgenologisch entwickeln sich Zerfallsherde im anterioren, superioren Anteil des befallenen Wirbels und fast immer eine Bandscheibenverschmälerung. Die Läsion spricht gut auf die Therapie an und heilt unter Bildung von Osteophyten und Syndesmophyten schnell ab. Eine Sakroiliitis steht bezüglich der Häufigkeit an 2. Stelle (35%–45%). Es werden einseitig lokale Schmerzen mit Exazerbationen in der Nacht und bei Belastung sowie Schmerzen im Glutäalbereich mit einseitiger Ausstrahlung geklagt. Die Iliosakralzeichen sind positiv, eine Koxitis (15%) kann allein oder zusammen mit der Sakroiliitis auftreten. Ausnahmsweise sind ein Befall von Knie-, Sprung- und Mittelfußgelenken beschrieben worden. Sehr selten und im Krankheitsverlauf spät entwickelt sich eine Osteoperiostitis mit Auftreibung, Druck- und Spontanschmerz einer Rippe, des Brustbeins oder der langen Röhrenknochen.

Weichteilform. Entzündungen der Muskulatur, später mit Kontrakturen, Tendovaginitis oder Bursitis.
Die Diagnose wird serologisch und bakteriologisch bei anamnestischem Hinweis gestellt.

Literatur

DIOS COLMENERO, J. de, und Mitarb.: Osteoarticular complications of brucellosis. Ann. Rheum. Dis. **50** (1991) 23.

2.4.5. Arthritis bei Lues

Konnatale Lues

1. Akute Epiphysitis oder Osteochondritis in den ersten Lebensjahren, meist an der proximalen Humerusepiphyse. Es besteht eine paraartikuläre schmerzhafte Schwellung, manchmal mit schlaffer Paralyse des Armes (Parrotsche Pseudoparalyse).
2. Schmerzlose bilaterale Hydrarthrose der Kniegelenke im Alter von 8 bis 16 Jahren (Clutton-Gelenke).
3. Arthropathia tabica nach konnataler Lues (selten).

Sekundäre Lues

Die Erkrankung ist selten, mit der neuerlichen Zunahme der syphilitischen Neuerkrankungen ist sie jedoch von Fall zu Fall in die Differentialdiagnostik einzubeziehen. Das *klinische* Bild kann mehrere *Varianten* aufweisen.

1. Subakute Monarthritis, meist eines Kniegelenkes mit Arthralgien anderer Gelenke.
2. Akute Polyarthritis ähnlich dem Rh. F. mit hohen Temperaturen.
3. Reine Hydrarthrose mit schmerzloser, langsamer Entwicklung eines meist monartikulären Ergusses.
4. Alleinige Arthralgien.

Die Diagnose ist nach der Anamnese, den meist begleitenden Hauterscheinungen, durch Erregernachweis und vor allem serologisch zu sichern. Auch die tertiäre Lues kann mit Gelenkbeteiligung und schmerzhafter Periostitis einhergehen. Zur tabischen Arthropathie siehe 2.8.1.

Literatur

CAROIT, M.: Les rhumatismes inflammatoires de la syphilis secondaire, leptospirose grippotyphosique et de l'infection à Yersinia enterocolitica. L'Actualité Rhumatol. **8** (1971) 11.

2.4.6. Lyme-Borreliose
(Lyme-Krankheit, Erythema-migrans-Krankheit, Zeckenbißarthritis)

Durch Spirochäten (Borrelia burgdorferi) ausgelöste Multisystemerkrankung. Die definitive Diagnose setzt voraus:
In endemischen Gebieten

— Beteiligung mindestens eines Organsystems* und
— Erythema chronicum migrans (ECM) mit Zeckenexposition von nicht mehr als 30 Tagen vor dem Beginn oder
— Positiver Antikörpertest.

In nichtendemischen Gebieten

— ECM oder positiver Antikörpertest mit Beteiligung von mindestens zwei Organsystemen* oder
— ECM mit positivem Antikörpertest.

Die Bezeichnung der Erkrankung erfolgte nach der Ortschaft Lyme/Connecticut (USA), wo zuerst eine epidemische Häufung beobachtet wurde. Überträger sind verschiedene Zeckenarten (Ixodes ricinus, dammini) fraglich auch Stechfliegen, was den deutlichen Saisongipfel im Sommer und Herbst erklärt. Die Tabelle 17 gibt einen Überblick zum zeitlichen Ablauf der Erkrankung und der Häufigkeit der Beteiligung verschiedener Organsysteme.

---

* Bewegungsapparat, Nervensystem oder Herz

2.4. Infektiöse und parasitäre Gelenkerkrankungen

Tabelle 17. Chronologie und Symptomhäufigkeiten bei Lyme-Krankheit

	Eryth. chron. migr.	Neuritis, Meningitis, Enzephalitis	Karditis	Arthritis
Beginn nach Zeckenbiß, Durchschnitt (Extremwerte)	2 Wo (3 – 30 d)	4 Wo (2 – 11 Wo)	5 Wo (3 – 21 Wo)	6 Wo (3 – 24 Wo)
Symptomdauer	10 d (3 d – 18 Mo)	3 Wo (2 – 32 Wo)	1 Wo (3 d – 6 Wo)	1 Wo (1 – 90 d)
Symptomhäufigkeit	95%	20%	10	50 – 60%
Auftreten von Rezidiven	+	+	∅	+/∅

Stadieneinteilung

Stadium I. Frühe lokalisierte Erkrankung mit ausschließlicher Hautbeteiligung. Neben dem ECM ist in 3 bis 5% die Lymphadenosis cutis benigna (= Borrelien-Lymphozytom) die kutane Erstmanifestation. Dabei handelt es sich um rötlich-livide Hauttumoren im Bereich der Ohrläppchen oder Mamillen. Beide Hautsymptome des Frühstadiums können aber fehlen, so daß nur grippeartige Beschwerden (Fieber, Muskel-, Gelenk-, Kopfschmerz, Pharyngitis, Bronchitis) oder eine regionale Lymphadenitis bzw. Lymphangitis bestehen.
Stadium II. Frühe disseminierte Erkrankung. Multiples ECM oder neurologische, kardiale oder arthritische Zeichen.
Stadium III. Chronische Erkrankung. Akrodermatitis chronica atrophicans, tertiäre Neuroborreliose oder Arthritis, die mindestens über 6 Monate bestehen oder rezidivieren.
Die beiden ersten Stadien können asymptomatisch bleiben oder abortiv verlaufen, so daß die klinische Erstmanifestation u. U. erst Monate nach einem Zeckenstich erfolgt. Eine Zeckenstichanamnese wird nur von 50%, ein Exanthem von 30 bis 40% der Patienten erinnert.

Erläuterungen zum Organbefall

Neurologische Symptome. Je nach den befallenen Strukturen sehr vielfältig: Fazialisparese, aseptische Meningitis (Kopfschmerz), Mono-, Polyneuritis,

Radikulomyelitis, Meningopolyneuritis (= Bannwarth-Syndrom), Enzephalitis, audiovestibuläre Störungen, Gedächtnisstörungen, Stimmungsschwankungen. Als Zeichen einer asymptomatischen ZNS-Infektion lassen sich intrathekale Borrelien-Antikörper nachweisen.
Karditis. Endo-, Myo-, Peri- oder Pankarditis, oft mit AV-Überleitungsstörungen, selten anderen Rhythmusstörungen oder unspezifischen EKG-Veränderungen.
Bewegungsapparat. Arthralgien, Myalgien, Myositiden oder Arthritiden als migratorische Polyarthritis oder intermittierende Oligoarthritis, chronische bzw. rekurrierende Monarthritis der Kniegelenke. Sehr stark ausgeprägte Entzündungszeichen, Leukozytenzahlen im Erguß bis zu 20 Gpt/l. Ein typisches Fibromyalgie-Syndrom kann gleichzeitig mit oder als Folge einer Lyme-Borreliose auftreten.
Sonstige, seltene Symptome. Uveitis, Konjunktivitis, Chorioretinitis, Iridozyklitis, Vaskulitis der Retinagefäße; Beteiligung von Niere, Lunge, Milz.

Diagnose

Der Erregernachweis gelingt sehr selten. Im frühen Stadium ist die Klinik entscheidend. Ein positiver Antikörpertest wird nur in 40 bis 60% gefunden. Er dient der Bestätigung, der negative Ausfall schließt die Erkrankung nicht aus. Dabei ist zu beachten, daß besonders in Endemiegebieten das Krankheitsbild oft überdiagnostiziert wird. Im Stadium II und III ist der Antikörpernachweis fast immer möglich. Er wird mittels indirekter Imunofluoreszenz, besser mit ELISA (verschiedene Modifikationen zur Erhöhung der Spezifität) oder Imunoblot durchgeführt. Falsch positive Resultate sind recht häufig, in Bevölkerungsuntersuchungen bis zu 20%, und lassen sich nur durch die aufwendige Polymerase-Kettenreaktion weitgehend ausschließen. Die serologischen Befunde sind daher mit Vorsicht zu interpretieren.

Literatur

HÄUPL, T., und G. R. BURMESTER: Klinik, Diagnostik und Therapie der Lyme-Borreliose. Z. ärztl. Fortbild. **86** (1992) 6.
HASSLER, D., und Mitarb.: Lyme-Borreliose in einem europäischen Endemiegebiet. Dtsch. med. Wschr. **117** (1992) 767.
HERZER, P.: Lyme-Borreliose. 2. Aufl. Steinkopff Verlag, Darmstadt 1990.
HORST, H. (Hrsg.): Einheimische Zeckenborreliose (Lyme-Krankheit bei Mensch und Tier). perimed Fachbuch-Verlagsgesellschaft mbH, Erlangen 1991.
SIGAL, J. H.: Summary of the fourth international symposium on Lyme borreliose. Arthr. Rheum. **34** (1991) 367.

2.4.7. Arthritiden bei Viruserkrankungen

Arthritis bei Virushepatitis

Die Gelenkbeteiligung tritt in Form einer symmetrischen Polyarthritis der distalen Extremitätengelenke ähnlich der RA auf, kann aber auch die großen proximalen Extremitäten- und die Wirbelgelenke befallen bzw. nur als Arthralgie verlaufen. Vorherrschend ist bei den arthritischen Verläufen eine starke periartikuläre Schwellung. Falls Ergüsse auftreten, sind sie zytologisch eher dem nichtentzündlichen Typ (Zellzahl um 2 Gpt/1,95% lymphomonozytäre Formen) zuzuordnen. Weitere, fakultative Symptome sind eine Morgensteifigkeit, Myalgien, Purpura, makuläre Exantheme, eine Urtikaria, Quincke-Ödem und Migräne. Am häufigsten ist die Gelenkbeteiligung bei Hepatitis B. Weiterhin muß an das Auftreten vaskulitischer Syndrome (P.n., essentielle gemischte Kryoglobulinämie, extramembranöse Glomerulonephritis, siehe 2.2.4.) erinnert werden. Alle artikulären und extraartikulären Symptome manifestieren sich im anikterischen Prodromalstadium, in einem Zeitraum von 2 Tagen bis 6 Wochen vor der ikterischen Phase und bilden sich kurz nach dem Erscheinen des Ikterus zurück. Ein Übergang in chronisch-entzündliche Gelenkerkrankungen wurde bisher noch nicht beobachtet. Rheuma- (15%) und Antinuklearfaktoren (10%) sind selten positiv.

In Einzelfällen kommt es bei Hepatitis A zu einer Arthritis und kutanen Vaskulitis.

Literatur

INMAN, R. D., M. HODGE, M. E. A. JOHNSTON, J. WRIGHT und J. HEATHCOTE: Arthritis, vasculitis, and cryoglobulinemia associated with relapsing hepatitis A virus infection. Ann. Int. Med. 105 (1986) 700.

SCHMID, F. R. (Hrsg.): Infectious arthritis. Clinics in Rheumatic Diseases 4/1, W. B. Saunders Ltd. London, Philadelphia, Toronto 1978.

Arthritis bei Röteln

Die Symptomatik an den Gelenken beginnt bis zu 6 Tage vor oder nach Auftreten des Exanthems ähnlich wie bei RA mit Morgensteifigkeit und akuten bis subakuten Gelenkschwellungen. In der Regel sind 3 bis 6 Gelenke, gelegentlich im Wechsel (migratorisch) in folgender Lokalisationshäufigkeit befallen: MCP-Gelenke > Handgelenke > PIP- > Knie- >

Sprung- > MTP- > DIP-Gelenke > Ellenbogen- > Hüft- > Schulter- > Temporomandibulargelenke. Seltener verläuft die Erkrankung nur mit Arthralgien. Soweit größere Gelenke betroffen sind, bildet sich meist ein Erguß (Zellzahl 10 bis 20 Gpt/l, vorwiegend Makrophagen, wenig Segmentkernige). Selten besteht eine Tenosynovialitis mit Karpaltunnelsyndrom. Die Arthritis dauert 2 bis 28, durchschnittlich 9 Tage, bei einem Drittel der Patienten können Arthralgien zurückbleiben.
Jahrelang andauernde Arthropathien sind selten und können auf Erregerpersistenz zurückgeführt werden.
Allgemeinsymptome sind Fieber und eine Beeinträchtigung des Allgemeinzustandes. Die BSR ist mittelbeschleunigt oder normal, eine Leukopenie kann vorkommen. Die Diagnose der Grundkrankheit erfolgt durch den anamnestisch nachweisbaren Kontakt zu Rötelnkranken, das typische Exanthem und die postaurikalen und zervikalen Lymphknotenschwellungen.
Die Gelenkbeteiligung kann bei bis zu 30% der Rötelnfälle (epidemiologische Unterschiede) auftreten. Etwa 90% der Betroffenen sind Frauen, das Manifestationsalter liegt zwischen dem 10. und 45. Lebensjahr.
Zur Arthritis nach Rötelnimpfung siehe 2.5.6., sie hat einen kürzeren und leichteren Verlauf als die nach Wildinfektion.

Literatur

TINGLE, A. J., M. ALLEN, R. E. PETTY; K. D. KETTYLS und J. K. CHANTLER: Rubella-associated arthritis I/II. Ann . Rheum. Dis. **45** (1986) 110 und 115.

Arthritis bei Mumps

Es handelt sich um eine wandernde Polyarthralgie, Mon- oder Polyarthritis, evtl. mit Tenosynovialitis, die 5 bis 10 Tage nach den ersten Parotissymptomen beginnt, etwa 14 Tage anhält und neben Knie-, Ellenbogen- und dem MCP-Gelenk I auch das Cricoarytenoid-Gelenk befällt. Sie wird etwa bei 0,4% der Mumpsfälle beobachtet, betroffen sind vor allem Männer im dritten Lebensjahrzehnt. Vereinzelt wurden Verläufe beschrieben, die dem eines Still-Syndroms beim Erwachsenen gleichen.

Literatur

GORDON, S. C. und C. B. LANTER: Mumps arthritis — unusual presentation as adult Still's disease. Ann. Int. Med. **97** (1982) 45.

Beteiligung des Bewegungsapparates bei AIDS

Nach HIV-Infektion können sich die Symptome einer vorbestehenden RA oder eines SLE bessern. Im Verlaufe der AIDS-Erkrankung werden jedoch eine Reihe sehr unterschiedlicher Befunde und Symptome am Bewegungsapparat beobachtet. Im Vordergrund stehen die Gelenke mit Arthralgien, einem Reiter-Syndrom, Enthesopathie mit Daktylitis, einer Psoriasis- oder septischen Arthritis/Bursitis sowie einer wahrscheinlich virusbedingten Oligoarthritis der großen Gelenke. Eher selten werden beobachtet Myopathien, eine Polymyositis, Vaskulitiden, eine Osteomyelitis, ein (Pseudo-) Sjögren-Syndrom mit erheblicher Vermehrung des Parotisvolumens, jedoch ohne die krankheitstypischen Antikörperbefunde (siehe 2.1.4.), eine Algoneurodystrophie oder periphere Neuropathie.

Literatur

WEYAND, C. M., und J. J. GORONZY: HIV infection and rheumatic diseases. Z. Rheumatol. **51** (1992) 55.

Arthritiden bei sonstigen Virusinfektionen

Nach Parvovirus-Infektionen (Erythema infectiosum) wurde in 60% der betroffenen Frauen und 30% der Männer eine symmetrische Polyarthritis der Finger-, Hand-, Knie-, Ellenbogen- und Sprunggelenke mit oder ohne Exanthem beobachtet. Bei Kindern trat meist nur das Exanthem ohne Gelenksymptomatik auf. Die Veränderungen bildeten sich in der Regel innerhalb von zwei Wochen zurück, aber in vielen Fällen kam es, besonders bei Erwachsenen, zu einem protrahierten Verlauf im Mittel von 9 Monaten. In einigen Fällen waren die diagnostischen Kriterien der RA erfüllt.
Ebenfalls symmetrische Polyarthritiden ähnlich dem Rheumatischen Fieber oder Monarthritiden sind beschrieben bei den endemischen Arbovirus-Infektionen mit Ross-River-Virus (Australische endemische Polyarthritis) sowie Chikungunya und O'nyong nyong, bei Coxsackie-B-, Herpes zoster-, Pocken-, Varizellen-Infektionen und im Verlauf einer infektiösen Mononukleose. Bei Infektionen mit Retrovirus Typ I (HTLV, adulter T-Zell-Leukämie) kommt es selten zu einer chronisch-persistierenden Oligoarthritis großer Gelenke. Wahrscheinlich können auch eine Anzahl anderer unidentifizierter Adeno-, sowie Entero- und Influenzaviren eine Gelenksymptomatik hervorrufen; siehe Tabelle 18.

2. Systematik der Gelenkerkrankungen

Tabelle 18. Häufigkeit und Klinik der Gelenkbeteiligung bei Virusinfektionen ergänzt nach MALAWISTA und STEERE

Erkrankung	Prozentuale Häufigkeit	Vorwiegender Typ der Beteiligung
Hepatitis B	10	Symmetrische Polyarthritis
Hepatitis A	Einzelfälle	Oligoarthritis, Vaskulitis
Röteln	Bis zu 50% (♀)	Migratorisch, Oligo-/Polyarthritis
Parvovirus B 19	60 (♀), 30 (♂), 5 (Kinder)	Symmetrische Polyarthritis
Epidemische Polyarthritis (Australien)	Mehrzahl d. Erwachsenen	Kleine Gelenke, meist symmetrisch
Chikungunya	Mehrzahl	Kniegelenke, meist ohne Schwellung
O'nyong nyong	Mehrzahl	Große Gelenke, Arthralgien
Mumps	0,4	Migratorisch, Mon-/Polyarthritis
Pocken	0,25–0,5	Große Gelenke, bes. Ellenbogen
Varicellen	Einzelfälle	Große Gelenke, bes. Knie
Retrovirus Typ I (HTLV)	Einzelfälle	Chronische Oligoarthritis
Adenovirus Typ 7	Einzelfälle	Große und kleine Gelenke
Echovirus Typ 6	Einzelfälle	Große und kleine Gelenke
Infekt. Mononukleose	Einzelfälle	Meist monartikulär
Coxsackie B	Einzelfälle	Variabel
Herpes zoster	Einzelfälle	Monartikulär

Literatur

DEVERAUX, M. D., und R. A. HAZELTON: Acute monarticular arthritis in association with herpes zoster. Arthr. Rheum. **26** (1983) 236.

LICHT, F., und Mitarb.: Arthrites associées à des infections à virus Coxsackie B. Rev. Rhum. **51** (1984) 153.

NEUMANN-HAEFELIN, J., J. SCHNEIDER und N. MÜLLER-LANTZSCH: Infektionen mit Retroviren. Diagnose & Labor **42** (1992) 59.

SATO, K., und Mitarb.: Arthritis in patients infected with human T-lymphotropic virus type I. Arthr. Rheum. **34** (1991) 714.

SIGAL, H. L., A. C. STERRE und J. C. NIEDERMAN: Symmetric polyarthritis associated with heterophile-negative infectious mononucleosis. Arthr. Rheum. **26** (1983) 553.

WOOLF, A. D.: Human parvovirus B 19 and arthritis. Behring Inst. Mitt. **85** (1990) 64.

2.4.8. Arthritiden bei Pilz- und Algenerkrankungen

Die Manifestation von Pilzinfektionen am Bewegungsapparat war früher selten, ist heute aber bei allen chronischen Mon- oder Oligoarthritiden, besonders wenn sie symptomarm verlaufen und wenn prädisponierende Faktoren bestehen — Alkoholismus, Drogenkonsum, Leberzirrhose, Langzeitbehandlung mit Kortikoiden und Antibiotika, sonstige Immunmangelzustände — in die Differentialdiagnose einzubeziehen.

Gelenkerkrankungen können u. a. bei der systemischen Form der in den USA endemischen *Blastomykose* oder bei der *Sporotrichose*, gelegentlich auch bei *Coccidioidomykose* und *Candidainfektionen* auftreten. Es handelt sich meist um eine indolente, chronische Mon- oder Oligoarthritis unter vorwiegender Beteiligung der Knie- und Ellenbogengelenke, seltener der Hände mit Tenosynovialitis. Bei Histoplasmose-Infektionen wurden neben Mon- und Oligoarthritiden (6% einer Epidemie-Population) auch ein Erythema nodosum und eine Pannikulitis mit Alpha-1-Antitrypsinmangel beobachtet. Der Allgemeinzustand ist kaum beeinträchtigt, die BSR normal oder leicht beschleunigt. Hinweiszeichen sind pustulös-ulzeröse Hautläsionen und subkutane knotenförmige Schwellungen besonders bei Beschäftigten in der Landwirtschaft. Neben der Berufs- ist auch die Reiseanamnese wichtig. Die Diagnose wird durch Erregernachweis im Punktat, Pilzkultur, serologische Antikörpertests, immunologische Direktnachweise, bioptisch oder durch das Ansprechen auf Fungizide gestellt.

Algen können eine als Protothekosis bezeichnete, granulomatöse Infektion verursachen, die sich besonders an der Bursa olecrani lokalisiert, aber auch disseminiert auftreten kann.

Zum Auftreten einer Arthritis bei verschiedenen Pilzinfektionen siehe Tabelle 19.

Tabelle 19. Klassifikation und Häufigkeit von Pilzarthritiden (DROUHET und DUPONT)

Hämatogen	Häufigkeit	Traumatisch	Häufigkeit
Opportunistische Pilze		Pilz- und Aktinomykose-mycetome	+ +
Candidiasis	+ +	Sporotrichose	(+)
Cryptococcose	+	Petriellidium boydii	(+)
Aspergillose	(+)		
Exotische Arten			
Histoplasmose	(+)		
Blastomykose	+		
Coccidioidomykose	+ +		

2. Systematik der Gelenkerkrankungen

Literatur

CHOWDHARY, G., und Mitarb.: Sporotrichal arthritis. Ann. Rheum. Dis. **50** (1991) 112.
CUELLAR, M. L., L. H. SILVEIRA und L. R. ESPINOZA: Fungal arthritis. Ann. Rheum. Dis. **51** (1992) 690.
DROUHET, P., und D. DUPONT: Ostéoarthrites à Champignons. Rev. Rhum. **48** (1981) 153.
SCHWARTZ, D. A.: Sporothrix tenosynovitis — differential diagnosis of granulomatous inflammatory disease of the joints. J. Rheumatol. **16** (1989) 550.

2.4.9. Arthritiden bei parasitären Erkrankungen

Gelenksymptome können auftreten bei Taeniasis, Echinokokken-Befall, Filariose, Bilharziose, Amöbiasis, Helminthiasis (Strongyloides) und Zystizerkose. Zu den diagnostischen Kriterien siehe Tabelle 20.
Die Mon- oder Polyarthritis bei Filariose beginnt subakut und kann durch Superinfektion später einen septischen Verlauf nehmen.

Tabelle 20. Diagnostische Kriterien von parasitär bedingten Arthropathien (DOURY)

Obligat	Fakultativ
• Entzündliche Mon-, Oligo- oder Polyarthritis	• Entzündliche Synoviazytologie, aber ohne Erregernachweis
• Auftreten in Endemiegebieten, positive Reiseanamnese	• BSG-Beschleunigung
• Direkter oder immunologischer Parasitennachweis (Blut, Stuhl, Duodenalsaft, Urin, Haut)	• Blut- oder Synovia-Eosinophilie
• Fehlen einer destruktiven Arthritis im Röntgenbild	
• keine Wirkung von Antirheumatika	
• Sofortiges Ansprechen auf antiparasitäre Behandlung	

Literatur

CONTROZIER, T., und Mitarb.: Manifestations rhumatologiques des filarioses. „R" **21** (1991) 9.

2.5. Reaktive Arthritiden

Unter dieser Bezeichnung werden entzündliche Arthropathien zusammengefaßt, die durch eine extraartikuläre Infektion hervorgerufen werden und bei denen ein Erregernachweis im Gelenk nicht gelingt. Es erscheint sicher, daß die erkrankten Gelenke Schauplatz einer aktiven, normalerweise hinunterregulierten Immunreaktion sind. Bei einigen Formen der postinfektiösen Arthritiden bestehen starke Assoziationen zum HLA-B27 bzw. der HLA-B27 CREG-(Cross reacting genes-) Gruppe. Diese können auch als reaktive Arthritiden im engeren Sinne bezeichnet werden, so daß unter Einbeziehung von Syndromen mit noch nicht exakt nachgewiesener infektionsallergischer Genese die in Tabelle 21 aufgeführten Krankheitsbilder zu diesem Formen-

Tabelle 21. Reaktive Arthritiden (weitergefaßtes Konzept): Krankheitsbilder und Erreger

Krankheitsbilder	Erreger
B7-CREG-assoziiert (HLA-B7, Bw13, Bw22, B27, B40, Bw42, Bw47, Bw73)	
Reiter-Syndrom (urogenitale Auslösung)	Chlamydien, Mykoplasmen
Reiter-Syndrom (enterale Eintrittspforte)	Salmonellen, Shigellen, Yersinien, Helicobacter, Cryptosporidium enteritis, Clostridium difficile
Enterale Arthropathie mit Wirbelsäulenbeteiligung	Physiologische Darmflora?
Nicht-B7-CREG-assoziiert	
Rheumatisches Fieber	Streptokokken
Sonstige postinfektiöse reaktive Arthritiden	U. a. Gonokokken
Lyme-Erkrankung (?)	Spirochäten
Akne fulminans, Akne conglobata, Hidradenitis suppurativa, Pustulöse Arthroosteitis	Kutane Infektionserreger?
Reaktive Virus-, Pilz- und parasitäre Arthritiden	Siehe 2.5.6 – 2.5.8.
Enterale Arthropathien mit peripherer Gelenkbeteiligung	Physiologische Darmflora
Intestinale Bypasserkrankung	Physiologische Darmflora?
Zystische Fibrose im Erwachsenenalter	Physiologische Darmflora? Bronchopulmonale Erreger?

kreis gerechnet werden können. Die Annahme einer genetisch bedingten Prädisposition für die Entwicklung des Rheumatischen Fiebers wird durch die Entdeckung eines B-Zellrezeptors gestützt, der in unterschiedlichen ethnischen Gruppen und geografischen Orten (USA, Mexico, Chile, Georgien, Moskau) bei 90 bis 100% der Erkrankten und bei 0 bis 10% von Kontrollen nachweisbar war.

Wie schon im Kapitel 2.3. ausgeführt, bestehen deutliche klinische Beziehungen zu den seronegativen Spondylarthritiden, die auch zu Überschneidungen der beiden pathogenetischen Konzepte geführt haben. Letzte Untersuchungen lassen vermuten, daß auch bei den reaktiven Arthritiden im präklinischen Initialstadium eine sehr kurze Erregerpassage durch das Gelenk den Boden für den späteren abakteriellen Prozeß bereitet. Daher ist oft eine eindeutige Abtrennung von den im vorhergehenden Abschnitt besprochenen infektiösen Arthritiden nicht möglich. Dies betrifft auch den Einzelfall mit fakultativem Übergang eines septischen, durch Yersinien, Streptokokken oder andere Keime ausgelösten Gelenkprozesses in eine reaktive Arthritis. Der Begriff des Reiter-Syndroms wird heute weitgehend synonym zu dem der reaktiven Arthritis gebraucht und sollte nur dann angewendet werden, wenn die komplette Trias der Urethritis, Konjunktivitis und Arthritis besteht.

Klinik

Vorkrankheiten. Sie betreffen etwas häufiger den Urogenitaltrakt, bei Männern unter dem Bild einer nichtgonorrhoischen Urethritis, bei Frauen als Zervizitis, Salpingitis, Dysurie oder Pyurie. Der genitale Infekt ist immer sexuell erworben. Mehrfach wurden Beziehungen zu Instrumentationen und transurethralen Eingriffen nachgewiesen; auch kann sich eine Urethritis unmittelbar an einen Darminfekt anschließen. Ein enterales, diarrhoisches Vorstadium ist etwas seltener, eine alleinige okuläre Eintrittspforte (Konjunktivitis) nur ausnahmsweise zu eruieren. In 20% der Fälle ist der Modus der Inokulation nicht nachweisbar, da Infektionen mit darmpathogenen Keimen und genitale Infekte bei Frauen relativ häufig subklinisch verlaufen können.

Arthritische Phase. Das Intervall zwischen Beginn der infektiösen und arthritischen Symptome liegt meist zwischen 10 und 18 Tagen, nur in einem geringen Teil der Fälle beträgt es mehr als 30 Tage. Im Mittelpunkt der Krankheitszeichen am Bewegungsapparat steht eine akute Oligoarthritis (70%), weniger häufig eine Poly- (20%) oder Monarthritis (10%). Bei Infektionen mit darmpathogenen Erregern ist die Monarthritis mit 3% noch

2.5. Reaktive Arthritiden

seltener. Betroffen sind vorwiegend Gelenke der unteren Extremität in meist asymmetrischer Verteilung, vorzugsweise Knie- und Sprunggelenke (je 50—60%), seltener Zehengrund- und Radiokarpalgelenke (je etwa 20%) sowie sonstige Lokalisationen. Osteolysen findet man in der Regel nicht, bei längerem Bestehen entwickelt sich eine röntgenologisch erkennbare gelenknahe Osteopenie. Eine Enthesopathie, fast ausschließlich im Fersenbereich, kommt in etwa 10% vor. Rückenschmerz ist häufig; eine Sakroiliitis läßt sich ebenfalls in fast 10% objektivieren. Bei klassischem Reiter-Syndrom und langjährigem Verlauf kann die Häufigkeit sogar 50% und mehr betragen. Weitere Symptome von seiten des Bewegungsapparates sind eine Synovialitis der Fingersehnenscheiden, entzündliche Schwellungen sowohl des Mittel-, als auch des Endgelenkes, so daß ein wurstförmiges Aussehen resultiert (Daktylitis). Die durchschnittliche Dauer des arthritischen Stadiums beträgt 5 Monate, jedoch kommt es in mindestens 15%, bei sexuell erworbenen Formen in bis zu 50% zu Rezidiven. Übergänge in eine Spondylitis ankylosans sind in etwa 5%, in eine RA aus einer Yersinia-Arthritis gelegentlich beobachtet worden.

Viszerale Begleitsymptome. Ihre prozentuale Häufigkeit ist der Tabelle 22 zu entnehmen. Darüber hinaus kann in Einzelfällen eine Riesenzell-Valvulitis auftreten. In jedem Verdachtsfall ist sorgfältig nach diesen Symptomen zu fahnden, da sie die Diagnose erhärten.

Paraklinische Diagnostik. Trotz der bestehenden Schwierigkeiten sollte das erste Bestreben darauf gerichtet sein, eine positive Diagnose durch Identifi-

Tabelle 22. Häufigkeiten viszeraler Begleitsymptome bei reaktiven Arthritiden

Iritis, Konjunktivitis	10—50% [1])
Karditis, EKG-Zeichen	10%
Aortitis	1%
Keratoderma blenorrhoica	10% [2])
E. nodosum, sonstige Hautveränderungen	5% [3])
Myalgien/Myositis	3% [3])
Orale Ulzera	5%
Balanitis	2—20%
Glomerulonephritis	1%
Neurologische Symptome	0,7%
Hepatitis, Leberbeteiligung	0—20%

[1]) Bei Shigellen-Infektionen bis 80%.
[2]) Nur bei urogenitalen Infektionen.
[3]) Nur bei Yersinia-Arthritis.

154   2. Systematik der Gelenkerkrankungen

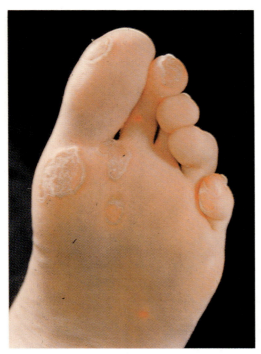

Abb. 37. Hautveränderungen der Fußsohle bei Morbus Reiter (Reproduktion der Sammlung klinischer Diapositive, The Arthritis Foundation, New York, Copyright 1972).

zierung des Erregers zu stellen. Dazu kommen grundsätzlich der Direktnachweis, etwa in Urethraabstrichen und Stuhlkulturen, sowie Seroreaktionen in Frage. Die Ergebnisse beider Verfahren sind mit Vorsicht zu interpretieren. Stuhlkulturen sind oft schon bei Ausbruch der arthritischen Phase negativ, auch hat die Isolierung eines bestimmten Keimes nicht immer diagnostische Bedeutung, da es sich um opportunistische Erreger handeln kann. Für Seroreaktionen gilt, daß die individuelle Variationsbreite der Antikörper-Titer groß ist, gekreuzte Reaktionen und auch bei chronischen Infektionen falsch negative Resultate auftreten können. Die BSG ist mittel bis stark beschleunigt, die Nachweishäufigkeit von HLA-B27 beträgt bei allen Formen der B27-CREG-assoziierten reaktiven Arthritiden um 70%. Tabelle 23 enthält den Vorschlag für ein diagnostisches Grundprogramm und die bei differentialdiagnostischen Schwierigkeiten zu empfehlenden

2.5. Reaktive Arthritiden

Tabelle 23. Empfehlungen zur Diagnostik bei reaktiven Arthritiden

Grundprogramm

- Stuhlkulturen auf Salmonellen, Shigellen, Helicobacter und Yersinien; Stuhluntersuchung auf Clostridium difficile-Zytotoxin
- Versuch des Direktnachweises von Chlamydien oder Mykoplasmen (Urethra- oder Cervixabstrich mit geeignetem Tupfer, Versand in Spezialmedium)
- Serodiagnostik auf Chlamydien (KBR oder Mikroimmunfluoreszenz), Mykoplasmen, Salmonellen, Shigellen, Helicobacter und Yersinien, Borrelien
- Spezialaufnahme der Iliosakralgelenke, bei verdächtigem Befund Szintigraphie
- Untersuchung auf HLA-B27, besser auf B7-CREG-Gruppe
- Punktatzytologie, Erreger- und Kristallnachweis im Punktat

Aus differentialdiagnostischen Erwägungen ggf. anzuschließen

- Erregernachweis und Seroreaktionen auf Gono- bzw. Meningokokken
- Erregerserologie auf Brucellose, Toxoplasmose, Histoplasmose, Lues, HIV, sowie Mumps-, Röteln-, Parvo-, Herpes simplex-, Cytomegalie-, Epstein-Barr-, Adeno-, Coxsackie- und Hepatitis-B-Viren
- Parasitennachweis (Blut, Stuhl, Urin, Duodenalsaft; Tests der Parasitenimmunologie)
- AST, Anti-DPNase, Anti-DRNase
- Antinuklearfaktoren (= Antinukleäre Antikörper)

Erweiterungen. Selbst bei Durchführung solcher umfangreicher diagnostischer Suchprogramme liegt die Quote diagnostisch relevanter Befunde noch meist unter 50%.
Epidemiologie: Reaktive Arthritiden sind mit rund 10% der Neuerkrankungsfälle nach RA und Sp. a. die dritthäufigste Gruppe aller akuten Gelenkentzündungen. Hauptsächlich betroffen sind bei Männern die Altersklassen 20 – 39 Jahre (jährliche Inzidenz etwa $20/10^6$) und 20 – 59 Jahre bei Frauen ($3-6$ Fälle$/10^6/$Jahr).

Literatur

AMOR, B., H. BOUCHET und F. DELRIEN: Enquête nationale sur les arthritis réactionnelles de la Société Française de Rhumatologie. Rev. Rhum. **50** (1983) 733.
FORD, D. K.: Reactive arthritis: A viewpoint rather than a review. Clinics in Rheum. Dis. **12** (1986) 389.

GIBOWSKY, A., und Mitarb.: The genetics of rheumatic fever: Relationship to streptococcal infection and autoimmune disease. J. Rheumatol. **18**, Suppl. 30 (1991) 1.

KEAT, A.: Reiter's syndrome and reactive arthritis in perspective. New Engl. J. Med. **309** (1983) 1606.

KRÜGER, K., M. SCHATTENKIRCHNER: Die reaktive Arthritis — Klinik und Verlauf. Wien. Klin. Wschr. **95** (1983) 884.

MERMEL, L. A., und T. G. OSBORN: Clostridium difficile associated reactive arthritis in a HLA-B27 positive female. Report and literature review. J. Rheumatol. **16** (1989) 133.

WINCHESTER, R., D. H. BERNSTEIN, H. D. FISCHER, R. EULOW und G. SALOMON: The cooccurence of Reiter's syndrome and acquired immunodeficiency. Ann. Int. Med. **106** (1987) 19.

Im Folgenden einige diagnostische relevante Ausführungen zu den verschiedenen, nach Erregern unterteilten Typen der Krankheitsgruppe.

2.5.1. Reaktive Arthritiden durch Shigellen, Salmonellen und Helicobacter

Shigellen waren die ersten Keime, die als Ursache des Reiter-Syndroms angenommen und bestätigt wurden. Seitdem hat man in zahlreichen Dysenterieepidemien das Reiter-Syndrom in einer Häufigkeit von 0,2 — 7,5% der betroffenen Fälle beobachtet. Es handelt sich fast ausschließlich um Shigella flexneri Typ I oder II; S. sonnei und S. dysenteria führen offenbar nicht zu einer reaktiven Arthritis. Salmonellen stellen mit mehr als 2000 Serotypen die größte Gruppe der Enterobakterien dar. Unter ihnen sind besonders bei S.-typhi-murium- und S.-enterocolitides-Erkrankungen reaktive Arthritiden in einer Frequenz von 1 — 10% beschrieben worden. Helicobacter jejuni wurde erst kürzlich als auslösender Keim einer reaktiven Arthritis nachgewiesen. In kleinen Epidemien betrug die Arthritishäufigkeit etwas über 1%. Für die reaktive Arthritis ungewöhnlich können offenbar auch osteolytische Knochenveränderungen in geringem Ausmaß vorkommen.

Literatur

BREMELL, T., A. BJELLE und A. SVEDHEM: Rheumatic symptoms following an outbreak of campylobacter enteritis: a five year follow up. Ann. Rheum. Dis. **50** (1991) 934.

SWAAK, A. J. G., R. M. VAN SOESBERGEN, J. K. VAN DER KORST: Arthritis associated with salmonella infection. Clin. Rheumatol. **1** (1982) 257.

2.5.2. Yersinia-Arthritis

Von den beiden Yersinien-Stämmen ist Y. enterocolitica in der Regel, Y. pseudotuberculosis nur ausnahmsweise die Ursache einer reaktiven Arthritis. Die Isolierung des Erregers aus dem Stuhl und/oder mesenterialen Lymphknoten gelingt selten. Es wurden aber persistierende Erkrankungen beschrieben, bei denen eine Stuhl- oder Gewebekultur aus Biopsiematerial die Diagnose ermöglichte. Die größte diagnostische Bedeutung kommt daher dem Antikörperbefund zu. Titerwerte ab 1:80 sind relativ sicher als pathologisch anzusehen. Das klinische Bild kann durch einen schweren Verlauf der Yersinia-Infektion (septisch-typhös, pseudoappendizitisch) geprägt werden. Von seiten der viszeralen Symptomatik steht der mit fast 50% besonders häufige Herzbefall im Vordergrund, so daß die differentialdiagnostische Abklärung zum rheumatischen Fieber schwierig werden kann. Gelegentlich tritt ein Erythema nodosum auf.

Literatur

LARSEN, J. H.: Yersinia enterocolitica infections and rheumatic diseases. Scand. J. Rheumatol. **9** (1980) 129.
LUZAR, M. J., und Mitarb.: Yersinia enterocolitica infection presenting as chronic enteropathic arthritis. Arthr. Rheum. **26** (1983) 1163.

2.5.3. Reaktive Arthritiden durch Chlamydien und Mykoplasmen

Chlamydien vermehren sich wie Viren obligat intrazellulär. Als Auslösung für einen genitalen Infekt und eine reaktive Arthritis kommt vor allem C. trachomatis (Serotyp D−K), sehr selten C. psittaci in Frage. Die nichtgonorrhoische Urethritis ist in 30−60% der Fälle chlamydienpositiv, aber auch in einem Drittel der Dysenterie-Patienten besteht ein Anhalt für einen Chlamydieninfekt. Der Direktnachweis der Erreger ist schwierig, die Seroreaktionen relativ unspezifisch und werden von einigen Autoren als nahezu diagnostisch wertlos eingestuft.

Die *definitive Diagnose* der chlamydieninduzierten reaktiven Arthritis erfordert neben entzündlichen Veränderungen in mindestens einem Gelenk den Erregernachweis im Ausstrich und den Ausschluß einer anderweitigen Genese der Arthritis. Eine *Wahrscheinlichkeitsdiagnose* kann gestellt werden, wenn statt des Erregernachweises Antikörper gegen Chlamydien und die

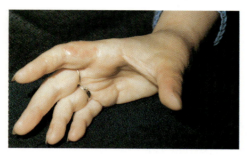

Abb. 38. Bläschenförmige Hautveränderungen bei chlamydieninduzierter Arthritis.

klinischen Zeichen einer urogenitalen Chlamydien-Infektion (d. h. Urethritis, Zervizitis, Prostatitis, Epididymitis, Salpingitis) vorhanden sind. Auch eine Hautbeteiligung kommt vor (Abb. 38).
Die Manifestationen am Bewegungsapparat entsprechen mit einem meist oligoartikulär-asymmetrischen Muster, einer Enthesopathie und gelegentlichen Sakroiliitis den Befunden bei anderen reaktiven Arthritiden. Das gleiche trifft für die Häufigkeiten viszeraler Begleitsymptome zu (s. Tabelle 22).
Mykoplasmen stellen mit Ureoplasma urealyticum ebenfalls einen häufigen Errger der nichtgonorrhoischen Urethritis. Ihr Nachweis erfolgt mittels Erregerkultur, die Typenbestimmung im Neutralisationstest oder durch Immunfluoreszenz. In der klinischen Praxis erfolgt die Diagnose aber durch die Bestimmung der komplementbindenden Antikörper (Grenztiter 1:60). Die Klinik beider Krankheitsbilder unterscheidet sich nicht von der der übrigen Formen.

Literatur

PETERSEN, E. E.: Die Chlamydieninfektion. Fortschr. Med. **109** (1991) 473.
WOLLENHAUPT, J., und H. ZEIDLER: Die Chlamydien-induzierte Arthritis. Med. Welt **91** (1990) 346.

2.5.4. Rheumatisches Fieber
(Akute Polyarthritis, Streptokokkenrheumatismus)

Durch einen Streptokokkeninfekt ausgelöste Allgemeinerkrankung mit folgenden, von JONES angegebenen und 1969 revidierten Kriterien.
Das Vorliegen von 2 Hauptkriterien oder einem Haupt- und zwei Nebenkriterien macht die Diagnose sehr wahrscheinlich.

2.5. Reaktive Arthritiden

Tabelle 24. Diagnostische Kriterien des Rheumatischen Fiebers (nach JONES)

Hauptkriterien	Nebenkriterien	Zusätzliche Symptome

I Karditis
II Polyarthritis
III Chorea minor
IV Erythema marginatum
V Subkutane Knoten
	I Klinisch
	  a) Früheres Rheumatisches Fieber oder Nachweis einer inaktiven rheumatischen Herzerkrankung
	  b) Arthralgien
	  c) Auf über 38 °C erhöhte Rektaltemperatur
	II Laborbefunde
	  a) BSR-Beschleunigung, positives C-reaktives Protein; Leukozytose, Anämie
	  b) Elektrokardiografische Veränderungen, hauptsächlich Verlängerung des PR-Intervalls
		Hinweise auf vorausgegangene Streptokokkeninfektion (Scharlach, Streptokokkennachweis, AST-Erhöhung)
		
		Anamnestisch: Gewichtsverlust, leichte Ermüdbarkeit, Schwitzen, Kopfschmerz, präkardiale und abdominelle Schmerzen, Untersuchungsbefund: Ruhetachykardie, Nasenbluten, Erythema nodosum, Diarrhoe, Erbrechen

Es ist offensichtlich, daß bei Vorliegen des Hauptkriteriums Polyarthritis und der Nebenkriterien Fieber und Gelenkschmerz bzw. Fieber und BSR-Beschleunigung die Diagnose keineswegs eindeutig festgelegt ist. Das gleiche gilt für eine Reihe anderer Kombinationen. Eine RA, Arthritis bei Sarkoidose, reaktive Arthritiden, die Lyme-Arthritis, eine subakute Polyarthritis, die Sp. a. und Kollagenosen sowie u. a. Leukosen und die Endocarditis lenta sind daher differentialdiagnostisch auszuschließen. Darüber hinaus gilt, daß die Einzelsymptome von Fall zu Fall kritisch im klinischen Zusammenhang zu werten sind, um diagnostische Irrtümer auszuschließen. Es ist jedoch besser, die Kriterien wie vorliegend etwas weiter zu fassen, da schon bei Verdacht auf das Vorliegen der Erkrankung die Behandlung eingeleitet werden muß. Der kürzlich erfolgte Nachweis einer genetischen Prädisposition (spezifischer B-Zellrezeptor) bedarf noch der Bestätigung.

Erläuterungen zu den Kriterien

Karditis. Beginnt meist 6 bis 10 Tage nach der Gelenksymptomatik, kann aber auch allein oder nur mit Chorea minor auftreten. Wegen des oft symptomarmen Verlaufs muß frühzeitig und systematisch danach gesucht werden. Mehrfache tägliche Auskultationen und EKG-Ableitungen sind unerläßlich. Die Symptomhäufigkeit beträgt in der Erstattacke 40 bis 60% bei Kindern, in militärmedizinischen Statistiken 10 bis 25%.

Die wichtigsten Zeichen der Karditis sind

– das Auftreten eines organischen Geräusches, meist systolisch, in der Intensität wechselnd. Die Häufigkeit des Klappenbefalls: Mitralis (50%), Aorta (25%), Trikuspidalis und Pulmonalis (zusammen 25%).

Bei Fehlen eines organischen Geräusches sind die folgenden Symptome zurückhaltend im Hinblick auf rheumatische Genese zu interpretieren.

– Herzvergrößerung (objektiver radiografischer Nachweis). Perikarditis, meist nur mit EKG-Symptomen, sonst charakteristische Geräusche bzw. Erguß.
– EKG-Veränderungen im Sinne einer Myokarditis. Klinische Dekompensationszeichen während des ersten Schubes sind selten.

Eine geringere diagnostische Bedeutung besitzen Rhythmusstörungen und eine Ruhetachykardie (Frequenz $>100/\text{min}$), die meist schnell in eine Ruhebradykardie umschlägt. Die EKG-Veränderung der Karditis bei Rh. F. können sehr vielseitig sein.

Polyarthritis. Das Symptom sollte nur dann als diagnostisches Kriterium verwendet werden, wenn das klinische Bild dem der Polyarthritis bei Rh.F. entspricht.

– Akuter Beginn, zeitlicher Zusammenhang mit Streptokokkeninfekt.
– Ausschließlicher Befall großer Gelenke (Knie > Sprung- > Schulter > Ellenbogen > Handgelenke).
– Schwellung, Rötung, lokale Überwärmung, starke Schmerzhaftigkeit, geringer Erguß vom entzündlichen Typ.
– Fast immer migratorischer, flüchtiger Befall mit einer Symptomdauer von 3 bis 10 Tagen an einem Gelenk.
– Gutes Ansprechen auf Salizylate und Pyrazolone, folgenlose Abheilung; gelegentliche Entwicklung einer → Jaccoud-Arthropathie.

2.5. Reaktive Arthritiden

Atypische Formen kommen wie folgt vor: In 10% mon- oder oligoartikulär, vorwiegende Lokalisation an den kleinen Gelenken, nur gering ausgeprägte lokale Entzündungszeichen, protrahierte bzw. abgeschwächte allgemeine Entzündungsaktivität, Hinterlassen von bleibenden Restzuständen wie Deviationen der MCP-Gelenke und Abflachung des Fußgewölbes (s. → Jaccoud-Syndrom).

Vaskulitis. Die reaktive Erkrankung nach Streptokokkeninfekt kann sich in einer alleinigen Vaskulitis vom Typ der Polyarteriitis nodosa manifestieren. Dabei können die beiden folgenden Subgruppen unterschieden werden:

– kutane Vaskulitis, oft mit druckschmerzhaften subkutanen Knoten, hohem Fieber, Myalgien und Arthralgien, aber ohne ernsthaften Organbefall,
– generalisierte Vaskulitis mit Beteiligung der Gefäße, der Nieren, des Gastrointestinaltraktes, kardialer und neurologischer Symptomatik.

Chorea minor. Vorwiegend bei Kindern zwischen dem 6. und 13. Lebensjahr, das weibliche Geschlecht ist in einem Verhältnis von 2,5 : 1 bevorzugt. Die häufigste Kombination ist die mit einer Karditis, seltener mit einer Polyarthritis. Anfangs bestehen nur Wesensveränderungen (Unruhe, Reizbarkeit, unmotiviertes Lachen und Weinen), später treten die typischen choreatischen Symptome auf mit unwillkürlichen abrupten, kurzdauernden Bewegungen, Hypotonie der Muskulatur und Überstreckbarkeit der Gelenke.

Erytheme. Die einander ähnlichen, „spezifischen" Erythemformen sind das Erythema marginatum discoides (BESNIER) und Erythema anulare (LEHNDORFF und LEINER). Sie bestehen aus roten bzw. bräunlichen, scharf und manchmal polyzyklisch begrenzten, nicht juckenden Flecken mit blassem Zentrum. Die Lokalisation ist meist am Stamm, ein Befall von Gesicht und Schleimhäuten fehlt.

Daneben können polymorphe Exantheme, eine Purpura und – im Kindesalter seltener – ein Erythema nodosum auftreten.

Subkutane Knoten (Meynetsche Knötchen). Nur in ca. 3% bei Erwachsenen, im Kindesalter etwas häufiger, besonders bei schweren Formen mit kardialer Beteiligung. Die Lokalisation ist bevorzugt an den Streckseiten der großen Gelenke und paravertebral. Sie sind erbsbis haselnußgroß, gut abgrenzbar, von fibröser Konsistenz, kaum schmerzhaft und lassen sich unter der Haut verschieben (siehe auch → Knoten).

Arthralgien. Das Symptom dient besonders dann der diagnostischen Sicherung, wenn es bei Mon- oder Oligoarthritis an weiteren Gelenken angegeben wird, jedoch gibt es auch rein arthralgische Verläufe. Bei sehr vielen Kranken bleiben nach Abklingen des Schubes Gelenkschmerzen zurück oder sie stellen sich Jahre bzw. Jahrzehnte nach überstandener Erkrankung von neuem ein.

Fieber. Symptomhäufigkeit etwa 80%, starke Schweißausbrüche.

Serologische Entzündungszeichen. Der BSR-1 Std.-Wert liegt fast immer über 30 mm (Ausnahmen: Fälle mit Chorea minor, Kortisonoid-Vorbehandlung oder Herzfehlern), in 70% der Fälle sogar über 50 mm. Auch das C-reaktive Protein ist praktisch immer positiv. Eine Leukozytose besteht häufiger bei Kindern (75%). Daneben findet sich eine Erhöhung der Fibrinogen (> 5 g/l)- und Haptoglobinspiegel sowie eine Globulinvermehrung im Elektropherogramm. Zirkulierende Endomyokardantikörper sind nicht krankheitsspezifisch.

Verlängerung des PR-Intervalls. Grenzwerte sind wegen der Abhängigkeit von Alter und Herzfrequenz schwierig anzugeben (siehe entsprechende kardiologische Tabellen).

Nachweis des Streptokokkeninfektes. Die sicherste Methode ist der kulturelle Nachweis im Rachenabstrich. Der Nachteil der zeitlichen Verzögerung entfällt bei Verwendung eines Schnelltestes (Latexagglutination oder Enzymimmunassay) auf Antigene der A-Streptokokken im Abstrich. Anamnestisch lassen sich bei 60% der Patienten eine Angina tonsillaris, in ca. 10% sonstige Infekte (u. a. Laryngitis, Otitis, Sinusitis) nachweisen. Als serologische Bestätigung der Diagnose sind Titerdifferenzen der Antistreptolysinreaktion ab 20% nach oben und unten bei Durchführung der Untersuchung in 10- bis 14-tägigem Abstand anzusehen. Einzelwerte sind weniger beweisend.

Die Normalwerte liegen mit Dextransulfatabsorption bei 150 bis 200 ASE (u. a. abhängig von Lebensalter und geografischer Lage). Pathologische Werte sind in 80%, bei Durchführung einer zweiten Reaktion, wie der Anti-NADase (= Nikotinamiddinukleotidase, früher DPNase) oder Anti-DNase (= Desoxyribonukleotidase) bzw. mit dem Streptozymtest zum gleichzeitigen Nachweis verschiedener Antikörper in 95% der Fälle zu erwarten.

Sonstige Symptome. Die übrigen in Tabelle 24 aufgeführten anamnestischen und Untersuchungsbefunde können bei Vorliegen anderer charakteristischer Symptome als zusätzlicher Hinweis für das Vorliegen eines Rh. F. aufgefaßt werden. Inwieweit spezifische B-Zellrezeptoren diagnostisch verwertet werden können, läßt sich noch nicht abschätzen.

Seltenere Symptome und Organbeteiligung. In einer Häufigkeit von unter 5% werden bei Rh. F. beobachtet: Pleuritis, Pneumonie, Angiitis (Aortitis, Arteriitis, Phlebitis), neurologische Komplikationen (Enzephalitis mit psychischen Symptomen wie Halluzinationen, Delirien oder Coma cerebrale, Neuritis der Hirn- und peripheren motorischen Nerven, Meningitis), Nierenbeteiligung (Proteinurie, verschiedene Formen der Glomerulo- oder interstititiellen Nephritis), Augensymptome (Konjunktivitis, selten Iritis, Iridozyklitis), abdominelle Beschwerden (öfter als Prodromalzeichen), Epistaxis und Anämie.

Larviertes Rh. F. Wahrscheinlich auf Grund von Änderungen der Erregereigenschaften tritt das Rh. F. häufig in abgeschwächter Form auf. Bei jedem Verdacht auf Streptokokkeninfekt sollte daher die BSG durchgeführt werden; ein negativer Ausfall schließt die Diagnose des Rheumatischen Fiebers aus. Bei Senkungsbeschleunigung sind wiederholte EKG-Kontrollen, bei AST-Werten von 400 ASE und darüber ist eine Penicillinbehandlung bis zur Normalisierung der Blutsenkung angezeigt.

Vorkommen. Die Häufigkeit des Rh. F. ist in den meisten Ländern zurückgegangen und dürfte z. Z. in Mitteleuropa nicht mehr als 1 Neuerkrankung pro 100000 Einwohner und Jahr betragen. Über einen neuerlichen Anstieg in Teilen der USA wird berichtet, in Entwicklungsländern beträgt die Inzidenz noch bis zu $100/10^5$. Das Geschlechtsverhältnis ist ausgeglichen. Der Erkrankungsgipfel liegt im Kindesalter und hier um das 9. Lebensjahr. Jedoch ist die Erkrankung bei jugendlichen Erwachsenen keineswegs selten und wird bis in das Greisenalter beobachtet.

Literatur

BIENO, A. L.: Group A streptococal infections and acute rheumatic fever. New Engl. J. Med. **325** (1991) 783.

KAPLAN, E. L.: Epidemiological approaches to understanding the pathogenesis of rheumatic fever. Internat. J. Epidemiol. **14** (1985) 499.

TARANTA, A., und M. MARKOWITZ: Rheumatisches Fieber und rheumatische Herzkrankheit. CIBA-Geigy AG, Basel 1986.

VEASY, L. G., und Mitarb.: Resurgence of acute rheumatic fever in the intermountain area of the United States. New Engl. J. Med. **316** (1987) 421.

2.5.5. Arthritiden bei infektiösen Erkrankungen der Haut und ihren Anhangsgebilden

Arthritis bei Akne conglobata. Die Gelenksymptomatik ist sehr polymorph, am häufigsten besteht ein myalgisch-arthralgisches Syndrom; Arthritiden sind seltener. Von der Befallshäufigkeit her stehen Hüft- und Kniegelenke an der Spitze, gefolgt von Sprung- und Handgelenken sowie den chondrosternalen Verbindungen. Eine Sakroiliitis sowie entzündliche Enthesopathien sind möglich. Die Muskulatur kann in Form von Verspannungen, Kontrakturen und Atrophien beteiligt sein. Röntgenologisch findet man meist keine Veränderung, allenfalls besteht eine subchondrale Demineralisation und diaphysäre Periostitis.

Arthritis bei Akne fulminans. Zum Bild der Grundkrankheit mit explosionsartigem Beginn der sehr schmerzhaften Ulzerationen gehören Fieber, eine deutliche Leukozytose und Senkungsbeschleunigung. Die Veränderungen von seiten des Bewegungsapparates entsprechen in etwa denen bei Akne conglobata.

Arthritis bei Hidradenitis suppurativa. Es handelt sich um eine episodische entzündliche Oligoarthritis der großen Gelenke der oberen und unteren Extremität mit gleichzeitiger Beteiligung des Achsenskelettes in allen bekannten Fällen. Als fakultative Symptome kommen ein Pyoderma gangraenosum, ein Erythema nodosum, eine Konjunktivitis, Urethritis und Schleimhautulzera vor.

Syndrom Akne/Pustulose/Hyperostose/Osteitis (SAPHO). Es ist nicht sicher, ob es sich um eine Entität mit Kombination von Akne und Pustulosis oder eine Sonderform der übrigen beschriebenen Akne- und des Pustulosis-Syndroms handelt.

Pustulotische Arthro-Osteitis (Arthritis bei palmoplantarer Pustulosis). Wurde als selbständiges Krankheitsbild von japanischen Autoren beschrieben. Zur Diagnosestellung sollte neben den pustulösen Veränderungen (schmerzlos und ohne Juckreiz) an Handflächen und Fußsohlen entweder

- eine schmerzhafte Schwellung der kostoklavikulären oder manubriosternalen Verbindung mit oder ohne pathologischen Röntgenbefund oder

2.5. Reaktive Arthritiden

— ein Schmerz im gleichen Bereich mit röntgenologischen Veränderungen nachweisbar sein.

Eine Spondylitis ist in etwa 30%, eine Sakroiliitis und entzündliche Symphysenveränderung bei 20% nachweisbar. Selten kommt es zu einer erosiven Arthritis der Handgelenke. Beziehungen zur Psoriasis werden diskutiert.

Sternokostoklavikuläre Hyperostose. Syndrom mit Hyperostose der Sternoklavikular- und Rippenregion. Bis zu zwei Drittel der Patienten weisen auch Hyperostosen und Weichteilverknöcherungen am Becken, an den Extremitätenknochen und am Achsenskelett auf. Letztere können eine bakterielle Spondylitis, Metastasen, eine Spondylitis ankylosans (mit Syndesmophyten) oder eine diffuse idiopathische Skeletthyperostose vortäuschen. Die BSG ist meist erhöht, HLA-B27 oft positiv. Die Veränderungen lassen sich szintigrafisch bereits im Frühstadium erfassen (siehe auch 5.4.4.).

Chronisch rekurrierende multifokale Osteomyelitis (CRMO). Vorwiegend im Schulalter auftretende rezidivierende Osteomyelitisschübe an den langen Röhrenknochen mit klinischer Schwellung, Osteokondensation und Periostreaktion. Die Herde sind steril.

Von Dihlmann wird dieses Krankheitsbild als kindlicher Phänotyp der Sternokostoklavikulären Hyperostose angesehen. Er faßt beide Syndrome sowie die mit infektiösen Hauterkrankungen einhergehenden Osteo-, Arthro- und Enthesopathien unter dem übergeordneten Begriff des akquirierten Hyperostose-Syndroms (AHS) zusammen.

Differentialdiagnostisch sind von diesen Erkrankungen u. a. abzutrennen die Ostitis deformans Paget, eine Osteomyelitis, Malignome, die unilaterale Ostitis condensans claviculae, die ischämische Knochennekrose (FRIEDRICH) und das Tietze-Syndrom (s. 5.4.4.).

Literatur

DIHLMANN, W.: Das akquirierte Hyperostose-Syndrom (AHS) I, II. Fortschr. Röntgenstr. **149** (1988) 386 und 596.

DOHLER, J. R.: Ankylosierende Hyperostose der Sternoklavikulargelenke. Dtsch. med. Wschr. **112** (1987) 304.

ELLIS, B., und Mitarb.: Acne-associated spondylarthropathy: radiographie features. Radiology **162** (1987) 541.

Kozlowski, K., und Mitarb.: Multifocal, chronic osteomyelitis of unknown etiology. Fortschr. Röntgenstr. **142** (1985) 440.
Pfister, J., und H. Gerber: Arthroosteitis bei Pustolosis palmoplantaris. Akt. Rheumatol. **15** (1990) 218.
Rosner, I. A., und Mitarb.: Spondylarthropathy associated with hidradenitis suppurativa and acne conclobata. Ann. Int. Med. **97** (1982) 520.
Sonozaki, H., und Mitarb.: Clinical features of 53 cases with pustulotic arthroosteitis. Ann. Rheum. Dis. **40** (1981) 547.

2.5.6. Reaktive Arthritiden durch Viren und nach Vakzinationen

Es ist schwer zu unterscheiden, ob es sich bei den Virus-Arthritiden (2.4.7.) um direkte Folge der Gelenkinfektion oder um ein reaktives Geschehen handelt. Zumindest für die Arthritis nach Rötelnvakzination scheint der letztgenannte Pathomechanismus vorzuliegen. Neben Arthritis und Arthralgien mit Bevorzugung der Knie- und Handgelenke besteht häufig eine Tenosynovialitis mit Symptombeginn 14 bis 55, im Mittel 30 Tage nach Vakzination. Die durchschnittliche Dauer beträgt 18 Tage, die BSR ist normal. Ihre Häufigkeit kann in Abhängigkeit von der Impfcharge bis zu 40% betragen.

Literatur

Chantler, J. K., D. K. Ford und A. J. Tingle: Persistent rubella infection and rubella-associated arthritis. Lancet 1982/I, 1323.

2.5.7. Reaktive Pilzarthritiden

Auch bei den Pilzarthritiden lassen sich in vielen Fällen die durch direkte Erregereinwirkung verursachten Gelenksymptome von reaktiven Pathomechanismen schwer trennen. Zu den letztgenannten Vorgängen muß man vor allem die im Verlaufe von Epidemien beobachteten Arthralgien und Arthritiden rechnen.

Literatur

ROSENTHAL, J., und Mitarb.: Rheumatologic manifestations of histoplasmosis in the recent Indianapolis epidemic. Arthr. Rheum. **26** (1963) 1065.
THORNBERRY, D. K., L. J. WHEAT, K. D. BRANDT und J. ROSENTHAL: Histoplasmosis presenting with joint pain and hilar adenopathy. Arthr. Rheum. **25** (1982) 1396.

2.5.8. Reaktive parasitäre Arthritiden

Für die meisten der im Abschnitt 2.4.8. genannten Parasiten scheint neben der Verursachung von Arthritiden durch direkte Manifestation im Gelenk eine reaktive Auslösung möglich.

Literatur

BOCANEGRA, T. S., L. R. ESPINOZA, P. H. BRIDGEFORD, F. B. VASEY und B. F. GERMAIN: Reactive arthritis induced by parasitic infestation. Ann. Int. Med. **94** (1981) 207.

2.6. Degenerative Gelenkerkrankungen
(Arthrosen, Osteoarthrosen)

Die Krankheitsbilder der Gonarthrose und Koxarthrose, der degenerativen Veränderungen an den Fingerend-, Fingermittel-, Schulter- und Ellenbogengelenken werden im Kapitel der regionalen Pathologie besprochen. An dieser Stelle soll nur noch einmal auf die wichtigsten allgemeinen differentialdiagnostischen Aspekte zwischen entzündlichen und degenerativen Arthropathien hingewiesen werden.
Einen neuen Ansatz zur Diagnostik stellen die „Klassifikationsbäume" (Algorithmen) dar, die jedoch eher für epidemiologische Fragenstellungen geeignet sind (ALTMAN und Mitarb.).
Es handelt sich um die häufigsten Formen der Gelenkerkrankungen, die bei 90% aller Personen jenseits des 40. Lebensjahres röntgenologisch nachweisbar sind, jedoch nur in 5—10% Symptome verursachen. Es ist zu beachten, daß auch die klinisch symptomatische Arthrose mit normalem Röntgenbefund einhergehen kann und daß andererseits bei positivem

Röntgenbefund von Fall zu Fall anderweitige Schmerzursachen auszuschließen sind (Weichteilrheumatismus, „aufgepropfte" entzündliche Arthropathien).

Allgemeine lokale Symptome sind
— Spontan- und Druckschmerz,
— Umfangsvermehrung und Fehlstellung der Gelenke,
— periartikuläre Weichteilveränderungen,
— Einschränkung der Gelenkfunktion,
— Reibegeräusche sowie
— röntgenologisch die Haupttrias der Gelenkspaltverschmälerung, Osteophytose und Osteosklerose, ferner subchondrale Zysten und Fehlstellung ohne Ankylose.

Hinsichtlich der Häufigkeit bestehen keine signifikanten Geschlechtsunterschiede, wohl aber in der Beteiligung einzelner Gelenke. Bei Frauen ist der Befall der Finger, der HWS und der Kniegelenke, bei Männern der von LWS und Hüfte häufiger. Die Arthrose kann nicht mehr als Affektion eines Einzelgelenkes betrachtet werden, in epidemiologischen Untersuchungen wies die Mehrzahl der Probanden eine Beteiligung von 2 und mehr Gelenkgruppen auf.
Eine endemisch-polyartikuläre Form der Arthrose ist die Kashin-Becksche Erkrankung. Sie kommt im asiatischen Teil der UdSSR, China und Korea vor. Vorwiegend befallen sind die PIP-, Radiokarpal- und Sprunggelenke. Die Ursache ist exogen-toxisch. Weitere Arthropathien mit endemischem Vorkommen sind die Mseleni-Erkrankung (Südafrika), die familiäre Erkrankung von Mallad (Indien) und das endemische Genu valgum (Südafrika, Indien).

Literatur

ALTMAN, R. D.: Classification of disease: Osteoarthritis. Sem. Arthr. Rheum. **20** (1991) 40.
SOKOLOFF, L.: Endemic forms of osteoarthritis. Clinics Rheum. Dis. **11** (1985) 187.

2.7. Arthropathien bei Stoffwechselerkrankungen

2.7.1. Gicht (Arthritis urica)

Hereditäre, polygenetische Stoffwechselstörung mit Überproduktion oder Minderausscheidung von Harnsäure, die sich klinisch vorwiegend als anfallsweise auftretende Monarthritis äußert.
Kriterien (New York 1966).
Die Diagnose ist gesichert bei chemischen oder mikroskopischem Nachweis von Harnsäurekristallen in der Synovia bzw. Ablagerungen von Uraten im Gewebe oder bei Vorhandensein von mindestens 2 der folgenden 4 Kriterien:

- eindeutige Anamnese und/oder Beobachtung von mindestens zwei Attacken schmerzhafter Schwellung der Extremitätengelenke (plötzlicher Beginn der Anfälle mit heftigen Schmerzen, vollständige klinische Remission nach 1 bis 2 Wochen),
- eindeutige Anamnese und/oder Beobachtung einer Attacke (wie oben) mit Befall der Großzehe (Podagra),
- klinischer Nachweis von Tophi,
- eindeutige Anamnese und/oder Beobachtung einer prompten Reaktion auf Kolchizin (Verminderung der objektiven Entzündungszeichen innerhalb von 48 Std. nach Therapiebeginn).

Im Gegensatz zu früheren Festlegungen (Rom 1961: Harnsäurewerte im Serum von über 6 mg% bei Frauen und über 7 mg% bei Männern. Nachweis mittels Ultraviolett-Spekrophotometrie) wird die Hyperurikämie hier nicht mehr als Kriterium geführt. Dies hat den Nachteil, daß die Diagnose niemals nach dem ersten Anfall gestellt werden kann, wenn nicht die Großzehe befallen war (was nur in 60% der Fälle vorkommt) oder mit Kolchizin behandelt wurde. Die Kriterien erscheinen daher überprüfungsbedürftig.

Nachweis von Uraten im Gelenkerguß oder in den Geweben. Siehe Abb. 39 und Abschnitt 1.25., → Gelenkerguß und das folgende Kapitel über Chondrokalzinose. Eindeutig negative Befunde der Synovia-Analyse schließen die Diagnose der Gicht nicht aus.

Anfall. Die wichtigsten *Kennzeichen* sind

- Akuität. Die Entwicklung vom Beginn der Beschwerden bis zu ihrem Maximum erfolgt bei 84% innerhalb von Stunden.

170   2. Systematik der Gelenkerkrankungen

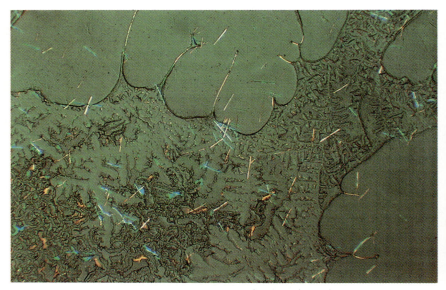

Abb. 39. Mononatriumuratkristalle. Punktion eines asymptomatischen Großzehengrundgelenkes bei gesicherter Gicht.

— Monartikulärer Befall. Auch bei Angaben über eine polyartikuläre Arthritis im Erstanfall stellt sich nach genauer Befragung meist heraus, daß die verschiedenen Gelenke nacheinander befallen waren.
— Spontanremission, völlig beschwerdefreies Intervall bis zum nächsten Anfall. In 60% erfolgt die Rückbildung innerhalb von 1 bis 2 Wochen. Bei starker Verzögerung (über 4 Wochen, etwa 20% der Kranken) handelt es sich ebenfalls meist um eine migratorische Arthritis mit unmittelbar aufeinanderfolgendem Befall verschiedener Gelenke.
  Bei Beteiligung größerer Gelenke (Knie) ist eine protrahierte Rückbildung die Regel.

Eine Schwellung wird in 85%, eine Rötung in fast 70%, eine livide Verfärbung in ca. 30% der anamnestischen Schilderung angegeben. Der Schmerz ist bei der Mehrzahl der Patienten so groß, daß sie das Haus nicht verlassen können. Auslösende Ursachen (reichliche Mahlzeiten, Alkoholgenuß, Überanstrengungen) sind eher selten zu eruieren. Medikamente, die einen Anfall auslösen können, sind u. a. Saluretika, Urikosurika (Therapieeinleitungsphase), Leberextrakte und Penicillin. Die Gelenklokalisation betrifft in über 80% der Erstattacken die untere Extremität

2.7. Arthropathien bei Stoffwechselerkrankungen

(Großzehengrundgelenk 60%, Fußweichteile und übrige Zehen 2%, Sprunggelenk 14%, Knie 6%). Der Rest der Erstlokalisationen verteilt sich etwa zu gleichen Teilen auf Ellenbogen-, Hand- und Fingergelenke. Schulter, Hüfte, Wirbelsäule und Temporomandibulargelenke sind beim ersten Anfall kaum betroffen.

Tophi. Sie sind nur in etwa 5% bereits im ersten Anfall nachweisbar. Ihre Häufigkeit erhöht sich nach über 20jährigem Krankheitsverlauf auf fast 70%, sie sind spontan rückbildungsfähig. Die mittlere Latenzzeit ihrer Entwicklung beträgt etwa 7 bis 9 Jahre. In 20% sind sie an den Ohren, sonst in Gelenknähe anzutreffen (Ellenbogen, Hand, Fuß, Knie; Abb. 40).

Röntgenzeichen. Die Entwicklung von Knochentophi erfolgt im Durchschnitt nach etwa 5jährigem Krankheitsverlauf, vor dem zweiten Krank-

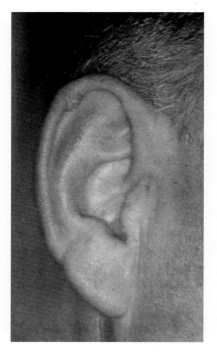

Abb. 40. Kleiner Ohrtophus.

heitsjahr sind sie kaum nachweisbar. Auch hier werden in etwa 60% die Großzehengrundgelenke betroffen. Besonders charakteristisch sind

- unregelmäßige Knochendefekte in der medialen Epiphysenkonsole (später beidseitig), im Sesambein und in der Spongiosa, die sich bis in die Diaphyse ausdehnen können
- später becherförmige Mutilationen mit Aushöhlung sowohl des Metatarsaleköpfchens (das bei Rheumatoid- und Psoriasisarthritis eher zugespitzt ist) und der Basis des Grundgliedes
- „arthrotische" Zeichen in Form einer dornartigen Ausziehung an der Basis der Grundphalanx I, von osteophytären Anlagerungen am Metatarsalköpfchen und Gelenkspaltverschmälerungen
- stachelartige osteophytäre Periostreaktionen ähnlich der Ps. A.

Weichteiltophi stellen sich nur dar, wenn sie verkalkt sind. Die oft als typisch angegebenen ausgestanzten Lochdefekte kommen in gleicher Form bei RA und Ps. A. vor. Siehe dazu Abb. 41 und 42.

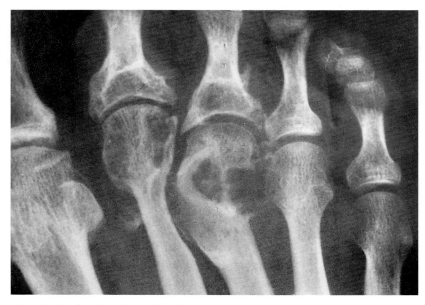

Abb. 41. Grobe Osteolysen (Knochentophus) am Köpfchen des Metatarsale III.

2.7. Arthropathien bei Stoffwechselerkrankungen 173

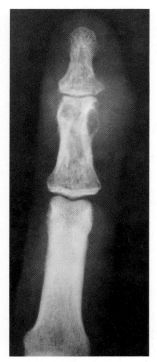

Abb. 42. Knochentophus am Finger.

Sonstige Symptome und Begleiterkrankungen. Ihre Häufigkeit wird je nach Zusammensetzung des Krankengutes und den Methoden bzw. der Sorgfalt, mit denen sie gesucht werden, sehr unterschiedlich angegeben.

– Übergewicht. 50% der Fälle bis +25%, 35% über +25% des Normgewichtes (Tabellen Geigy).
– Nierensteine 7 bis 20%, bei einer Krankheitsdauer von über 20 Jahren mehr als 30%. Die erste Kolik tritt bei einem Drittel der betroffenen Patienten vor oder gleichzeitig mit der ersten Gelenkattacke auf.
– Nephropathien in Form der Uratnephropathie (kristalline Uratpräzipitation mit Nekrosen und entzündlichen Fremdkörperreaktionen in den Tubuli und im Interstitium) oder von Gefäßveränderungen. Beides wird bei Obduktionen häufig, klinisch in bis zu 50% der Fälle gefunden.
– Diabetes mellitus manifest in 10 bis 25%, asymptomatisch in 25 bis 35% der Fälle. Hyperlipoproteinämien wurden in 40 bis 100% nachgewiesen.

2. Systematik der Gelenkerkrankungen

- Hochdruck, frühzeitige Arteriosklerose in etwa 40 bis 70%.
- Leberveränderungen, besonders als Fettleber in bis zu 60%.

Verlauf

Nach durchschnittlich 4jähriger Krankheitsdauer werden häufiger Schübe mit oligo- oder sogar polyartikulärem Befall, noch später (7 Jahre) ein Übergang in das chronische Stadium mit Dauerbeschwerden von seiten der Gelenke beobachtet. Jetzt ist unter Berücksichtigung aller bisherigen Schübe ein Befall der Großzehengrundgelenke in über 80%, der übrigen peripheren Gelenke in über der Hälfte der Fälle nachweisbar. Schulter-, Hüft- und Kiefergelenke sowie die Wirbelsäule bleiben seltene Lokalisationen. Bei Frauen bietet die Gicht oft ein atypisches klinisches Bild. Hypertonie, Niereninsuffizienz und Tophi kommen häufiger als bei Männern vor. Die letzteren sind oft im Bereich von Fingern, an vorbestehenden DIP-Arthrosen lokalisiert.

Epidemiologie

Hyperurikämie. Der Harnsäurewert ist abhängig von Geschlecht und Körpergewicht. Er weist Beziehungen zum Blutdruckwert auf, bei Frauen besteht eine Korrelation zum Alter. Eine Hyperurikämie liegt nach epidemiologischen Kriterien vor, wenn der Serumharnsäurewert bei Frauen über 6,2 mg/dl (360 µmol/l) und bei Männern über 7,4 mg/dl (420 µmol/l) liegt. Ein einheitlicher Grenzwert für beide Geschlechter stellt die Löslichkeitsgrenze der Urate im Serum dar, die bei etwa 390 µmol/l liegt. Bei epidemiologischen Untersuchungen in Bayern fanden sich 1989 Werte von über 6 mg/dl bei 40,6% der Männer und 4,5% der Frauen. Konzentrationen über 7 mg/dl wurden in 29,1 bzw. 1,3% gemessen.
Manifeste Gicht. Häufigkeitsangaben zwischen 0,5 und 15 Fällen auf 1000 Einwohnern, in der früheren DDR 0,1–0,2%.
Manifestationsalter. Bei etwa 30% der Männer vor dem 30., in 60% vor dem 45. Lebensjahr. Bei Frauen in der überwiegenden Mehrzahl nach der Menopause. Das Geschlechtsverhältnis beträgt etwa 9:1 zu Gunsten der Männer. Eine familiäre Belastung war in sehr unterschiedlichen Umfang (1 bis 60%) feststellbar.

Sekundäre Gicht

Tritt als Komplikation bei Krankheitsbildern, die mit vermehrtem Auf- und Abbau von Nukleoproteiden einhergehen (Polyzythämie, Leukämie, Psoriasis) oder sehr selten bei verminderter renaler Harnsäureausscheidung (chronische Nephropathie), ferner bei Glykogenspeicherkrankheiten und der Bleiintoxikation auf. Die Bevorzugung des männlichen Geschlechts ist nicht nachweisbar, die Anfälle verlaufen mehr torpide und beziehen häufiger die Gelenke der oberen Extremität ein, Tophi sind seltener.

Lesch-Nyhan-Syndrom — Primäre kindliche Gicht — Hypoxanthin-Guanin-Phosphoribosyltransferase (= HGP)-Mangel.
Es handelt sich um eine seltene, geschlechtsgebunden-rezessiv (ausschließlich männliches Geschlecht) vererbte, auf Enzymmangel beruhende Erkrankung, die sich um den 6. Lebensmonat manifestiert. Die Diagnose kann durch Bestimmung der Enzymaktivitäten in Erythrozyten der Fibroblastenkulturen, pränatal in Amnionzellkulturen gestellt werden. Fragliche Fälle mit Normalwerten wurden mitgeteilt (ETIENNE und Mitarb.). Neben den Symptomen der Arthritis urica (akute Arthritiden, Tophi, Hyperurikämie, Nierensteine, Nephropathie) finden sich charakteristische Zeichen von seiten des ZNS: Choreoathetose, spastische Krämpfe, Automutilation mit Zerbeißen der Fingerspitzen und Lippen, mitunter auch aggressives Verhalten gegen die Umgebung, geistige Retardierung, motorische Sprachstörung. In der Regel besteht eine makrozytäre, Vitamin-B_{12}-resistente Anämie. Die Kinder sterben vor der Adoleszenz an Urämie, Pneumonie oder Unterernährung.
Bei der **Xanthingicht** (Berman-Syndrom) besteht ein Xanthinoxidasemangel. Es bilden sich Xanthinsteine im Urogenitaltrakt, eine gichtartige Gelenksymptomatik ist sehr selten.
Dagegen kann die **Zystinose** eine kristallinduzierte Synovialitis mit Arthropathie verursachen.

Literatur

CREMER, G. A.: La goutte saturnine. L'Actualité Rhumatol. **7** (1970) 56.
DIHLMANN, W., und H. J. FERNHOLZ: Gibt es charakteristische Röntgenbefunde der Gicht? Dtsch. med. Wschr. **94** (1969) 1909.
ETIENNE, J.-C., J.-P. CHAMPANIE, G. PASCALIS und J. GOUGEON: Encéphalopathie hyperuricosurique avec automutilations. Rev. Rhum. **40** (1973) 265.
GRAHAME, R., und J. T. SCOTT: Clinical survey of 354 patients with gout. Ann. Rheum. Dis. **29** (1970) 461.
GRESSER, U., und N. ZÖLLNER: Urat Deposition in Man and its Clinical Consequences. Springer, Berlin, Heidelberg, New York 1991.
MERTZ, D. P.: Gicht. Grundlagen, Klinik und Therapie. 5. Aufl. Thieme, Stuttgart 1987.

PUIG, J. G., und Mitarb.: Female gout: Clinical spectrum and uric acid metabolism. Arch. Int. Med. **151** (1991) 726.

SORENSEN, L. B., und P. PEPE: Hypoxanthine-Guanine-Phophoribosyltransferase deficiency. Bull. Rheum. Dis. **21** (1970) 621.

STEPAŃ, J., S. PITROVÁ und V. PAZDERKA: Cystinosis with cristal-induced synovitis and arthropathy. Z. Rheumatol. **35** (1976) 347.

TALBOT, J. H.: Die Gicht. Hippokrates Verlag, Stuttgart 1967.

THIELE, P., G. HEIDELMANN und H. E. SCHRÖDER: Hyperurikämie und Gicht. Fischer, Jena 1986.

ZÖLLNER, N., und W. GRÖBNER: Gicht. Handbuch der Inneren Medizin, Band 7, Teil 3. Springer, Berlin, Heidelberg, New York 1976.

2.7.2. Artikuläre Chondrokalzinose
(CPPD-Calciumpyrophosphatdihydrat-Ablagerungskrankheit)

Ätiologisch unklare Störung des Kalkstoffwechsels im Gelenkbereich mit artikulären und periartikulären Symptomen. Die Begriffe der artikulären Chondrokalzinose und der Pseudogicht sind keine Synonyme. Chondrokalzinose ist eine röntgenologische und anatomische Definition (= Verkalkung des Gelenkknorpels), kann andere Symptome als Pseudogichtanfälle hervorrufen oder klinisch stumm verlaufen.

Die Pseudogicht ist klinisch und zytologisch als Arthritis mit Calciumpyrophosphatmikrokristallen in der Synovialflüssigkeit definiert. Anfälle kommen auch ohne sichtbare Chondrokalzinose vor.

Von MCCARTY werden folgende klinische Formen unterschieden:

A, *Pseudogicht (25%).* Akute oder subakute arthritische Schübe von 1 bis 30 Tagen Dauer, meist mon- oder oligoartikulär, gelegentlich mit Fieber. Beginn in einem „Muttergelenk" (über 50% Kniegelenk) und Übergreifen auf „Tochtergelenke". Kann durch Operationen oder schwere Krankheiten provoziert werden. Der röntgenologische Nachweis der Kristalle gelingt in den meisten Fällen, Kolchizinpräparate bringen gelegentlich drastische Besserungen. 20% der Patienten weisen gleichzeitig eine Hyperurikämie, 5% Harnsäuretophi auf.

B, *Pseudo-RA (5%).* Multiple Gelenkbeteiligungen mit subakuten Attacken von einmonatiger oder längerer Dauer. Es besteht Morgensteifigkeit, Schwäche, synoviale Schwellung, eine erhöhte BSR und in 10% eine

2.7. Arthropathien bei Stoffwechselerkrankungen

Rheumafaktorenpositivität. Die Kombination mit einer echten RA kommt ebenfalls vor.

C, *Pseudeo-Arthrose mit akuten Attacken (25%).*

D, *Pseudo-Arthrose ohne episodische Komponente (25%).* Bei den Formen C und D überwiegt das weibliche Geschlecht, die Reihenfolge des Gelenkbefalles ist Knie > Radiokarpal- > MCP- > Hüfte > Schulter > Ellenbogen > Sprunggelenke, meist bilateral symmetrisch. Kombinationen mit DIP- und PIP-Arthrosen sowie Ausbildung eines Hämarthros sind möglich. Der röntgenologische Nachweis der Verkalkungen gelingt nicht immer.

E, *asymptomatischer Kristallnachweis.*

F, *Pseudoneuropathische Gelenke.* Schnelle Destruktion großer Knochenpartien ohne neurologische Defekte, jedoch wurde auch eine Kombination mit einer Neuro-Arthropathie überdurchschnittlich häufig beobachtet. Weitere seltene, klinische Sonderformen sind
– septikämieähnliche Verläufe mit Status febrilis und Leukozytose;
– pseudomeningitische Formen oder akutes Zervikalsyndrom bei HWS-Befall mit Nackensteife und Fieber, gelegentlich röntgenologischer Nachweis von Kalkablagerungen um den Proc. odontoides („Symptom des gekrönten Dens");
– Spondylodiszitis bei Lokalisation in anderen Wirbelsäulenabschnitten;
– posttraumatisches Auftreten, wobei die ursächliche Rolle des Traumas meistens nicht bewiesen werden kann.

ŽITNAN nimmt eine Klassifikation nach dem Manifestationsalter vor:
Frühmanifestation meist in der dritten Dekade mit polyartikulärer Arthrose, fakultativ Osteonekrose (häufig familiäre Fälle).
Mittleres bis höheres Lebensalter mit geringeren klinischen und röntgenologischen Zeichen, jedoch häufiger Sehnen- und Weichteilverkalkung (der xeroradiografische Nachweis gelingt insgesamt bei etwa 14% der Fälle), langsame Progredienz zur polyartikulären Form.
Spätmanifestation während der 5. und 6. Dekaden, oligoartikulär, oft asymptomatisch und mit Ausbildung einer spinalen Hyperostose.

Die **Differentialdiagnose** der Chondrokalzinose ist durch die klinische Ähnlichkeiten des Pseudo-Gichtsyndroms zur Arthritis urica geprägt (Tabelle 25). Bei dem wechselnden klinischen Bild ergibt sich die Notwendigkeit, bei jeder diagnostisch unklaren Arthropathie nach Gelenkerguß zu fahnden,

2. Systematik der Gelenkerkrankungen

Tabelle 25. Zur Differentialdiagnose von Gicht und Chondrokalzinose (nach McCarty)

	Arthritis	Chondrokalzinose
Männliches Geschlecht	9:1	1,4:1
Manifestation	Mittlere Dekaden	Mittlere und späte Dekaden
Beginn	Akut, 2 bis 12 Std.	Akut, 2 bis 72 Std
Sitz	Kleine Gelenke, bes. Fuß	Große Gelenke, bes. Knie
Kleine subklinische Attacken	Möglich	Häufiger als schwere Anfälle
Kristalle	Natriumurat	Kalziumpyrophosphat
Harnsäurespiegel	Fast immer erhöht	In 30% erhöht
Colchicin	Immer wirksam	Gelegentlich wirksam

ihn abzupunktieren und polarisationsoptisch auf Kristalle zu untersuchen. Außer CPPD-Kristallen kommen gelegentlich auch Dicalciumphosphat-Dihydrat- und Calciumhydroxyapatitkristalle vor. Bei den letzteren, aber auch bei Mikroformen der CPPD-Kristalle gelingt der Nachweis oft nur elektronenoptisch.

Zur Differenzierung der Kristalle → Gelenkerguß und Abbildung 39, 44. Polarisationsoptischer und röntgenologischer Kristallbefund lassen sich nur in der Minderheit der Patienten gleichzeitig erheben. Je nach Feinlokalisation unterscheidet man im Röntgenbild folgende Veränderungen. In hyalinem Gelenkknorpel „monstranzartig" als linearer oder punktierter Schatten parallel zur Knochenoberfläche (Abb. 43a). Im Faserknorpel der Menisci, der Disci articulares, des Anulus fibrosus, der Disci intervertebrales sowie in der Synovialmembran, der fibrösen Gelenkkapsel, in Sehnen und Bändern als gröbere, schollige, streifige Ablagerung (Abb. 43b). Der röntgenologische Nachweis der Verkalkungen ist sehr von der Aufnahmetechnik abhängig, er gelingt recht gut mittels Xeroradiografie.

Die Spiegel des anorganischen Phosphats in der Synovialflüssigkeit sind zwar erhöht, jedoch trifft dies auf alle, besonders chronisch entzündlichen Arthropathien zu, sämtliche Stoffwechselparameter bleiben normal.

Neben der familiären Chondrokalzinose in der Slowakei, Chile und Holland, die Beziehungen zum HLA-System aufweist und dem sporadischen Auftreten wird das Krankheitsbild in Kombination mit verschiedenen Stoffwechselkrankheiten beobachtet, die bei jedem „idiopathischen" Fall auszuschließen sind. Bei 12% findet man eine Osteochondromatose, in 6%

2.7. Arthropathien bei Stoffwechselerkrankungen

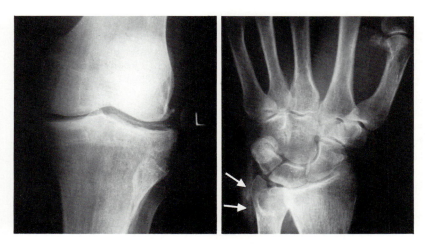

Abb. 43a. Chondrokalzinose: Lineare Verkalkung des Gelenkknorpels.
Abb. 43b. Ausgedehnte schollige Verkalkungen im ulnaren Teil des Radiokarpalgelenkes und in der ulnaren Sehnenloge (74jähriger Patient).

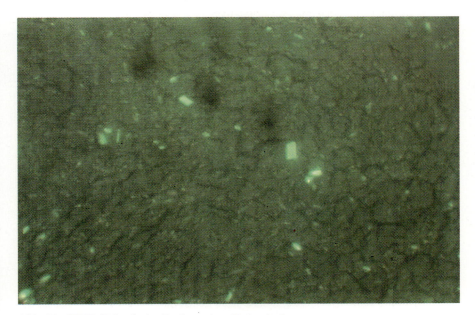

Abb. 44. CPPD-Kristalle im Punktat eines Kniegelenkes.

einen Hyperparathyreoidismus, in 5% eine Hämochromatose, in 3% eine Uratgicht und in Einzelfällen eine Ochronose. Hypophosphatasie, Niereninsuffizienz, RA, Akromegalie und M. Wilson. Statistische Beziehungen zu Diabetes und M. Paget sind fraglich. Umgekehrt kann man bei Hypothyreose in bis zu 50% und bei Hämochromatosefällen in 20% röntgenologisch eine Chondrokalzinose feststellen, so daß bei den genannten Krankheitsbildern ebenfalls nach röntgenologischen Zeichen der Gelenkknorpelverkalkungen zu suchen ist.

Abzutrennen ist die Chondrokalzinose weiterhin von der relativ häufigen kalzifizierenden Periarthritis, die besonders die Schulter, seltener die Hüftgelenke betrifft (s. 5.4.2. u. 5.10.5) sowie von Syndromen mit anderweitigen Gewebsverkalkungen (→ Kalkeinlagerung).

Vorkommen und Häufigkeit. Bei systematischer Suche (Obduktionen, Röntgenaufnahmen) wird eine Prävalenz von etwa 7% bei Personen von über 65 Jahren angegeben, so daß die Erkrankung mindestens klinisch latent nicht selten vorkommt. Dem steht eine relativ geringe Anzahl publizierter Fälle in der Literatur gegenüber. Das Manifestationsalter beginnt mit dem 15. Lebensjahr, der Häufigkeitsgipfel liegt um das 50. Lebensjahr. Eine besondere Bevorzugung eines Geschlechts scheint zu fehlen.

Literatur

KIESSLING, R. O., M. F. WALDIS und M. SAGER: Destruktive Spondylopathie bei Chondrokalzinose („Pseudospondylodiszitis"). Z. Rheumatol. **49** (1990) 217.

MCCARTY, D. J.: Calcium pyrophosphate dihydrate crystal deposition disease — 1975. Arthr. Rheum. **19** (1976) 275.

RODRIGUEZ-VALVERDE, V., und Mitarb.: Hereditary articular chondrocalcinosis. Amer. J. Med. **84** (1988) 101.

ŽITŇAN, D., und Š. SIŤAJ: Chondrocalcinosis articularis. Acta Rheum. Baln. Pistiniana **2** (1966) 1.

2.7.3. Sonstige Kristallarthropathien

Hydroxylapatit-Krankheit

Multiple Sehnenverkalkungen, klinisch in zwei Drittel der Fälle als rezidivierende, migratorische akute Monarthritis, bei dem Rest als chronische bzw.

2.7. Arthropathien bei Stoffwechselerkrankungen

akute Polyarthritis oder mit alleinigem Wirbelsäulenbefall (siehe Abb. 100) verlaufend. Häufigkeit der betroffenen Gelenke: Schulter > Hand > Finger > Wirbelsäule > Ellenbogen > Knie > Hüfte > Sprunggelenke > Fuß. Weiter können die Beugesehnen des Handgelenkes, die Sehne des M. pectoralis major am Oberarm befallen sein oder eine Epikondylitis radialis ausgelöst werden. Asymptomatische Gelenke können Verkalkungen aufweisen, befallene Gelenke röntgenologisch unauffällig sein.
Nach dem akuten Anfall verschwinden die Kalkablagerungen meist wieder. Die Diagnose wird durch den Nachweis der Kristalle gesichert. Er gelingt mikroskopisch, gelegentlich aber erst elektronenoptisch oder durch Röntgenmikroanalyse in der Synovial- oder Spülflüssigkeit des Gelenkes. Es handelt sich um intra- oder extrazelluläre, rundlich-ovale z. T. nadelförmige Gebilde von 1 bis 5 µm Größe mit großer Helligkeit im Phasenkontrastbild. Das Manifestationsalter beginnt im 15., das Häufigkeitsmaximum liegt beim 45. Lebensjahr. In 80% sind Frauen betroffen. Die Tendinitis calcarea des Schultergelenkes (5.4.2.) und die Trochantertendinitis (5.10.5.) müssen in dieses Krankheitsbild zum Teil eingeordnet werden.
Die durch Hydroxylapatit-Kristalle ausgelöste Pseudopodagra ist eine Erkrankung vor allem junger, prämenopausaler Frauen. Es kommt zu akuten schmerzhaften Attacken im Bereich der Großzehengrundgelenke mit Rötung und Schwellung wie bei der Arthritis urica. Verkalkungen sind nicht immer und nur bei sorgfältiger Bildanalyse nachweisbar, auch der Kristallnachweis im Punktat gelingt nur selten.

„Milwaukee-Schulter". Vorwiegend bei Frauen (mittleres Alter 70 Jahre) auftretendes, entzündlich-episodisches Schulter-Syndrom mit Läsionen der Rotatorenmanschette, bei dem Mikrosphäroide im Gelenk nachweisbar sind. Diese bestehen aus Hydroxylapatit, Octacalciumphosphat, selten Tricalciumphosphat und werden von Exsudat- und synovialen Deckzellen phagozytiert. Möglicherweise handelt es sich um einen Folgezustand unterschiedlicher prädisponierender Faktoren.

Oxalat-Kristall-Arthritis. Kommt selten im Endstadium des Nierenversagens oder oder bei der primären Oxalose vor. Es sind besonders die Gelenke der Hand befallen, meist bestehen gleichzeitig eine Chondrokalzinose und Kalkablagerungen in Haut und Weichteilen.

Weitere, seltene Kristallbefunde, meist zufällig bei Kranken mit RA erhoben, auch bei der familiären Hypercholesterinämie vorkommend, sind Choleste-

182 2. Systematik der Gelenkerkrankungen

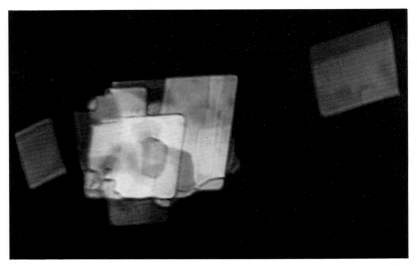

Abb. 45. Cholesterolkristalle, Gelenkerguß bei RA. Nativpräparat, Polarisationsmikroskopie (Originalaufnahme P. STIEHL).

rinkristalle (Abb. 45) oder intrazelluläres, phagozytiertes Lipid (doppeltbrechend, Form des Malteser Kreuzes). Entzündliche Gelenksymptome werden durch sie selten verursacht.

Literatur

BARDIN, T., und B. BUCKI: Arthritiden duch Lipid-Mikrokristalle. EULAR Bull. **2** (1991) 60.

GERSTER, J. C., und Mitarb.: Place de l'apatite dans le maladies rhumatismales. Schweiz. med. Wschr. **116** (1986) 390.

REGINATO, A. J., und B. KURNIK: Calcium oxalate and other crystals associated with kidney diseases and arthritis. Semin. Arthr. Rheum. **18** (1989) 198.

SCHILLING, F.: Die Periarthritis (Peritendinitis, Periarthropathia) calcarea und ihre generalisierte Form (Hydroxyapatit-Krankheit). EULAR Bull. **1** (1989) 11.

SCHMIDT, K. L., H.-W. LEBER und G. SCHÜTTERLE: Arthropathie bei primärer Oxalose — Kristallsynovitis oder Osteopathie? Dtsch. med. Wschr. **106** (1981) 19.

2.7.4. Alkaptonurie (Ochronose)

Genetisch bedingte Abbaustörung von Phenylalanin, bei der Homogentisinsäure im Urin ausgeschieden und im Knorpel abgelagert wird.

Im präarthrotischen Stadium — etwa bis zum 25. Lebensjahr — fällt lediglich eine dunkelblaue Verfärbung des Urins (blaue Flecke in der Wäsche) auf, die sich bei längerem Stehen von selbst einstellt oder bei Alkalisierung sofort auftritt. Eine blaue Verfärbung des Nasen- und Ohrknorpels (Abb. 46) kann bereits bestehen. Der Befall des Skelettsystems beginnt an der Wirbelsäule mit Erniedrigung der Zwischenwirbelräume, einer Verkalkung der Bandscheiben und zunehmender Versteifung. Symphyse und Iliosakral-Gelenkspalt sind verschmälert, unregelmäßig und können partiell oder völlig ankylosieren. An der Hüfte kommt es zu einer gleichmäßigen, ausgeprägten Verschmälerung des Gelenkspaltes und gewölbeförmigen Hyperostosen der Pfannenränder. An der Schulter treten Deformierungen von Gelenkkopf und Pfanne und periartikuläre Weichteilverkalkungen auf. Hier und am meist ebenfalls befallenen Kniegelenk kann eine Osteochondromatose bestehen.

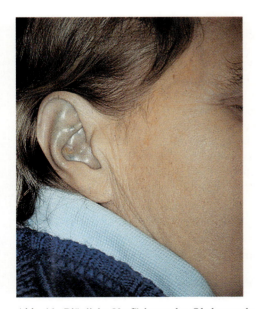

Abb. 46. Bläuliche Verfärbung des Ohrknorpels bei Ochronose.

Literatur

Šitaj, Š., und R. Lagier: Arthropathia ochronotica. Acta rheumatol. balneol. Pistiniana **7** (1973).

2.7.5. Arthropathie bei Hämochromatose

Gelenksymptome werden bei etwa der Hälfte aller Fälle von Hämochromatose (= Gewebsschaden und Organdysfunktion durch Hämosiderinablagerung) beobachtet.
Die Arthritis ist in 20% Initialsymptom der Erkrankung. Es können alle Gelenke betroffen sein, zuerst und am häufigsten sind jedoch die MCP-Gelenke II und III sowie die PIP-Gelenke befallen; in über 10% besteht eine Beteiligung der Hüftgelenke. Der klinische Aspekt entspricht also dem einer RA, die lange Zeit auf die Hände beschränkt bleibt. Auch röntgenologisch findet man vorwiegend zystische Veränderungen und eine subchondrale Sklerose (Abb. 47). Bei etwa 20% der Patienten kann eine Chondrokalzinose bestehen. Die Diagnosesicherung erfolgt durch die Bestimmung der Transferrin-Sättigung.
Die durch Hämochromatose bedingte Chondrokalzinose ist durch eine besonders deutliche Verschmälerung der MCP-Gelenkspalten und hakenförmige Osteophyten an den Radialseiten der Metacarpaleköpfchen gekennzeichnet. Histologisch gelingt der Nachweis von Apatit- oder CPPD-Kristallen im Knorpel regelmäßig. Zusätzliche, durch die Grundkrankheit bedingte Symptome sind die der Eisenüberladung des Organismus (erhöhtes Serumeisen, erhöhte Sättigung des eisenbindenden Proteins), Hautpigmentationen, Hepatomegalie und Diabetes mellitus jeweils bei etwa 90% der Patienten. Ausnahmsweise wurden subkutane Knoten und Weichteilverkalkungen im Fersen- bzw. Sprunggelenkbereich gefunden. Eine Synovialitis durch Hämosiderinablagerung kann bei enzymopenischen, hämolytischen Anämien (Glutathionreduktasemangel) unter dem Bild einer chronischen Polyarthritis verlaufen.

Literatur

Aellen, P., und Mitarb.: L'arthropathie de l'hémochromatose: Manifestation souvent inaugurale de la maladie. Schweiz. med. Wschr. **122** (1992) 842.
Brüschke, G., und W. Mucke: Die Hämochromatose. Z. klin. Med. **40** (1985) 1489.
Hehlmann, R., C. Mohr und B. Walther: Arthropathie als Frühsymptom der Hämochromatose. Schweiz. med. Wschr. **114** (1984) 583.

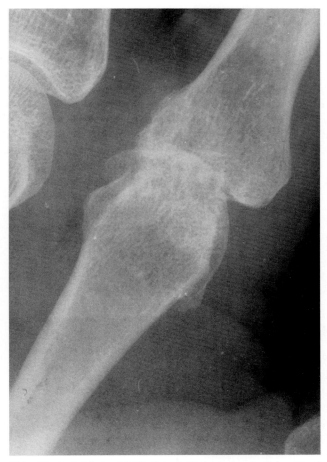

Abb. 47. Arthritis im MCP-Gelenk II, beginnende hakenförmige Osteophyten am radialen und ulnaren Rand des Metakarpaleköpfchens bei Hämochromatose

2.7.6. Beteiligung des Bewegungsapparates bei Morbus Wilson
(Hepatolentikuläre Degeneration)

Bei den Skelett- und Gelenkveränderungen im Rahmen dieser Erkrankung handelt es sich sowohl um nichtentzündliche, degenerative und destruktive

Prozesse als auch um eine chronische Synovialitis. Eine Osteoporose ist fast immer nachweisbar. Dazu kommen bei etwa einem Drittel multiple paraartikuläre Verkalkungen vor allem im Bereich des Handgelenkes, eine Chondrokalzinose sowie frühzeitige degenerative Veränderungen der Kniegelenke, evtl. mit Chondromalazie der Patella und Osteochondritis dissecans vor. Seltener sind subchondrale Zysten und Knochenfragmentationen sowie Looser-Milkmansche Umbauzonen. Die Diagnose der Grundkrankheit erfolgt durch den Nachweis der Kupferretention im Organismus, den auf unter 20 mg% verminderten Coeruloplasminspiegel im Serum (normal 20 bis 40 mg%), den pathognomonischen Kayser-Fleischerschen grünlichbraunen Kornealring und die zerebrale Symptomatik (degenerative Veränderungen der Basalganglien, Parkinsonsyndrom) bei Leberzirrhose.

Literatur

FELLER, E. R., und H. R. SCHUMACHER: Osteoarticular changes in Wilson's disease. Arthr. Rheum. **15** (1972) 259.

KAKLAMIS, P., und M. SPENGOS: Osteoarticular changes and synovial biopsy findings in Wilson's disease, Ann. Rheum. Dis. **32** (1973) 422.

2.7.7. Gelenkbeteiligung bei Amyloidose

Gemessen an den übrigen Organmanifestationen der Amyloidose ist die artikuläre Beteiligung mit etwa 10% Symptomhäufigkeit eher selten. Sie kann bei allen drei Formen der Grundkrankheit – sekundäre bzw. Begleitamyloidose (chronisch-entzündliche, neoplastische Prozesse, besonders bei Myelom; bei Langzeit-Hämodialyse), idiopathische und hereditäre Form – auftreten und äußert sich vorwiegend als Arthralgie, mäßige Bewegungsbehinderung sowie als Karpaltunnelsyndrom. Seltener bestehen Amyloidablagerungen in der Synovialis und Ähnlichkeiten zum klinischen Bild der RA. Das Zellbild eines Ergusses ist jedoch nicht entzündlich. Abzugrenzen ist die Arthritis anderweitiger Krankheitsbilder, die mit einer Amyloidose einhergehen können (z. B. RA, JRA). Die Diagnose der Grundkrankheit erfolgt bioptisch (Haut, Gingiva, Niere, Rektum, Sternalmark, Leber, Milz) bei Vorliegen entsprechender Symptome von seiten dieser Organe oder anderer viszeraler Beteiligungen (u. a. Herz, periphere Nerven, Speichel- und Tränendrüsen, Lymphknoten, Pankreas). Einfachere Nachweismöglichkeiten bestehen im subkutanen Fettgewebe (Nadelbiopsie) oder im Sediment der Synovialflüssigkeit.

Literatur

DUSTON, M. A., und Mitarb.: Sensitivity, specificity, and predictive value of abdominal fat aspiration for the diagnosis of amyloidosis. Arthr. Rheum. **32** (1989) 82.
EYANSON, S., und M. D. BENSON: Erosive arthritis in hereditary amyloidosis. Arthr. Rheum. **26** (1983) 1145.
LAKHANPAL, S., C. Y. LI, M. A. KYLE und G. G. HUNDER: Synovial fluid analysis for diagnosis of amyloid arthropathy. Arthr. Rheum. **30** (1987) 419.

2.7.8. Gelenksymptome bei Fettstoffwechselstörungen

Symptome von seiten des Bewegungsapparates sind bei den Typen IIa, IV, V und fraglich Typ I sowie der Sitosterinämie bekannt.

Familiäre Hypercholesterinämie Typ IIa

Das Krankheitsbild ist charakterisiert durch eine Erhöhung des Plasmacholesterols, der Phospholipide und der LDL-Fraktion bei normalen Triglyceridwerten. Es kommt zu tuberösen kutanen und periostalen Xanthomen, Xanthelasmen, einem Arcus corneae und vorzeitiger Atherosklerose. Die Gelenksymptome können in zwei Formen auftreten.
Bei homozygoten Kranken besteht eine migratorische symmetrische Polyarthritis ähnlich dem Rheumatischen Fieber in anfallsartiger Form, wobei die einzelnen Attacken in Dauer und Schwere variieren. In heterozygoten Fällen sind dagegen monartikuläre Entzündungsschübe von 2 bis 3 Tagen Dauer an den Kniegelenken typisch, die oft mit einer Tendinitis und Tendovaginitis vorwiegend der Ferse, seltener der Schulter- und Ellenbogenregion einhergehen. Eine erosive Arthritis der Hände wurde beschrieben, gelegentlich kommen Cholesterolkristalle in den Gelenken, Bursen oder Sehnenknötchen vor. Die kutanen Symptome der Hypercholesterinämie können fehlen, so daß Verwechslungen mit Rheumatischem Fieber, septischer bzw. reaktiver Arthritis oder Juveniler chronischer Arthritis möglich sind. Die vorwiegende Manifestation betrifft das spätere Kindes- oder Adoleszentenalter (Abb. 48).

Hyperlipidämie Typ IV

Bevorzugt betroffen ist das mittlere Lebensalter. Es treten episodisch bzw. persistent bilateral-symmetrische Arthralgien oder mon- bis oligoartikuläre Gelenkschwellungen auf. Die Entzündungsaktivität ist gering, ein Erguß entsteht selten. Röntgenologisch lassen sich bei 50% der Patienten epi-

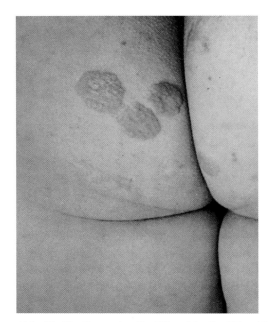

Abb. 48. Xanthome im Gesäßbereich, familiäre Hypercholesterinämie mit polyarthritischem Verlauf (Originalaufnahme von K. LORENZ UND K. HINKEL, Dresden).

physäre Knochenzysten nachweisen, Oberflächenerosionen der Gelenke fehlen. Ausnahmsweise bilden sich multiple aseptische Knochennekrosen. Regelmäßig bestehen gleichzeitige Störungen des Kohlenhydratstoffwechsels.

Hyperlipoproteinämie Typ V

Zystische Skelettläsionen im Bereich der langen Röhrenknochen, des Schädels und der Scapula, die zu pathologischen Frakturen führen können. In den meisten Fällen bestehen gleichzeitig tuberöse und erosive Xanthome. Das Manifestationsalter liegt meist jenseits des 60. Lebensjahres.

Familiäre Hyperlipoproteinämie Typ I

Im Bereich der Iliosakralgelenke und langen Röhrenknochen wurden vereinzelt Knochennekrosen ähnlich denen bei Morbus Gaucher und eine Periostitis beschrieben, jedoch ist die Abgrenzung vom Typ V fraglich.

Fokale Lipodystrophien

— Im Knochenmark mit fleckigen osteolytischen Herden der Metatarsalköpfchen ähnlich der RA, in der Patella und den gelenknahen Teilen von Tibia und Femur sowie in der Schädelkalotte.
— Liponekrose der Synovialmembran.

Bei *Morbus Gaucher* können durch Nekrosen des Femurkopfes und der Femurkondylen Gelenkbeteiligungen vorgetäuscht werden. Der Knochen bietet ein charakteristisches Bild mit Dekalzifikations- und Sklerosezonen sowie periostalen Appositionen. Eine sakroiliakale Beteiligung und pathologische Frakturen sind möglich.

Bei Porphyria cutanea tarda können Arthralgien und gelegentlich sklerodermieartige Veränderungen auftreten. Weitere stoffwechselbedingte Osteoarthropathien siehe 3.7. (Tabelle 37).

Literatur

ARLET, J., und Mitarb.: Nécroses osseuses multiples et hyperlipémie familiale de type I. Rev. Rhum. **50** (1983) 149.
GBUREK, Z., und D. KAPOLKA: Klinische und biochemische Aspekte der Xanthomatose unter besonderer Berücksichtigung der Gelenkbeteiligung. Akt. Rheumatol. **10** (1985) 53.
GRAHLKE, W. K.: Xanthome der Achillessehnen als Leitsymptom der Sitosterinämie. Dtsch. med. Wschr. **166** (1991) 335.
KHACHADURIAN, A. K.: Migratory polyarthritis in familial hypercholesterolemia (Typ II hyperlipoproteinemia). Arthr. Rheum. **11** (1968) 385.
KREY, P. R., F. R. COMERFORD und A. S. COHEN: Multicentric reticulohistiozytosis. Arthr. Rheum. **17** (1974) 615.
MENKÈS, C. J., M. N. PARIS, S. LAOUSSADI und J: L. DE GENNES: Le rhumatisme de l'hypercholestérolémie de type 2a. Rev. Rhum. **53** (1986) 231.
ROONEY, P. J.: Atheroma, arthritis and all that. J. Rheumatol. **16** (1989) 570.

2.8. Neuropathische Gelenkerkrankungen

Die neuropathischen Gelenkerkrankungen entstehen auf dem Boden einer gestörten Oberflächen- und Tiefensensibilität sowie nervalbedingter trophischer Störungen. Ihre gemeinsamen Symptome sind

— der im Vergleich zum Ausmaß der Gelenkzerstörung geringe Schmerz,

- trophische Ulzera, Gewebsnekrosen und oberflächliche entzündliche Hautveränderungen sowie
- sehr rasch verlaufende Gelenkzerstörungen mit Subluxationen, Gelenkinstabilität, periostalen Knochenneubildungen, Osteosklerose und Entstehung von freien Knochenfragmenten.

Der Beginn kann akut und schmerzhaft sein und ein pseudophlegmonöses Bild mit Ergüssen bieten.

2.8.1. Arthropathia tabica (Tabische Arthropathie)

Es handelt sich um eine spätsyphilitische Gelenkerkrankung, die bevorzugt die belasteten Gelenke betrifft: Knie > Fuß > Hüfte > Ellenbogen > Schultergelenke. Die Diagnose erfolgt nach den o. a. Kriterien und den Zeichen der Tabes dorsalis: Lanzinierende Schmerzen, Reflexstörungen, Romberg-Phänomen, Argyll-Robertson-Zeichen (Anisokorie, Miosis, Entrundung der Pupille, direkte und konsensuelle Lichtstarre; trotz Miosis prompte und gute Konvergenzreaktion), positive Luesserologie.

2.8.2. Arthropathie bei Syringomyelie

Eine Gelenksymptomatik wurde in 25–75% der Fälle beschrieben. Sie beginnt meist akut unilateral unter deutlicher Bevorzugung der oberen Extremität (Schulter- und Ellenbogengelenk). Gelegentlich geht ein geringes Trauma voraus, die neurologischen Störungen können sich noch im Anfangsstadium befinden. Der Schmerz ist gering oder fehlt, die Schwellung bildet sich langsam zurück und hinterläßt ein deformiertes Gelenk. Röntgenologisch bestehen an den Ellenbogen produktive Veränderungen mit starker Osteosklerose und Osteophytose, am Schultergelenk steht der Substanzverlust (Gelenkspaltverschmälerung, Knorpelzerstörung, Dekalzifizierung) im Vordergrund.
Zur Diagnose ist auf die Symptome der Grundkrankheit zu achten: Thermoanalgesie im begrenzten Bereich bei erhaltener taktiler und Tiefensensibilität, Kyphoskoliose, Mißbildungen des Atlantookzipitalgelenkes. Als Anfangssymptom findet man relativ häufig Akroparästhesien und Zervikobrachialgien (25%), die permanent, analgetikaresistent in lanzinierender Form und brennender oder schneidendkalter Qualität auftreten. Die Häufigkeit einer Syringomyelie bei Patienten mit dieser Symptomatik wird mit 2 bis 3% angegeben.

2.8.3. Diabetische Neuroosteoarthropathie

Sie findet sich vor allem im Bereich der Füße in Form von Destruktionen der Tarsalknochen (spinale Neuropathie) und Mutilationen im Vorfuß (periphere Neuropathie). Aber auch an der Hand können vielfältige Veränderungen auftreten (Schwäche und Atrophie der Muskulatur, fibröse Ankylose der Gelenke, ausgeprägte degenerative Veränderungen der kleinen Gelenke, besonders am Daumen). Diese Störungen entwickeln sich bei zirka 10% der Diabetiker mit Polyneuritis. Beziehungen zu Durchblutungsstörungen bestehen nicht. Gefährdet sind vor allem ältere Patienten mit jahrelanger instabiler Stoffwechsellage. Die Entwicklung wird durch kleine Traumen begünstigt. Siehe dazu auch Abschnitt 2.2.2. und → Diabetes.

2.8.4. Arthropathie bei Muskelatrophie (Charcot-Marie-Tooth)

Das familiär auftretende und sich in der 1. bis 5. Dekade manifestierende Krankheitsbild bietet neben den muskulären Symptomen (symmetrische Schwäche bzw. Schwund peripherer Muskeln mit langsamer Aszension, die aber selten über das mittlere Drittel des Unterarmes hinausgeht) sensible Ausfälle, die meist nur das Vibrationsempfinden beeinträchtigen. Die Arthropathie lokalisiert sich im Bereich der Sprunggelenke und des Fußes, es treten Resorptionen der Phalangen und Subluxationen auf. Auch bei Lepra kann als Folge neuraler Läsionen eine Arthropathie auftreten, ferner wurden Erkrankungen vom Typ der tabischen und diabetischen Arthropathie bei konnatalen Sensibilitätsstörungen, der Alkohol-Polyneuritis und dem seltenen POEMS-(Polyneuropathie, Organo-Hepatomegalie, Endokrinopathie, monoklonale Makrogammopathie, S = Hautveränderungen) Syndrom beschrieben.

2.8.5. Neuropathische Paraosteoarthropathie
(Heterotope Ossifikationen)

Es handelt sich um paraartikuläre Ossifikationen, die in 10 bis 40% aller Fälle von posttraumatischen Paraplegien, seltener auch bei anderen neurologischen Erkrankungen (Tabes dorsalis, Syringomyelie, Poliomyelitis, multiple Sklerose, Rückenmarkstumoren, Kohlenmonoxidvergiftungen, überstandenem Tetanus) und ausgedehnten Verbrennungen auftreten. Die Lokalisation ist, je nach den neurologischen Ausfällen, uni- oder bilateral, Hüft- und Kniegelenke sind praktisch selektiv, die Ellenbogen sehr selten betroffen. Der Beginn liegt etwa 2 bis 6 Monate nach der Paraplegie mit schmerzhafter Einschränkung der Gelenkbeweglichkeit, Schwellung und lokalem Temperaturanstieg. Röntgenologisch besteht anfangs nur eine juxtaartikuläre, schleierartige Verschattung der Weichteile. Nach einigen Monaten entwickeln sich die Osteome in Form kleiner Kalkplättchen und -nadeln, die später enorme Ausmaße erreichen und durch Ummauerung des Gelenkes zu einer Versteifung führen können (Abb. 49). Nach Monaten bis Jahren tritt ein Stillstand mit irreversiblem Endzustand ein.

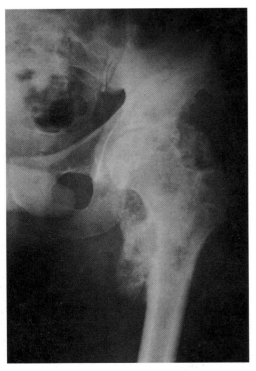

Abb. 49. Ausgedehnte heterotope Ossifikationen im Bereich des Hüftgelenkes 5 Monate nach Querschnittslähmung (Originalaufnahme von Frau E. NECHWATAL, Graz).

2.8.6. Dekalzifizierende Algoneurodystrophie
(Reflexdystrophie, idiopathische Sudecksche Gewebsdystrophie, Schulter-Hand-Syndrom)

Umschriebene, trophische Gewebsstörungen mit Osteoarthropathie neurovaskulärer Genese.
Der *Beginn* ist meist akut, von einem Tag zum anderen. Die obere Extremität ist bevorzugt betroffen, meist unter Aussparung des Ellenbogengelenkes (Schulter-Hand-Syndrom). Ein bilateraler Befall gleichzeitig oder nacheinander sowie ein plurifokaler, rezidivierender Verlauf sind möglich.
In der *Frühphase* bestehen Schmerzen mit morgendlichen Exazerbationen. Die Haut ist ödematös, glatt, glänzend, gerötet und warm. Die Fingerbewegungen können frühzeitg eingeschränkt sein, eine Beteiligung der

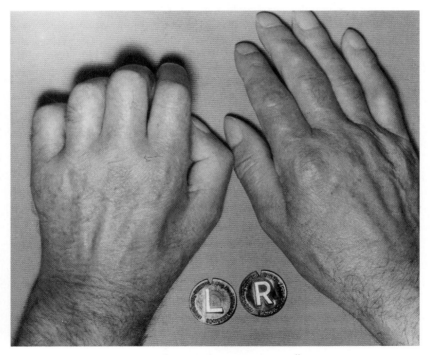

Abb. 50. Algoneurodystrophie: Fingerbeugekontraktur, Ödem, Verschwinden der Hautfältelung.

Palmaraponeurose und Übergang in Dupuytrensche Kontraktur sind beschrieben. Dieses Stadium kann latent bleiben oder übersprungen werden. Im Szintigramm besteht regelmäßig eine deutliche Hyperfixation. Im späteren Verlauf können aber auch normale oder erniedrigte Werte vorkommen. Bei Kindern wird in der Regel eine Hypofixation beobachtet. Die *Spätphase* ist schmerzfrei mit Muskelatrophie und sklerodermieartigen Veränderungen der Finger, die in halber Beugestellung fixiert sind (Abb. 50). Röntgenologisch findet sich eine wolkige, z. T. grobsträhnige Dekalzifizierung (hypertrophische Atrophie). An der unteren Extremität können die Entkalkungen von Gelenk zu Gelenk wandern. Nach etwa einem Jahr erfolgt Ausheilung, eine Bewegungseinschränkung der kleinen Gelenke durch retraktive Kapsulitis bleibt mitunter bestehen. Die Laborwerte unter Einschluß der BSR sind normal. In den seltenen Fällen mit Gelenkerguß findet sich ein nichtentzündlicher Typ. Auch in der Synovialmembran fehlen entzündliche Zellinfiltrate oder eine Hyperplasie der Deckzellen; das Stroma ist ödematös und stark vaskularisiert, im späteren Verlauf entwickelt sich eine Fibrose.

Für epidemiologische Fragestellungen, aber auch im Einzelfall sind die nachfolgenden **diagnostischen Kriterien** nach DOURY und Mitarb. wertvoll.

A) 1. Lokaler/regionaler Schmerz vom entzündlichen, mechanischen oder gemischten Typ
2. Hyperästhesie
3. Hyper- oder Hypothermie
4. Rötung, Blässe oder Zyanose der Haut
5. Hyperhidrose
6. Ödem
7. Retraktion von Sehnen oder Aponeurosen

B) 1. Homogene oder heterogene Knochendemineralisation ohne Verdichtungen oder Gelenkspaltverschmälerung
2. Szintigrafische Hyper- oder Hypofixation

C) Fehlen allgemeiner Entzündungszeichen (BSG normal)

D) 1. Nichtentzündlicher Typ des Gelenkergusses
2. Synovialishistologie ohne zelluläre Infiltration mit Hypervaskularität
3. Knochenhistologie normal oder osteoklastische Hyperresorption

E) Überzeugende therapeutische Wirkung von Kalzitonin oder Betarezeptorenblockern.

2.8. Neuropathische Gelenkerkrankungen

Definitive Diagnose: je ein Kriterium aus jeder der 5 Gruppen positiv.
Wahrscheinliche Diagnose: je ein Kriterium der Grupe B, C, D oder 2 Kriterien der Gruppe A und je ein Kriterium der Gruppen C und D oder ein Kriterium A und das Kriterium E.
Mögliche Diagnose: je ein Kriterium der Gruppen A und B, bzw. A und C, bzw. A und E oder B und C positiv.
Diagnostische Schwierigkeiten bereiten vor allem partielle Formen mit Befall von einzelnen Strahlen der Metakarpalia, Metatarsalia und Phalangen oder begrenzter Partien des Femurkopfes, eines Femurkondylus oder der Ferse, die sich jedoch im weiteren Verlauf ausdehnen können.
Eine Osteoalgodystrophie (passagere migratorische Osteoporose) mit ausschließlichem Befall der Knochen bei normalem Weichteilbefund läßt sich in den ersten Wochen nur durch die erhöhte Aufnahme des ^{99m}Tc-Pyrophosphats nachweisen. Die Röntgenaufnahmen sind in den ersten beiden Monaten unauffällig.
Auszuschließen sind in erster Linie eine RA (Synovialitis; Ödem meist auf gelenknahe Partien beschränkt), das Schultergürtelsyndrom (Turner-Parsonage) sowie eine Sklerodermie, bei den zonalen Formen Malignome, eine Osteomyelitis oder Skelettangiomatose.
Vorkommen und Auslösung. Das Manifestationsalter liegt zwischen dem 30. und 50. Lebensjahr, betroffen sind meist geistig aktive Männer, jedoch ist auch das Vorkommen im Kindesalter bekannt. In der Anamnese oder begleitend kommen gehäufte Epilepsien, subdurale Hämatome, Hirnabszesse, Myokardinfarkte, Hyperthyreosen, Diabetes, Mikrotraumen oder eine tuberkulostatische bzw. Barbituratlangzeitbehandlung vor. Das Krankheitsbild kann weiter als paraneoplastisches Syndrom, nach Nierentransplantationen, häufig aber ohne jede erkennbare Ursache auftreten.

Literatur

Asch, M. L.: Aspects rhumatologiques de la syringomyélie. Rhumatologie **24** (1972) 207.
Bruckner, F. E., und B. E. Kendall: Neuroarthropathy in Charcot-Marie-Tooth disease. Ann. Rheum. Dis. **28** (1969) 577.
Cochet, B.: La main diabétique. Schweiz. Rundschau Med. **62** (1973) 1055.
Doury, P. Y. Dirheimer und S. Patin: Algodystrophy. Springer, Heidelberg, Berlin, New York 1981.
Mailis, A., R. Inman und D. Phani: Transient migratory osteoporosis: A variant of reflex sympathetic dystrophy? J. Rheumatol. **19** (1992) 758.

RUSH, P. J., D. WILMOT, N. SAUNDERS, D. GLADMAN und A. SHORE: Severe reflex neurovascular dystrophy in childhood, Arthr. Rheum. **28** (1985) 952.
SEEWALD, K.: Die Osteoalgodystrophie. Sandorama **1** (1992) 29.
ZEA-MENDOZA, A. C., und Mitarb.: Poems Syndrome with neuroarthropathy and nodular regenerative hyperplasia of the liver. Arthr. Rheum. **27** (1984) 1053.

2.9. Arthropathien bei endokrinologischen Erkrankungen

2.9.1. Arthropathie bei Akromegalie

Bei etwa der Hälfte der Patienten entwickelt sich ein arthroseähnliches Krankheitsbild ohne entzündliche Veränderungen mit eigenen klinischen und radiologischen Zeichen. Sie lokalisieren sich vor allem an den DIP-, Schulter-, Knie-, Hand- und Hüftgelenken und gehen mit intermittierenden, langdauernden Schmerzen (seltener schmerzlos), mit Morgensteifigkeit oder Erguß einher. Eine Schwellung beruht meist auf der Verdickung periartikulärer Strukturen.
Röntgenologisch findet man neben einer Osteoporose Gelenkspaltverbreiterungen durch Knorpelhypertrophie, Bildung von Knochenlippen und -haken an den Basen der Endphalangen, Verkalkungen des Knorpels ähnlich der Chondrokalzinose sowie der Gelenkkapsel im Bereich der DIP- und PIP-Gelenke. Weitere Symptome sind ein häufiges, meist doppelseitiges Karpaltunnelsyndrom, Schmerzen der Sehneninsertionen, ein leicht verlaufendes Raynaud-Syndrom und Wirbelsäulenbeschwerden (Erdheimsche Spondylose). Kombinationen mit anderen entzündlichen Gelenkerkrankungen und mikrokristallinen Arthropathien sind möglich. Auszuschließen sind die Heberden- und Bouchard-Arthrose, → Trommelschlegelfinger, die Chondrokalzinose sowie Arthropathien bei Morbus Wilson und Hämochromatose.

2.9.2. Arthropathien bei Schilddrüsenerkrankungen

Bei *Hyperthyreose* finden sich

— eine thyreotoxische Osteopathie, die klinisch und röntgenologisch der Osteoporose gleicht, in vielen Zügen aber auch der hyperparathyreotischen Osteopathie entspricht,

2.9. Arthropathien bei endokrinologischen Erkrankungen

- gehäufte Algoneurodystrophien der oberen Extremität, banaler Schulterschmerz oder Bewegungseinschränkungen im Schultergelenk,
- eine Akropathie mit Trommelschlegelfingern, Weichteilschwellungen der Hände und Füße sowie einer meist asymmetrischen Periostreaktion der langen Knochen (Phalangen, Unterarm) mit welligem, bullösem oder gezacktem Aspekt. Auszuschließen ist die pulmonale hypertrophische Osteopathie, die Pachydermoperiostose und Akromegalie (die auch gelegentlich mit Hyperthyreose einhergeht).
- in einem Teil der Fälle Erhöhungen der Phosphat-, Calcium- und alkalischen Phosphatasewerte im Serum.

Bei *Hypothyreose* bestehen

- gehäuft Hyperurikämien und Gicht sowie Chondrokalzinose,
- Karpaltunnelsyndrome
- der sog. myxödematöse Pseudorheumatismus und Muskelschwäche, Akroparästhesien, Arthralgien, selten auch Arthritis mit Erguß (nichtentzündliches Zellbild) und
- vermehrt destruktive Fingerpolyarthrosen besonders der PIP-Gelenke.

2.9.3. Arthropathien bei sonstigen endokrinologischen Ursachen

Die artikulären Manifestationen bei **Hyperparathyreoidismus** bestehen in Verkalkungen des Gelenkknorpels (Chondrokalzinose mit und ohne Pseudogichtanfälle sowie mehr oder weniger destruierenden Arthropathien), periartikulären und synovialen Verkalkungen sowie subperiostalen Knochenresorptionen in Gelenknähe. Die erhöhte Inzidenz von Hyperurikämie und Gicht ist zu beachten. Zur klinischen Symptomatik siehe Abschnitt 3.2.

Bei **Hypoparathyreoidismus** wurde eine Arthropathie mit Hämochromatose beschrieben.

Steroid-Pseudorheumatismus (panmesenchymale Reaktion, Slocumb) mit diffusen Gelenk- und Muskelschmerzen, rascher Ermüdbarkeit, Schlaflosigkeit, Stimmungslabilität. Unter langdauernder Kortisonoidmedikation beobachtet man gelegentlich eine nekrotische Verlaufsform der RA mit Verstärkung der Gelenkbeschwerden und Herzsymptomatik (Cardiopathia rheumatica necrotisans). Ferner treten vermehrt aseptische Knochennekrosen (Hüfte, Knie, selten Schulter) und möglicherweise auch Arthritiden auf.

Kortisonoidentzugssyndrom

— Frühform (3 bis 5 Tage nach drastischer Reduzierung bzw. Entzug): intermittierendes oder septisches Fieber, Leukozytose, diffuser Muskelschmerz, depressive Verstimmung, peritonealer Reizzustand.
— Spätform (7 bis 14 Tage nach Entzug): körperliche Abgeschlagenheit, erhöhte Schmerzempfindlichkeit, Depression.
Zur Arthropathie bei **Diabetes** siehe 2.8.3. und → Diabetes.

Literatur

BLAND, J. H. und J. W. FRYMOYER: Rheumatic syndromes of myxedema. New Engl. J. Med. **282** (1970) 1171.
BLUESTONE, R., E. G. L. BYWATERS, M. HARTOG, P. J. L. HOLT und S. HYDE: Acromegalic arthropathy. Ann. Rheum. Dis. **30** (1971) 243.
CHLUD, K.: „Rheumatische" Beschwerden als Folge medikamentöser Maßnahmen. Therapiewoche **22** (1972) 2465.
DE SÈZE, S. und Mitarb: A propos d'une observation d'hémachromatose arthropathique associée à une hypoparathyreoidie. Rev. Rhum. **39** (1972) 50.
RÖSSNER, B. und Mitarb.: Pararheumatisches Syndrom bei Schilddrüsenerkrankungen. Z. ges. inn. Med. **32** (1977) 513.
SERRE, H., L. SIMON und J. SANY: Les manifestations ostéoarticulaires de l'acromégalie. Sem. Hôp. **46** (1970) 1603.
ZVAIFLER, N. J., W. E. REEFE und R. G. BLACK: Articular manifestations in primary hyperparathyreoidism. Arthr. Rheum. **5** (1962) 237.

2.10. Paraneoplastische Arthritiden

2.10.1. Gelenkbeteiligung bei Leukämien und Lymphomen

Die mittlere Häufigkeit einer artikulären Symptomatik beträgt für alle Altersklassen und Leukämieformen etwa 20%. Sie tritt meist als additive Polyarthritis in asymmetrischer Form auf. Bei akuten Leukosen kann sie als Frühzeichen zu einem Zeitpunkt beginnen, wo aus dem Blutausstrich die Diagnose der Grundkrankheit noch nicht möglich ist. In mehr sym-

metrischer Verteilung kommt sie bei chronischen Leukämien im späteren Verlauf vor. In der Regel sind alle Kriterien der Arthritis (Schmerz, Schwellung, Rötung, Hyperthermie, Bewegungseinschränkung und Erguß) vorhanden. Im Synoviazellbild können pathologische Zellformen gefunden werden. In erster Linie sind Knie, Schulter und Sprunggelenke, weniger häufig Hüfte, Ellenbogen und PIP-Gelenke betroffen. Die Symptome bestehen etwa 4 Wochen, Rezidive sind möglich. Röntgenologisch findet sich lediglich eine juxtaartikuläre Demineralisation. Die Haarzellen-Leukämie führt gelegentlich zu einem SLE-ähnlichen Krankheitsbild. Vereinzelt sind Kristallarthropathien (Urat- und CPPD-Kristalle) bei Leukosen beschrieben worden.
Non-Hodgkin-Lymphome gehen in 7 bis 25 Prozent mit einer Skelettbeteiligung durch Metastasen oder primären Knochenbefall einher. Auch die peripheren Anteile, z. B. der Hand, können betroffen sein. Besonders ausgeprägte osteolytische Knochenläsionen treten bei dem adulten T-Zell-Leukämie-Lymphom (Mycosis fungoides) auf. Die Tumorinfiltrationen finden sich mitunter auch in der Synovialis. Selten kommt es zu Arthritiden ähnlich der RA. Vereinzelt wurde bei myeloproliferativen Erkrankungen auch eine kutane, nekrotisierende Vaskulitis beschrieben.

Literatur

DORFMANN, H. D., H. L. SIEGEL, M. T. PERRY, R. OXENHANDLER: Non-Hodgkin lymphoma of the synovium simulating rheumatoid arthritis. Arthr. Rheum. **30** (1987) 155.
HOLDRINET, R. S. und Mitarb.: Leukemic synovitis. Amer. J. Med. **86** (1989) 123.

2.10.2. Gelenksymptome bei Paraproteinämien

Makroglobulinämie (Morbus Waldenström). Vorwiegend Schmerzzustände der Knochen, Rückenschmerzen, Arthralgien und Myalgien. Selten objektivierbare artikuläre Beteiligung durch Hämarthros oder vaskuläre Knochennekrose (siehe 3.5.2.).
Kryoglobulinämie. Meist Arthralgien der unteren Extremität, oft zusammen mit Raynaud-Syndrom und Purpura in Schüben; auch lupusähnliche Verläufe können vorkommen (siehe 2.2.4. und → Kryoglobuline).
Plasmozytom. Rücken- und Knochenschmerzen.
Monoklonale Gammopathie unklarer Bedeutung. Erosive Arthritis, in einigen Fällen mit Amyloidose.

2. Systematik der Gelenkerkrankungen

Literatur

MEMIN, Y., J. BOUCHAT und S. PATTIN: Manifestations osseuses et ostéo-articulaires au cours de la maladie de Waldenström. Rev. Rhum. **37** (1970) 309.

VITALI, C., und Mitarb.: Erosive arthritis in monoclonal gammopathy of uncertain significance: report of four cases. Arthr. Rheum. **34** (1991) 1600.

2.10.3. Pulmonale hypertrophische Osteoarthropathie Marie-Bamberger

Es handelt sich um eine entzündliche, sehr schmerzhafte Schwellung und Überwärmung der distalen großen Gelenke, die vorwiegend die Knie, aber auch Hände, Ellenbogen und Wirbelsäule einbezieht und mit Trommelschlegelfingern sowie einer Periostitis einhergeht. Das Krankheitsbild tritt oft schon vor der Manifestation der Grundkrankheit (siehe Tabelle 26) auf und kann sich nach deren Beseitigung zurückbilden. Röntgenologisch findet man periostale Knochenanlagerungen an den Diaphysen der Metakarpalia,

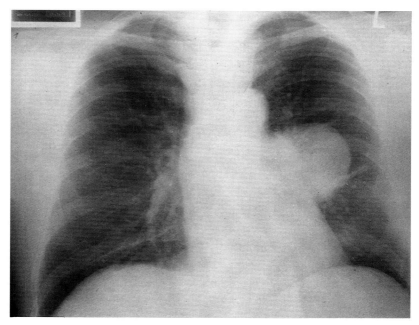

Abb. 51a.

den Phalangen, Handwurzelknochen oder Knochen des Unterarmes und Unterschenkels (Abb. 51). Zwischen der hypertrophischen Osteoarthropathie und den Trommelschlegelfingern, die idiopathisch und familiär, vielleicht als larvierte Form der Pachydermoperiostose, bei entzündlichen Lungenerkrankungen und zyanotischen Kardiopathien auftreten können, existieren alle Übergänge.
Ein Erguß enthält maximal 700 Zellen, fast ausschließlich Lymphozyten, ist klar und gerinnt sehr schnell.

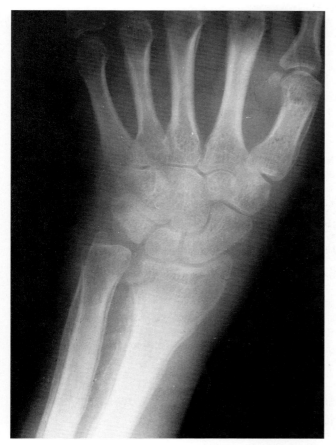

Abb. 51 b. Pulmonale hypertrophische Osteoarthropathie: Lungentumor, histologisch Hämangiosarkom (a), periostale Knochenneubildung im Bereich von Radius, Ulna (b) und Metacarpale I.

Tabelle 26. Ursachen der hypertrophischen Osteoarthropathie (modifiziert nach ALTMANN und TENENBAUM)

1. Pulmonal (etwa 60% der Fälle)
   - Tumoren (Bronchial- und Pleurakarzinom, Sarkome, Lymphome, Metastasen)
   - Infektionen (Bronchiektasen, Abszesse, Empyem, Tuberkulose, chronische Bronchitis)
   - Sonstige (Fibrosen, Pneumokoniose, Zysten)
2. Kardiovaskulär (etwa 30% der Fälle)
   - Bakterielle Endokarditis, zyanotische kongenitale Vitien, Aneurysmen, abdominelle Aortenprothesen
3. Gastrointestinal
   - Neoplasmen (Dünndarm-, Leber-, Kolon-, Ösophagus-Karzinome)
   - Infektionen (Amöben, bakterielle Dysenterie, Tuberkulose, Peitschenwurmbefall, subphrenischer Abszeß)
   - Hepatobiliär (Zirrhosen, Amyloidose, primäre sklerosierende Cholangitis)
   - Kolitis, Polypose, Sprue
4. Sonstige
   - Tumoren (Nasopharynx, Niere, Thymus, Myelofibrose)
   - Myxödem, Panarteriitis, Hyperparathyreoidismus, Abführmittelabusus, SLE, Thalassämie
5. Primär bei Pachydermoperiostosis sowie bei familiären und idiopathischen Trommelschlegelfingern

Literatur

ALTMANN, R. D. und J. TENENBAUM: Hypertrophic osteoarthropathy. In: KELLEY und Mitarb. (siehe Kapitel 1).
BARGON, G. und I. ARLART: Periostale hypertrophische Osteopathie an den Röhrenknochen bei Colitis ulcerosa im jugendlichen Alter. Röntgen-Bl. **35** (1982) 112.
SEGAL, A. M. und A. H. MACKENZIE: Hypertrophic osteoarthropathy: A 10-year retrospective analysis. Semin. Arthr. Rheum. **12** (1982) 220.

2.10.4. Sonstige paraneoplastische Manifestationen am Bewegungsapparat

Bei karzinomatösen Prozessen verschiedener Lokalisation kann es zu Arthralgien oder Arthritiden kommen, die unter dem Bild einer RA verlaufen. Wegweisend für die Diagnose ist der schlechte Allgemeinzustand

und die ausgeprägte BSG-Beschleunigung bei relativ geringer Gelenksymptomatik. Gelenknahe Metastasen treten fast nur bei epithelialen Tumoren (Bronchial-, Mamma-, Kolon-, Blasen- und Prostata-Karzinome) auf, in Einzelfällen bei Melanomen. Metastasen im Synovialgewebe sind ebenfalls extrem selten. Auch das Tietze-Syndrom (5.4.5.) kann als paraneoplastische Reaktion auftreten.
Bei Ovarial- und Pankreaskarzinomen wurde ein spezifisches Syndrom mit palmarer Fasziitis und Polyarthritis (betroffene Gelenke vor allem Schulter, MCP- und PIP-Gelenke; Kortisonoidresistenz) beschrieben, das den klinischen Zeichen des Tumors um viele Monate vorangehen kann. Die Symptome können auch denen eines SLE ähneln.

Literatur

WILLEMSE, P. H. B., und Mitarb.: Palmar fasciitis and arthritis in a patient with an extraovarian adenocarcinoma of the coelomic epitelium. Ann. Rheum. Dis. **50** (1991) 53.
SPEERSTRA, F., und Mitarb.: Arthritis caused by metastatic melanoma. Arthr. Rheum. **25** (1982) 223.

2.11. Sonstige systemische Erkrankungen mit Gelenkbeteiligung

2.11.1. Gelenksymptomatik bei Sarkoidose

Die Sarkoidose ist eine epitheloidzellige Granulomatose mit multisystemischer Manifestation. Die Häufigkeit einer Gelenkbeteiligung ist offenbar regional unterschiedlich und wird mit 2 bis 60% angegeben. Sie ist eine häufige akute Arthritisform und wird öfter als ein Rheumatisches Fieber beobachtet, als das sie meist fehldiagnostiziert wird. Die Thoraxaufnahme gehört daher zur Routinediagnostik unklarer Gelenkerkrankungen (Abb. 52). Das Hauptmanifestationsalter liegt zwischen 20 und 40 Jahren, das Auftreten im Kindesalter (mit Uveitis, Exanthem und Vaskulitis) wurde beschrieben. Frauen, besonders während der Gravidität und Laktation, sind bevorzugt. Die Arthropathie bei Sarkoidose kommt in zwei Formen vor.

Akut flüchtiger Typ. Es handelt sich um das Löfgrensyndrom (80% aller Gelenkbeteiligungen) mit der Trias doppelseitiger Hiluslymphome, Ery-

204   2. Systematik der Gelenkerkrankungen

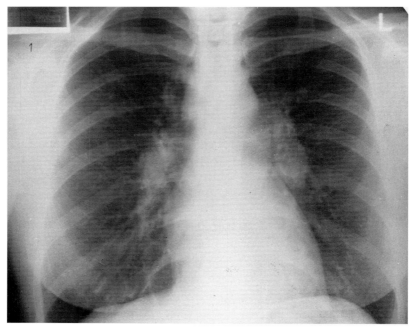

Abb. 52. Bilaterale Hiluslymphome, Arthritis bei Sarkoidose.

thema nodosum (25 bis 100%) und flüchtigen Schüben von Arthritis und Arthralgien. Eine Unterteilung in Verläufe mit und ohne Erythema nodosum erscheint nicht gerechtfertigt. Die Gelenksymptomatik kann zu unterschiedlichem Zeitpunkt des Krankheitsverlaufes auftreten, in der rheumatologischen Sprechstunde stellt sie häufig das erste Zeichen dar. Bei den arthritischen Formen handelt es sich um symmetrische, oft migratorische subakute Oligo- bis Polyarthritiden, die am ehesten dem Rheumatischen Fieber ähnlich sind und die Gelenke in folgender Reihenfolge befallen: Sprung- > Knie- > Hand- > PIP- > Ellenbogengelenke. Eine akute Monarthritis der MCP-Gelenke ist zwar selten, verursacht aber differentialdiagnostische Probleme (RA, Gicht). Verläufe mit ausschließlichen Arthralgien sind ebenso häufig wie arthritische Formen, die Gelenklokalisation ist etwa die gleiche. Die Dauer der Symptome beträgt Wochen bis zu wenigen Monaten, sie verlaufen ohne röntgenologische Veränderungen und klingen ohne Residuen ab. Charakteristisch sind das gute Ansprechen auf Prednisolon und Kolchizin sowie die Salicylatresistenz.

Chronischer oder rezidivierender Typ. Er ist selten (20%), kann sich über Monate und Jahre erstrecken sowie mit zystisch-erosiven, permanenten Gelenkveränderungen einhergehen. Ein Erythema nodosum besteht nicht. Häufiger als Sprung- und Kniegelenke werden die kleinen Extremitäten- (PIP-, DIP-, MCP-, MTP-)Gelenke befallen, auch eine Sakroiliitis ist möglich.

Weitere Manifestationen am Bewegungsapparat

Eine *Sarkoidmyopathie* kann symptomatisch in Form knötchenartiger Veränderungen, sehr selten als pseudomyasthenisches Syndrom mit motorischen Ausfällen und Muskelatrophien auftreten. Hier ist differentialdiagnostisch eine Polymyositis auszuschließen. Häufiger (50—80%) ist die schwer zu diagnostizierende asymptomatische Muskelbeteiligung.
Ein *Befall des Knochens* wird nur bei 4% der Fälle gefunden. Es sind vor allem die kleinen Extremitätenknochen, selten die langen Knochen, Schädel und Wirbelsäule betroffen. Röntgenologisch treten großblasige Veränderungen (Ostitis multiplex cystoides Jüngling) der gelenknahen Knochenabschnitte bei intakten Gelenkflächen, umschriebene Zysten, kleinfleckige oder diffus rarefizierende Veränderungen auf. Der Verlauf ist meist symptomlos, es besteht keine lokale Reaktion der Weichteile, der Ca-Stoffwechsel ist nicht gestört, die alkalische Phosphatase nicht erhöht.
Eine *Tenosynovialitis* ist mit und ohne gleichzeitige Gelenkbeteiligung möglich.

Symptome und Diagnose der Grundkrankheit

Häufig besteht Fieber, eine BSR-Beschleunigung von über 50 mm liegt bei 75% der Fälle vor. Der Allgemeinzustand ist meist gut. Neben den Hiluslymphomen finden sich in über 10% Beteiligungen von Herz, Leber und Milz. Seltener, in etwa 5%, kommt es zu einem Befall der Augen (Uveitis), der Haut, des Nervensystems (Fazialisparese, organisches Psychosyndrom, Kleinhirnsymptomatik), der Niere, der Schleimhäute sowie der Speichel- und Tränendrüsen. Die sichere Diagnose ist durch keine einzelne Maßnahme möglich und besonders schwierig, wenn keine Hilusbeteiligung, sondern nur die Arthritis und ein Erythema nodosum vorliegen (5% der Fälle sind rein extrapulmonal). Hinweiszeichen sind: Negative Tuberkulinprobe (75%), Hypergammaglobulinämie, Hyperkalzurie, Hyperurikämie (5 bis 15%), Rheumafaktorennachweis (10 bis 15%), im Blutbild evtl. Eosinophilie und Monozytose. Ein positiver Kveimtest oder Makrophagenmigrations-Inhibitionstest (Kveim-Antigen) kann die Diagnose stützen. Die positive Biopsie (mediastinale und andere Lymphknoten, Haut, Schleimhäute, Leber) ist nur als sicherer Befund zu werten, wenn eine Tuberkulose, einige mykotische Infektionen und neoplastische Erkrankungen sowie eine Berylliose ausgeschlossen wurden.

Literatur

HUBAULT, A., J. AMOUROUX und E. ATRA: Les atteintes musculaires de la sarcoidose. Schweiz, Rundschau Med. **61** (1972) 853.
ROSE, C. D. und Mitarb: Early onset sarcoidosis with aortitis — "Juvenile systemic granulomatosis?" J. Rheumatol. **17** (1990) 102.
SPILBERG, I., L. E. SILTZBACH und MCEWEN: The arthritis of sarcoidosis. Arthr. Rheum. **12** (1969) 126.
WILLIAMS, W. J., E. PIOLI, D. J. JONES und M. DIGHERO: The Kmif (Kveim-induced) macrophage migration inhibition factor) test in sarcoidosis. J. Clin. Path. **25** (1972) 951.

2.11.2. Arthropathie bei Hämophilien (Blutergelenke)

Ein Hämarthros tritt in 80% bis 90% aller Fälle mit Hämophilie auf. Die Gelenkbeteiligung beginnt meist um das 5. Lebensjahr und wiederholt sich in der Kindheit häufig, im Erwachsenenalter wird sie seltener. Bevorzugt betroffen sind Knie, Ellenbogen und Sprunggelenke; Schulter, Hüfte, Hand und kleine Gelenke werden ausnahmsweise befallen. Das Ereignis beginnt akut mit Fieber und Leukozytose. Die Erscheinungen können sich in wenigen Tagen zurückbilden oder protrahiert über Wochen verlaufen. Als Endzustand nach wiederholten Blutungen resultieren Beugekontrakturen besonders von Knie und Ellenbogen. Blutungen können auch in die Muskulatur und in das Periost erfolgen (hämophiler Pseudotumor).

Röntgenologisch besteht im akuten Stadium eine Ausdehnung der Gelenkkapsel. Später kommt es zum Verlust des Gelenkknorpels, subchondraler Sklerose und Verdichtung der Weichteile als Folge der Hämosiderinablagerung sowie am Knie, wie auch bei anderen juvenilen Gelenkerkrankungen, zu einer Erweiterung der Fossa intercondylaris (Abb. 53). Bei jüngeren Patienten tritt eine beschleunigte Reifung und Hypertrophie der angrenzenden Epiphysen ein.

2.11. Sonstige systemische Erkrankungen mit Gelenkbeteiligung 207

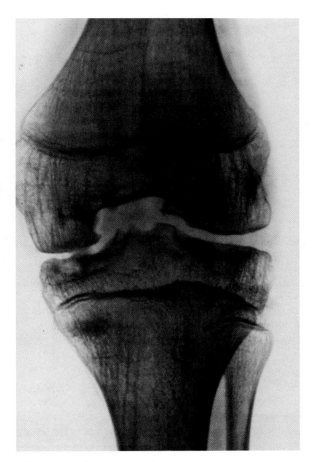

Abb. 53. Typischer Gelenkbefund bei Hämophilie: Hypertrophische Osteoporose, Destruktionen und Deformierungen am Tibiakopf und an den Femurkondylen, Gelenkspaltverschmälerung (Originalaufnahme TZONCHEV/SEIDEL/DIMITROV/HERRMANN: Rheumatismus im Röntgenbild, Fischer, Jena 1973).

Ein Hämarthros kann ähnlich bei anderen hämorrhagischen Diathesen und unter Antikoagulantienbehandlung entstehen. Destruktive Arthropathien der Hüft- und Kniegelenke, der Schulter-, Ellenbogen- und Sprunggelenke sind bei Faktor-VII-Mangel, v. Willebrand-Jürgens-S. und thrombozytopenischer Purpura beschrieben worden.

Literatur

KUZEL, T., und Mitarb.: Arthropathy and surgery in congenital factor VII deficiency. Amer. J. Med. **84** (1988) 771.
MACFARLANE, J. D., und Mitarb.: Arthropathy in von Willebrand's disease. Clin. Rheumatol. **8** (1989) 98.
MADHOC, R., J. YORK und R. D. STURROCK: Haemophilic arthritis. Ann. Rheum. Dis. **50** (1991) 588.

2.11.3. Sichelzellanämie und andere Hämoglobinopathien

Arthralgien während der Krisen (Hand-Fuß-Syndrom bei Kleinkindern). In 15% Skelettbeteiligung durch ausgeprägte Osteoporose, aseptische Knochennekrosen bei Thrombosierungen, osteomyelitische Prozesse, seltener Hämarthros.

Beta-Thalassaemia major und intermedia. Nicht erosive, destruktive Osteoarthropathie besonders der Schulter-, Knie- und Sprunggelenke mit gelenknaher Osteoporose.

2.11.4. Multizentrische Retikulohistiozytose

Die ebenfalls gebräuchliche Bezeichnung „Lipoid-Dermatoarthritis" ist ungünstig, da eine Veränderung des Lipidstoffwechsels noch nicht völlig gesichert wurde. Das Krankheitsbild beginnt vorzugsweise in der fünften Dekade, 75% sind Frauen. Die wichtigsten klinischen Symptome sind eine stark schmerzhafte Polyarthritis unter Beteiligung der DIP-Gelenke, die bei der Hälfte der Patienten zu ausgedehnten Knochenresorptionen im Sinne einer Arthritis mutilans führt. Die multiplen Hautknoten sind kupferfarben bis dunkelrotbraun und lokalisieren sich bevorzugt im Gesicht und an den Händen. Bioptisch (Haut und Synovialis) finden sich histiozytäre, mehrkernige Riesenzellen mit schaumigem Zytoplasma (Speicherung eines löslichen Glykoproteins oder Glykolipids). Die Hälfte der Patienten ist tuberkulinpositiv. Ein symptomatisches Vorkommen bei Neoplasmen, Schilddrüsenerkrankungen, Leberzirrhose, Polymyositis und Sjögren-S. wurde beschrieben.

Literatur

ARMAN, M. I., und S. BEKTAS: Rheumatologische Befunde bei Patienten mit Beta-Thalassemia major und intermedia. Z. Rheumatol. **48** (1989) 68.
EULER, H. H., A. H. HEER und H. LÖFFLER: Arthropathie bei hämatologischen Systemerkrankungen. Akt. Rheumatol. **16** (1991) 39.
HOFMANN, C., und Mitarb.: Multizentrische Retikulohistiozytose (Lipoiddermatoarthritis). Akt. Rheumatol. **16** (1991) 13.

2.12. Sonstige symptomatische Arthropathien

2.12.1. Beteiligung des Bewegungsapparates bei Pankreaserkrankungen

Bei Pankreatitis, Pankreassteinen; -Zysten und -Karzinomen sowie nach Traumen der Bauchspeicheldrüse können subkutane Fettgewebsnekrosen (Knoten, Weichteilschwellungen), aber auch Polyarthralgien und migratorische oder additive Arthritiden auftreten. Der Gelenkerguß enthält in diesen Fällen viele Granulozyten mit ingestierten Fetttröpfchen und großen Mengen an freien, hydrolysierten Fettsäuren. Das Krankheitsbild kann chronisch, aber auch akut fieberhaft verlaufen. Das Intervall zu einem vorangehenden Bauchtrauma beträgt bis zu 3 Wochen. Potentielle Begleitsymptome sind eine Polyserositis sowie Knochenläsionen durch ossäre, intramedulläre Fettnekrosen (Erosionen, Osteolysen und Osteonekrosen) in Meta- und Diaphysen mit Spontanfrakturen. Diagnostisch wegweisend sind die fast immer erhöhten Serumwerte der Amylase und Lipase.

Literatur

LEMPE, L., K. GDANIETZ und E. DÖRING: Rheumaähnliche Gelenkschwellungen bei posttraumatischer Pankreatitis im Kindesalter. Zbl. Chir. **111** (1986) 488.
SIMKIN, P. A., und Mitarb.: Free fatty acids in the pancreatic arthritis syndrome. Arthr. Rheum. **26** (1983) 127.
ZIMMERMANN-GÒRSKA, I., M. URBANIAK und A. KARWOWSKI: Coexistence of arthritis, subcutaneous fat necrosis, and pseudocyst of pancreas. Rheumatol. Int. **6** (1986) 45.

2.12.2. Gelenksymptome bei chronisch aggressiver Hepatitis und biliärer Zirrhose

Eine artikuläre Beteiligung wird in mindestens der Hälfte der Fälle beobachtet und kann sehr verschiedene Formen annehmen:

- transitorische Arthralgien,
- asymptomatisch erosive Arthritis der DIP-Gelenke,
- periodisch auftretende symmetrische Arthritiden der großen und kleinen Gelenke,
- migratorische Mon-, Oligo- oder Polyarthritis,
- chronische Verläufe unter dem Aspekt der RA, jedoch nicht destruierend oder deformierend.

Die erhöhte Inzidenz einer klassischen oder definitiven RA ist fraglich, in etwa 20% der Fälle ist jedoch mit einer Chondrokalzinose zu rechnen. Ein osteopathischer Rücken- oder Extremitätenschmerz wird regelmäßig beobachtet (Osteopenie, Osteomalazie, intraossäre osteolytische Defekte).

Literatur

CLARK, M., und K. SACK: Deforming arthropathy complicating primary biliary cirrhosis. J. Rheumatol. **18** (1991) 620.

UDDENFELDT, P. und A. DANIELSSON: Evaluation of rheumatic disorders in patients with primary biliary cirrhosis. Ann. Clin. Res. **18** (1986) 148.

2.12.3. Arthritis bei Medikamentenallergie und Serumkrankheit

Die Arthritis verläuft flüchtig, meist bestehen nur Arthralgien. Betroffen sind vorwiegend Finger- und Handgelenke, seltener Knie und Schulter. Die Gelenksymptomatik bildet nur einen Teil des allergischen Schocks, daneben bestehen meist Fieber, unterschiedliche Hautaffektionen (Urtikaria, Erythema nodosum, andere Eytheme), eine Eosinophilie, Myopathien, Lymphknotenschwellungen und unterschiedliche Organbeteiligungen. Hautproben sind nur im positiven Falle zu bewerten.

Die Komplikation kann im Prinzip bei jeder medikamentösen Therapie auftreten. Besonders gehäuft findet man allergische Zwischenfälle bei

2.12. Sonstige symptomatische Arthropathien

proteinhaltigen Präparaten wie Fremdseren, Heparin, Insulin und ACTH, Metallen und Metalloiden (Quecksilber, Thallium, Wismut, Arsen, Jod, Brom), Thyreostatika, Antibiotika, Chemotherapeutika, Tuberkulostatika und Vermiciden, Analgetika und Antipyretika sowie Sedativa und Psychopharmaka. Auszuschließen sind Nahrungsmittel-, Inhalations- und Infektionsallergien, medikamentöse Lupussyndrome (2.2.1.), kortisonoidinduzierte Erkrankungen sowie alle anderen akut beginnenden und flüchtigen Arthritiden.

Bei Patienten mit bekannter Allergieanamnese wurde eine sog. pseudoallergische Monarthritis beschrieben, die meist das Kniegelenk betrifft und mit großen Ergußmengen (hoher Anteil an Eosinophilen und Lymphozyten) einhergeht.

Möglicherweise bestehen Beziehungen zur Arthritis bei idiopathischem Hypereosinophilie-S.

Literatur

BURGER, R., und W. MÜLLER: Medikamentöse Arthropathien. Therap. Gegenwart **18** (1968) 626.
GOLDING, D. N.: Is there an allergic synovitis? J. Royal Soc. Med. **83** (1990) 317.
MARTIN-SANDOS, J. M., und Mitarb.: Arthritis in idiopathic hypereosinophilic syndrome. Arthr. Rheum. **31** (1988) 120.
THOMPSON, G. R., A. FERREYRA und R. G. BRACKETT: Acute arthritis complicating rubella vaccination. Arthr. Rheum. **14** (1971) 19.

2.12.4. Arzneimittelnebenwirkungen am Bewegungsapparat

Eine Vielzahl von Medikamenten ist in der Lage, ganz unterschiedliche Symptome an Gelenken, Knochen und Weichteilen hervorzurufen. Die nachfolgende Übersicht kann keinen Anspruch auf Vollständigkeit erheben. Zum medikamentös induzierten Lupus siehe 2.2.1., die medikamentös bedingten Muskelsymptome sind in Kapitel 4 aufgeführt.

- Tuberkulostatika (INH, Rifampicin, Ethambutol, Ethionimid)
  - distale, nichtdestruierende Polyarthritis (PIP-, MCP.-/MTP-, RC-Gelenke)

- Natriumfluorid
  - Knochenfluorose (asymptomatisch)
  - Schmerzen und Schwellungen im Bereich der Sprunggelenke (Osteomalazie? Mikrofrakturen?)
- Cortisonoide (siehe auch Cortisonoid-Entzugssyndrom, 2.9.)
  - Osteoporose, Myopathie
  - aseptische Knochennekrosen
  - Sehnenrupturen
  - „Pseudorheumatismus", Schienbeinschmerz
- Disulfiram (Antabus)
  - Arthritis und Karpaltunnelsyndrom
- Norfloxacin (fluoriniertes Quinolonantibiotikum)
  - Arthritis
- Interleukin 2
  - chronische Arthritis
- Methysergid
  - Fibromatosen (u. a. retroperitoneale Fibrose, siehe 2.2.2. und 4.2.)
- Kontrazeptiva, Thyreostatika, Cimetidin, Cromoglicinsäure, Levamisol, Prazosin, d-Penicillamin
  - Arthritis und Polyarthralgien
- Methamphetamin, Guanethidin, Hydrochlorothiazid, Levamisol, MTU, Penicillin, Procainamid, Tolbutamid
  - Vaskulitis-Syndrome
- Diphosphonate (Nebenwirkung und bei Überdosierung), Glucocorticoide, Antikonvulsiva, Heparin, Aluminiumhydroxidgel, Wismutpräparate, Colestyramin, Methotrexat
  - Osteolysen, aseptische Knochennekrosen
- Anturika (Benzbromaron, Allopurinol, Probenecid)
  - akute Gichtattacken
- Antikoagulanzien
  - Hämarthros, Muskelhämatome
- Barbiturate
  - Schulter-Arm-Syndrom.
- Dipyridamol
  - Polymgalgia rheumatica (?)

Literatur

CRASSELT, C., A. EVERS und G. HEIDELMANN: Die medikamentöse Skelettfluorose. Beitr. Orthop. Traumatol. **32** (1985) 57.

HEYDEL, E., C. REINICKE, H. RICHTER und J. RICHTER: Taschenbuch der Arzneimittelsicherheit. 2. Aufl. Volk und Gesundheit, Berlin 1986.
HOWARD, J. F.: Arthritis and carpal tunnel syndrome associated with disulfiram (antabus) therapy. Arthr. Rheum. 25 (1982) 1494.
KAHN, M.-F. (Hrsg.): Drug Induced Rheumatic Diseases. Bailliere's Clinical Rheumatol. 5, Nr. 1, London 1991.
SEAMAN, J. N., M. GOBLE, L. MADSEN und J. C. STEIGERWALD: Fasciitis and polyarthritis during antituberculosis therapy. Arthr. Rheum. 28 (1985) 1179.

2.12.5. Sonstige symptomatische Arthropathien

Caisson-Arthropathie. Vorwiegend lokalisiert im Caput bzw. Collum femoris und in der proximalen Epi- bzw. Metaphyse des Humerus sowie im Akromioklavikulargelenk. Andere Lokalisationen sind selten und atypisch. Röntgenologisch bestehen scharf abgegrenzte, subchondrale Osteosklerosen (Schneehaubenzeichen), die später durch zystische Auflockerungen unregelmäßig werden. Bei einem Teil der Patienten bilden sich großzystische Höhlen.

Erfrierungsschaden. Als Frühzeichen lokalisierte Osteoporose, evtl. mit Algodystrophiezeichen. Später Osteoarthropathie (mitunter rückbildungsfähig und asymptomatisch) mit Zystenbildung. Bei Kindern Epiphysenläsionen und Knorpelalteration. Sehr selten periostale Veränderungen und ulzerös-mutilierende Akropathie.

Traumatische Arthritis. Für die Annahme einer traumatischen Genese einer Arthritis sollten folgende Voraussetzungen erfüllt sein: Monarthritis oder Beginn der Arthritis im traumatisierten Gelenk − Vorherige Beschwerdefreiheit des betroffenen Gelenkes − Adäquates Ausmaß des Traumas − Intervall zwischen Ereignis und Arthritis etwa 10 bis 14 Tage.

Oligoarthropathie nach Knochenmark- und Herztransplantation mit schmerzhaften Schwellungen der unteren Extremität (ursächliche Verknüpfung noch unsicher).

Arthropathie bei Down-Syndrom (Trisomie 21) selten Poly- oder Oligoarthritis ähnlich der JRA.

Arthritis bei Cronkhite-Canada-Syndrom (generalisierte gastrointestinale Polyposis, Hyperpigmentation, Alopezie, Nagelatrophie) mit erosiven Veränderungen im Schulter- und Handbereich.

Arthritis bei Sweet-Syndrom (akute, febrile neutrophile Dermatose) mit Arthralgie, flüchtiger Arthritis, Myalgie und schmerzhaften kutanen, erythematösen Herden oder Knoten.

Literatur

KRAUSER, R. E. und H. R. SCHUMACHER: The arthritis of Sweet's syndrome. Arthr. Rheum. **18** (1975) 35.
JACQUOT, F., J. FORNAY und A. CATTET: Lesions ostèoarticulaires aux gelures des extremitès. Rhumatologie **10** (1980) 339.
SANDERS, K. M., W. RESNIK und D. S. OWEN: Erosive arthritis in Cronkhite-Canada-syndrome. Radiology **156** (1985) 309.
WAGENER, P. und Mitarb.: Rheumatologische Manifestation bei Patienten nach einer Herztransplantation. Akt. Rheumatol. **16** (1991) 48.
YANCEY, C. L., C. ZMIJEWSKI, B. H. ATHREYA und R. A. DOUGHTY: Arthropathy of Downs syndrome. Arthr. Rheum. **27** (1984) 929.

2.13. Erkrankungen der Synovialmembran und des Knorpels

2.13.1. Pigmentierte villonoduläre Synovialitis

Es handelt sich um eine monartikuläre Erkrankung, die in 70% das Knie-, in 10% das Handgelenk, seltener andere Gelenke, Schleimbeutel und Sehnenscheiden befällt. Der Beginn kann schon im Kindesalter liegen, das Hauptmanifestationsalter sind aber die 4. bis 6. Dekaden. Tritt in 2 Formen, lokalisiert oder diffus auf. Die lokalisierte äußert sich entweder als asymptomatische, solitäre noduläre Tenosynovialitis, häufig an den Fingern, oder als intraartikulärer Knoten, meist am Knie, mit den Zeichen einer Gelenkdysfunktion. Die sehr viel häufigere diffuse Form manifestiert sich als Monarthritis. Es treten unter geringen Schmerzen und Bewegungseinschränkungen wiederholte Ergüsse auf. Sie können zwar in Ausnahmefällen klar sein, bieten aber doch meist das charakteristische Bild einer rost- bis ockerfarbenen, serösblutigen Flüssigkeit vom nichtentzündlichen Typ (durchschnittliche Zellzahl 3 Gpt/1,25% Segmentkernige). Die Bestätigung der Diagnose erfolgt durch Biopsie: Zottenhypertrophie, vaskuläre und histiozytäre Proliferation, Makrophagen mit Hämosidereineinlagerungen. Röntgenologische Veränderungen sind uncharakteristisch, die Entwicklung von juxtaartikulären Erosionen ist nach langem Krankheitsverlauf möglich.
Abzugrenzen ist vor allem ein Hämarthros anderer Genese (→ Gelenkerguß) sowie die periodischen Erkrankungen (siehe 2.1.8.). Von FRAIRE und

FECHNER wird eine lokalisierte Form ohne villöse Komponente und ohne diffuse Beteiligung der Synovialis abgetrennt.

Literatur

GROULIER, P. und Mitarb.: Les synovitis villo-nodulaires pigmentèe des articulations. Rev. Rhum. **58** (1991) 259.

2.13.2. Tumoren der Synovialmembran

Synovialome sind Geschwülste der synovialen Gewebe — Gelenkkapsel, Schleimbeutel, Sehnenscheiden — die nach ihrer Dignität und dem Vorkommen von Riesenzellen eingeteilt werden können.

Malignes Synovialom (synoviales Sarkom). Der Beginn ist uncharakteristisch, zuerst mit Schmerzen. Lange Zeit später entwickelt sich eine weiche, fluktuierende Schwellung. Eine Funktionseinbuße besteht sehr selten, da sich der Tumor vom Gelenk und Knochen weg entwickelt. Die untere Extremität ist mit 70% bevorzugt befallen, in einem Drittel der Fälle sind die Kniegelenke der Sitz. Der Knochen weist keine radiologischen Veränderungen auf, in 25% finden sich Verkalkungen im Tumor. Die Erkrankung tritt im geschlechtsreifen Alter auf, der Manifestationsgipfel liegt beim 35. Lebensjahr. Männer sind im Verhältnis von 1,35:1 häufiger betroffen. Zur Abklärung ist ein Knochenszintigramm mit Perfusions- und Frühaufnahmen indiziert.

Benignes Synovialom. Auch hier ist ein meist chronisch rezidivierender, durch Bewegung ausgelöster Schmerz das Anfangssymptom, es sind aber auch völlig schmerzlose Verläufe möglich. Meist besteht schon relativ früh eine Funktionsbehinderung. Der Tumor ist erbs- bis kirschgroß, an den großen Gelenken größer. Ein gleichzeitiger Reizerguß ist möglich, Röntgensymptome fehlen. Die obere Extremität wird mit 84% deutlich bevorzugt, in 70% ist der Sitz an den Fingern (Beugeseite der Endglieder des 2. und 3. Fingers, Hohlhand). Ausgangspunkt sind meist die Sehnenscheiden. Die benignen Formen kommen mehrfach häufiger als die synovialen Sarkome vor. Frauen erkranken doppelt so häufig wie Männer, Manifestationsalter 2. bis 7. Dezennium, im Mittel 45 Jahre.

Synovialhämangiome am Kniegelenk werden sehr häufig als juvenile chronische Arthritis fehlgedeutet.

Literatur

GEILER, G.: Die Synovialome. Morphologie und Pathogenese. Springer-Verlag Berlin Göttingen Heidelberg 1961.
SCHAUB, T., H. SCHILD, B. WERNER, K. HAHN und M. THELEN: Diagnostik und Verlauf des Synovialsarkoms. Fortschr. Röntgenstr. **144** (1986) 453.
THABE, H.: Das Synovialhämangiom des Kniegelenkes. Z. Rheumatol. **39** (1980) 95.

2.13.3. Chondromatose (Osteochondromatose)

Es handelt sich um eine Metaplasie unklarer Ursache, die an der Synovialis zur Entstehung von Inseln aus Knorpel und Knochengewebe führt. Die kleinen Tumoren sind zunächst gestielt, können sich dann lösen und als freie Gelenkkörper auftreten. Klinisch bestehen schmerzhafte, Wochen bis Monate andauernde Schübe mit nachfolgender völliger klinischer Remission. Bewegungseinschränkungen, seltener als Blockade und Schwellungen kommen häufig, Ergüsse bei einem Drittel der Patienten vor. Beteiligt sind vor allem das Knie, Ellenbogen, Hüfte und Sprunggelenke, seltener Schulter und Hand. Der Nachweis freier Gelenkkörper gelingt bei Verkalkungen mit den Routineaufnahmen, bei rein chondromatösen Formen ist die

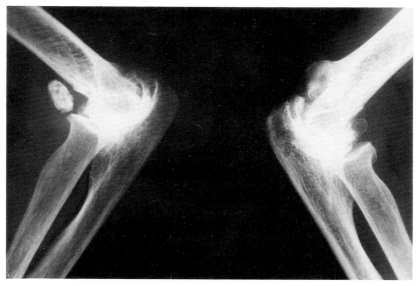

Abb. 54. Osteochondromatose der Ellenbogengelenke.

Kontrastarthrografie angezeigt (Abb. 54). Bevorzugt betroffen sind Männer im 2. bis 4. Jahrzehnt sowie Frauen im Klimakterium. Auszuschließen sind → Gelenkfremdkörper anderer Ursache, Meniskus- und Knorpelverkalkungen sowie sonstige Erkrankungen der Synovialis.

Literatur

LEQUESNE, M. und T. GLIMET: La chondromatose synoviale du genou. L'Actualité Rhumatol. **5** (1968) 94.

2.13.4. Sonstige Erkrankungen der Synovialmembran

Fremdkörper-Synovialitis durch Pflanzendornen, Holzsplitter, Seeigel- bzw. Fischstacheln u. a. m. kann zu akuten und chronischen, mitunter jahrelang rezidivierenden Monarthritiden führen, welche meist als septische Arthritis oder entzündliche Gelenkerkrankungen fehldiagnostiziert werden. Betroffen sind meist die Finger-, Knie- und Ellenbogengelenke.
Fremdkörper-Synovialitis nach Implantation von Silikon-Implantaten. Fakultatives Auftreten einige Monate bis Jahre nach der Operation mit rezidivierenden Schmerzen, Schwellung, Rötung und Bewegungseinschränkungen der Gelenke, evtl. mit Lymphangitis. Artikuläre Reizzustände können auch durch Ablagerung von metallischem Blei in der Synovialmembran durch intraartikuläre Projektile bedingt werden. Hier findet sich eine feine, punktierte Ablagerung von strahlendichtem Blei auf dem Gelenkknorpel.
Familiäre granulomatöse Synovialitis. Wird autosomal dominant vererbt, histologisch finden sich Granulome mit Riesenzellen. Klinisch bestehen Knopflochdeformitäten und eine nichterosive Arthritis. Extraartikuläre Symptome sind eine Uveitis und kraniale Neuropathie mit Hörverlust.

Literatur

JABS, D. A., J. L. HOUK, W. B. BIAS und F. C. ARNETT: Familial granulomatous synovitis, uveitis, and cranial neuropathies. Amer. J. Med. **78** (1985) 801.
REGINATO, A. J. und Mitarb.: Clinical and pathological studies of patients with penetrating foreign body injury to the joints, bursae, and tendon sheaths. Arthr. Rheum. **33** (1990) 153.
ROSENTHAL, D. I., H. E. ROSENBERG, A. L. SCHILLER und R. J. SMITH: Destructive arthritis due to silicone: A foreign body reaction. Radiology **149** (1983) 69.
SCLAFANI, S. J. A., J. C. VALETIN und J. TWERSKY: Lead arthropathy: Arthritis caused by retained intra-articular bullets. Radiology **156** (1985) 299.

3. Differentialdiagnostischer Ausschluß von Osteopathien

(E. KECK)

Beschwerden von seiten des Skelettsystems, teilweise auch gelenkbezogen im Sinne von Arthralgien, gelegentlich unter Bildern, die einer Arthritis entsprechen, gehören zu den wichtigsten klinischen Symptomen von Osteopathien. Bei der Differentialdiagnostik empfiehlt es sich, ein gewisses Untersuchungsschema einzuhalten. Einzelne Leitsymptome geben dabei Hinweise auf die mögliche Diagnose (Tabelle 27). Für die endgültige Diagnose sind

Tabelle 27. Leitsymptome und Untersuchungsmethoden bei Osteopathien

Erkrankungsgruppen	Leitsymptome	Untersuchungsmethoden
Systemische Erkrankungen:		
Osteoporosen	Abnahme der Körpergröße Kyphose Rückenschmerzen ohne periphere Ausstrahlung	Knochendichtemessung, Röntgen Biopsie Laboruntersuchungen
Primärer Hyperparathyreoidismus	Knochenschmerzen Nephrolithiasis gastrointestinale Probleme Müdigkeit Abgeschlagenheit	Laboruntersuchungen
Osteomalazie	diffuse Knochen- und Weichteilschmerzen	Skelettszintigrafie Röntgen Biopsie Laboruntersuchungen
Genetisch bedingte Osteopathien: z. B. Osteogenesis imperfekta Typ IV	familiäres Auftreten	Röntgen Biopsie

3. Differentialdiagnostischer Ausschluß von Osteopathien

Tabelle 27 (Fortsetzung)

Erkrankungsgruppen	Leitsymptome	Untersuchungsmethoden
Lokalisierte Erkrankungen:		
Morbus Paget	lokalisierte Knochenschmerzen Schädelvergrößerung Vorbiegungen der langen Röhrenknochen	Szintigrafie Röntgen Laboruntersuchungen
Tumoren: Metastasen Plasmozytom	Schmerz, Schwellung Bewegungseinschränkung Spontanfraktur	Röntgen (eventuell Tomografie) Szintigrafie
Osteochondronekrosen	Manifestation im Wachstumsalter Berufsanamnese	Röntgen Szintigrafie
Degenerative Wirbelsäulenerkrankungen	Schmerzen, belastungsabhängig	Röntgen
Sekundär: Infektiös Zirkulatorisch	Allgemeinzeichen Zeichen der Grunderkrankung	Röntgen Szintigrafie Bakteriologie Serologie
Neuropathisch Toxisch Physikalisch Hämatogen		Spezielle diagnostische Verfahren der Grunderkrankung

Knochendichte-Untersuchungen, Röntgenaufnahmen und Laboruntersuchungen sowohl im Serum als auch im 24-Stunden-Urin notwendig.

Nomenklatur

Der Begriff „Osteopenie" kennzeichnet den Befund einer geringen oder reduzierten Knochenmasse, unabhängig vom vorliegenden Krankheitsbild (Tabelle 28); außer bei einer Osteoporose können Osteopathien u. a. im Rahmen eines Hyperparathyreoidismus oder einer renalen oder intestinalen Osteopathie auftreten, ebenso bei verschiedenen Knochendysplasien.

Tabelle 28. Osteopenie: Befund einer reduzierten Knochenmasse unterschiedlicher Ursache

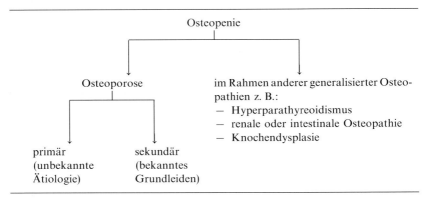

3.1. Osteoporose

> Die Osteoporose ist definiert als eine Erkrankung, die mit einem zuwenig an Knochenmasse für das entsprechende Alter und das entsprechende Geschlecht einhergeht, ohne daß es zu einer qualitativen Änderung der Knochenzusammensetzung kommt.

Es treten jedoch morphologische Veränderungen auf, die zu einer erhöhten Frakturrate führen. Die Osteoporosen lassen sich in generalisierte und lokalisierte sowie primäre und sekundäre Formen einteilen. Osteoporosen mit unbekannter Ätiologie werden als primäre Osteoporosen bezeichnet, während sich die sekundären Osteoporosen auf ein bekanntes Grundleiden zurückführen lassen. Lokalisierte Osteoporosen sind in der Regel sekundäre Osteoporosen, zum Beispiel nach länger dauernder Immobilisation einer Extremität, beim Sudeck-Syndrom oder bei Kollagenosen oder Erkrankungen aus dem rheumatischen Formenkreis. Überwiegend im anglo-amerikanischen Schrifttum werden die Begriffe Typ-1- und Typ-2-Osteoporose verwendet. Der Typ 1 entspricht in erster Linie der postmenopausalen Osteoporose, während der Typ 2 die sogenannte senile Osteoporose kennzeichnet. Einige Charakteristika beider Formen sind in Tabelle 29 enthalten. Fließende Übergänge kommen vor, eventuell handelt es sich nur um die unterschiedliche Ausprägung desselben Krankheitsbildes.

Tabelle 29. Charakteristika der Typ-I- und Typ-II-Osteoporose

Osteoporose	Typ I	Typ II
Alter (Jahre)	≈ 50 – 75	> 70
Geschlecht (w:m)	7:1	3:1
Knochenabbau	Überwiegend Spongiosa	Spongiosa und Corticalis
Frakturen	Wirbelkörper distaler Radius	Wirbelkörper Femurhals
Hauptursachen	Postmenopause (und verwandte Faktoren)	Altern (und verwandte Faktoren)

Epidemiologie

Nach Schätzungen leiden in Deutschland rund 4,3 Millionen Menschen an einer Osteoporose, hiervon entfallen etwa 3,2 Millionen auf das weibliche und 1,1 Millionen auf das männliche Geschlecht. Die Prävalenz osteoporotischer Wirbelkörperfrakturen wird in verschiedenen Ländern unterschiedlich angegeben, zum Beispiel in Dänemark bei 70jährigen Frauen mit 5%, in den USA bei Frauen jenseits des 65. Lebensjahres mit 27% und in Schweden bei über 80jährigen Frauen mit 13%. Bessere Daten liegen für das Auftreten von osteoporosebedingten Oberschenkelhalsfrakturen vor, da dieses Ereignis regelhaft zu einer stationären Krankenhausbehandlung führt. Nach einer epidemiologischen Untersuchung, die in der Stadt Düren durchgeführt wurde, beträgt die alterskorrigierte Inzidenz pro 100 000 Personen und Jahr 236 für Frauen und 136 für Männer. Bei Hochrechnungen auf die Gesamtbevölkerung der alten Bundesländer kommt man etwa auf 70 000 Oberschenkelhalsfrakturen jährlich. Im internationalen Vergleich liegt die alterskorrigierte Inzidenz pro 100 000 Einwohner und Jahr in Deutschland nach Norwegen und den USA an 3. Stelle vor Schweden, den Niederlanden und England.

Risikofaktoren. Es gibt eine Reihe von Faktoren, die per se nicht obligat zur Osteoporose führen, aber offensichtlich das Risiko einer Osteoporoseentwicklung erhöhen. Hierbei lassen sich 4 Hauptpunkte unterscheiden:

1. genetische Faktoren (weibliches Geschlecht, kaukasische Rasse, graziler Habitus, positive Familienanamnese, HLA-Phänotypen A2, B7),
2. hormonelle Faktoren (Östrogenmangel – späte Menarche, frühe Menopause, Ovarektomie, Amenorrhoe, Nullipara),

3. Differentialdiagnostischer Ausschluß von Osteopathien

3. ernährungsbedingte Faktoren (kalziumarme Kost, hohe Phosphat- und Proteinzufuhr, faserreiche Diät),
4. exogene Faktoren (Bewegungsmangel, Alkohol- und Nikotinabusus, Medikamente, u. a. Glucocorticoide, Heparin und Laxantien).

Von den eigentlichen Osteoporose-Risikofaktoren sind die zahlreichen Faktoren und Begleitumstände zu trennen, die das individuelle Frakturrisiko erhöhen. Ursächlich lassen sich hier Gesundheitsstörungen und Umgebungseinflüsse unterscheiden. Zu den Gesundheitsstörungen gehören körperliche Schwäche, Sehminderung, zerebro-vaskuläre Störungen, Morbus Parkinson, Synkopen und Bewußtseinsstörungen sowie Medikamenteneinnahme wie Sedativa, Antidiabetika, Antihypertensiva und Alkoholzufuhr. Zu den Umgebungseinflüssen gehören schlechtes Wetter, unebener Boden, lose Teppiche usw.

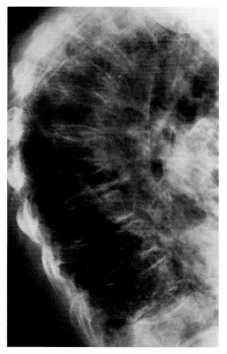

Abb. 55. BWS einer Patientin mit ausgeprägter Osteoporose; zahlreiche Wirbelkörperkompressionsfrakturen.

Klinik

Bei der klinischen Symptomatik der Osteoporose steht der akute oder chronische Rückenschmerz im Vordergrund. Ursache des akuten Schmerzes ist eine Wirbelkörperspontanfraktur bzw. eine Fraktur nach inadäquatem, minimalem Trauma. Auch eine umschriebene Infraktion oder Sinterung kommt in Frage. Demgegenüber beruht der chronische Osteoporoseschmerz hauptsächlich auf einer Fehlstatik bei bereits eingetretenen Wirbelkörperdeformierungen durch die Über- oder Fehlbelastungen von Muskulatur, Sehnen, Bändern und Gelenken. Die Kompressionsfrakturen der Wirbelkörper führen zur Größenabnahme der Patienten im Vergleich zur Spannweite und zu einer Abnahme der Oberlänge gegenüber der Unterlänge. Durch die Rumpfverkürzung kann der untere Rippenbogen an den Beckenkamm anstoßen.
Hierbei kommt es zur Ausbildung von schräg verlaufenen Hautfalten, von der Wirbelsäule zu den Flanken hinziehend — der osteoporotische Tannenbaum —, sowie zu einer Vorwölbung des Abdomens. Das Gangbild ist langsam und kleinschrittig, um starke Erschütterungen der Wirbelsäule zu vermeiden. Die klinische Verdachtsdiagnose einer Osteoporose sollte Anlaß für eine gezielte Anamnese und eine entsprechende körperliche Untersuchung sein. Hierbei muß insbesondere nach Osteoporose-Risikofaktoren, Hinweisen auf eine genetische Disposition und Symptomen einer möglichen Grunderkrankung im Sinne einer sekundären Osteoporose gefahndet werden.

Laborparameter

Weder im Serum noch im Urin gibt es Parameter, die bei pathologischem Ausfall die positive Diagnose einer Osteoporose erlauben. Jedoch sollten Laboruntersuchungen des Serums und des 24-Stunden-Urins erfolgen, um eine Anzahl von Erkrankungen, die sowohl klinisch als auch im Röntgenbild zu der Verdachtsdiagnose Osteopenie führen, auszuschließen. Im Umkehrschluß kann dann die Diagnose einer Osteoporose gestellt werden. Hierzu gehören im Serum die BSG, das Calcium, das Kreatinin, das Phosphat, die alkalische Phosphatase und im 24-h-Stunden-Urin die Calciumausscheidung. Die Bestimmung der Kalziumausscheidung im 24-Stunden-Urin ist wichtig, um den individuellen Kalziumbedarf des betroffenen Patienten abschätzen zu können und um das Krankheitsbild der Osteoporose bei Hyperkalzurie auszuschließen, das anders behandelt werden muß (Tabelle 30).

3. Differentialdiagnostischer Ausschluß von Osteopathien

Tabelle 30. Differentialdiagnose metabolischer Osteopathien

Differential-Diagnose	Osteoporose	Osteop. b. Hypercalcurie	Osteomalazie	prim. HPT	Sekund. HPT intest	Sekund. HPT renal
Serum:						
Calcium	n	n	↓n	↑	↓	↓n
Phosphat	n	n	↓n	↓n	↓n	↑
aP	n (↑)	n	↑n	↑n	↑n	↑
Parathormon	n	n	↑n	↑	↑	↑
Urin:						
Calcium	n (↑)	↑	↓n	↑n	↓	—
Phosphat	n	n	n	n	↓n	—
Hydroxyprolin	n	n	↑	↑	↑	—

In Tabelle 31 sind die wichtigsten Ursachen sekundärer Osteoporosen zusammengestellt. Größte Bedeutung kommt neben der Osteoporose bei Hyperkalzurie den endokrin bedingten Osteoporosen zu, unter denen nicht selten symptomarme Hyperthyreosen älterer Patienten übersehen werden. Eine Glucocorticoid-Therapie zählt zu den häufigen Ursachen einer sekundären Osteoporose. Der Knochensubstanzverlust korreliert mit Dauer und Dosis der verabreichten Steroide. Neben dem labordiagnostischen Minimalprogramm gibt es eine Reihe verschiedener laborchemischer Parameter, die der Diagnostik des Calcium-, Phosphatstoffwechsels und des Knochenumbaus dienen, und die im Einzelfall zusätzliche Informationen geben können. Hierzu gehören die Bestimmungen von Osteocalcin, 25-Hydroxycholecalciferol, die Kreatinin- und Phosphatausscheidung im 24-Stunden-Urin, die Bestimmung des Calcium/Kreatinin- und Hydroxyprolin/Kreatinin-Quotienten im morgendlichen Nüchternurin. Insbesondere Osteocalcin und Hydroxyprolin/Kreatinin-Quotient lassen eine gewisse Differentialdiagnose von sog. High- und Low-turnover-Osteoporose zu. Als Parameter der Knochenneubildung werden die alkalische Serumphosphatase (das knochenspezifische Isoenzym) und das Osteocalcin im Serum sowie die Prokollagen-1-Extensionspeptide herangezogen. Als Parameter der Knochenresorption gelten der Calcium-Kreatinin-Quotient und der Hypdroxyprolin/Kreatinin-Quotient im morgendlichen Nüchternurin oder die Pyridinolin- und Desoxypyridinolin-crosslinks im Urin.

Bei der high-turnover Osteoporose können das Osteocalcin bzw. die alkalische Phosphatase und die Pyridinolin- und Desoxypyridinolin-crosslinks im Urin erhöht gefunden werden, ebenso eine erhöhte Calciumausscheidung im 24-Stunden-Urin. Bei der low-turnover Osteoporose findet man dagegen die Serumwerte im Normbereich, die Calciumausscheidung liegt häufig im unteren Normgrenzbereich bzw. ist erniedrigt.

Tabelle 31. Ursachen sekundärer Osteoporosen

---

1. Endokrin
   z. B. Sexualhormonmangel, Hyperthyreose, Morbus Cushing
2. Intestinal
   Malassimilation
3. Renal
4. Genetisch
   z. B. Osteogenesis imperfecta, andere Knochendysplasien
5. Entzündlich
6. Neoplastisch
   z. B. Plasmozytom, Mastozytose
7. Immobilisation
8. Medikamentös
9. Verschiedene Ursachen
   z. B. Hyperkalzurie

Messung des quantitativen Knochenmineralgehaltes

Zur Objektivierung der Knochenmasse stehen heute eine Reihe verschiedener Methoden zur Messung des Knochenmineralgehaltes zur Verfügung. Diese stellen einen wichtigen Baustein in der Diagnostik der generalisierten Osteopathien dar. Zu betonen ist, daß die Messung des Knochenmineralgehaltes nicht die Röntgendiagnostik des Skelettes ersetzt. Ein meßbar reduzierter Knochenmineralgehalt ist nicht spezifisch für eine Osteoporose, sondern bedarf der differentialdiagnostischen Klärung durch andere Methoden und kommt gleichermaßen vor bei Knochenmineralisationsstörungen im Sinne einer Osteomalazie oder bei Nebenschilddrüsenüberfunktionszuständen. Besonders niedrige Werte finden sich bei den intestinalen Osteopathien, zum Beispiel bei der einheimischen Sprue.
Bei bereits röntgenologisch dokumentierter Osteoporose mit Spontanfraktur trägt die Osteodensitometrie zur Diagnose selbst nichts mehr bei, sondern nur noch zur Beurteilung des Schweregrades, insbesondere zur Verlaufskontrolle unter Therapie. Für die Messung des Knochenmineralgehaltes ergeben sich 3 generelle klinische Indikationen nach der Consensus Development Conference 1991.

3. Differentialdiagnostischer Ausschluß von Osteopathien

1. Die Beurteilung asymptomatischer Patienten, insbesondere solcher mit erhöhtem Osteoporoserisiko und postmenopausaler Frauen zur Frage einer Osteoporoseprophylaxe oder Therapie auf der Basis eines erhöhten Frakturrisikos.
2. Diagnostik der Osteoporose bzw. Osteopenie bei symptomatischen Patienten mit Verdacht auf Osteoporose oder eine andere Osteopathie sowie zur Diagnosesicherung bei röntgenologischem Verdacht auf eine niedrige Knochenmasse und
3. zur Verlaufskontrolle unter einer Osteoporosebehandlung.

Hierzu kommen hauptsächlich 3 Meßmethoden zur Anwendung:

Die quantitative Computertomografie (QCT) im Bereich der Wirbelsäule, die eine selektive Messung des Spongiosamineralgehaltes der Wirbelkörper erlaubt, die periphere quantitative Computertomografie (pQCT) zur Messung von Kortikalis und Spongiosa am ultra-distalen Radius sowie die Zweienergie-Röntgenabsorptiometrie (DXA), die neben der Wirbelsäule auch Messungen am Oberschenkel erlaubt (Tab. 32).

Tabelle 32. Wesentliche Daten der hauptsächlich angewandten Meßmethoden des Knochenmineralgehaltes

Methode	Meßart/-struktur	Strahlendosis (mrem)	Reproduzierbarkeit (%)	Meßdauer (min)
QCT	$(Th_{12})L_{1-3}$ selektiv Spongiosa (u. Corticalis)	200–300	1–2	20
pQCT	Radius (Tibia) selektiv Spongiosa (u. Corticalis)	10	0,5–1	10
DXA	$(Th_{12})L_{1-3}$ Spongiosa und Corticalis	20	1–2	10

Histologie

Bei klinisch, laborchemisch und radiologisch eindeutigen Befunden besteht bei nachgewiesener Osteoporose keine generelle Indikation zur histologischen Absicherung. Bioptiert werden sollten jedoch insbesondere Patienten mit ungewöhnlichen Osteoporoseformen, zum Beispiel junge Patienten mit primärer Osteoporose und solche, bei denen sich Behandlungseffekte oder Verlauf mit anderen Methoden nicht hinreichend beurteilen lassen. Die häufigste Indikation zur Durchführung einer Knochenbiopsie ergibt sich aus der Differentialdiagnostik und bei komplexen Osteopathien, bei denen oft Mischbilder von Osteopenie, Knochenmineralisationsstörungen und Fibroosteoklasie vorliegen. Hier ist insbesondere an die renal bedingten Osteopathien zu denken.

Sonderformen

Osteoporose bei Hyperkalzurie. Dieses Krankheitsbild wurde erst kürzlich beschrieben und muß von der normalen Osteoporose abgetrennt werden, da die Therapie ein völlig anderes Vorgehen beinhaltet. Von einer Hyperkalzurie wird gesprochen, wenn die Calciumausscheidung im 24-Stunden-Urin bei mehreren Kontrollen bei Frauen höher als 6 mmol (240 mg) und bei Männern höher als 8 mmol (320 mg) liegt. In dieser Situation verlieren Männer wie Frauen pro Jahr etwa 7−8% ihrer Knochenmasse. Etwa 45% der Frauen und Männer mit einer Hyperkalzurie hatten bei der Erstmessung im Bereich der LWK 2, 3 und 4 eine erniedrigte Knochenmasse. Eine Nephrolithiasis findet sich bei Patienten mit Osteoporose aufgrund einer Hyperkalzurie in 15%.

Steroidosteoporose. Steroide greifen auf unterschiedlichem Wege in den Calcium- und Knochenstoffwechsel ein. Sie hemmen direkt die aktive Calciumabsorption aus dem Dünndarm und führen so zu einem sekundären intestinalen Hyperparathyreoidismus, sie hemmen die Calcitoninsekretion aus den C-Zellen der Schilddrüse, sie führen zu einer Hyperkalzurie und auf zellulärer Ebene hemmen sie direkt die osteoblastische Aktivität, also den Knochenaufbau, und stimulieren die osteoklastische Aktivität, den Knochenabbau. Alle diese 5 Wirkungen können zu einer steroidinduzierten Osteoporose führen. Ungefährlich für den Knochenstoffwechsel sind niedrige Steroiddosierungen bis etwa 5 mg Prednisolon/Tag, kurze Stoßtherapien und die inhalativen Kortikoide. Auch intraartikuläre Gaben haben kaum eine systemische Wirkung. Gefährlich sind längerfristige Gaben von 7,5 mg und mehr über 1/2 bis 3/4 Jahr, sowie Depotcorticoide. 65% dieser Patienten entwickeln eine steroidinduzierte Osteoporose. Der Abfall des Knochenmineralgehaltes ist dosisabhängig. Bei einer Gabe von 15 mg Prednisolon/Tag über 6−8 Monate kann ein Knochenmineralverlust von etwa 15−20% auftreten.

3.2. Primärer Hyperparathyreoidismus

> Der primäre Hyperparathyreoidismus ist durch eine Hypersekretion von Parathormon aus den Nebenschilddrüsen mit unbekannter Ursache charakterisiert.

Am häufigsten findet sich ein Adenom der Nebenschilddrüsen mit einer Vermehrung der Hauptzellen (78%), der oxiphilen Zellen (7%) oder Mischformen (5%). In den übrigen Fällen ist die Ursache eine primäre Hyperplasie der Nebenschilddrüsen, eine noduläre Hyperplasie oder eine Hyperplasie der wasserhellen Zellen.

Klinische Symptome

Das klinische Bild des primären Hyperparathyreoidismus ist weit gefächert. Es reicht von unspezifischen Zeichen wie Schwäche, Ermüdbarkeit, Kopfschmerzen, Gewichtsverlust und Depression bis hin zu den klassischen Manifestationen mit Nierensteinen, Nephrokalzinose, Knochenschmerzen und den gastrointestinalen Symptomen. Nierensteine treten bei etwa 25 bis 35% der Patienten auf.
Die *Skelettbeteiligung* manifestiert sich als Knochenschmerz, pathologische Fraktur, Knochenzyste oder lokalisierte Schwellungen des Knochens im Sinne eines „braunen Tumors". Eine Osteodystrophia cystica fibrosa generalisata, von Recklinghausen beschrieben, entwickelt sich bei 10% der Patienten – häufig nur nach längerer Krankheitsdauer. Histologisch findet sich sowohl eine erhöhte Knochenneubildung als auch eine erhöhte Knochenresorption.
Die *gastrointestinalen Veränderungen* manifestieren sich als gesicherte peptische Ulzerationen in etwa 10 bis 12% der Patienten. Epigastrische Beschwerden und Dyspepsie ohne radiologische Zeichen sind noch häufiger. Hinzu kommen chronische Obstipationen. Etwa ein Drittel der Patienten mit gastrointestinalen Ulzera entwickeln gleichzeitig eine Pankreatitis; sowohl akute, subakute als auch chronische Verläufe sind beschrieben.
Neurologische Symptome beim primären Hyperparathyreoidismus umfassen eine emotionale Labilität, Schwäche, Ermüdung, Kopfschmerzen, schlechte Gedächtnisleistung bis hin zu Depression und zu neuromuskulären Zeichen. Geänderte Persönlichkeitsstrukturen und Psychosen können ebenfalls beobachtet werden. Die Ausprägung der Veränderungen ist bei erhöhten

3.2. Primärer Hyperparathyreoidismus

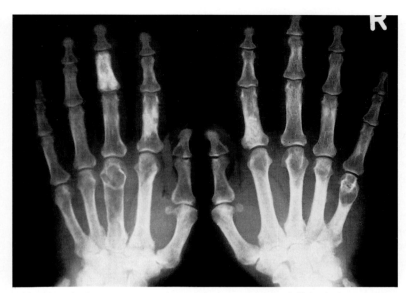

Abb. 56. Primärer Hyperparathyreoidismus mit den radiologischen Zeichen des Knochenauf- und -abbaus: U. a. zystische Veränderungen in verschiedenen Metakarpalköpfchen, Spongiosasklerose der Mittelphalanx III links.

Serumcalciumwerten verstärkt. Eine Muskelschwäche, insbesondere der proximalen Extremitätengruppe, kann objektiviert werden. Der Verlust an Muskelkraft korreliert mit den entsprechenden Befunden der Muskelbiopsie. Charakteristisch ist hier eine Atrophie der Typ-II-Fasern.
Eine *ektope Kalzifizierung* ist bei primärem Hyperparathyreoidismus eher ungewöhnlich und normalerweise assoziiert mit einer Niereninsuffizienz. Sie wird häufiger gefunden bei sekundärem Hyperparathyreoidismus aufgrund einer renalen Insuffizienz, teilweise auch bei tertiärem Hyperparathyreoidismus. Kalzifikationen können überall auftreten, werden jedoch häufig in der Nähe der Gelenke gefunden, insbesondere der Fingergelenke. Bei intradermalen Ablagerungen besteht ein Juckreiz.
Sonstige Symptome. Polyurie und Polydipsie beruhen auf den erhöhten Calciumwerten. Bei schwerer Hyperkalzämie kann im EKG ein verkürztes QT-Intervall auftreten. Lockerung der Zähne und Hypermobilität der Gelenke wurden beschrieben. Gicht und Chondrokalzinose können als Komplikationen auftreten. Unspezifische Arthralgien, die alle Gelenke, besonders im Handbereich betreffen, sind möglich. Eine Anämie und eine erhöhte BSG sind häufig und lassen an einen Tumor denken.

Radiologische Zeichen

Die radiologischen Zeichen des Hyperparathyreoidismus bestehen im subperiostalen Erosionen der Phalangen, besonders der Mittelphalangen, einem Kollaps der distalen Anteile der Endphalangen (Pseudotrommelschlegelfinger). Weiterhin finden sich subperiostale Läsionen anderer Knochen, grobmaschige Veränderungen der Spongiosa mit Strukturauflockerungen und Zystenbildung sowie eine Aufsplitterung der Kompakta. Frühes Zeichen ist auch ein Abbau der Lamina dura der Zahnalveolen. Veränderungen der Iliosakralgelenke und Sehneninsertionen ähnlich der Sp. a. kommen vor.

Diagnose

Erhöhte Blutcalciumwerte werden sehr häufig gefunden, müssen jedoch nicht gefordert werden. Insbesondere bei frühen oder milden Verlaufsformen, die häufig undulierend auftreten, findet man Serumcalciumwerte im oberen Normbereich. Hier hilft die gleichzeitige Parathormonbestimmung weiter. Findet sich das Serumcalcium und das Parathormon im oberen Normbereich, so darf die biochemische Diagnose eines primären Hyperparathyreoidismus bzw. eines tertiären Hyperparathyreoidismus gestellt werden, da zu einem Calcium im oberen Normbereich bei normaler Nebenschilddrüsenfunktion immer ein Parathormon im niedrigen Normbereich gehört. Ein anderer Grund für einen sogenannten normokalzämischen Hyperparathyroidismus beinhaltet einen gleichzeitig bestehenden Vitamin-D-Mangel, eine Hypoalbuminämie oder eine Azidose. In dieser Situation kann die Messung des freien Calciums weiterhelfen.

Eine Bestimmung der Calciumausscheidung im Urin ist wichtig bei der Differenzierung unterschiedlicher Formen von einer Hyperkalzämie. Die Urincalciumausscheidung wird am besten ausgedrückt als eine Funktion der glomerulären Filtrationsrate (Calciumclearance/Kreatininclearance). Dieser Parameter trennt Patienten mit familiärer hyperkalzämischer Hypokalzurie (FHH) und hilft bei der Differenzierung von durch Parathormon bedingter Hyperkalzämie von Hyperkalzämien anderer Ursachen. Da das Parathormon die Calciumrückabsorption aus dem Glomerulumfiltrat erhöht, findet sich eine verminderte Urincalciumausscheidung relativ zum Serumkalzium bei primärem Hyperparathyreoidismus. Umgekehrt findet sich die Parathormonsekretion erniedrigt bei Hyperkalzämien aufgrund anderer Ursachen, und die Urinkalziumausscheidung ist für eine gegebene Calciumserumkonzentration erhöht.

In weiter zweifelhaften Fällen kann eine Beckenkammbiopsie weiterhelfen.

3.3. Osteomalazie

> Die Osteomalazie ist definiert als eine Osteopenie mit qualitativer Änderung der Knochenzusammensetzung. Der unmineralisierte Anteil, das Osteoid, ist vermehrt. Häufigste Ursachen sind ein Vitamin D-Mangel oder eine Vitamin-D-Stoffwechselstörung, renale tubuläre Störungen oder eine hereditäre Hypophosphatasie.

Klinik

Von den generalisierten metabolischen Osteopathien stellt die Osteomalazie die wichtigste Differentialdiagnose zur Osteoporose dar. Im Gegensatz zur Osteoporose führt die Osteomalazie zu einem diffusen Skelettschmerz, der vorzugsweise in den besonders belasteten Skelettanteilen auftritt. Häufig klagen die Betroffenen über Schmerzen im Bereich der Füße und der unteren Extremitäten, später auch im Bereich der Hüften, der Wirbelsäule und der oberen Extremitäten. Der knöcherne Thorax kann ausgesprochen schmerzhaft sein. Ein positives Trendelenburgsches Phänomen führt zum sogenannten „Watschelgang" der Patienten, hervorgerufen durch die Muskelschwäche und/oder die Varisierung des Oberschenkelhalses. Im Gegensatz zur Osteoporose gibt es definitionsgemäß keine primäre Osteomalazie, so daß im Rahmen der klinischen und Labordiagnostik auch das Grundleiden auf die Diagnose Osteomalazie hinweisen kann. Häufigste Ursachen sind Vitamin-D-Mangelzustände, Vitamin-D-Stoffwechselstörungen sowie renale tubuläre Funktionsstörungen (Tabelle 33). Die klinischen Zeichen einer Malabsorption und Maldigestion oder einer chronischen Niereninsuffizienz können zusätzlich auf die Möglichkeit einer vorliegenden Osteomalazie hindeuten. Bei den genetisch bedingten Formen der renalen tubulären Funktionsstörungen, wie Phosphatdiabetes oder Fanconi-Syndrom, gibt die Familienanamnese bereits Hinweise auf das Vorliegen einer derartigen Erkrankung. Häufige Fehldiagnosen sind Erkrankungen aus dem rheumatischen Formenkreis, so daß die Diagnose einer Osteomalazie über längere Zeit verkannt wird. Die Gangstörung läßt gelegentlich an primär neurologische Ursachen denken. Der diffuse Skelettschmerz, meist beginnend im Bereich der unteren Extremität und die damit einhergehende Muskelschwäche sollte jedoch immer an eine Osteomalazie denken lassen.

Physiologie und Pathophysiologie des Vitamin-D-Stoffwechsels

Der Tagesbedarf an Vitamin D3 liegt zwischen 400 und 600 IE pro Tag. Etwa 60% werden in der Haut unter dem Einfluß von Sonnenlicht aus dem

3. Differentialdiagnostischer Ausschluß von Osteopathien

Tabelle 33. Ursachen einer Osteomalazie (nach Kruse und Kuhlencordt 1984)

1.	*Vitamin-D-Mangel*
1.1.	Unzureichende UV-Bestrahlung oder orale Zufuhr
1.2.	Malabsorption und Maldigestion
2.	*D-Hormon-Stoffwechselstörungen*
2.1.	Störung des 25-Hydroxycholecalciferol-Stoffwechsels
2.2.	Störung des 1,25-Dihydroxycholecalciferol-Stoffwechsels
2.2.1.	Chronische Niereninsuffizienz
2.2.2.	Pseudo-Vitamin-D-Mangel-Rachitis
3.	*Renale tubuläre Störungen*
3.1.	Phosphatdiabetes (Vitamin-D-resistente/hypophosphatämische Osteomalazie)
3.2.	Phosphatdiabetes in Kombination mit weiteren tubulären Störungen (u. a. De-Toni-Debré-Fanconi-Syndrom)
3.3.	Renale tubuläre Azidose
4.	*Hereditäre Hypophosphatasie*
5.	*Medikamentös*
5.1.	Bisphosphonate
5.2.	Antiepileptika

7-Dehydrocholesterol synthetisiert und 40% aus der Nahrung im Dünndarm aufgenommen. Das Vitamin D3 wird an ein Vitamin-D-bindendes Protein gebunden, zur Leber transportiert und dort an der Seitenkette in Position 25 zum 25-Hydroxyvitamin D3 hydroxyliert. Dieser Schritt ist negativ kontrolliert. Das 25-Hydroxyvitamin D3 wird dann an das gleiche Vitamin D-bindende Protein gebunden und zur Niere befördert, wo es an der Stelle 1-alpha zum 1-alpha, 25-Dihydroxyvitamin D3, dem aktiven Vitamin D (Hormon D) umgewandelt wird. Auch dieser Schritt ist negativ produktkontrolliert. Kommt es doch zu einer vermehrten Produktion von 1,25-Dihydroxyvitamin D3, dann wird die 24-Hydroxylase aktiviert, die das 25-Hydroxyvitamin D3 zu 24,25-Dihydroxyvitamin D3 hydroxyliert. Dieses Produkt ist biologisch kaum aktiv und gilt als Abbauprodukt des 25-Hydroxyvitamins D3. Auf jeder Stufe der Hormon-D-Synthese kann eine Störung vorliegen, die dann zu einem entsprechendem Krankheitsbild mit einer Osteomalazie im Bereich des Knochens führt (Tabelle 34).

3.3. Osteomalazie

Tabelle 34. Störungen des Vitamin-D-Stoffwechsels

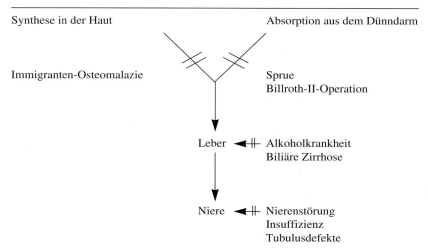

Ist die Synthese in der Haut gestört, findet sich ein Krankheitsbild, das *Immigranten-Osteomalazie* genannt wurde, da es erstmals bei pakistanischen Einwanderern in London und auch bei türkischen Einwanderern in Berlin gefunden wurde. Hier kommt es bei mangelnder Hautbestrahlung bei gleichzeitiger Vitamin-D-armer Kost zu einem Abfall des 25-Hydroxyvitamin D3 und des 1,25-Dihydroxyvitamin D3. Die Folge hiervon ist eine verminderte Calciumabsorption aus dem Dünndarm, so daß ein erniedrigtes Serumcalcium resultiert. Das niedrige Serumcalcium stimuliert das Parathormon aus den Nebenschilddrüsen im Sinne eines sekundären intestinalen Hyperparathyreoidismus. Das Parathormon vermag dann die Osteoblasten zu stimulieren, und es findet sich ein Anstieg der alkalischen Phosphatase bzw. des Osteocalcins.

Ist die absorptive Seite gestört, zum Beispiel bei der *Einheimischen Sprue*, findet sich ebenfalls ein Abfall des 25-Hydoxyvitamins D3 und des 1,25-Dihydroxyvitamins D3, da der Ort der aktiven Calciumabsorption, die Mukosazelle des Dünndarms, durch eine allergische Reaktion auf das Klebereiweiß Gliadin verloren gegangen ist. Auch hier findet sich im Serum die Situation eines sekundären intestinalen Hyperparathyreoidismus. Typischerweise ist bei diesem Krankheitsbild die Calciumausscheidung im 24-Stunden-Urin extrem erniedrigt, die meistens unter 45 mg Calcium/Tag liegt und häufig gegen 0 strebt.

Bei *Störung der Hydroxylierung in der Leber* haben wir die Krankheitsbilder der bilären Zirrhose oder als häufigste Ursache die alkoholinduzierte Osteopathie, bei der mehrere Komponenten zusammenkommen. Einmal wird das Vitamin D zu höher hydroxylierten, biologisch wenig aktiven Vitamin-D-Metaboliten durch eine Stimulation des P-450er-Systems verstoffwechselt, so daß weniger 25-Hydroxyvitamin D3 für die Hydroxylierung der 1-alpha-Stelle in der Niere zur Verfügung steht. Auf der anderen Seite findet sich beim Mann zusätzlich eine Störung der Testosteronsynthese in den Leydigzellen des Hodens, so daß die Situation eines primären Hypogonadismus mit erniedrigtem Testosteron und erhöhtem LH vorliegt. Bei längerer Alkoholeinwirkung wird auch die Gegenregulation auf der Hypophysenebene gestört, so daß weniger LH reaktiv synthetisiert und ausgeschüttet wird. Diese Situation wird dann als hypogonadotroper Hypogonadismus beschrieben. Zum dritten kommt es beim Mann bei erhöhtem Alkoholkonsum durch eine Verschiebung des Testosteronmetabolismus in der Leber zum Östradiol und des Androstendions zum Östron zu einem vermehrten Anfall von Östradiol und Östron, unter deren Wirkung vermehrt sexualhormonbindendes Globulin synthetisiert wird, das wiederum das freie Testosteron bindet und so zu einer zusätzlichen Erniedrigung des Testosterons im Serum führt. Weiterhin findet sich neben einer Störung des Vitamin-D-Stoffwechsels beim alkoholkranken Patienten eine verminderte Calciumzufuhr, da es kein alkoholenthaltendes Getränk gibt, das gleichzeitig calciumreich ist.

Liegt die *Störung des Vitamin-D-Stoffwechsels in der Niere* wie bei der Niereninsuffizienz, so wird zu wenig Hormon D synthetisiert, und man findet die typische Situation des sekundären, renalen Hyperparathyreoidismus. Ursache hierfür ist zunächst ein Anstau des Phosphates, da dieses weniger über die gestörte Niere ausgeschieden wird. Das erhöhte Phosphat hemmt dann die 1-alpha-Hydroxilase in der Niere, was wiederum zu einer geringeren Kalziumaufnahme mit einer sekundären Erhöhung des Parathormons führt.

Bei der *Vitamin-D-resistenten Rachitis* findet sich eine verminderte tubuläre Phosphatrückabsorption, die unterhalb von 87% liegt und gleichzeitig eine erhöhte Phosphatclearance mit Werten oberhalb 15 ml/Minute. Gleichzeitig findet sich eine Störung der 1-alpha-Hydroxylase, da bei erniedrigtem Serumphosphat die 1-alpha-Hydroxylase nicht ausreichend stimuliert wird, um genügend Hormon D zu synthetisieren. Die Folge hiervon ist die typische Konstellation mit einem erniedrigten Serumphosphat ohne Störung des Calciumsstoffwechsels bei normalem Parathormon und einem für das niedrige Serumphosphat zu niedrigen Hormon D.

Laborparameter

Typischerweise findet sich bei Vitamin-D-Mangel oder Vitamin-D-Stoffwechselstörung ein niedriges bis erniedrigtes Serumcalcium aufgrund der erniedrigten Calciumabsorption und die Ausbildung eines sekundären, intestinalen Hyperparathyreoidismus. Das 25-Hydroxyvitamin D3 und das 1,25-Dihydroxyvitamin D3 sind erniedrigt, ebenso die Calciumausscheidung im 24-Stunden-Urin. Oft ist eine extrem erniedrigte Calciumausscheidung im 24-Stunden-Urin ein Hinweis auf eine Malabsorption, insbesondere bei der einheimischen Sprue, auch wenn die Klinik nicht ausgeprägt erscheint. Die alkalische Phosphatase und das Osteocalcin sind erhöht. Beweisend für eine Osteomalazie ist letztendlich die Knochenbiopsie mit fehlender Tetracyclinmarkierung, da die Biomineralisation gestört ist.

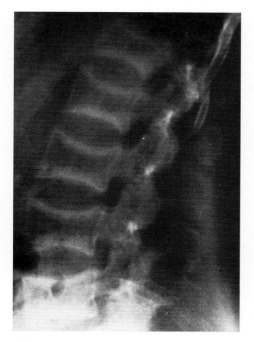

Abb. 57a. Osteomalazie des Stammskelettes, typische Dreischichtung der Wirbelkörper.

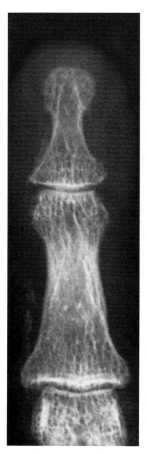

Abb. 57b. Osteomalazie nach wiederholter Hämodialyse, fortgeschrittene Veränderungen; Resorption der Kortikalis, Weichteilverkalkungen, verkalktes Gefäß (Vergrößerungsaufnahme, Originalaufnahme L. CALENOFF und J. NORFRAY, Chicago, Ill.: Magnification digital roentgenography. Amer. J. Roentgenol. 118 (1973) 282; Courtesy of Charles C Thomas, Publisher).

Radiologische Zeichen

Häufig erscheint die Struktur des Knochens als Folge der verbreiterten und unverkalkten Osteoidsäume schummrig und verwaschen (Renoir-Effekt). Als typisch gelten Pseudofrakturen, die erstmals von LOOSER beschrieben wurden. Treten die Pseudofrakturen, häufig nur als radiologische Unschärfe zu erkennen, beidseits auf z. B. im Bereich der proximalen Femora, dann spricht man von einem Milkman-Syndrom. Diese Umbauzonen werden an Stellen starker, mechanischer Beanspruchung beobachtet wie u. a. an Femora, Schambeinästen, Metatarsalia und Schulterblättern. Die Umbauzonen werden aber nicht nur bei der Osteomalazie gefunden, sondern auch vor allem bei Dauerbelastungen („Grünholzfrakturen") oder als Marschfrakturen beim Militärdienst und bei Sportlern. Am häufigsten finden sich Pseudofrakturen bei Sportlern im Bereich der Tibia, der Metatarsalia und der Fibula. Auch bei diesen nicht osteomalaziebedingten Pseudofrakturen kann die alkalische Phosphatase aufgrund von reparativen Skelettvorgängen ansteigen, so daß fälschlicherweise die Diagnose einer Osteomalazie gestellt wird.

3.4. Morbus Paget

Der Morbus Paget ist eine lokalisierte, mon- oder polyostotische Skeletterkrankung mit einem erhöhten Knochenumsatz.

Ursache des erhöhten Knochenumsatzes sind wahrscheinlich Einschlüsse von viralen Nukleokapsiden von Masernviren, Genus morbillivirus oder von „respiratory-syncytial"-Viren, Genus pneumovirus, in den für den erhöhten Knochenumsatz verantwortlichen Osteoklasten. Diese Annahme konnte durch weitere morphologische Befunde und durch Immunfluoreszenzuntersuchungen gestützt werden. Während die virale Induktion weitestgehend akzeptiert ist, wissen wir nur wenig von dem genetischen Milieu, das für den Morbus Paget wichtig erscheint, denn die Erkrankung wurde bisher nur bei Weißen, nicht aber zum Beispiel bei Orientalen gefunden. Es gibt einige Hinweise für eine Beziehung zwischen dem familiär auftretenden Morbus Paget und den Histokompatibilitätsantigenen auf dem 6. Chromosom. Diese Befunde könnten beinhalten, daß immunregulatorische Dysfunktionen für den Eintritt pathogener Viren in die Knochenzellen verantwortlich sind, da verschiedene Loci dieser Region des Genoms in die Immunantwort eingreifen.

Klinik

Die meisten Patienten mit einem Morbus Paget sind klinisch asymptotisch und werden zufällig im Verlauf einer anderen Untersuchung entdeckt. Der Schmerz, insbesondere in den gewichttragenden Knochen, ist das häufigste Symptom. Der Schmerz ist häufig nicht belastungsabhängig und verschlechtert sich während der Nacht, wenn die befallene Gliedmaße erwärmt wird. Schwere Kopfschmerzen treten nur gelegentlich auf, insbesondere wenn der Schädel befallen ist. Meistens ergibt sich keine Korrelation zwischen den Schmerzen und dem Grad der Erkrankung. Die befallenen Knochen werden vergrößert, die darüber liegende Haut fühlt sich warm an. Ursache hierfür ist ein erhöhter skelettaler Blutfluß. Sind die langen Röhrenknochen befallen, werden sie größer, verlieren ihre Festigkeit und können das Körpergewicht nicht mehr tragen und neigen dazu, je nach mechanischem Stress und der Stärke der umgebenen Muskulatur, sich zu verbiegen. Typischerweise erfolgt diese Verformung im Femur nach lateral und in der Tibia nach anterior. Pathologische Frakturen, sarkomatöse Entartungen und eine Arthrose der in der Nachbarschaft gelegenen Gelenke komplizieren das klinische Bild.

Der Befall des Schädels führt häufig zu schweren Komplikationen, da hauptsächlich der 2., 5., 7. und 8. Hirnnerv betroffen werden mit zunehmender Einschränkung des Sehvermögens, Taubheit, Schwindel, hemifazialen Spasmen und Trigeminusneuralgien. Weniger häufig findet man eine Anosmie. Bei Befall der Schädelbasis wird die basiläre Impression gefürchtet. Sind die Stirnknochen betroffen, findet man den Olympierschädel.

Im Bereich der Wirbelsäule werden die sakralen und lumbalen Wirbelkörper häufiger betroffen als die thorakalen Wirbelkörper, sehr selten nur die zervikalen. Der Befall eines einzelnen Wirbelkörpers führt kaum zu einer klinischen Symptomatik, bei mehreren Wirbelkörpern finden sich die typischen Rückenschmerzen und eine unterschiedliche Variation neurologischer Läsionen. Bei einem Zusammenbruch der Wirbelkörper kommt es zu einer Größenabnahme der Patienten mit Abnahme der Oberlänge im Vergleich zur Unterlänge, ähnlich wie bei der Osteoporose.

Die Beckenknochen werden häufig betroffen, meistens ohne eine klinische Symptomatik, abgesehen von Schmerzen, die häufig auf die begleitende Arthrose der entsprechenden Gelenke zurückgeführt werden können. Als ein Resultat des Azetabulumbefalles entwickelt sich eine Protrusio acetabuli.

Pathologische Frakturen der langen Knochen sind die häufigsten Komplikationen beim Morbus Paget. Sie finden sich im rechten Winkel zu der

3.4. Morbus Paget

langen Achse der Knochen und treten schon nach minimalen Traumata oder sogar spontan auf. Die Frakturen entstehen meistens in der osteolytischen Phase, weniger in der osteoblastischen oder sklerotischen Phase des Krankheitsgeschehens.

Laborparameter

Typischerweise besteht in der osteoklastischen Phase der Krankheit eine Erhöhung der Hydroxyprolinausscheidung im 24-Stunden-Urin als Zeichen der osteoklastären Resorption der Knochengrundsubstanz und ein geringer Anstieg der alkalischen Phosphatase als Zeichen der osteoblastischen Gegenregulation. In der darauf folgenden osteoblastischen Phase findet sich ein deutlicher Anstieg der alkalischen Phosphatase, insbesondere des knochenspezifischen Isoenzyms, sowie des Osteocalcins als Ausdruck der erhöhten osteoblastären Aktivität. Eine Erhöhung der alkalischen Phosphatase und des Osteocalcins ohne gleichzeitigen Anstieg der Leberwerte sollte immer an den Morbus Paget denken lassen. Auch die erhöhten crosslinks im Urin sind ein typischer Befund bei Morbus Paget.

Normale Befunde für die oben genannten Laborparameter schließen einen Morbus Paget nicht aus, sondern können sich durchaus in den Ruhephasen finden.

Röntgenbefund

Radiologisch ist der M. Paget charakterisiert durch das Nebeneinander von Zonen mit erhöhter Knochenresorption und solchen mit erhöhter Knochenneubildung mit dem typischen Bild eines „woven bone". Die Knochenmasse ist im Vergleich zum Normalzustand vergrößert, Trabekel sind verdickt und irregulär angeordnet. Die kortikale Dicke nimmt zu, die Kortikalis ist nicht mehr scharf abgrenzbar. Später treten in den belasteten Knochen transverse Fissuren oder Pseudofrakturen und osteoarthrotische Veränderungen der benachbarten Gelenke auf. Bei Befall des Schädels findet man häufig den sog. Wolkenschädel. Am Achsenskelett sind betroffene Wirbelkörper in ihrer Höhe vermindert, in der anterior-posterioren Richtung deutlich verlängert und überragen die benachbarten, nicht betroffenen Wirbelkörper.

Bei Verdacht auf einen M. Paget sollte zunächst eine Skelettszintigrafie durchgeführt werden, um sämtliche betroffene Knochen zu identifizieren. Danach kann selektiv geröntgt werden.

240   3. Differentialdiagnostischer Ausschluß von Osteopathien

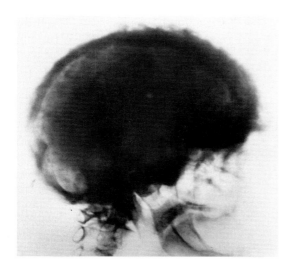

Abb. 58a

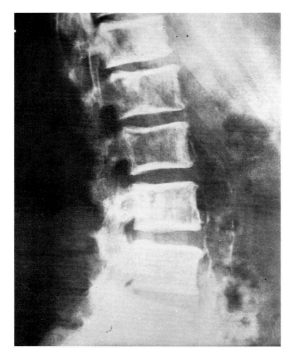

Abb. 58b

3.4. Morbus Paget

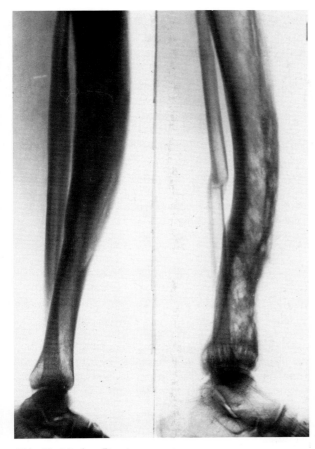

Abb. 58 c

Abb. 58. Morbus Paget
a) Verbreiterung der Schädelkalotte, Aufhebung der Struktur (sog. Wolken- oder Bürstenschädel).
b) Kastenförmige Strukturveränderungen an den Lendenwirbelkörpern, sklerotisches Befallsmuster.
c) Links Befall der Fibula und Tibia vom sklerotischen Muster, rechts osteolytische Phase mit abgeheilter Fraktur.

3.5. Aseptische Knochennekrosen

3.5.1. Osteochondritis dissecans

Umschriebene, aseptische Nekrose eines subchondralen Epiphysenteiles mit späterer Sequestrierung. Sie befällt Jugendliche ab 10. Lebensjahr. Die Sequester treten im Gegensatz zur Osteochondromatose meist in der Einzahl auf. Klinisch manifestiert sich die Erkrankung durch rekurrierende Attakken von Arthritis mit gelegentlicher Gelenkblockade. Zwischen den Schüben können uncharakteristische Beschwerden an dem befallenen Gelenk bestehen. Betroffen sind in 85% die Kniegelenke mit vorwiegendem Sitz an der anterioren Fläche des medialen Femurkondylus. Ellenbogen, Hüfte und Sprunggelenke sind ebenfalls gelegentlich beteiligt.
Zur Pathogenese läßt sich folgende Einteilung treffen:

1. Sporadische Form, meist Kniegelenk ein- oder beidseitig, selten andere Gelenke betroffen.
2. Komplikationen bei generalisierten Erkrankungen, z. B.
   - multipler epiphysärer Dysplasie,
   - spondylo-epiphysären Dysplasien.
3. Familiär dominant (selten, multifokal Knie und Ellenbogen).

Weitere klinische Hinweise finden sich im Kapitel der monartikulären Pathologie (idiopathische Femurkopfnekrose 5.10.3.; Kniegelenke 5.11.2.). Osteonekrosen können auch aus traumatischer Ursache und bei der Caissonkrankheit auftreten.

3.5.2. Ischämische Knochennekrose
(Osteonekrose, avaskuläre Nekrose)

Pathogenetisch ungeklärter Untergang von Knochengewebe. Als mögliche Ursache werden extraossäre (Traumen, Vaskulitis, Vasospasmus) oder intraossäre sinusoidale Obstruktionen bzw. Kompressionen angenommen. Klinisch besteht ein Bewegungsschmerz, ein Ruhe- und Nachtschmerz. Lokalisation: Hüfte (75%), Knie (17%), Schulter (7%), Talus (1%). Tritt idiopathisch, posttraumatisch oder bei den folgenden Krankheitsbildern auf: Morbus Cushing einschließlich Steroidtherapie, SLE, Hämoglobinopathien, Gicht und Hyperurikämie, Pankreatitis, Alkoholismus, Morbus

Gaucher, Fettembolie, Caisson-Krankheit, als Bestrahlungsfolge bzw. bei Langzeit-Hämodialyse. Diagnostik durch Röntgenbild, Szintigrafie, intramedulläre Druckmessung und/oder Phlebografie.

3.5.3 Aseptische Knochennekrose des Wachstumsalters

Tabelle 35. Häufigste aseptische Knochennekrosen des peripheren Skeletts im Wachstumsalter

Lokalisation	Beschreiber	Manifestationsalter und Symptomatik
Capitulum humeri Capitulum radii Olecranon	PANNER HEGEMANN O'CONNOR	5. bis 8. Lebensjahr, besonders Knaben. Schmerzen im Ellenbogengelenk, oft posttraumatisch. Druckschmerz und verstrichene Konturen.
Os lunatum (Lunatummalazie)	KIENBÖCK	Jugend- und Erwachsenenalter. Chronische Traumen und Überlastungen. Wie Verstauchung, umschriebener Schmerz der Handwurzel bei Bewegungen oder kräftigem Zugreifen.
Metakarpalköpfchen	DIETRICH	Röntgenologisch Verbreiterung und Osteolyse.
2. bis 5. Basen der Mittel- und Endphalangen	THIEMANN	Siehe 5.9.2.
Übergang Os ischii zum Os pubis. Osteochondrosis ischiopubica	VAN NECK	5. bis 15. Lebensjahr. Beginn schleichend oder nach Überanstrengungen. Leichte Ermüdbarkeit. Schmerzen im Bereich von Hüfte und Leiste.
Symphyse	PIERSON	Ähnlich der Osteochondrosis ischiopubica.
Femurkopf und -hals	CALVÉ LEGG PERTHES	Siehe 5.10.3.

3. Differentialdiagnostischer Ausschluß von Osteopathien

Tabelle 35 (Fortsetzung)

Lokalisation	Beschreiber	Manifestationsalter und Symptomatik
Tibiaapophyse	SCHLATTER OSGOOD	Siehe 5.11.2.
Unterer Patellapol	SINDING LARSEN JOHANNSON	8. bis 11. Lebensjahr, klinisch wie SCHLATTER u. OSGOOD.
Proximale mediale Tibiaepiphyse	BLOUNT	6. bis 12. Lebensjahr, einseitiges Crus varum
Calcaneus (Apophysitis calcanei)	HAGLUND	5. bis 16. Lebensjahr, evtl. doppelseitig und mit anderen Epiphysennekrosen kombiniert. Fersenschmerz bei längerem Stehen, verstärkt bei Dorsalflexion. Lokaler Druckschmerz. Weichteilschwellung, evtl. Rötung.
Os naviculare des Fußes	KÖHLER I	2. bis 12., meist 6. bis 10. Lebensjahr. Schmerz an Innenseite des Fußes, Ausstrahlung bis zum Unterschenkel, später Muskelatrophie.
2., seltener 3. oder 4. Metatarsalköpfchen	KÖHLER II	11. bis 18. Lebensjahr, meist Mädchen. Belastungsschmerz, später auch Ruheschmerz. Zehe in dorsaler Überstreckung.
Großzehengrundglied	THIEMANN	Junges Erwachsenenalter, meist Frauen. Schmerz und Schwellung am Fußrücken, Ausstrahlung bis zur Vorderseite des Unterschenkels. Schwiele unter dem Endgelenk, weißliche Nagelverfärbung; zu HAGLUND, KÖHLER I und II sowie THIEMANN s. a. 5.12.
Sesambein der Großzehe	SMITH LEPOUTRE	Schmerz und Weichteilschwellung am Großzehengrundgelenk.
Basis des Os metatarsale V	–	12. bis 15. Lebensjahr. Lokaler Druckschmerz und Schwellung.

3.6. Knochentumoren

Allgemeine Symptomatik und Differentialdiagnostik

Anlaß zum Ausschluß von Knochentumoren besteht
- bei jedem sonst nicht erklärbaren Schmerz im Bereich der periartikulären und sonstigen Weichteile,
- bei ungeklärten Bewegungsbehinderungen, Schwellungen und/oder Deformierungen sowie
- bei Frakturen ohne adäquates Trauma.

Der Schmerz tritt bei längerem Bestehen als Dauerschmerz auf und spricht auf Analgetika nicht an. Als Malignitätszeichen sind zu werten eine Rötung und Hyperthermie der Haut, eine schnelle Zunahme der Schmerzen, die Unverschieblichkeit der Haut über dem Tumor, die rasche Veränderung von Form und Größe des Tumors sowie Temperaturanstieg, Leukozytose, BSG-Beschleunigung und Anämie.

Die wichtigsten differentialdiagnostisch zu berücksichtigenden Krankheitsbilder sind juvenile oder aneurysmatische Knochenzysten, verschiedene Formen des Hyperparathyreoidismus, die fibröse Knochendysplasie, Traumen oder infektiöse Prozesse und die villonoduläre Synovialitis.

Diagnostisches Vorgehen

Bei jedem Verdacht ist der betroffene Knochen mit den benachbarten Gelenken in zwei Ebenen, bei der Möglichkeit einer Systemerkrankung, Multiplizität des Prozesses oder Metastasierung das gesamte Skelett röntgenologisch zu untersuchen. Die wichtigsten radiologischen Zeichen sind Osteolyse und Osteosklerose. An Hand der Röntgenaufnahme ist zu klären,

- die Lage: epiphysär, diaphysär, metaphysär; zentral, exzentrisch;
- die Form: Verhältnis von Durchmesser zu Längsachse;
- die Ausdehnung und Begrenzung des Prozesses: Schärfe, Randsklerose, Periostreaktion.

Nötigenfalls sind zusätzliche Untersuchungen, besser eine sofortige Überweisung in ein erfahrenes Zentrum zu veranlassen: Tomografie, besonders bei Befall der Wirbelsäule, des Schädels und der Hüftregion; MRT; Arteriografie, Phlebografie, Lymphografie; Szintigrafie zur Frühdiagnose und exakten Bestimmung der Ausdehnung; Ultraschall und Thermografie.

Die Laboruntersuchungen (Blutbild, BSR, Sternalpunktat, Serumphosphatasen, Ca und P im Serum und Urin sowie Serumelektrolyte) bringen

3. Differentialdiagnostischer Ausschluß von Osteopathien

Tabelle 36. Übersicht der wichtigsten Tumorarten (nach DOMINOK und KNOCH)

Bezeichnung und Synonyma[1]	Manifestationsalter Geschlecht[2]	Häufigste Lokalisation	Radiologische Zeichen	Klinische Angaben
Solitäres Osteochondrom (Kartilaginäre Exostose, knöcherne oder ossifizierende Ekchondrose)	1 bis 4 60	Überwiegend metaphysär. Femur und Tibia, Humerus subkapital, Zehenknochen, Beckenschaufel	Pilzartige, schmal- oder breitbasig aufsitzende knöcherne Bildungen	Häufigste Knochengeschwulst. Asymptomatisch oder schmerzhaft
Multiple Osteochondrome (Chondrale Osteome, hereditäre Exostosen, Exostosenkrankheit)	70	Multipel	Wie Einzeltumor	Dominant vererblich, Entartungsrate von 10%
Solitäres Chondrom	1 bis 4 55	Zentral, exzentrisch und periostal besonders Handskelett, Rippen und Fußskelett	Scharf konturierte Aufhellung im Knochen, evtl. mit zentraler Verkalkung	Lange asymptomatisch, evtl. Spontanfraktur
Multiple Chondrome (Enchondromatose, Morbus Ollier)		Halbseitig oder generalisiert	Einzelne oder gruppenweise Aufhellungszonen	Hinken durch Verkürzung der Extremität, evtl. erhebliche Deformierungen; Entartung möglich
Benignes Chondroblastom (knorpelhaltiger Riesenzelltumor, Codman-Tumor)	1 bis 4 65	Knieregion, Femurkopf, Humeruskopf	Runder oder ovaler Aufhellungsherd mit feinem sklerotischem Randsaum	Schmerz, Schwellung und Bewegungseinschränkung (gering)

3.6. Knochentumoren

Tabelle 36 (Fortsetzung)

Bezeichnung und Synonyma[1])	Manifestationsalter Geschlecht[2])	Häufigste Lokalisation	Radiologische Zeichen	Klinische Angaben
Chondromyxoidfibrom (Myxom, embryonales Enchondrom)	1 bis 4 (bes. 2) 55	Knieregion, Fußskelett, Beckenschaufel, distale Tibia	Exzentrische, scharf begrenzte Aufhellungszone mit verdünnter Kortikalis und sklerotischem Randsaum	Anfangs leichter, intermittierender, später heftiger Schmerz, Ausschluß der monostotischen Form der Osteofibrosis deformans juvenilis, eines Riesenzelltumors, Chondroms oder einer Knochenzyste
Chondrosarkom (chondroblastisches Sarkom, Chondromyxosarkom)	2 bis 7 65	Becken, Rippen, proximaler Femur, Knieregion	Knochen aufgetrieben, Kortikalis verdickt, evtl. mit zentraler Aufhellung; abschnittsweise verdünnt oder fehlend; fleckförmige Verkalkungen	Längere Anamnese mit Schwellung und/oder Schmerzen im Tumorgebiet
Osteoid-Osteom (Sklerosierende Osteitis, Ostitis fibrosa localisata, Brodie-Abszeß, Osteofibrom, Osteom)	1 bis 4 80	Femurdiaphyse, Hand- und Fußskelett, Tibiadiaphyse, Wirbelsäule	Meist in der Kortikalis, selten in der Spongiosa gelegener Aufhellungsherd mit Randsklerose; spindelförmige Auftreibung des Knochens	Langsam zunehmende, nächtlich exazerbierende, später starke Schmerzen, oft in das benachbarte Gelenk lokalisiert; Weichteilschwellung

Tabelle 36 (Fortsetzung)

Bezeichnung und Synonyma[1])	Manifestationsalter Geschlecht[2])	Häufigste Lokalisation	Radiologische Zeichen	Klinische Angaben
Benignes Osteoblastom (osteogenes Fibrom, Riesenosteoidosteom)	1 bis 3 65	Wirbelsäule, Kreuzbein, Fußskelett, Knieregion	Relativ großer, osteolytischer Herd, z. T. mit sklerotischer Randzone	Geringer Schmerz, Schwellung bei gelenknahem Sitz, Bewegungseinschränkung
Solitäres Osteosarkom Sonderformen: multizentrisches, juxtakortikales, extraskelettales Osteosarkom (O. bei Morbus Paget)	1 bis 6 (bes. 2) 60 4 bis 8	Meist metaphysär; Knieregion, Humerus, proximaler Femur	Variabel, lytische und sklerosierende Formen; Spiculabildung typisch aber nicht spezifisch	Schmerz und Schwellung, evtl. Hyperthermie und Rötung, Bewegungseinschränkung
Nichtossifzierendes Knochenfibrom (fibröser Kortikalisdefekt, Fibroxanthom)	1 bis 2 63	Knieregion, distale Tibia, Fibula	Bis zu 5 cm große in der Kortikalis gelegene ovale Zysten mit welliger Begrenzung und sklerotischer Randzone	Meist Zufallsbefund, evtl. Spontanfraktur oder intermittierender Schmerz
Riesenzelltumor (Osteoblastom) a) primär benigne (häufig)	2 bis 5 46	Knieregion Oberkiefer, distaler Unterarm, Humerus	Exzentrische Aufhellung mit scharfer Begrenzung ohne Randsklerose	Schmerz, Schwellung; selten Bewegungseinschränkung und Spontanfraktur

3.6. Knochentumoren

Tabelle 36 (Fortsetzung)

Bezeichnung und Synonyma[1]	Manifestationsalter Geschlecht[2]	Häufigste Lokalisation	Radiologische Zeichen	Klinische Angaben
b) primär maligne (selten)	2 bis 5 60	Knieregion, Becken, distaler Unterarm		
Fibrosarkom	2 bis 7 55	Knieregion, proximaler Femur, Becken, Humerus	Uncharakteristische Osteolyse	Schmerz und Schwellung, evtl. lange Anamnese; bei raschem Wachstum Schwäche, BSR-Beschleunigung, Leukozytose
Ewing-Sarkom	1 bis 3 60	Meist metadiaphysär, zentral und kortikal; Femur, Rippen, Becken, Tibia, Humerus	Mottenfraß-ähnliche Osteolyse und Periostreaktion in Form einer lamellären, zwiebelschalenförmigen Knochenneubildung	Schmerz, Schwellung, evtl. Rötung, Fieber, Leukozytose; BSR-Beschleunigung, Anämie
Retikulumzellsarkom	1 bis 8 55	Femur, Tibia, Humerus, Wirbelsäule, Unter- und Oberkiefer, Becken	Vorwiegend Osteolyse (unscharf begrenzt, fleckig oder streifig)	Mäßige, inkonstante Schmerzen, Schwellung, Bewegungseinschränkung, Spontanfraktur; guter Allgemeinzustand

3. Differentialdiagnostischer Ausschluß von Osteopathien

Tabelle 36 (Fortsetzung)

Bezeichnung und Synonyma[1])	Manifestationsalter Geschlecht[2])	Häufigste Lokalisation	Radiologische Zeichen	Klinische Angaben
Plasmozytom Formen: multipel, solitär, generalisiert, extraossär	Solitär: 4 bis 8 70	Solitär: Wirbelsäule, Rippen, Schädel, Becken	Multiple Osteolysen; solitäre Zysten; diffuse Osteoporose	Schmerz, Deformierungen, Spontanfrakturen, BSR-Beschleunigung, Paraproteinämie, Paraproteinurie
Tumorähnliche Knochenerkrankungen: Histiozytosis X a) Eosinophiles Knochengranulom (unifokal)	1 bis 2 70	Femur, Schädel, Rippen, Becken, Wirbel	Osteolyse, scharf begrenzt	Benigne, oft asymptomatisch
b) Eosinophiles Knochengranulom (multifokal), Übergang in Morbus Hand-Schüller-Christian	1	Schädel	Osteolyse	Benigne; Nachtschmerz, Eosinophilie, Exophthalmus, Diabetes insipidus
c) Morbus Letterer-Siwe	1	Extremitäten, Rippen, Schädel, Becken	Osteolyse	Maligne; Hepatosplenomegalie

[1]) Gebräuchliche, zum Teil überholte Bezeichnungen in Klammern
[2]) Manifestationsalter: Bevorzugte Lebensjahrzehnte
Geschlecht: Prozentualer Anteil des männlichen Geschlechts

diagnostisch meist nicht weiter, gehören aber zum Untersuchungsprogramm. Als letzter Schritt wird die Biopsie in Abstimmung zwischen Operateur, Radiologen und Morphologen zur Art- und Dignitätsdiagnose durchgeführt. Das gesamte Programm sollte innerhalb von 3 Tagen ablaufen.
In der obigen Aufstellung finden sich die wichtigsten diagnostischen Hinweise zu den einzelnen Tumorarten. Die gesamte Darstellung dieses Gebietes erfolgte fast ausschließlich nach den Angaben bei DOMINOK und KNOCH.
Zur Beteiligung des Skelettsystems bei Leukämie siehe 2.10.1.
Bei Lymphogranulomatose und Non-Hodgkin-Lymphomen ist in etwa einem Viertel der Fälle der Knochen befallen. Klinisch steht der Schmerz im Vordergrund, Nervenkompressionen und Spontanfrakturen kommen vor. Röntgenologisch finden sich osteolytische und/oder osteosklerotische Veränderungen. Schließlich müssen von Fall zu Fall Knochenmetastasen einzelner Organkarzinome in die Differentialdiagnostik einbezogen werden. Sie treten am häufigsten bei folgenden Tumoren auf: Mamma (60%), Prostata (50%), Lunge (38%), Niere (25%), Schilddrüse (20%), Leber (17%), Pankreas (15%), Harnblase, Magen und Uterus (je 2%).

3.7. Genotypische Osteopathien

In Tabelle 37 sind die wichtigsten konstitutionellen Knochenerkrankungen zusammengestellt. Wegen der oft ähnlichen Symptomatik und fließenden Zuordnung wurden kongenitale Erkrankungen des Bindegewebes und einige primäre Stoffwechselstörungen mit aufgenommen. Eine Übersicht der derzeit gültigen, internationalen Nomenklatur konstitutioneller Knochenerkrankungen findet sich bei SPRANGER.
Besondere Erwähnung verdienen die Veränderungen von seiten des Bewegungsapparates bei **Achondroplasie** (Chondrodystrophie). Die Neigung zu häufigen und schweren Arthrosen ist bekannt. Weniger häufige Begleiterscheinungen sind entzündliche Arthritisschübe, röntgenologisch nachweisbare subchondrale Arrosionen bis zur Fragmentation der Gelenkflächen ähnlich der RA, eine Chondrokalzinose, das Auftreten von z. T. multiplen Osteochondromen an den Gelenken sowie Wirbel- und Bandscheibenveränderungen, die denen bei Morbus Scheuermann gleichen. Die geschilderten Prozesse können sich zu einer Arthrose entwickeln und erinnern in ihrer Gesamtheit an die endemische Arthrose Kashin-Beck (siehe 2.6.).

3. Differentialdiagnostischer Ausschluß von Osteopathien

Tabelle 37. Übersicht der genetischen Osteopathien und Bindegewebssyndrome

Krankheitsbild	Symptomatik
Achondroplasie (früher Chondrodystrophie)	Skelett: Kurze Extremitäten, normales Stammskelett; Gelenke siehe oben
Chondrodysplasia punctata (Conradi-Hünermann)	Bewegungseinschränkung, Kontrakturen, Anomalien des Gesichtsschädels. Kleine Kalkeinlagerungen in Knorpelgewebe
Cornelia-de-Lange-Syndrom	Fehlbildungen des distalen Extremitäten- und Gesichtsskelettes, Minderwuchs, Schwachsinn
Dysosteoplasia (Dysostosis) cleidocranialis	Verknöcherungsstörung bis Aplasie der Schlüsselbeine, Defekte der Schädelknochen
Pleoneostose Léri	U. a. fibröse Hyperplasie der Gelenkkapseln, Flexionsdeformitäten und Bewegungseinschränkungen der Hände und Füße; breite Finger, Karpaltunnelsyndrom, Metatarsalgie; Beginn in Adoleszenz
Metaphysäre Chondrodysplasien (verschiedene Typen)	Keulenform der Metaphysen, Verformung von Becken und Schädel; Morquio-Brailsford besonders Befall der Wirbelsäule (Zwergwuchs), Hornhauttrübungen, Zahnanomalien
Multiple epiphysäre Dysplasie (mehrere Formen)	Knochenkerne der Epiphysen klein, abgeflacht und segmentiert
Hereditäre progressive Arthroophthalmopathie (STICKLER)	Progressive Myopathie, vorzeitige degenerative Veränderungen an den Gelenken, abnorme Epiphysenentwicklungen, Hypermotilität, Myopie, Netzhautablösungen
Multiple kartilaginäre Exostosen	Exostosen
Enchondromatose	Siehe Tabelle 36
Osteogenesis imperfecta congenita und tarda	Knochenbrüchigkeit, blaue Skleren, Otosklerose, Hypermotilität der Gelenke

3.7. Genotypische Osteopathien 253

Tabelle 37 (Fortsetzung)

Krankheitsbild	Symptomatik
Früh- und spätmanifeste Osteopetrose (Marmorknochenkrankheit; Morbus Albers-Schönberg)	Anämie, Erhöhung der alkalischen Serumphosphatase
Pyknodysostose	Generalisierte Osteokondensation, Osteolyse der Endphalangen, statische Insuffizienz, verkürzte Beine, Spontanfrakturen, kraniofaziale Dysplasie
Hyperostosis corticalis generalisata (VAN BUCHEM)	Verdickung und Verdichtung der Kortikalis an Schädel, Mandibula und langen Röhrenknochen; keine wesentliche Behinderung
Osteopoikilie	Kleine Osteokondensationsinseln in der Spongiosa, geflecktes Aussehen der Knochen; Arthralgien und/oder Gelenkschwellungen sind möglich
Melorheostose Léri	Streifenförmige Kompaktaverdichtung in verschiedenen Knochen; Schmerzen und Wachstumsstörungen der Gelenke
Diaphysäre Dysplasie Camurati-Engelmann	Periostale Anlagerungen, grobe Spongiosazeichnung, Verbreiterung der Markräume von Röhrenknochen, Trommelschlegelfinger, Arthralgien, Ergüsse, Bewegungseinschränkung
Akroenzephalosyndaktylie (verschiedene Formen)	Turmschädel, Syndaktylie
Osteo-onycho-Dysostose (früher Nagel-Patella-Syndrom, Onychoarthrose)	Fehlen, Hypoplasie oder Brüchigkeit besonders der Daumennägel, Pigmentverschiebungen der Iris, Madelungsche Deformität (5.8.2.), Hypoplasien und Luxationen im Bereich von Ellenbogen und Kniegelenk (Patella), Formveränderungen des Beckens, Beckenhörner
Multiple Synostosen (verschiedene Formen)	Symphalangie an Fingern und Zehen, Fusion von Karpal- und Tarsalknochen, Besonderheiten des Gesichtsschädels

Tabelle 37 (Fortsetzung)

Krankheitsbild	Symptomatik
Idiopathische Osteolysen (verschiedene Formen)	Arthritische Symptome in früher Kindheit, später schmerzlose, progressive Osteolyse der Akren, Karpal- und Tarsalknochen und Ellenbogenregion, Marfanähnliches Aussehen, z. T. Haaranomalien
Marfan-Syndrom	Lange Extremitäten, „Spinnenfingrigkeit" (siehe auch 5.9.2.), Kyphoskoliose, Thoraxdeformierungen, Gelenkmotilität erhöht, Kontrakturen der MCP-Gelenke; Aorteninsuffizienz, ophthalmologische Symptome
Tricho-rhino-phalangeales Syndrom	Störungen des Haarwachstums, birnenförmige Deformierung der Nase, kegelförmige Epiphysen der Phalangen, Schwellungen und Deviationen der PIP-Gelenke
Partieller Riesenwuchs	Vermehrtes Größenwachstum eines oder mehrerer Finger oder Zehen
Hypophosphatasie	Kraniostenose, Beinverkrümmung
Homozystinurie	Marfan-ähnliche Symptomatik, Gelenkbeweglichkeit eher eingeschränkt; Thrombosen, gastrointestinale Blutungen, geistige Störungen
Mukopolysaccharidosen Typ I (Hurler/Scheie) bis VII	Gemeinsame Symptome u. a. Minderwuchs, Thoraxdeformitäten, geistige Retardierung; bei Scheie-Syndrom verminderte Gelenkbeweglichkeit; Typ III kann mit einer peripheren und axialen degenerativen Arthropathie einhergehen.
Xanthinurie, Xanthingicht (Berman-Syndrom)	Xanthinoxidase-Mangel; Xanthinsteine im Uroogenitaltrakt; niedriger Harnsäurespiegel; Arthralgie, Myalgie/Myopathie, selten Arthritis

Tabelle 37 (Fortsetzung

Krankheitsbild	Symptomatik
Fabry-Syndrom (Lipoidspeicherkrankheit, Beta-Galaktosidase-Mangel)	Angiokeratome, Angiektasien, progrediente Herz- und Niereninsuffizienz; Befall der DIP-Gelenke, Karpaltunnelsyndrom, Enthesopathien. Trias Hüftluxation, Patellahypo- bzw. -aplasie, Klumpfußdeformität; weitere Gelenkkontrakturen in Streck-, seltener in Beugestellung
Bourneville-Syndrom (Tuberöse Hirnsklerose)	Epileptiforme Krampfanfälle, zunehmender Hirnabbau. Periostale Verdickungen, Sklerosierungen. Zystenbildung und Arrosion der Kortikalis im Handbereich
Pseudoxanthoma elasticum	Dicke, gelbe Plaques im Bereich der Schleimhäute und der Haut (Nacken, Achsel- und Inguinalfalten); Retinablutungen, Chorioretinitis; Gefäßobstruktionen (Myokardinfarkt, Blutungen verschiedener Gefäßprovinzen); Hypertonie
Ehlers-Danlos-Syndrom	Hypermotilität der Gelenke, Luxationen, Ergüsse; Überdehnbarkeit, Brüchigkeit, Blutungen der Haut, Divertikel, Hernien im Magen-Darm-Trakt
Fibrodysplasia ossificans progressiva	Entzündungsschübe und Verknöcherung in Sehnen, Faszien und Aponeurosen; oft Mikrodaktylie
Arthrogryposis multiplex congenita	Trias Hüftluxation, Patellahypo- bzw. -aplasie, Klumpfuß. Gelenkkontrakturen in Streck-, seltener in Beugestellung
Artikuläre Hypermotilitätssyndrome	Als besonderes Syndrom ohne sonstige Abnormitäten, Symptomatik bei Ehlers-Danlos- und Marfan-Syndrom, Osteogenesis imperfecta und anderen kongenitalen Knochenkrankheiten (Beighton-Kriterien)

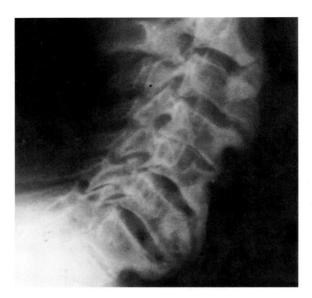

Abb. 59. Spondylosis hyperostotica (diffuse idiopathische Skeletthyperostose, DISH), Halswirbelsäule mit zuckergußartigen Knochenappositionen an der Wirbelvorderfläche.

Die **diffuse idiopathische Skeletthyperostose** (DISH, Spondylosis hyperostotica, Morbus Forestier) gibt häufig zu Verwechslungen mit Spondylitis ankylosans Anlaß. Es handelt sich um Verknöcherungen von Bandansätzen des Achsen- (hier besonders BWS) und peripheren Skelettes (Becken, Knie, Tarsus, Ellenbogen, Schulter, Hände). Röntgenmorphologisch kommt es an der Wirbelsäule zur Bildung der weit nach lateral und/oder vorn ausladenden groben hyperostotischen Spondylophyten mit zuckergußartiger Knochenapposition an der Wirbelvorderfläche (auch als Phänomen der tropfenden Kerze bezeichnet, Abb. 59). Die peripheren Veränderungen entsprechen meist sehr ausgedehnten Fibroostosen. Bei 50% der Patienten besteht ein manifester Diabetes oder eine Kohlenhydrat-Stoffwechselstörung. Betroffen sind meist Männer in der 2. Lebenshälfte.

Bei der **fibrösen Knochendysplasie** (Osteofibrosis deformans juvenilis) handelt es sich um eine nur beim weiblichen Geschlecht vorkommende Entwicklungsstörung des knochenbildenden Mesenchyms sowie um eine fehlerhafte Differenzierung des Knochenmarkes in fibröses Mark und in Faser-

3.7. Genotypische Osteopathien

knochen. Die Krankheit kommt mon- und polyostotisch sowie kombiniert mit Pigmentflecken und Pubertas praecox (Albright-Syndrom) vor. Der Krankheitsbeginn liegt meist zwischen dem 5. und 15. Lebensjahr, die Symptomatik kann aber auch erst später auftreten. Erste Krankheitszeichen stellen meist eine Verbiegung der betroffenen Knochen, seltener leichte Schmerzen oder Spontanfrakturen dar. Bevorzugt betroffen sind Schädel, Ober- und Unterkiefer, Rippen, Femur und Tibia. Röntgenologisch finden sich zystische Auftreibungen und Auflockerungen des Knochens mit verwaschener Zeichnung und unscharfer Begrenzung. Die alkalische Serumphosphatase ist erhöht.

Literatur

BEIGHTON, P., L. SOLOMON und C. SOSKOLNE: Joint mobility in an African population. Ann. Rheum. Dis. **32** (1973) 113.

CALENOFF, L., und J. NORFRAY: Magnification digital roentgenography, Amer. J. Roentgenol. **118** (1973) 282.

CRONENBERG, A., und E. KECK: Osteopenie bei Hyperkalziurie. Osteologie **1** (1992) 114.

DOMINOK, G. W., und H.-G. KNOCH: Knochengeschwülste und geschwulstähnliche Knochenerkrankungen. 2. Aufl. Fischer, Jena 1977.

FISCHER, E.: Morbus Fabry, eine Erkrankung mit Rheumaaspekten. Z. Rheumatologie **45** (1986) 36.

FREYSCHMIDT, J., und H. OSTERTAG: Knochentumoren. Springer, Berlin, Heidelberg, New York 1988.

GIEDION, A.: Cone-shaped epiphyses of the hands and their diagnostic value. The trichorhino-phalangeal syndrome. Ann. Radiol. **10** (1970) 322.

KECK, E.: Therapie der Osteoporose. Medizinisch, orthopädische Technik **112** (1992) 147.

KECK, E., und A. HEHRMANN: Primary Hyperparathyroidism. In: Generalized Bone Diseases. KUHLENCORDT, F. und Mitarb. (eds.). Springer, Berlin, Heidelberg, New York, London, Paris, Tokyo 1987.

KOZLOWSKI, K.: Osteoid-osteoma (some diagnostic problems). Radiol. diagn. **23** (1982) 317.

KOZLOWSKI, K., und R. MIDDLETON: Familial osteochondritis dissecans: a dysplasia of articular cartilage? Skeletal Radiol. **13** (1985) 207.

LEWKONIA, R. M.: The arthropathy of hereditary arthroophthalmopathy (Stickler syndrome). J. Rheumatol. **19** (1992) 1271.

MICHIELS, I., T. SCHAUB und M. SCHEINZBACH: Melorheostose, Osteopoikilie und Osteopathia striata. Beitr. Orthop. Traumatol. **37** (1990) 317.

PETERS, K. M., und Mitarb.: Hyperparathyreoidismus: Symptomatik und Therapie heute. Med. Klin. **82** (1987) 135.

RESNICK, D., und Mitarb.: Diffuse idiopathic skeletal hyperotosis (DISH) (ankylosing hyperostosis of Forestier and Rotes-Querol). Semin. Arthr. Rheum. **7** (1978) 153.

SPRANGER, J. W., L. O. LANGER und H. R. WIEDEMANN: Bone dysplasias. Fischer, Jena 1974.

STEURER, J., und Mitarb.: Histiocytosis X. Dtsch. med. Wschr. **116** (1991) 1702.

STICKLER, G. B., und Mitarb.: Hereditary progressive arthroophthalmopathy. Mayo Clin. Proc. **40** (1965) 433.

WARADY, B. A., S. J. HAUG und C. B. LINDSLEY: Multicentric osteolysis. J. Rheumatol. **18** (1991) 142.

ZIZIC, T. M., C. MARCOX, D. S. HUNGERFORD und M. B. STEEVES: The early diagnosis of ischemic necrosis of bone. Arthr. Rheum. **29** (1986) 1177.

4. Differentialdiagnostischer Ausschluß von Weichteilerkrankungen

Bei Beschwerden, die in die Weichteile lokalisiert werden, ist zunächst zu versuchen, Ursprung und Ausgangspunkt einer der folgenden Möglichkeiten zuzuordnen: Muskulatur – Bindegewebe – Sehnen, Sehnenscheiden, Bursen – Fettgewebe – Neurogene, vaskuläre, spondylogene Auslösung. In einem zweiten diagnostischen Schritt wäre die Frage nach der entzündlichen oder nichtentzündlichen Genese und der Möglichkeit sekundärer Einflüsse auf das Krankheitsgeschehen zu klären, die von Faktoren außerhalb des Bewegungsapparates ausgehen (z. B. Psychogenese, Endokrinopathie, Traumen und physikalische Ursachen).

4.1. Erkrankungen der Muskulatur

4.1.1. Fibromyalgie-Syndrom (FMS), Generalisierte Tendomyopathie

> Primär (ohne erkennbare Usache) oder bei Begleiterkrankungen (sekundär) auftretende chronische Schmerzzustände in der Muskulatur, am Muskel-Sehnen-Übergang bzw. an den Muskel-Insertionen, meist in Kombination mit sonstigen funktionell-vegetativen Symptomen und psychopathologischen Veränderungen.

Kriterien des American College of Rheumatology 1990:

1. Angabe generalisierter Schmerzen (beide Körperhälften, Ober- und Unterkörper, Bereich des Achsenskelettes) über die Dauer von mindestens 3 Monaten.
2. Schmerzen auf Fingerdruck (etwa 4 kg) an 11 der 18 (beiderseits je 9) empfindlichen Stellen (tender points; Abb. 60):

**Die drei Grazien,
nach Baron Jean-Baptiste Regnault, 1793,
Louvre Museum, Paris**

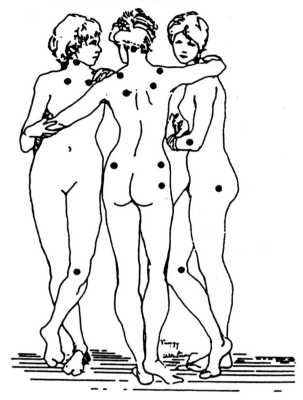

Abb. 60. Typische Druckpunkte (tender points) bei Fibromyalgie-Syndrom (nach W. Müller, Basel).

- Okziput: Ansatz der Nackenmuskulatur.
- Untere HWS: anteriorer Bereich der Intertransversalia C 5 – C 7.
- Trapezius: Mitte der oberen Begrenzung.
- Supraspinatus: Ursprung oberhalb der Spina.
- Zweite Rippe: kostochondraler Übergang.
- 2 cm distal des Epikondylus lateralis humeri.
- Glutaeal: oberer äußerer Quadrant.

4.1. Erkrankungen der Muskulatur

- Trochanter major: posteriorer Bereich.
- Knie: mediales Fettpolster proximal vom Gelenkspalt.

Beide Kriterien müssen erfüllt sein.

Weiterhin objektiv nachweisbar sind:

- druckschmerzhafte umschriebene Stellen, meist paravertebral im HWS-, interspinal im unteren Lumbalbereich, am M. trapezius, der 2. kostochondralen Verbindung, dem Ursprung des M. supraspinatus am medialen Rand der Skapula, 1 bis 2 cm distal des lateralen Epikondylus humeri, in der Mitte des oberen äußeren Gesäßquadranten sowie letztlich etwas proximal vom medialen Kniegelenkspalt,
- ein diffuser Druckschmerz in der Muskulatur oder im Muskel-Sehnen-Übergang,
- breitflächige, strang- oder knotenförmige Verhärtungen (Myogelosen),
- Hyper- und Dysästhesien über den druckschmerzhaften Partien,
- Dysurie, Migräne, Globusgefühl, ein Raynaud-Syndrom.

Psychopathologische Veränderungen bestehen in Form von Neurosen, Depressivität, Angstzuständen.

Grundkrankheiten für das *sekundäre Fibromyalgie-Syndrom* sind im wesentlichen entzündliche Gelenkerkrankungen (z. B. RA), degenerative Wirbelsäulenerkrankungen und Arthrosen der Hüft- bzw. Kniegelenke; seltener entwickelt sich das FMS bei endokrinologischen und malignen Erkrankungen.

Die Abgrenzung zum sog. „psychogenen Rheumatismus" (Tabelle 38) und zur lavierten Depression ist schwierig, Übergangsformen sind möglich. Differentialdiagnostisch auszuschließen sind vor allem entzündliche Muskelerkrankungen (Polymyalgia rheumatica) sowie alle im Abschnitt 4.1.2. besprochenen Krankheitsbilder. Dies gelingt meist leicht, wenn man beach-

Tabelle 38. Differentialdiagnose psychogener Rheumatismus/Fibromyalgie-Syndrom (nach MÜLLER)

	Psychogener Rheumatismus	Fibromyalgie
Symptome	bizarr, übertrieben	feste Lokalisation
Schilderung	wechselnd, vage	präzise
Schmerzmaximum	fehlt	früh und abend
Schmerzauslösung	Aufregung	Wetter, Anstrengung
Medikamente, Physiotherapie	unwirksam	meist wirksam

tet, daß bei den funktionellen Myopathien der Schmerz im Vordergrund steht und eine Myasthenie und Myatrophie, myotonische und neurologische Symptome fehlen. Auch die Konzentrationen der „Muskelenzyme" im Serum sind normal, ANA lassen sich ebensowenig nachweisen wie EMG-Veränderungen oder Zeichen einer allgemeinen Entzündungsaktivität. Häufige Fehldiagnosen sind Psychogener Rheumatismus (Tabelle 38), Tendinitis, Bursitis, eine Gelenk- oder Gefäßkrankheit. Das Krankheitsbild tritt vorwiegend im mittleren Erwachsenenalter auf, kommt aber auch bei Kindern vor. Hinweiszeichen auf psychogenen Rheumatismus sind u. a. Diskrepanzen zwischen dem unerheblichen objektiven Befund und der Angabe intensiver Beschwerden, die diffuse Ausdehnung der Schmerzen („mir tut alles weh") und die oft dramatische Art der Schilderung.

Gegenüber den funktionellen Myopathien sind die meisten der folgenden Muskelerkrankungen durch einige gemeinsame Krankheitszeichen abzugrenzen:

— der Schmerz ist kein obligates Symptom,
— im Vordergrund stehen oft Myatrophie und Myasthenie, klinisch als Muskelschwäche,
— myotonische Symptome können vorkommen.

Spezielle Krankheitszeichen bei Muskelerkrankungen sind:

Adynamie: Allgemeine Kraftlosigkeit durch ungenügende Energiereserven. Die Muskelschwäche läßt sich einfach prüfen durch die Zeit, in der der Patient in Rückenlage den Kopf (normal bei Frauen 30, bei Männer 90 s) bzw. die Beine in halber Elevation halten kann (Frauen 30, Männer 60 s).
Myotones Syndrom: Der Willkürinnervation folgende persistierende Muskelkontraktion, verzögerte Muskelerschlaffung. Auslösung durch mechanische und direkte elektrische Reizung.
Schmerz: Bei eigentlichen Muskelerkrankungen eher selten. Regelmäßig bei Muskelbefall durch Trichinose, Polymyalgia rheumatica und funktionellen Myopathien. Fakultativ bei Polymyositis, Grippe- und sonstigen Virusmyositiden.
Asthenie: Vorschnelle Ermüdung des tätigen Muskels durch Blockade der neuromuskulären Erregungsübertragung. Häufiges unspezifisches Zeichen oder Begleitsymptom bei Erkrankung der peripheren Motoneurone, ihrer Synapsen und der Muskulatur selbst.
Atonie und Hypotonie: Abweichungen des Tonus durch zentrale oder periphere nervöse Ursachen, Myopathien oder humoral bei Hyperparathyreoidismus (Hyperkalzämie).
Tetanie: Steigerung der muskulären Erregbarkeit.

Atrophie: Abnahme der Muskelmasse.

Hypertrophie, Pseudohypertrophie: Zunahme des Muskelvolumens durch Vermehrung der Muskulatur selbst, durch interstitielles Fett- oder Bindegewebe bzw. Ödem.

Die allgemeine Diagnostik hat neben der Anamnese und der speziellen neurologischen und rheumatologischen Untersuchung heranzuziehen: Die Bestimmung der Serumelektrolyte und -fermente (Aldolase, CK, LDH, ALAT, ASAT, Phosphohexoisomerase; Phosphatasen bei Fibrodystrophia ossificans), die Kreatin- bzw. Kreatininbestimmung im Serum und Urin sowie gegebenenfalls eine EMG-gesteuerte Biopsie. Die Serumenzym-Bestimmung dient vor allem der Abgrenzung der myogenen von den neurogenen Affektionen. Bei den neurogenen Muskelatrophien ist ihre Aktivität in der Regel normal. Extrem hohe Werte werden in der akuten Phase der Polymyositis und bei toxischen und traumatischen Muskelnekrosen gefunden.

Im folgenden sind die wichtigsten Krankheitsgruppen mit einigen für die Differentialdiagnostik wesentlichen Hinweisen aufgeführt.

4.1.2. Entzündliche Muskelerkrankungen

Die Diagnose erfolgt im wesentlichen über die Grundkrankheit:

- Bakterielle Infektionen: Staphylokokken, Streptokokken, Typhus, Tuberkulose, Lues, Gonorrhoe, Rickettsiosen, Brucellose, Leptospirosen, Toxoplasmose.
- Virusinfektionen: Grippe, Coxsackie, Echo-, Polioviren u. a. m. Die Einschlußkörpermyositis, welche sich durch Cortisonoidresistenz auszeichnet, wird wahrscheinlich durch Paramyxoviren hervorgerufen.
- Postinfektiöses Myalgie-Adynamie-Syndrom im Anschluß an meist virale Infekte mit einer Dauer bis zu 2 Jahren.
- Parasiten: Trichinose (Abb. 61), Zystizerkose, Paragonimose, Filariose.
- Entzündliche Gelenkerkrankungen: RA, seltener Sp. a.; Kollagenosen (SLE, Polymyositis, Periarteriitis nodosa, Sklerodermie, Wegenersche Granulomatose), Rh.F.
- Andere Erkrankungen: Sarkoidose, Begleitmyositis bei Tumoren, granulomatöse Myositis.
- Myositis ossificans circumscripta. Heterotope Bildung von nichtneoplastischem Knochen und Knorpel in den Weichteilen, meist traumatischer Genese; die Verkalkungen können zum Teil sehr große Ausmaße annehmen, in diesem Fall wird das Krankheitsbild im angloamerikanischen Schrifttum auch als „tumoröse Kalzinosis" bezeichnet.

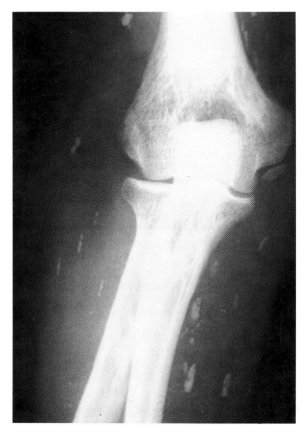

Abb. 61. Weichteilverkalkungen bei Trichinose.

Allergisch-autoimmunologisch

— Myasthenia gravis: Rückbildung neurologischer und elektrischer Störungen bei Erholung und nach Prostigmin.
— „Spätmyopathien" mit einem Manifestationsalter jenseits des 30. bis 40. Lebensjahres. Keine nosologische Einheit, meist handelt es sich um pseudomyopathische Formen der chronischen Polymyositis, einer Muskelsarkoidose, paraneoplastischer oder metabolischer Myopathien.

4.1.3. Nichtentzündliche Myopathien

Hormonell-metabolisch

- Hyperthyreose: chronische und akute thyreotoxische Myopathie.
- Hypothyreose: Myalgien, Muskelkrämpfe, Pseudomyotonie, selten Amyotrophie.
- Morbus Addison: Muskelschwäche, Krämpfe.
- Akromegalie: Schwäche und Atrophie der proximalen Muskulatur.
- Hyperparathyreoidismus: Muskelschwäche, schnelle Ermüdbarkeit.
- Morbus Cushing, Kortisonoidmyopathie, Steroid-Pseudorheumatismus (siehe 2.13.3.)
- Myopathien bei Alkoholismus, Speicherkrankheiten.

Medikamentös

- Betablocker (besonders Propanolol, Sotalol, Labetalol), Cortisonoide (speziell 9-α-fluorierte Präparate), Lithium, Kolchizin, alle hypokaliämisierenden Präparate (Diuretika, Laxanzien, Carbenoxolon, Amphotericin B)
  - Myopathien, Muskelschwäche
- Chlorochin, Perhexilin, Vincristin
  - Neuro-Myopathien
- Allopurinol, Aminocapronsäure, Clofibrinsäure, Dacarbazin, Dimercaprol, Ergotamin, Gentamycin, Praziquantel, Diabentazol,
  - Myalgien
- Aconitin, Aminoglykosid-Antibiotika, Polymyxin B und M
  - Myasthenie, Myositis
- D-Penicillamin, Tocopherolazetat
  - Myasthenie, Myositis
- Bezafibrat
  - Myolyse
- Amidotrizoat, Bromocriptin, Cimetidin, Deferoxamin
  - Krämpfe, Rigor, Tetanie
- Cycloserin, Edroniumchlorid, Parasympathikomimetika
  - Faszikulieren
- Dipyramidol
  - Polymyalgia-rheumatica-ähnliche Symptome

Toxisch: Anamnese, Myoglobinurie

- Myositis myoglobinurica (Günther): Akute Myolyse besonders bei männlichen Adoleszenten; Schmerz, Fieber, Leukozytose.

266   4. Differentialdiagnostischer Ausschluß von Weichteilerkrankungen

- Idiopathische paroxysmale paralytische Myoglobinurie (Meyer-Betz-Syndrom): Wie oben, Allgemeinzeichen geringer ausgeprägt.
- CO-Intoxikation, Haffkrankheit.

Neurogen

U. a. Stiff-man-Syndrom: Permanente Kontrakturen mit schmerzhaften Exazerbationen, die sich im Schlaf oder unter Diazepam lösen; Spontanaktivität im EMG in kontrahierten Muskeln. Als Ursache wird eine Hyperaktivität der Gamma-Motoneurone angenommen. Ausschluß pseudomyopathischer Spinalerkrankungen.

Hereditär

- Muskeldystrophien, z. B. progressive Muskeldystrophien Erb und Duchenne. Klinik: Schulter- und Beckengürteltyp, aszendierend, deszendierend, generalisiert, distal, okulär.
- Kongenitale Myopathien, z. B. Myatonia congenita Oppenheim (Hypotonie, Hyperflexibilität, Bewegungsarmut) und symptomatische kongenitale Myatonien im Rahmen anderer angeborener Arthro-, Neuro- und Myopathien.
- Myotoniesyndrome: Myotonia congenita Thomsen (Volumenvermehrung der Muskulatur, passagere Kontraktur nach Willkürinnervation), Myotonia dystrophica Curschmann-Steinert (Muskeldystrophie, endokrine Störungen).
- Fibrodysplasie („Myositis") ossificans progressiva congenita: Beginn vor dem 10. Lebensjahr mit plötzlichen Weichteilschwellungen meist im Bereich von Nacken, Schulter und Rücken. Schubweiser Verlauf mit späteren Verknöcherungen, Mißbildungen von Fingern und Zehen.
- Rigid-spine-Syndrom: Vorwiegend bei Knaben; Flexionseinschränkung der Wirbelsäule, gelegentlich zusammen mit Kontrakturen der Achillessehne und Ellenbogengelenke sowie einer Herzbeteiligung; myogenes EMG-Bild.
- McArdle-Erkrankung (Enzymdefekt, Phosphorylasemangel): Belastungsschmerz, Muskelverhärtung und Myasthenie.

Literatur

BEKÈNY, G.: Klinik der Muskelerkrankungen. Thieme, Leipzig 1987.
BRÜCKLE, W., und W. MÜLLER: Schmerzverlauf und -topografie bei generalisierten Tendomyopathien. Z. Rheumatol. **50**, Suppl. 1 (1991) 19.

CROOCK, A. D., und R. M. SILVER: Tumoral calcinosis presenting as adhesive capsulitis: Case report and literature review. Arthr. Rheum. **28** (1987) 455.
DOUGADOS, M., A. TOUBERT und B. AMOR: Le syndrome de la colonne vertebrale rigide. Rev. Rhum. **53** (1986) 265.
EHRENSTEIN, M. R., M. L. SNAITH und D. A. ISENBERG: Idiopathic myositis: a rheumatological view. Ann. Rheum. Dis. **51** (1992) 41.
MÜLLER, W. (Hrsg.): Generalisierte Tendomyopathie (Fibromyalgie). Steinkopff-Verlag, Darmstadt 1991.
MÜLLER, W., und J. LAUTENSCHLÄGER: Die generalisierte Tendomyopathie (GTM) I, II. Z. Rheumatol. **49** (1990) 11, 22.
WOLFE, F., und Mitarb.: The American College of Rheumatology 1990 criteria for the classification of fibromyalgia. Arthr. Rheum. **33** (1990) 160.
YUNUS, M. B., und A. T. MASI: Juvenile primary fibromyalgia syndrome. Arthr. Rheum. **28** (1987) 138.

4.2. Fibromatosen

Unter dieser Bezeichnung können eine Reihe von Syndromen zusammengefaßt werden, die primär oder nach Behandlung mit Methysergid auftreten und sich durch Sklerosierungsvorgänge im Bindegewebe auszeichnen. Zu den generalisierten Formen kann man u. a. die Polyfibromatose nach TOURAINE und RUEL, den Morbus Jaccoud sowie einige der unter den Sklerodermie-Syndromen aufgeführten Formen rechnen. Juvenile Manifestationen bestehen bei

— der palmarplantaren Fibromatose (betroffen sind die Finger und Aponeurosen),
— dem Fibroblastenrheumatismus (Fibroblastenknötchen, Sklerodaktylie, Arthralgie/Arthritis, gutes Ansprechen auf Kortisonoide, Rezidivneigung),
— Winchester-Syndrom (autosomal rezessiv; kongenitale Schwellungen der PIP- und RC-Gelenke, destruktive Arthritis ähnlich der RA),
— Osteopoikilie (siehe Kapitel 3),
— Fibrodysplasie (Myositis) ossificans progressiva (siehe 4.1.),
— Kamptodaktylie (siehe 5.9.3.).

Zu den später manifest werdenden Krankheitsbildern können der Morbus Dupuytren, Morbus Ledderhose, Morbus Peyronie und die Fingerknöchelpolster gerechnet werden. Auf die Formen, welche ausschließlich viszerale Gebiete betreffen (u. a. retroperitoneale, endokardiale, mediastinale, vaskuläre Fibrosen, sklerosierende Cholangitis, Riedel-Struma) kann hier nicht eingegangen werden.

Literatur

CHAOUAT, Y., und Mitarb.: Une nouvelle entitè: Le rhumatisme fibroblastique. Rev. Rhum. **47** (1980) 345.
ROGERS, J. G., and W. B. GEHO: Fibrodysplasia ossificans progressiva. J. Bone Joint Surg. **61-A** (1979) 909.
SCHAPIRO, L.: Infantile digital fibromatosis and aponevrotic fibroma. Arch. Dermat. **99** (1969) 3742.

4.3. Enthesopathien

(Tendoperiostosen, Tendomyosen)

Der Sehnenansatz, Enthesis, besteht aus dem anatomischen Substrat eines spezifisch strukturierten Knochenteiles, dem zwischengeschalteten hyalinen Knorpel, der teilweise verkalkt ist, sowie dem terminalen, stark innervierten Sehnenanteil (NIEPEL und Mitarb.). Er wird vom Periost umschlossen, das ohne Grenze in das Peritonium übergeht. Die Enthesopathien sind unter einer Vielzahl von Einzelsyndromen beschrieben, die z. B. als Achillodynie, Epikondylitis u. a. m. im Abschnitt 5 näher beschrieben werden. Gemeinsame Krankheitszeichen sind

Beschwerden:

— Lokalschmerz mit Ausstrahlung in die zugehörige Muskulatur;
— Verschlimmerung durch Bewegung, Belastung, Dehnung, Druck und intensive Wärme;
— Besserung durch Ruhe, Entspannung und Kälteanwendung;

Befunde:

— ausgesprochen lokalisierter Druckschmerz an Sehne und Periost;
— passiver Dehnungsschmerz und Schmerz bei Bewegungen gegen den Widerstand des Untersuchers;
— häufige Kombination mit funktionellen Myopathien, seltener mit Bursitis;

– im Röntgenbild oft Normalbefunde, banale scharf begrenzte und regelmäßig strukturierte Sehnenansatzsporne (Fibroostose), aber auch als entzündlicher Knochensporn (produktive Fibroostitis, Abb. 92) mit unscharfer, unregelmäßiger Kontur bzw. Struktur; selten als entzündlicher Insertionsdefekt.

Die Differentialdiagnose hat, je nach betroffener Region unterschiedlich, Nervenkompressionen, spondylogene Schmerzsyndrome, juvenile aseptische Knochennekrosen oder sonstige lokale Affektionen des Knochens, der Muskulatur, Schleimbeutel und Gelenke zu berücksichtigen. Dabei ist zu beachten, daß z. B. Wirbelsäulenveränderungen auslösend wirken und Nervenkompressionen in Kombination mit Enthesopathien auftreten können.

Literatur

NIEPEL, G. A., D. KOSTKA, S. KOPECKÝ und S. MANCA: Enthesopathy. Acta Rheum. Baln. Pistiniana **1** (1966) 1.

4.4. Tenosynovialitis und Bursitis

Es handelt sich um entzündliche und/oder degenerative Veränderungen der Gleitgewebe, die als Frühsymptome entzündlicher Gelenkerkrankungen, bei Arthritis urica, durch infektiöse Ursachen, häufiger aber nach Mikrotraumen und statisch-mechanischen Überlastungen oder bei Irritationen des vegetativen Nervensystems auftreten können. Gemeinsame Leitsymptome sind lokale Schmerzen, die sich unter Bewegung bzw. Belastung der betroffenen Struktur verstärken. Daneben ist häufig eine Schwellung, lokale Überwärmung, Krepitation oder eine knötchen- bzw. strangförmige Verdikkung einzelner Sehnenabschnitte (z. B. bei schnellendem Finger) zu tasten. Sekundär können Nervenkompressionen – vorwiegend im Karpaltunnel – auftreten.
Differentialdiagnostisch sind von der banalen Tenosynovialitis das Synovialom und die Tuberkulose der Sehnenscheide sowie die villonoduläre Tenosynovialitis abzugrenzen, was meist nur histologisch möglich ist. Bei den Bursitiden müssen Erkrankungen benachbarter Strukturen (Sehnenansätze, Knochen, Gelenke) in Betracht gezogen werden. Ihre Genese – mechanisch, durch Mikrokristalle, Erreger – läßt sich in der Regel durch die Anamnese und den Punktatbefund klären.

4.5. Erkrankungen des Fettgewebes

4.5.1. Pannikulose

Ätiopathogenetisch unklares Krankheitsbild, das besonders bei adipösen Frauen im Klimakterium und Postklimakterium auftritt. Die Beschwerden sind stechende und schneidende Schmerzen, die sich in Ruhe, in der Wärme und auf Druck verstärken, pseudoradikulär ausstrahlen können und oft mit Dys- oder Parästhesien bzw. einem Schweregefühl der Extremitäten einhergehen. Objektiv findet man ein großporiges Aussehen der Haut (Orangenschalen- oder Matratzenphänomen, Abb. 62), die mit dem daruntergelegenen Gewebe verbacken ist. Die Subkutis fühlt sich fest und körnig an, die Haut ist hyperalgetisch. Kneifen und Abrollen der Haut führen zu einem intensiven, lange nachwirkenden Schmerz. Prädilektionsstellen sind Nacken- und Schulterpartien, Beckengürtel, Oberschenkel und Oberarme. Der Befall der Oberschenkel mit gleichzeitiger Gonarthrose und Hypertonie wird auch als Gram-Syndrom, in der französischen Literatur als Liparthrose bezeichnet.

4.5.2. Sonstige Erkrankungen des Fettgewebes

Lipomatosis nodosa: Kirsch- bis hühnereigroße, schmerzhafte, subkutane Knoten am Stamm und den Extremitäten. Schubweiser Verlauf.

Lipomatosis dolorosa Dercum: Manifestationsalter in der Menopause. Schmerzhafte, juckende, kirsch- bis hühnereigroße subkutane Lipome an Stamm und Extremitäten mit meist bilateralsymmetrischer Verteilung. Der Allgemeinzustand ist reduziert.

Lipogranulomatosis Rothman-Makai: Eruptionen von etwa erbsgroßen Knoten, die ohne Narbenbildung abheilen, normaler Allgemeinzustand.

Disseminierte Lipogranulomatose (Morbus Farber): Angeborene Erkrankung des Säuglingsalters, letaler Ausgang im 1. oder 2. Lebensjahr, mit multiplen artikulären und periartikulären Schwellungen, Gelenkkontrakturen, Weichteilknoten und juxtaartikulären Destruktionsherden des Skeletts.
Auszuschließen sind ferner die Pannikulitis bei metastasierenden, endokrinem Pankreaskarzinom (fakultativ Eosinophilie, Polyarthritis und pseudoseptischer Gelenkerguß), die Liponekrose bei Pankreatitis, die ebenfalls mit Arthritis und Knochenläsionen einhergehen kann, lokale Lipodystrophien

nach Insulin- und Kortisonoidinjektionen, Kalkeinlagerungen verschiedener Genese, das Erythema nodosum, Erythema indurativum Bazin, die Periarteriitis nodosa sowie die Pannikulitis Pfeifer-Weber-Christian (2.2.10.).

4.6. Neurogene und vaskuläre periphere Schmerzzustände

Auf die wichtigsten neurologischen Schmerzursachen wird in Kapitel 5 eingegangen. Im Zusammenhang mit Gelenkerkrankungen ist vor allem an die bei sehr vielen entzündlichen Arthropathien auftretenden, sogenannten

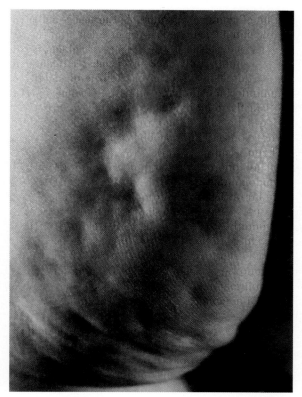

Abb. 62. Einziehungen der Kutis bei Pannikulose (Matratzenphänomen), linke Gesäßhälfte (Originalaufnahme von W. MÜLLER Basel).

rheumatischen Neuropathien und die neuropathischen Gelenkerkrankungen (s. 2.8.) zu denken, in seltenen Fällen eine neurogene Claudicatio intermittens auszuschließen. Über die wichtigsten differentialdiagnostischen Aspekte zwischen Weichteil- und Gefäßerkrankungen orientiert die Tabelle 39.

Tabelle 39. Differentialdiagnose des Weichteilrheumatismus und der Gefäßerkrankungen

	Weichteilrheumatismus	Venöse Durchblutungsstörungen	Arterielle Durchblutungsstörungen
Schmerz Lokalisation	Muskeln, Sehnenansätze	Wade, Fußsohle, lokal an Venen	Meist Waden, abhängig vom Verschlußtyp
Charakter	Ziehend, dumpf	Krampfartig, Schwere- und Spannungsgefühl, evtl. Parästhesien	Krampf, Müdigkeit
Auslösung	Druck, Anfangsphase der Bewegung, später Ermüdungsschmerz	Stehen, Sitzen; Wärme, nachts	Belastung (Gehen, Funktionsproben)
Lageabhängigkeit	Nicht vorhanden	Besserung durch Hochlagern	Besserung in Hängelage
Funktionsabhängigkeit	Verstärkung bei Muskelkontraktion	Besserung im Gehen	Verschlechterung beim Gehen, rasches Verschwinden in Ruhe
Lokalbefund	Druckschmerz an Sehnenansätzen und muskulären Auslösungspunkten; Palpation von Muskelhärten	Evtl. Druckschmerz der Venen; Varikose, Ödem, Zyanose; evtl. Rötung und Übererwärmung; Ekzeme, Ulzera	Arterielle Verschlüsse; Stenosegeräusche; pathologischer Ausfall der Belastungsproben; in späteren Stadien trophische Störungen

4.6. Neurogene und vaskuläre periphere Schmerzzustände

Literatur

Boos, R.: Pannikulose und Pannikulitis in: Kaganas, K., W. Müller und F. Wagenhäuser: „Der Weichteilrheumatismus" S. Karger, Basel, München, Paris, London, New York, Sidney 1971.

Jani, L., und G. Chapchal: Tendinosen, Tendoperiostosen, Tendovaginitiden und Bursitiden (s. Boos, R.).

Janzen, R. (Hrsg.): Schmerzanalyse, 2. Aufl. Thieme, Stuttgart 1968.

Meffert, O., und H. G. Weber: Beitrag zur Myositis ossificans localisata. Dtsch. med. Wschr. **98** (1973) 653.

Müller, W.: Die Pannikulose. Z. Rheumaforschg. **32** (1973) 169.

Rau, H., und E. Esslen: Die neurogene Claudicatio intermittens. Dtsch. med. Wschr. **98** (1973) 2057.

Rübesamen, M., G. Wessel und B. Platzek: Zum Krankheitsbild der Pfeiffer-Weber-Christianschen Panniculitis. Dtsch. Ges.wesen **28** (1973) 320.

Schär, J.: Die sogenannten rheumatischen Neuropathien (s. *Boss*, R.).

Wagenhäuser, F. J.: „Rheumatische Beschwerden" bei Gefäßerkrankungen. Therapiewoche **22** (1972) 2472.

5. Monartikuläre und lokale Symptomatik

5.1. Allgemeine Differentialdiagnostik der Monarthritis

Das Symptom der Monarthritis besitzt zwar bereits einen gewissen diagnostischen Aussagewert (→ Anzahl befallener Gelenke). Dennoch ist die Klärung der Ursachen im Einzelfall sehr schwierig, da auch alle polyarthritischen Erkrankungen mehr oder weniger lange auf ein Gelenk beschränkt bleiben können. Um eine ätiologische Einordnung zu treffen, müssen alle Möglichkeiten der Diagnostik unter Einschluß der Punktatuntersuchung und Biopsie ausgeschöpft werden (Tabelle 40).
Bei der ätiologischen Diagnostik hat sich der Begriff der rheumatischen Monarthritis (LEQUESNE) bewährt. Er umfaßt jede Synovialitis unbekannter Ursache eines einzelnen Gelenkes und ist durch ein Punkteschema festgelegt (Tabelle 41).

Tabelle 40. Differentialdiagnostik der Monarthritis

1. Sicherung des Symptoms Monarthritis

    - Eindeutige Lokalisation von Beschwerden und Veränderungen in das Gelenk.
    - Ausschluß eines periartikulären oder Weichteilprozesses, siehe 1.1.
    - Objektiver Nachweis einer Gelenkbeteiligung (Arthritis siehe 1.1.), Ausschluß einer Arthralgie.
    - Ausschluß früher bestehender oder gleichzeitiger Symptome an anderen Gelenken (Oligo-, Polyarthritis).

2. Ermittlung der Ursache

    - Anamnese und lokale Diagnostik (klinische Untersuchung, Röntgen, komplette Analyse des Ergusses, Synovialisbiopsie).
    - Allgemeine Entzündungsaktivität (BSR, C-reaktives Protein, Elektropherogramm, Blutbild usw.).
    - Spezielle serologische Diagnostik (Rheumafaktoren, ANF, AST).
    - Ausschluß oder positive Diagnose einer rheumatischen Monarthritis (siehe unten), von metabolischen, endokrinologischen, enteropathischen oder sonstigen symptomatischen Arthropathien.

5.1. Allgemeine Differentialdiagnostik der Monarthritis

Nach über 5jähriger Beobachtung einer rheumatischen Monarthritis besteht nur noch bei etwa 10% der Patienten eine Monarthritis. Die restlichen Fälle heilen zur Hälfte folgenlos oder mit geringen residualen, meist arthralgischen Beschwerden ab. Die andere Hälfte entwickelt sich in Richtung auf eine der in Tabelle 42 genannten, klassifizierbare Polyarthritis. In der gleichen Tabelle ist die Häufigkeit einzelner betroffener Gelenke aufgeführt. Bei Differenzierung der Monarthritis jeglicher Ätiologie entfallen auf die Ausschlußdiagnosen der Tabelle 41 (Arthrosen, Osteonekrosen, Chondromatose, Arthritis urica, tuberkulöse und andere infektiöse Monarthritiden) etwa 20%. Bei einer Monarthritis im Kindesalter sollten, da

Tabelle 41. Kriterien der rheumatischen Monarthritis nach LEQUESNE

Kriterien	Punkte
1. Perakuter oder akuter Beginn (innerhalb von Tagen)	1
2. Entzündlicher Schmerztyp (nächtliches Maximum und/oder langanhaltender Morgenschmerz)	1 oder 2
3. Erhöhung der Hauttemperatur	1
4. Nachweisbare Synovialisschwellung	1
5. Klinischer Zusammenhang mit vorangehenden Arthritiden oder Arthralgien, Tenosynovialitis oder entzündliche Talalgie	1
6. Osteoporose der gelenknahen Knochenanteile	1
7. Verschmälerung des Gelenkspaltes ohne Osteophytose und/oder subchondrale Osteolyse	1
8. Beschleunigung der BSR, Einstundenwert über 20 mm	1
über 40 mm	2
9. Entzündliche Konstellation der Ergußzytologie (über 2,0 Gpt/l, 50% oder mehr Segmentkernige)	4
10. Histologisch mehr oder weniger entzündliche Synovialisveränderungen	1 bis 4

Positive Diagnose der rheumatischen Monarthritis bei 4 oder mehr Punkten, wenn folgende Krankheitsbilder ausgeschlossen werden können:

— Metabolische oder mikrokristalline Monarthritiden
— Bakterielle Monarthritis
— Degenerative und mechanische Arthropathien (entzündlicher Schub bei Arthrose, Epiphysennekrosen, posttraumatische Zustände)
— Neurologische Arthropathien (siehe 2.8.)
— Arthopathie bei Hämophilie
— Gelenkreaktion bei Erkrankungen der Nachbarschaft (Osteomyelitis, Morbus Paget, Tumoren)
— Seltene primäre und sekundäre Affektionen der Synovialis (Osteochondromatose, villonoduläre Synovialitis, Synovialom, Amyloidose, Myelom, Leukose)

Tabelle 42. Relative Verteilung rheumatischer Monarthritiden auf verschiedene Erkrankungen und Gelenke

Krankheitsbild	Häufigkeit (%)	Gelenk	Häufigkeit (%)
Rheumatoid-Arthritis	25	Knie	60
Psoriasis-Arthritis	5	Hand	12
Postinfektiöse (subakute) Arthritis, Sp. a., Morbus Reiter, Morbus Behçet	3 bis 4	Oberes und unteres Sprunggelenk, Hüfte Schulter, Ellenbogen	je 6
Sarkoidose, Kollagenosen	je 1	MCP-Gelenk	je 2
Nichtklassifizierbar (Abheilung)	35 bis 55	Sonstige	1

erkrankte Gelenke schmerzfrei sein können, neben dem symptomatischen Gelenk beide Kniegelenke und Hände, das Becken und die Halswirbelsäule (seitlich im Stehen, in Anteflexionshaltung) röntgenologisch untersucht werden. Weitere differentialdiagnostische Aspekte der Monarthritis siehe auch → Anzahl befallener Gelenke.

Literatur

AUQUIER, L., A. COHEN DE LARA und J.-R. SIAUD: Devenir de 173 monarthrites et monoarthropathies d'allure inflammatoire. Rev. Rhum. 40 (1973) 125.

LEQUESNE, M.: Les monarthrites subaigues et chroniques. Rheumatologie 23 (1971) 231.

SIMON, L., und H. SERRE: Exposé introductif les monarthrites rhumatismales. Rev. Rhum. 39 (1972) 741.

(siehe auch die folgenden Beiträge des Heftes 12 der gleichen Zeitschrift)

5.2. Veränderungen der Temporomandibulargelenke und der Halswirbelsäule als Ursache von Gesichts- und Nackenschmerz

5.2.1. Temporomandibulargelenke

Die Kiefergelenke können bei den meisten polyartikulären entzündlichen Gelenkerkrankungen mit betroffen sein, häufig ist aber auch ihre primäre Erkrankung Ursache für Schmerz und Bewegungseinschränkung. Die

5.2. Veränderungen der Temporomandibulargelenke

Beschwerden lokalisieren sich oft in die Kaumuskulatur und verstärken sich beim Kauen und Gähnen. Bei entzündlicher Ursache besteht ein morgendliches Maximum.

Arthrose. Häufigste Beschwerdeursache, meist nach dem 40. Lebensjahr, posttraumatisch auch schon früher auftretend. Als Ursache findet man oft eine Hypermobilität des Gelenkes, die auch primär funktionelle Beschwerden verursachen kann.

Rheumatoid-Arthritis. Eine Beteiligung wurde bei 30 bis 70% der Patienten beschrieben. Es kommt zu einer Erosion von Gelenkkopf und -pfanne, die zu Subluxationen des Unterkiefers und Flexionskontrakturen der Muskulatur führen kann.

Juvenile Rheumatoid-Arthritis. Der Befall des Kiefergelenkes mit der Folge einer Mikrognathie scheint mit dem der HWS korreliert zu sein. Schmerzen und Bewegungseinschränkungen fehlen meist, die Schwierigkeiten beginnen erst mit der sekundären Dentition. Bei dem selteneren unilateralen Befall resultiert eine Asymmetrie des Gesichtes.

Psoriasis-Arthritis. Meist einseitige, episodische Schmerzschübe von einigen Monaten Dauer. Bei den folgenden anderen Gelenkerkrankungen wurde ebenfalls eine Beteiligung der Kiefergelenke beschrieben: SLE, Sjögren- Syndrom, Gicht, familiäres Mittelmeerfieber. Eine infektiöse Arthritis ist möglich.

Idiopathische faziale Schmerzsyndrome. Unklare, wahrscheinlich funktionelle Ätiologie. Zu den Symptomen gehören (einzeln oder in Kombination) Schmerzen und Bewegungsbehinderungen in den Kiefergelenken, Knackgeräusche und Schmerz der Kaumuskulatur.

Differentialdiagnose des Gesichtsschmerzes. Neurologische (Trigeminusneuralgie, Meningitis, Herpes zoster, multiple Sklerose), vaskuläre Ursachen (Gefäßmißbildungen, Thrombosen, eine Arteriitis temporalis mit Claudicatio masticatoria) und das Fibromyalgie-Syndrom sind auszuschließen. In unklaren Fällen sollten Untersuchungen durch den Zahnarzt, Kieferchirurgen, Otologen und Ophthalmologen erfolgen.

5.2.2. Lokaler Schmerz durch Veränderung der HWS

Die durch zervikale Wirbelsäulenveränderungen ausgelösten Schmerzsyndrome mit Ausstrahlung in die Arme sind im Abschnitt 5.6. dargestellt.

Hier sollen einige seltene Erkrankungen aufgeführt werden, die bei alleinigem oder im Vordergrund stehenden Nackenschmerz zusätzlich berücksichtigt werden müssen.

Arthrose des Atlantoaxialgelenkes. Klinisch besteht ein intermittierender Spontan- und Druckschmerz im Hinterhauptsbereich, ein Krepitieren bei Bewegung sowie oft eine Zwangshaltung der HWS (seitliche Dreh-Beugung). Auf dem ap-Tomogramm findet sich neben der unregelmäßigen Sklerosierung der atlantoaxialen Gelenkflächen oft eine Höhenverminderung der lateralen Atlasanteile, zum Teil mit rotatorischer oder lateraler Subluxation. Degenerative Veränderungen in den unteren Bereichen der HWS können gering sein oder fehlen.

Schmerzkrisen durch Kalkablagerungen am Dens bei Chondrokalzinose. Das „Symptom des gekrönten Dens" kann auch bei Rheumatoid-Arthritis, Spondylitis ankylosans, Psoriasis-Arthritis und Spondylosis hyperostotica auftreten.

Idiopathische oder posttraumatische Verkalkung der Zwischenwirbelscheiben, auch schon in der Kindheit möglich.

Retropharyngeale, verkalkende Tendinitis in den Sehnen der langen Halsmuskulatur, oft bestehen gleichzeitig Schluckbeschwerden.

Literatur

HALLA, J. T., und J. G. HARDIN: Atlantoaxial facet joint osteoarthritis: A distinctive clinical syndrome. Arthr. Rheum. **30** (1987) 577.

HARINSTEIN, D. A., und Mitarb.: Temporomandibular joint disease: A close association with the hypermobile joint syndrome. Arthr. Rheum. **30** (1987) Suppl. A 89.

TRONNIER, V., A. BREMERICH und B. DANZ: Diagnostik bei Gesichtsschmerzen. Dtsch. med. Wschr. **115** (1990) 1018.

WORTH, W. D., und Mitarb.: Das Kiefergelenk aus rheumatologischer Sicht. Z. Rheumatol. **47** (1988) 69.

5.3. Allgemeine Differentialdiagnostik des Schultergürtelschmerzes und der Brachialgien

Anatomische Vorbemerkungen

Das Schultergelenk weist einige anatomische Besonderheiten auf, deren Kenntnis für das Verständnis der Pathologie notwendig ist. Dazu gehört

5.3. Allgemeine Differentialdiagnostik des Schultergürtelschmerzes

der Aufbau aus einem Haupt- und mehreren Nebengelenken, die Schlaffheit der Gelenkkapsel und das Vorhandensein zweier Bereiche (Subakromialgelenk mit der Sehne des M. supraspinatus; lange Bizepssehne), die in besonderem Maße der mechanischen Beanspruchung ausgesetzt sind.

Das *Humeroskapulargelenk* (Hauptgelenk) besteht aus Gelenkkopf und -pfanne. Die Kapsel ist sehr dünn und locker, sie weist an ihrer Vorderseite streifenförmig verstärkte Stellen auf (Ligg. labiohumeralia, Lig. coracohumerale). Die Sicherung der Kapsel erfolgt durch die umgebende Muskulatur und ihre Sehnen, die der Kapsel in zwei mantelförmigen Schichten anliegen (sog. Rotatorenmanschette). Die innere Schicht der Rotatorenmanschette wird durch die Schulterdrehmuskeln, oben durch den M. supraspinatus, vorn durch den M. subscapularis und hinten durch die Mm. infraspinatus et teres minor gebildet, die äußere durch den M. deltoideus. Der meistbeanspruchte Muskel ist der M. supraspinatus, der sich an fast allen Armbewegungen beteiligt und in dessen Sehne mit fortschreitendem Alter sehr oft degenerative Vorgänge auftreten. Mit dem Gelenkraum kommunizieren die Bursa m. subscapularis und die Sehnenscheide der langen Bizepssehne.

Das *Subakromialgelenk* wird oft auch als zweites Schultergelenk bezeichnet und ist das wichtigste Nebengelenk. Es besteht oben aus dem Akromiongewölbe, unten aus der Oberseite des Tuberculum maius. Dazwischen liegt die Rotatorenmanschette, die nach oben durch die große Bursa subacromialis-subdeltoidea geschützt ist und in ihrer Gesamtheit als Discus interarticularis des zweiten Schultergelenkes wirkt.

Weitere Nebengelenke sind die

- skapulothorakale Gleitebene, die es dem unteren Schulterblattwinkel ermöglicht, sich auf der hinteren Thoraxwand zu bewegen, sowie das
- Akromio- und Sternoklavikulargelenk, die der Verankerung der Klavikula an Akromion und Sternum dienen.

Allgemeine Differentialdiagnose der Brachialgie

Die erste Aufgabe ist die Lokalisierung der Schmerzursache, die im Bereich des Humeroskapulargelenkes bzw. in anderen Abschnitten des Schultergürtels liegen oder peripher, von der Halswirbelsäule und schließlich zentral ausgelöst sein kann (Tabelle 43). Obgleich die Zusammensetzung des Krankengutes nach der Fachspezifik der Ambulanz unterschiedlich sein dürfte, sind die Zahlen von Mumenthaler interessant. Unter 3336 Brachialgien geklärter Ursache stand das Karpaltunnelsyndrom mit 37%

280 5. Monartikuläre und lokale Symptomatik

an der Spitze, es folgen 25% radikuläre, also spondylogene Fälle und nur 7% entfielen auf die sog. Periarthritis humeroscapularis, die eigentlich vom Gelenk ausgehenden Beschwerden.
Erkrankungen des Humeroskapulargelenkes. Hinweissymptome sind der im Schultergelenk selbst lokalisierte Schmerz, der in Arme, Nacken oder

Tabelle 43. Differentialdiagnose des Schultergürtelschmerzes und der Brachialgien

Krankheitsgruppe	Krankheitsbilder bzw. Organe
1. Vorwiegend artikulär ausgelöst	
a) Mitbeteiligung bei polyartikulären und Systemerkrankungen	RA, Sp. a., Rh. F., Kristallarthropathien, Neuro-Arthropathien, Hämophilie u. a. m.
b) Monoartikuläre Erkrankungen der Humeroskapulargelenke	Läsionen der Rotatorenmanschette, Sehnenveränderungen, Retraktive Kapsulitis, Omarthrose, bakterielle Arthritiden
c) Erkrankungen der Akromioklavikulargelenke	Kongenital und erworben
d) Erkrankungen der Sternoklavikulargelenke	Osteoarthrose, idiopathische Monarthritis junger Frauen, Beteiligung bei polyartikulären Erkrankungen
e) Sonstige Erkrankungen der Schulterregion	Tietze-Syndrom, Polymyalgia rheumatica, Schultergürtel-Syndrom (Turner und Parsonage), Chondrokostales Präkordial-Syndrom
2. Peripher ausgelöst	
a) Neuropathien	Kompressionssyndrome peripherer Nerven und der Nervenwurzeln, Skalenus-, Hyperabduktions-Syndrom u. a. m.
b) Erkrankungen des Thorax und Bauchraumes	Pleura, Lunge, Herz, Perikard, Ösophagus, Zwerchfell, Gallenblase, Pankreas, Magen
c) Weichteilrheumatismus	Tendopathien, Tendomyosen, Pannikulose u. a. m.
d) Knochenerkrankungen	Zysten, Tumoren, diffuse Osteopathien (Kapitel 3)
e) Gefäßerkrankungen	U. a. regionale Thrombosen
3. Zervikal ausgelöst	Chronisches, akutes Zervikalsyndrom
4. Zentralnervös, psychisch ausgelöst	Verschiedene Grundkrankheiten

5.3. Allgemeine Differentialdiagnostik des Schultergürtelschmerzes

Thorax ausstrahlen kann, selten auch nur dort empfunden wird. Die Schmerzauslösung erfolgt aber fast immer durch aktive und passive Bewegungen des Schultergelenkes. Die Beschwerden sind einseitig oder zumindest einseitig vorherrschend. Druckpunkte finden sich im Bereich des Tuberculum minus oder des Sulcus intertubercularis (Abb. 4). Eine Bewegungseinschränkung ist in der Regel vorhanden, Rötung und Erguß sind selten, neurologische Symptome fehlen. Die weitere Differenzierung verfolgt die Trennung in eine Mitbeteiligung bei polyartikulären Erkrankungen und in alleinige Schäden des Schultergelenkes. Im letzteren Fall ist eine Orientierung an folgenden Leitsymptomen möglich.

Schulter*schmerz* mit Einschränkung lediglich der aktiven Beweglichkeit spricht für degenerative bzw. traumatische Schädigungen, Verkalkungen der Supraspinatussehne oder für Veränderungen der langen Bizepssehne.

Schulter*steife* mit aktiver und passiver Bewegungsbehinderung, einem erst spät auftretendem und nicht vordergründigem Schmerz bei retraktiver Kapsulitis.

Ausgeprägte lokale, evtl. auch allgemeine entzündliche Symptomatik bei septischer Arthritis und sonstigen entzündlichen Affektionen.

Erkrankungen anderer Abschnitte des Schultergelenkes. Hinweiszeichen sind lokale Schwellungen und Druckpunkte (z. B. Akromio- oder Sternoklavikulargelenk) und ein oft beidseitiger Befall. Ausgeprägte Schmerzausstrahlungen in den Arm sind selten.

Zervikale Auslösung. Der Schmerz ist ebenfalls einseitig oder seitenbetont, und seine Lokalisation kann die gleiche wie bei Erkrankungen des Humeroskapulargelenkes sein. Die Auslösung der Beschwerden erfolgt jedoch nicht durch Manipulation an der Schulter, sondern durch aktive und passive Bewegungen des Kopfes und der Halswirbelsäule. Bei Befragung erinnern sich die Patienten oft an eine akute Tortikollis oder einen lokalisierten Nackenschmerz in den Anfangsphasen der Erkrankung noch vor Ausprägung der Brachialgie. Später finden sich meist Druckpunkte der Dornfortsätze und der Ligg. interspinalia, Reibegeräusche, Muskelverspannungen und Bewegungseinschränkungen besonders bei Drehbewegungen der Halswirbelsäule. Gelegentlich bestehen zusätzlich zentrale Symptome von seiten der Augen, der Ohren, des Larynx und Pharynx.

Periphere Ursachen der Brachialgien. Auch hier können Schmerzen im gesamten Arm angegeben werden, doch steht ein lokaler Druckschmerz entfernt von Schulter und Halswirbelsäule, die frei beweglich sind, meist im Vordergrund. Bei der weiteren diagnostischen Eingrenzung sind die folgenden Ursachenkomplexe zu beachten.

- Kompressionssyndrome peripherer Nerven und des Plexus brachialis: Neurologische Symptome wie Reflexausfall, Sensibilitätsstörungen; Zeichen der Denervierung sind charakteristisch, aber nicht obligat.
- Neuralgien und Neuritiden: neurologische Diagnostik, evtl. Grundkrankheit.
- Ausstrahlung viszeraler Schmerzen: internistische Diagnostik der Grundkrankheit, z. B. Cholezystopathie, akute Mediastinitis.
- Weichteilrheumatismus: lokaler Druckschmerz, Ansprechen auf lokale Infiltration.
- Knochen- und Gefäßerkrankungen siehe Kapitel 3 und 4.

Zentrale Auslösung. Auch hier können nur Symptome der Grundkrankheit zur Diagnose führen (s. 5.6).

Neben den bisher berücksichtigten Parametern der Schmerzlokalisation und -ausstrahlung sowie des Untersuchungsbefundes müssen auch andere, in Abschnitt 1.1. genannte anamnestische Angaben in die Differentialdiagnostik der Brachialgien einbezogen werden. So ist bei ausgeprägter Akuität des Beginnens an eine Kristallarthropathie, an Verkalkungen der Supraspinatussehne, ein Schultergürtelsyndrom oder an eine septische Arthritis zu denken.

5.4. Vorwiegend artikuläre Ursachen der Brachialgien

5.4.1. Mitbeteiligung des Schultergelenkes bei polyartikulären und systemischen Erkrankungen

Rheumatoid-Arthritis. Die Schultergelenke sind in etwa 5 bis 10% der Fälle zuerst betroffen. Nach fünfjähriger Krankheitsdauer ist das Gelenk in etwa 50%, nach zehnjährigem Verlauf in 70% beteiligt. Die Symptomatik besteht aus Schmerz und Bewegungseinschränkung. Röntgenologisch findet man alle Möglichkeiten von der beginnenden Osteoporose bis zu schweren Zerstörungen.

Spondylarthritis ankylosans. Das Gelenk ist zu Beginn in etwa 2%, im Verlauf in 30% der Fälle mit artikulärer Beteiligung betroffen. Röntgenologisch treten vor allem tiefe Erosionen am Tuberculum maius auf.

Arthritis urica. Ein Beginn im Schultergelenk kommt kaum vor, auch die Mitbeteiligung in polyartikulären Attacken späterer Stadien ist selten.
Neuropathische Gelenkleiden. Das Schultergelenk ist die bevorzugte Lokalisation der Arthropathie bei Syringomyelie, eine tabische Arthropathie manifestiert sich nur ausnahmsweise hier. Bei Tumorinfiltrationen des Plexus brachialis kommt es zu einem Absinken des Humeruskopfes durch muskuläre Parese (Pseudoluxatio humeri).
Auch Beteiligung bei Rheumatischem Fieber (10%), Morbus Reiter (6 bis 8%), Hämophilie, Osteochondromatose, Chondrokalzinose und SLE (Jaccoud-Arthropathie mit Luxation) werden weniger häufig beobachtet.

5.4.2. Monartikuläre Erkrankungen der Humeroskapulargelenke

Läsionen der Rotatorenmanschette

Degenerative Veränderungen der Rotatorenmanschette wurden von Welfling in über der Hälfte von 60 Obduktionen älterer Menschen gefunden. Drei Viertel aller Fälle wiesen Perforationen auf, die übrigen zeigten Aufrauhungen, Auffaserungen oder Fissurierungen der Supraspinatussehne. Sie stellen die zahlenmäßig bei weitem größte Ursachengruppe des Schulterschmerzes dar, können jedoch auch trotz fortgeschrittener Veränderungen symptomlos verlaufen.

Gemeinsame **Leitsymptome** aller Formen sind

– Belastungsschmerz und Bewegungsschmerz, letzterer besonders beim seitlichen Anheben des Armes in einer Stellung von 70 bis 110° (Symptom des schmerzhaften Bogens, Abb. 63), sowie bei der Außenrotation, während die Innenrotation meist schmerzfrei ist,
– nächtliche Spontanschmerzen, Lokalisation vorn und außen, besonders beim Liegen auf der erkrankten Seite,
– keine wesentliche Einschränkung der passiven Beweglichkeit,
– Lokalisation zu 75% an der Seite der Gebrauchshand.

Nichtperforierende Form. Allmählich einsetzender Schmerz, röntgenologisch meist keine Veränderungen.
Trophische (degenerative) Perforation. Diese Form tritt meist im 7. Lebensjahrzehnt auf und äußert sich in der verminderten Kraft bei Abduktion und Außenrotation. Die aktive, geringer die passive Beweglichkeit ist mehr

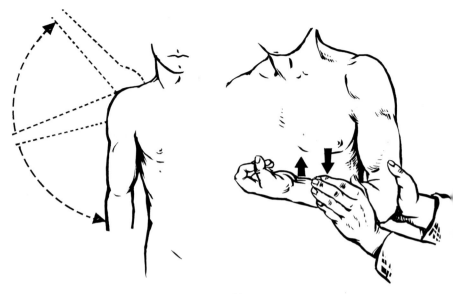

Abb. 63. Symptom des schmerzhaften Bogens (painful arc).

Abb. 64. Palm-up-Zeichen (siehe Text).

oder weniger eingeschränkt, im Extremfall bis zur Pseudoparalyse. Hierbei sind die seitliche Elevation und die Außenrotation aktiv unmöglich, die passive Beweglichkeit ist dagegen gut erhalten. Mitunter können bei passiven Drehbewegungen Reibe- und Schnappgeräusche ausgelöst werden. Indirekte, röntgenologische Zeichen sind Abflachung, Sklerosierung und Zystenbildung am Tuberculum maius. Bei Aufnahmen in 45° Abduktion gegen Widerstand verengt sich der subakromiale Raum, der Humeruskopf steigt nach oben (Zeichen von LECLERQ). Der direkte Nachweis der Ruptur erfolgt durch Sonografie.

Traumatische Ruptur. Die Symptomatik entspricht der vorher genannten, im Vordergrund steht der akut beginnende, sehr heftige Schmerz und die Pseudoparalyse. Diese Form tritt besonders bei Schwerarbeitern im 5. Jahrzehnt auf.

Degenerative Sehnenveränderungen

Am häufigsten ist die lange Bizepssehne betroffen (Tendinitis oder Tendovaginitis bicipitalis). Oft handelt es sich um Sekundärfolgen nach Läsio-

5.4. Vorwiegend artikuläre Ursachen der Brachialgien

nen der Rotatorenmanschette, so daß sich die klinischen Bilder überschneiden. Mit Sicherheit ist die Diagnose oft nur bei einer Ruptur zu stellen.
Leitsymptome aller Sehnenveränderungen sind die Schmerzen bei Bewegungen gegen den Widerstand des Untersuchers und die schmerzhafte, aber nicht eingeschränkte Beweglichkeit. Die Lokalisation erfolgt nach den Angaben der Tabelle 44.

Tabelle 44. Symptomatik der wichtigsten Sehnenläsionen (nach ihrer Häufigkeit) im Bereich des Schultergelenkes

Sehnenläsion	Druckschmerz	Schmerz bei Bewegung gegen Widerstand
Supraspinatus (siehe Rotatorenmanschette)	Subakromial am Ansatzpunkt der Supraspinatussehne	Abduktion
Bizeps	Sulcus intertubercularis	Flexion des Unterarmes
Infraspinatus	Vordere Schulterregion	Außenrotation
Subscapularis	Tuberculum minus	Innenrotation
Coracobrachialis	Coracoid	Anteversion

Die *Ruptur der Bizepssehne* bewirkt eine Krafteinbuße bei Beugung des Ellenbogengelenkes sowie ein Knackgeräusch und mäßige Schmerzen an der Außenseite der Schulter. Bei Bewegungen gegen Widerstand fällt die Wulstbildung und fehlende Kontraktion des Muskels auf.
Hinweiszeichen auf *nicht rupturierende Läsionen der Bizepssehne* sind Spontanschmerz und Druckschmerz im Bereich des Sulcus intertubercularis, die gelegentlich bis zum Ellenbogengelenk ausstrahlen sowie Schmerzen bei Supination des Vorderarmes und Seithebung des Armes gegen Widerstand (= palm up-Zeichen, Abb. 64).

Tendinitis (früher Bursitis) calcarea

Röntgenologisch nachweisbare Verkalkungen im Bereich der Supraspinatussehne werden in etwa 10% aller schmerzhafter Schultergelenkveränderungen gefunden, allerdings auch recht häufig bei Reihenuntersuchungen symptomloser Schultern, in 25% bilateral bei einseitigem Schulterschmerz; bei etwa 60% der Kalkablagerungen im Schultergelenk sind solche auch am Hüftgelenk nachweisbar (siehe Hydroxylapatit-Krankheit, 2.7.3.)

Die *Symptomatik* entspricht den Leitsymptomen des Schulterschmerzes (5.3.). Zusätzlich treten mehrtägige, akute Episoden mit heftigsten Schmerzen, die bis in die Finger ausstrahlen können und Blockierungen der Gelenkbeweglichkeit, besonders der Abduktion auf. Diese Schmerzkrisen fallen zeitlich mit der Auflösung, nicht mit der Bildung der Kalkdepots zusammen. An der Bursa subacromialis besteht ein lokaler Druckpunkt. Röntgenologisch erkennt man solitäre oder multiple, homogene, schattendichte Verkalkungen von meist ovaler Form und 3 bis 15 mm Größe (Abb. 65). Die Kalkablagerungen können sich spontan auflösen, dabei treten die Kristalle in die Bursa subacromialis über.

Retraktive Kapsulitis (Schultersteife)

Es handelt sich um eine spontane oder bei den folgenden Zuständen gehäuft auftretende Schrumpfung der Schultergelenkkapsel: Schmerzbedingte Immobilisation der Schultergelenke (posttraumatisch, postoperativ), Medikation von Barbituraten, Tuberkulostatika und Radiojod; schmerzhafte Thoraxaffektionen, besonders Myokardinfarkt; Tumoren von Lunge, Pleu-

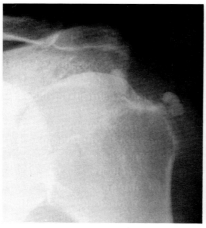

Abb. 65. Tendinitis calcarea: Bohnengroße Weichteilverkalkung am Tuberculum maius, entzündliche Periost- und Kortikalisreaktion.

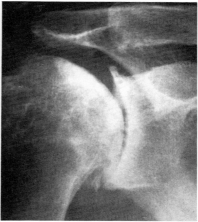

Abb. 66. Omarthrose bei Rheumatoid-Arthritis: Auflockerung der Humeruskopfstruktur, Deformierung der Gelenkflächen, sklerotische und erosive Veränderungen des juxtaartikulären Knochens, zystoide Läsionen des Akromion.

ra und Mediastinum; Hirn- und Rückenmarkerkrankungen (Hemiplegie, Hirntumor, Morbus Parkinson); fraglich bei Diabetes mellitus, anderen degenerativen Erkrankungen der Schultergelenke und Veränderungen der Halswirbelsäule. Das Krankheitsbild kann in den Formenkreis der Algoneurodystrophie eingeordnet und als monosymptomatische Form des Schulter-Hand-Syndroms (5.7.3.) aufgefaßt werden.
Leitsymptom ist die gleichzeitige Einschränkung der aktiven und passiven Beweglichkeit des betroffenen Schultergelenkes. Besonders früh und ausgeprägt sind Abduktion und Außenrotation behindert, die Elevation bleibt lange frei. Die Folge ist meist eine deutliche Muskelatrophie. Der Schmerz kann sehr verschieden ausgeprägt sein. Zu Beginn immer vorhanden, tritt er später nur bei forcierten passiven Bewegungen, z. T. belastungsabhängig und nächtlich exazerbierend auf. Auch das Akromioklavikulargelenk ist mitunter schmerzhaft. Röntgenologisch kommt es — wenn überhaupt — meist erst sehr spät zu einer diffusen, aber nicht homogenen Entkalkung des Humeruskopfes. Dagegen kann die Diagnose schon früh durch Kontrastmittelarthrografie gestellt werden, da durch Reduktion des Gelenkraumvolumens statt normalerweise 20 ml nur etwa 5 ml Kontrastmittel injiziert werden können. Nach dem *Verlauf* sind 4 Stadien zu unterscheiden:

— Schmerzphase; Dauer 2 bis 3 Wochen; permanenter, unter Belastung verstärkter Schmerz,
— Schmerz + zunehmende Bewegungsbehinderung,
— alleinige Bewegungsblockade,
— völlige Wiederherstellung der Beweglichkeit etwa nach einem Jahr, Residuen evtl. Muskelatrophie und Osteoporose.

Omarthrose — Arthrose des Schultergelenkes

Primäre Formen sind sehr selten und treten meist zusammen mit Osteoarthrosen anderer Lokalisation auf. Die sekundären Omarthrosen sind in über der Hälfte der Fälle Folgeerscheinungen einer Läsion der Rotatorenmanschette, in etwa 30% traumatisch, mikrotraumatisch oder nach entzündlicher Schultergelenkarthritis (z. B. bei RA). Der Rest verteilt sich auf ischämische Ursachen: Caissonarbeiter, Osteochondritis dissecans oder die epiphysäre familiäre Chondrodystrophie (MORQUIO). Insgesamt stellt die Omarthrose nur etwa 2% aller Arthroseformen. Die Symptomatik entspricht der des Schulterschmerzes (5.3.), gelegentlich steht die Bewegungsbehinderung mehr im Vordergrund. Die Diagnose wird röntgenologisch gestellt: Tropfenförmige Osteophyten am Unterrand des Humeruskopfes oder an der Gelenkpfanne, Sklerosierung der Gelenkflächen und Verschmälerung des Gelenkspaltes am Humeroskapulargelenk. Dazu können Veränderungen kommen, die auf eine Schädigung der Rotatorenmanschette hinweisen (Abb. 66).

Tuberkulose des Schultergelenkes

Die Lokalisation der Gelenktuberkulose an der Schulter ist im Kindesalter selten, bei Erwachsenen sieht man sie häufiger als z. B. an den Handgelenken. Sie tritt in zwei *Formen* auf:

— vorwiegend im Kindesalter als Gelenkfungus (Tumor albus) mit käsigen, evtl. abszedierenden Veränderungen,
— vorwiegend bei Erwachsenen als trockene Karies mit periartikulären Begleitzeichen ohne suppurative Erscheinungen.

Die klinische Symptomatik kann der einer deutlich ausgeprägten Schultersteife oder eines banalen Schulterschmerzsyndroms entsprechen. Hinweise für die Differentialdiagnose sind entzündliche Allgemeinsymptome, eine Vergrößerung der Achsellymphknoten, eine vorangehende Organtuberkulose und scharf begrenzte Knochendefekte zwischen Tuberculum maius und oberem Kopfpol, die aber auch z. B. bei RA sehr häufig sind.

Humeruskopfnekrose

Das Krankheitsbild ist sehr viel seltener als die idiopathische Femurkopfnekrose. Die Beschwerden beginnen oft sehr akut, sind heftig und strahlen in die Arme aus. Ihr Maximum ist nachts. Die Diagnose wird röntgenologisch gestellt. Es bestehen ähnliche Osteosklerosen wie bei der Caissonarthropathie (Schneehaubenzeichen), später kann eine Sequestration und Abflachung des Kopfes eintreten. Im Laufe von 2 bis 3 Jahren entwickelt sich eine Omarthrose oder eine Fragmentation des Kopfes mit „Fremdkörpern", die Gelenkfläche bleibt immer intakt.

Septische Arthritis des Schultergelenkes

Sie tritt spontan fast nie, vorwiegend nach intraartikulären Injektionen auf und äußert sich in Form von Fieber einige Tage nach der Injektion, heftigen Schmerzen und schmerzbedingter Bewegungsblockade.

„Milwaukee-Schulter"

Belastungs- oder Nachtschmerz beim Liegen auf der erkrankten Seite (gelegentlich auch symptomlos), Bewegungseinschränkung. Im Punktat

5.4. Vorwiegend artikuläre Ursachen der Brachialgien

Mikroaggregate von Kalziumphosphatkristallen, gelegentlich Hämarthros. In der Hälfte der Fälle röntgenologisch nachweisbare Verkalkungen (siehe auch 2.7.3.).

Spontane Hämarthrose des Schultergelenkes im Greisenalter

Mehr oder weniger akut auftretende Schmerzen, Funktionseinschränkung und Anschwellung sowie hämatomartige Verfärbung der Haut bei Personen jenseits des 60. Lebensjahres. Bei Punktion des Gelenkes kann Blut aspiriert werden. Röntgenologisch bestehen meist nur die banalen Veränderungen des Altersgelenkes. Differentialdiagnostisch ist ein kavernöses Hämangiom (typische Verkalkungen) auszuschließen.

Schnell destruierende Schulterarthropathie (idiopathische destruktive Arthritis der Schulter)

Osteolyse von großen Teilen, im Extremfall des gesamten Humeruskopfes im Zeitraum von unter 10 Monaten meist bei Frauen im Alter von über 65 Jahren bei Ausschluß entzündlicher, mikrokristalliner und neurologischer Ursachen. Eine Beziehung zu den beiden vorher genannten Krankheitsbildern ist nicht sicher auszuschließen.

Sprengelsche Deformität

Bewegungseinschränkungen des Schultergelenkes, die gelegentlich erst im Erwachsenenalter auffallen, können auch durch den ein- oder beidseitig angeborenen Schulterblatthochstand verursacht werden.

5.4.3. Erkrankungen der Akromioklavikulargelenke

Leitsymptome sind:

- Schulterschmerz mit Ausstrahlung in den Arm, gelegentlich bis zu den Fingern, in den Nacken und Thorax;
- lokaler Druckschmerz und Druckschmerz der angrenzenden Muskulatur;
- Verstärkung der Schmerzen durch Bewegungen im Schultergelenk, besonders bei Innenrotation und durch Drehung der Halswirbelsäule;
- möglicherweise Parästhesien im Arm und in den Fingern;
- prompte Beeinflussung der Beschwerden bei lokaler Infiltration;
- evtl. röntgenologische Veränderungen, z. B. Osteophytose.

Kongenitale Abnormitäten stellen meist symptomlose Zufallsbefunde dar und geben nur gelegentlich Anlaß zu den genannten Beschwerden. Es handelt sich um ein Os acromiale, eine Clavicula bifurcata, um Klavikuladefekte als partielle phänotypische Ausprägung einer kleidokranialen Dysostose oder um die Ausbildung eines Korakoidhöckers bzw. eines zweiten Korakoklavikulargelenkes an der Stelle der korakoklavikulären Bandverbindungen. Die Differenzierung dieser Veränderungen erfolgt röntgenologisch.

Erworbene Veränderungen kommen als Arthritis, z. b. bei RA, als Osteoarthrose (schmerzhafte Krepitationen bei Bewegungen) oder in Form von Kalzifizierung und Verknöcherung der Bänder, besonders nach Dislokationen vor. Die Differenzierung erfolgt durch das klinische Bild oder den Röntgenbefund.

5.4.4. Erkrankungen der Sternoklavikulargelenke

Das Sternoklavikulargelenk schließt anatomisch den Rippenknorpel I ein (daher schwierige Differenzierung der Affektionen dieses Gelenkes von einem Tietze-Syndrom). Abzugrenzen sind in jedem Falle Schmerzzustände von der HWS, der Schulter, dem Akromioklavikulargelenk oder den tieferen kostosternalen Verbindungen sowie Beschwerden, die vom Herzen oder der Lunge ausgehen.

Leitsymptome:

— Lokalschmerz spontan und auf Druck, lokale Schwellung;
— Schmerzausstrahlung in den Thorax, entlang der Klavikula in die Schulter, in den Hals bis zum Kiefergelenk, in die Nackenpartien und den Hinterkopf, vorwiegend bei Armbewegung;
— möglicherweise Bewegungseinschränkungen im Schultergelenk;
— sofortige Beeinflussung der Schmerzen durch lokale Anästhesie.

Osteoarthrose

Bei Routineobduktionen von Fällen im fortgeschrittenen Lebensalter bestehen bei bis zu 80% degenerative Veränderungen im Sternoklavikulargelenk, die aber meist asymptomatisch sind. Die symptomatischen Fälle betreffen in der Mehrzahl das weibliche Geschlecht ab 50. Lebensjahr oder Personen mit schwerer manueller Tätigkeit sowie Gewichtheber. In 85% ist die Seite der Gebrauchshand befallen, oft bestehen Osteoarthrosen

5.4. Vorwiegend artikuläre Ursachen der Brachialgien

anderer Gelenke. Es kommt zu vorübergehenden Phasen lokaler Entzündungsreaktionen, die an die Entzündungsschübe der Heberden-Arthrose erinnern. Die Beweglichkeit des Schultergelenkes ist meist nicht eingeschränkt. Oft tritt eine Dislokation der Klavikula nach vorn oder vorn oben auf, die den eigentlichen arthrotischen Veränderungen vorangehen oder folgen kann. Die röntgenologischen Arthrosezeichen (Sklerose, Zysten, Osteophyten) finden sich nur am Klavikulaanteil des Gelenkes.

Septische Arthritis

Relativ häufige Lokalisation, etwa 10% aller Fälle von bakterieller Arthritis. Als Erreger wird in etwa 25% Pseudomonas gefunden. Ausgangspunkt ist gelegentlich eine Osteomyelitis der Klavikula. Wegen der Schwierigkeit einer Nadelaspiration ist das offene chirurgische Vorgehen zur Identifizierung der Keime (und zur Therapie) zu empfehlen.

Idiopathische Monarthritis des Sternoklavikulargelenkes bei jungen Frauen (DE SÈZE)

Dieses Krankheitsbild manifestiert sich vom 20. bis 50. Lebensjahr, es tritt stets unilateral mit gleicher Seitenhäufigkeit auf. Die Symptomatik ist recht variabel: Akuter oder chronischer Beginn, geringer bis starker Schmerz. Lokal findet sich eine weiche Schwellung und evtl. Rötung, röntgenologisch kann nach längerem Verlauf eine Unschärfe der Gelenkkonturen auftreten. Meist erfolgt eine spontane Ausheilung in einigen Wochen.

Epiphysennekrose des Schlüsselbeinkopfes (Friedrich-Syndrom). Schmerzhafte Schwellung und Rötung im Bereich des Sternoklavikulargelenkes, röntgenologische Aufhellungen im Schlüsselbeinkopf.

Sterno-kosto-klavikuläre Hyperostose. Anhaltende, ziehende Schmerzen in Sternum, Schlüsselbeinen und ersten Rippen beiderseits bei röntgenologisch nachweisbarer Hyperostose der sternalen und medialen Schlüsselbeinanteile, Synostosen der Sternoklavikulargelenke unter Mitbeteiligung der beiden ersten Rippen sowie Verbreiterung und Verdickung des Sternums. Es bestehen Beziehungen zur palmoplantaren Pustulosis (2.5.5.).

Dermoidzyste (Fluktuierende Geschwulst)

Eine *Beteiligung bei polyartikulären Erkrankungen* ist u. a. möglich bei RA (bis 30%), Sp. a. und Psoriasis-Arthritis (je 15%), reaktiver Arthritis (5%), Gicht, Chondrokalzinose, Polymyalgia rheumatica, Lues, Rheumatischem

Fieber und Gelenktuberkulose (jeweils unter 1%). Die Differenzierung erfolgt nach den Symptomen der Grundkrankheit. Weitere, seltene Affektionen sind Tumorinfiltrationen bei malignem Lymphom.

5.4.5. Sonstige Erkrankungen der Schulterregion und des Thorax

Bei Thoraxschmerz sind in erster Linie kardiale, angiologische, pleuropulmonale, aber auch gastroenterologische (u. a. Refluxkrankheiten, Motilitätsstörungen des Ösophagus, inkarzerierte ösophageale Hernien, Bolusobstruktion), seltener neurologische Ursachen auszuschließen. Im folgenden sollen einige Krankheitsbilder aufgeführt werden, die vom Bewegungsapparat ausgehen. Bei der Differentialdiagnose sind Myalgien bei Infekten und nach Überlastungen zu berücksichtigen. Weiter ist zu beachten, daß sich nicht selten muskuloskeletale mit viszeralen Schmerzursachen, z. B. einer chronischen ischämischen Herzkrankheit, kombinieren können.

Tietze-Syndrom

Ätiologisch ungeklärtes Krankheitsbild (unspezifische Chondritis? Aseptische Knochennekrose?) mit folgenden diagnostischen Kriterien
- Schwellungen mit oder ohne Spontan- bzw. Druckschmerz an ein oder mehreren (30%) Kostosternalgelenken,
- Fehlen von Hinweisen auf andere Krankheitsbilder, u. a. Kallusbildung bei unbemerkten Rippenfrakturen, Osteochondritis, Chondrom, Malignome, tuberkulöse Rippenkaries, Osteomyelitis.

Eine sichere diagnostische Abgrenzung gegenüber der Kostochondritis (s. u.) ist meist nicht möglich. Der Beginn ist meist subakut mit Schmerzen im Pektoralisbereich und Ausstrahlung in Schulter und Arm. Durch Belastung, Husten, Niesen und bei tiefer Inspiration verstärken sich die Beschwerden. Man findet bis zu pflaumengroße Schwellungen am sternalen Ende der oberen Rippen (meist I und II), die auf der Unterlage unverschieblich sind. Die darüberliegende Haut ist unverändert, ebenso der Allgemeinzustand, Körpertemperatur, BSR und andere paraklinischen Untersuchungen unter Einschluß des Röntgenbildes. Histologisch handelt es sich um eine chronisch-unspezifische Entzündung. Die Schmerzen bilden sich nach Tagen bis Wochen, die Schwellungen nach Monaten bis Jahren zurück.

5.4. Vorwiegend artikuläre Ursachen der Brachialgien

Kostochondritis (Perichondritis, chondrokostales Präkordialsyndrom)

Es handelt sich um eine perichondrale Affektion der Sternokostalgelenke II bis V, die mit Präkordialschmerz, Angst-, Enge- und Druckgefühl sowie gelentlichen paroxysmalen Tachykardien einhergeht. Von funktionellen und organischen Herzkrankheiten läßt sie sich am leichtesten durch die Angabe der Auslösung oder Verstärkung bei bestimmten Haltungen und Bewegungen sowie durch den ausgeprägten Druckschmerz am Sternalrand abgrenzen. Kann auch im Kindesalter auftreten. Ähnliche Symptome nehmen gelegentlich ihren Ausgang vom Xiphisternalgelenk (Xiphoidalgie).

Syndrom des präkardialen Stechens

Plötzlich, in Ruhe oder bei leichter körperlicher Aktivität auftretende stechende Schmerzen von sekunden- bis minutenlanger Dauer ohne lokalen Druckschmerz. Ursächlich wird ein Spasmus der Interkostalmuskulatur diskutiert.

Levator-scapulae-Syndrom

Sonderform der funktionellen Myopathie (4.1.) mit zervikoskapulär lokalisiertem Schmerz und Kontrakturen bzw. Myogelosen im betroffenen Muskel. Kann ein- oder beidseitig auftreten, meist ist ein psychosomatischer Hintergrund vorhanden.

Neuralgische Schulter-Amyotrophie (Turner und Parsonage)

Dieses sehr seltene Krankheitsbild befällt vorwiegend Männer zwischen dem 15. und 50. Lebensjahr und ist durch die lokale Trias von Schmerz, Lähmungen und Muskelatrophien gekennzeichnet. Auslösend wirken u. U. Virusinfekte, allergische Erkrankungen, Entbindungen, Aborte und Operationen.

Der *Schmerz* ist sehr heftig und beginnt akut. Er betrifft in 75% einseitig den Schultergürtel und strahlt in Arm und Hals aus. Es handelt sich um einen Dauerschmerz, der durch Bewegungen, Husten und Niesen verstärkt wird und sich nach etwa 10 bis 20 Tagen zurückbildet.

Die *Lähmungen* treten einige Tage nach den Schmerzen auf. Betroffen sind der M. deltoideus, die Oberarm-, Schulter- und Rückenmuskulatur. Die Verteilung entspricht meist den Wurzeln C 5 und C 7, eine genaue segmentale Begrenzung besteht jedoch nicht. Eine Beteiligung von Rekurrens und Phrenikus ist möglich. Die Sehnenreflexe sind abgeschwächt oder nicht auszulösen; Sensibilitätsstörungen wenig ausgeprägt. Die Paresen bilden sich nach 4 bis 6 Wochen langsam zurück. Die *Muskelatrophien* setzen rapide, gleichzeitig mit den Lähmungen ein und entsprechen diesen in der Verteilung. Im EMG finden sich unspezifische Zeichen der myogenen, nach anderen Autoren auch der neurogenen Schädigung. Allgemeinsymptome fehlen. Das Syndrom kann symptomatisch als Manifestation einer Lyme-Borreliose auftreten.

Sklerose und Hyperostose des Manubrium sterni

In Intervallen auftretende Perioden von Schmerz und Schwellung am Manubrium, vorwiegend bei Frauen im mittleren Lebensalter. Es handelt sich möglicherweise um eine Variante der sternoklavikulären Hyperostose, da ebenfalls oft Kombinationen mit palmoplantarer Pustulosis vorkommen. Gelegentlich treten auch hyperostotische oder sklerosierende Herde in anderen Knochen auf (Klavikula, Schambein, LWS), so daß ein Zusammenhang mit der chronisch-rekurrierenden multifokalen Osteomyelitis (2.5.5.) vermutet wird.

Arthritis im Manubriosternalgelenk

Bei Spondylitis ankylosans lassen sich in fast einem Drittel der Frühfälle klinische und röntgenologische Veränderungen nachweisen. Bei Schmerz und Schwellung in diesem sowie im sternokostalen und interkostoklavikulären Bereich ist auch an die pustulöse Arthroosteitis (2.5.5.) und an andere reaktive Arthritiden zu denken.

Polymalgia rheumatica siehe 2.2.6.

5.5. Periphere Ursachen der Brachialgie

Die Auslösung eines Schulter-Armschmerzes durch periphere Ursachen, Erkrankungen der Nerven, Weichteile und inneren Organe, seltener durch Affektionen von Knochen oder Gefäßen, gehört zu den häufigsten Ursachen der Brachialgien. Obwohl die Auslösung öfter im Gebiet des Ellenbogens und sogar der Hand gelegen ist, sollen diese Erkrankungen hier besprochen werden, da sie immer bei Brachialgien differentialdiagnostisch in Betracht gezogen werden müssen.

5.5.1. Kompressionssyndrome peripherer Nerven und der Nervenwurzeln

Karpaltunnelsyndrom

Ursache ist die Kompression des N. medianus im Karpaltunnel, der vom Lig. carpi transversum als oberer und den Handwunzelknochen als unterer Begrenzung gebildet wird. Das Karpaltunnelsyndrom stellt in 80% die Ursache der sog. Brachialgia paraesthetica nocturna dar. In den übrigen Fällen wird diese Symptomatik durch spondylogene Wurzelirritation, Tendomyosen oder andere Kompressionssyndrome peripherer Nerven ausgelöst. Da der Begriff der Brachialgia paraesthetica nocturna ebenso wie der der Brachialgie allgemein nur eine beschreibende Symptomatik umfaßt, muß in allen Fällen nach der Ursache gesucht werden.

Symptomatik:

— Vorwiegend nächtlich auftretende Schmerzen im Medianusgebiet, die auf die gesamte Hand (zusätzliche Beteiligung des N. ulnaris) und auch proximal bis zur Schulter ausstrahlen können.
— Nur distal vom Lig. carpi transversum auftretende Hypästhesien und Parästhesien mit Gefühllosigkeit, Brennen und Kribbeln der Schwurfinger. Die Beschwerden sind subjektiv sehr belastend, sie werden erleichtert durch das Eintauchen der Hand in kaltes Wasser. Bei objektiver Prüfung ist eine Hypästhesie oft nicht feststellbar.
— Morgensteifigkeit der Finger.
— Oft sicht- und tastbare Schwellung im volaren Teil des Handgelenkes (Abb. 67).
— Meist erst Jahre nach Beginn der subjektiven Symptome treten motorische Ausfälle im Versorgungsgebiet des N. medianus mit Schwäche und Atrophie der Daumenballenmuskulatur auf.

Für die *Diagnose* verwertbar sind folgende Untersuchungsbefunde (Abb. 68):

— elektrisierender Schmerz im Medianusgebiet durch Beklopfen des komprimierten Nerven mit dem Reflexhammer bei maximal extendiertem Handgelenk (Tineltest),
— Auslösung der typischen Beschwerden durch minutenlangen Druck auf das Lig. carpi transversum (selten positiv), durch maximale Flexion (Phalentest, 50% positiv) bzw. Extension des Handgelenkes (Brain, 36% positiv) oder das Anlegen einer Blutdruckmanschette am Oberarm und Einstellen des Wertes zwischen dem des diastolischen und systolischen Blutdruckes,

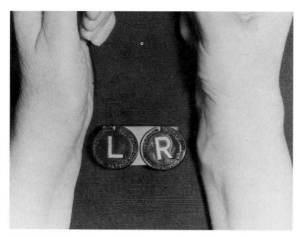

Abb. 67. Karpaltunnelsyndrom rechts bei RA: deutliche Vorwölbung des entzündlichen Substrates der Tenosynovialitis.

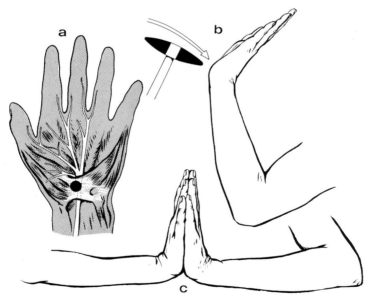

Abb. 68. Anatomie (a) und Diagnostik des Karpaltunnelsyndroms: Tinel-Test (b), Extensionstest nach Brain (c); bei ● Druckpunkt zur Auslösung von Schmerz und Parästhesie.

5.5. Kompressionssyndrome peripherer Nerven und der Nervenwurzeln

- Abduktionsschwäche des Daumens, nachweisbar im Test nach Wartenberg (Differenz zur gesunden Seite) bzw. nach Lüthy (erkrankte Hand kann einen Flaschenkörper nicht mehr voll umfassen.
- Bestimmung der distalen Latenzzeit des N. medianus, die meist über 4,5 ms verlängert, bei zervikaler Wurzelschädigung aber intakt ist,
- Prüfung der direkten galvanischen Erregbarkeit, Messung der Chronaxie und das EMG ergeben meist erst im Spätstadium positive Resultate,
- Besserung der Symptome nach lokaler Injektion von Kortisonoiden in den Karpalkanal.

Die Ursachen des Karpaltunnelsyndroms sind eine Synovialitis der langen Beugesehnen, die isoliert bei verschiedenen Gelenkerkrankungen, am häufigsten bei der RA auftreten kann. Oft findet man in diesen Fällen einen zunehmenden Verlust der Beugungsfähigkeit der Finger und Schmerzen sowie Schwellungen im volaren Handgelenk (siehe auch → Karpaltunnelsyndrom).

In Tabelle 45 sind weitere Kompressionssyndrome peripherer Nerven aufgeführt, die bei Brachialgien differentialdiagnostisch beachtet werden müssen.

Tabelle 45. Weitere neurologische Kompressionssyndrome

Krankheitsbild und Lokalisation	Symptomatik
Medianuskompressionssyndrome	
– Schädigung am Oberarm und in der Ellenbeuge	Schwurhand bei Versuch der Fingerbeugung
– Pronator-teres-Syndrom; Durchtritt des Nerven durch den Muskel unterhalb des Ellenbogengelenkes	Ähnliche Symptomatik wie beim KTS Umschriebener Druckschmerz des Muskels; Schwäche der langen Fingerbeuger
Radialiskompressionssyndrome	
– bei axillärer Schädigung (Krückenlähmung)	Kompletter Ausfall, Paresen der Unterarm- und Handextensoren (Fallhand), Hypästhesien der Dorsalseite des Unter- und Oberarmes
– des R. profundus im Supinatorkanal unterhalb des Ellenbogengelenkes	Fallhand; bei RA Verwechslung mit Extensor-Sehnenruptur möglich (Syndrom des posterioren Interosseus-Nerven)
– des oberflächlichen Endastes	Cheiralgia paraesthetica, siehe 5.9.3.

5. Monartikuläre und lokale Symptomatik

Tabelle 45 (Fortsetzung)

Krankheitsbild und Lokalisation	Symptomatik
Ulnariskompressionssyndrome — Läsionen am Ellenbogengelenk (im Sulcus nervi ulnaris: Kubitaltunnel-Syndrom)	Zweithäufigstes Engpaßsyndrom an der oberen Extremität. Sensorische Störungen im 4. und 5. Finger, Schmerz auf der Ulnarseite des Unterarmes, Paresen, Krallenhand, Atrophie der Mm. interossei
— Handgelenk (Loge de Guyon, Ulnarseite des volaren Handgelenkes zwischen Os pisiforme und Lig. anterius) — Zwischen Os pisiforme und hamatum (Radlerlähmung)	Evtl. Parese (Streckhemmung) des 5. Fingers, Parästhesien des 5., der volaren Seite des 4. und des Endgliedes des 3. Fingers Sensibilitätsstörungen, Muskelschwäche und -atrophie im ulnaren Handbereich
Neuropathia canalis nervi subscapularis; Läsion in der skapularen Einkerbung am Proc. coracoides	Schulterschmerz, verstärkt durch lokalen Druck. Einseitige Muskelatrophie, Störung der Armhebung. Schmerz bei Zug an den überkreuzten Armen.
N. thoracicus longus; Tornister- oder Rucksacklähmung	Besonders bei Transportarbeitern; Scapula alata durch Parese des M. serratus lateralis, Störung der Armhebung
N. musculocutaneus (C5 bis C7)	Siehe obere Plexuslähmung
Plexuskompressionssyndrome — obere, Erb-Duchenne, C5 und C6 (Tornisterlähmung)	Vorwiegend beteiligte Muskeln und Nerven: Mm. deltoideus et teres minor (N.axillaris), Oberarmflexoren (N. musculocutaneus), Mm. brachioradialis et supinator (N. radialis). Fakultativ andere Paresen und Sensibilitätsausfall an der Außenseite des Oberarmes, radial am Unterarm.
— untere, Dejérine-Klumpke, C8 und Th1	Vorwiegend motorischer Ausfall der kleinen Handmuskeln (N. ulnaris), fakultativ u. a. Hornerscher Symptomenkomplex
— mittlere, C7 (sehr selten)	Paresen des M. supinator, Teile der Unterarm- und Handextensoren.

5.5. Kompressionssyndrome peripherer Nerven und der Nervenwurzeln 299

Zur Erleichterung der Höhenlokalisation wurden in Tabelle 46 und Abb. 69 die radikuläre Symptomatik des Plexus brachialis dargestellt.

Das **Pancoast-Syndrom** verdient besondere Aufmerksamkeit. Es wird nicht nur durch die oberen Furchenkarzinome der Lunge, sondern auch durch

Tabelle 46. Radikuläre Symptomatik des Plexus brachialis

	(C4) C5	C6	C7	C8 (Th1)
Schmerzausstrahlung	Schulter/Oberarm außen	Beugeseite des Ober- und Unterarmes	Streckseite des Ober- und Unterarmes	Ulnarseite des supinierten Armes bis zum Hypothenar
Sensible Störung	Deltoideusgebiet	Radialseite Ober- und Unterarm, Handrücken und Daumen radial	Unterarm, Handrücken medial, 2. und 3. Finger	Unterarm ulnar, Ulnarkante der Hand, 4. und 5. Finger
Motorik	Supraspinatus, Teres minor, Deltoideus	Brachioradialis, Supinator	Daumenextensoren und -flexoren	Lumbricales, Interossei
Prüfung (Bewegung gegen Widerstand)	Abduktion der Schultern	Supination des gebeugten Unterarmes	Extension, Flexion des Daumens	Fingerabduktion und -adduktion
Reflex	(Styloradialis) Bizeps (C5–C6)	(Bizeps) Styloradialis (C5–C6)	Trizeps (C6–C7)	Trizeps Fingerbeuger (C7–C8)
Auslösung	Bizepssehne	Periost des Proc. styloradialis	Trizepssehne	Halbgebeugte Finger, palmar
Erfolg	Beugung im Ellenbogengelenk	Pronation und Beugung der Finger	Streckung im Ellenbogengelenk	Beugung der Finger

5. Monartikuläre und lokale Symptomatik

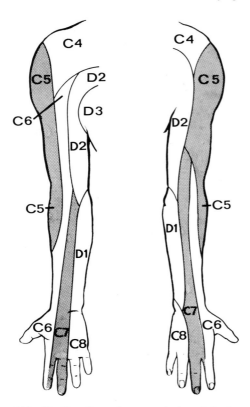

Abb. 69. Verteilung der sensorischen Spinalwurzel im Arm; die z. T. beträchtliche Überlappung benachbarter Segmente ist nicht dargestellt.

andere Tumoren, Narben nach Röntgenbestrahlung und kalte Abszesse hervorgerufen. Anfangssymptome sind die Zeichen einer peripheren Sympathikusschädigung: Heftige, brennende, vegetative, schwer beeinflußbare Schmerzen in Schulter und Arm, Horner-Syndrom (Ptose, Miose, Enophthalmus) und Anhidrose im oberen Körperquadranten. Erst sehr viel später kommt es zu Parästhesien und Paresen vom unteren Plexustyp. Rippenusuren sind Spätzeichen.

Das **Skalenussyndrom** betrifft vorwiegend die Wurzel C8. Es kommt zu Ausfällen im Ulnarisgebiet ähnlich der unteren Plexusläsion (Schmerzausstrahlung in den Kleinfinger, Abschwächung des TSR). Bei herabhängen-

dem Arm und beim Lastentragen kommt es zu einer Verstärkung der Symptomatik. Die gleichzeitigen Durchblutungsstörungen sind mehr durch Reizung der Sympathikusfasern im Plexus als durch mechanische Faktoren bedingt.
Ursachen sind die Einengung der Skalenuslücke durch eine Halsrippe oder rudimentäre erste Rippe, durch einen Spasmus oder eine Hypertrophie des M. scalenus anterior bzw. durch das Vorhandensein eines M. scalenus minimus. Es ist zu beachten, daß sich die genannten Rippenanomalien meist symptomlos bei 0,5 bis 1% der Bevölkerung, etwas gehäuft bei Frauen finden. Auch das Verschwinden des Radialispulses bei rekliniertem, nach der kranken Seite gedrehten Kopf und gleichzeitigem Atemanhalten in tiefer Inspiration (Adson-Test) bzw. bei hinuntergezogenen Schultern ist bei asymptomatischen Probanden häufig. Beide Symptome allein gestatten daher weder die Diagnose eines Skalenussyndroms noch rechtfertigen sie einen operativen Eingriff. Andere in diesem Kapitel genannte Ursachen müssen ausgeschlossen werden.

Hyperabduktionssyndrom. Kompression der A. subclavia und des Plexus zwischen Proc. coracoides und M. pectoralis minor bei langdauernder Hyperelevation der Arme (beruflich, während des Schlafes).

Kostoklavikularsyndrom. Kompression von Gefäßen und Nerven zwischen Klavikula und erster Rippe, vor allem bei Dorsal- und Abwärtsbewegungen der Schultern bzw. bei hängenden Schultern des Asthenikers. Die beiden zuletztgenannten Syndrome werden auch unter dem Begriff des Schultergürtelsyndroms zusammengefaßt, doch sollte diese Bezeichnung dem Syndrom von TURNER und PARSONAGE (5.4.5.) vorbehalten bleiben. Hyperabduktions- und Kostoklavikularsyndrom entsprechen in ihrer Symptomatik (arterielle Durchblutungsstörung, neurale Kompressionserscheinungen) weitgehend dem Skalenussyndrom, weisen zusätzlich aber noch venöse Durchblutungsstörungen auf. Untereinander sind sie durch die unterschiedliche Art der Provokation zu differenzieren, auch die Phonoangiografie hilft diagnostisch weiter (DUNANT und Mitarb.).
Abzugrenzen von den genannten neurologischen und neurovaskulären Kompressionssyndromen sind **Neuralgien und Neuritiden**, die u. a. bei Stoffwechselkrankheiten (z. B. Diabetes mellitus), Intoxikationen (Alkohol, Blei), Infektionskrankheiten, Kollagenosen, Allergien und Avitaminosen auftreten.

5.5.2. Brachialgien bei viszeralen Erkrankungen

Viszerale Affektionen können im Kortex Schmerzempfindungen auslösen, die wegen gemeinsamer Leitungsbahnen in das betroffene Organ als auch
— gelegentlich sogar ausschließlich — in das Innervationsgebiet der Nn. supraclaviculares, d. h. in die Schulterregion projiziert werden.
Auszuschließen sind daher schmerzhafte und entzündliche Erkrankungen

— der Pleura und der Lunge,
— des Herzbeutels und Herzens (Myokardinfarkt),
— des Ösophagus,
— des Zwerchfells (Hiatushernie) sowie
— der Bauchorgane (Gallenblase, Magen, Pankreas).

Umgekehrt verursachen mitunter auch periphere Prozesse durch präkordiale und in den Arm ausstrahlende Schmerzen, besonders bei ausschließlicher linksseitiger Lokalisation, angina-pectorisartige Beschwerden und täuschen damit eine Herzerkrankung vor. Es kommen die meisten der in diesem Kapitel besprochenen Erkrankungen, besonders aber die degenerativen Schultersyndrome, das chondrokostale Präkordialsyndrom, Tendomyosen der linken Thoraxhälfte und degenerative Prozesse der HWS in Frage.
Die Diagnose ist meist leicht durch Aufsuchen örtlicher Druckpunkte und die sofort einsetzende Beschwerdefreiheit nach lokaler Infiltration zu stellen.

5.5.3. Brachialgien durch Weichteilveränderungen, Knochen- und Gefäßerkrankungen

Die in dieses Gebiet fallenden *Weichteilerkrankungen* wurden in ihrer allgemeinen Symptomatik im Kapitel 4, als spezielle Formen der Tendinosen im Schultergebiet unter dem Abschnitt 5.4.2. besprochen. Die Abgrenzung der funktionellen Myopathien (Tendomyosen) von degenerativen Veränderungen der Schultergelenke ist schwierig, da in der Regel die Abnutzungsvorgänge der Gelenke sekundär zu Muskelsyndromen führen und damit beide Formen gleichzeitig bestehen können.
Unter den *Knochenveränderungen* muß besonders an Zysten, Tumoren und die im Kapitel 3 behandelten diffusen Knochenerkrankungen gedacht werden.
Kreislaufsymptome können auch bei verschiedenen der schon besprochenen Brachialgieursachen auftreten. Bei den eigentlichen *Gefäßkrankheiten* stehen

sie jedoch meist so eindeutig im Vordergrund, daß die Diagnose keine Schwierigkeit bereitet. Im einzelnen sind auszuschließen das relativ häufige Raynaudsyndrom, eine periphere Thrombophlebitis, entzündliche oder degenerative arterielle Durchblutungsstörungen, eine Erythromelalgie, ein Ergotismus oder seltenere Gefäßverschlüsse:

A. vertebralis (= Wallenberg-Syndrom) mit Beteiligung des 5., 9., 10. und 11. Hirnnerven, Horner-Syndrom, gleichseitiger Labyrinthstörung und gegenseitiger Hemianästhesie,

A. subclavia mit Verdickung, z. T. auch zyanotischer Verfärbung des Armes, schmerzhaften Armbewegungen und Druckschmerz der Subklavikulargrube,

V. axillaris (Paget-von-Schrötter-Syndrom, angiografische Diagnostik).

5.6. Zervikale und zentrale Ursachen der Brachialgien

Obgleich Vorgänge an der Halswirbelsäule, wie degenerative und posttraumatische Veränderungen, Haltungsschäden, entzündliche Prozesse und Tumoren nicht selten die Ursachen der Brachialgien darstellen, werden sie unter Verkennung der noch häufigeren peripheren Ursachen zu oft diagnostiziert. Der Grund dafür ist meist die Überbewertung röntgenologischer Befunde an der Halswirbelsäule, die schon im jugendlichen Alter fast regelmäßig anzutreffen, in den meisten Fällen aber symptomlos sind. Man sollte es sich zur Regel machen, eine zervikale Ursache der Beschwerden nur dann anzunehmen, wenn die schon in Abschnitt 5.3. genannten positiven Zeichen einer spondylogenen Genese (Auslösung und Verstärkung der Beschwerden durch Bewegungen der HWS, pathologische klinische Untersuchungsbefunde) vorhanden und andere Ursachen auszuschließen sind. Da zervikal bedingte Brachialgien bei jugendlichen Personen auch ohne röntgenologische Veränderungen der HWS auftreten können, ist für die Diagnose nicht der radiologische, sondern in erster Linie der klinische Befund ausschlaggebend!

Chronisches Zervikalsyndrom

Es beginnt mitunter schon im 2. Lebensjahrzehnt und ist bei Frauen häufiger. Nach GROSS lassen sich vier Formen unterscheiden, die in symptomatischer, aber auch in Hinsicht auf das therapeutische Ansprechen differieren.

Muskulotendinotischer Typ: Bevorzugt betroffen sind jüngere Personen ohne röntgenologische Veränderungen. Die Symptome bestehen vorwiegend von seiten der Muskeln und Sehnen der HWS, die Beschwerden werden im Nacken, im Bereich des Schultergürtels und der Arme angegeben. Lokale Druckpunkte finden sich am Hinterkopf, an den Quer- oder Dornfortsätzen der Halswirbelkörper (besonders C7), im Bereich der Hals-Schulter-Muskulatur asymmetrisch, aber doppelseitig. Eine geringe Bewegungseinschränkung der HWS ist in der Regel vorhanden.

Neurologisch-radikulärer Typ: Bei den meist 40- bis 60jährigen Patienten stehen motorische und sensible Störungen von seiten des Plexus cervicalis und brachialis im Vordergrund. Die Nackenbeschwerden sind gering ausgeprägt, die Brachialgien gehen mit Sensibilitätsstörungen, flüchtigen Reflexdifferenzen und bei längerem Bestehen mit Muskelatrophien einher.

Vegetativ-vaskulärer Typ (Barré-Liéou-Syndrom, zervikale Migräne): Hier sind besonders Symptome der Armgefäße, der Hirnnerven und vegetative Beschwerden von seiten der Thorax- und Mediastinalorgane auffällig. Die recht bunte Symptomatik läßt sich nach SERRE wie folgt unterteilen (Tabelle 47).

Tabelle 47. Symptomatik des vegetativen Zervikalsyndroms (nach SERRE)

Primärsymptome	Sekundärsymptome	Begleitsymptome
Zephalgien, Migräne	Gesichtsschmerz	Psychoneurotische
Schwindel	Larynxstörungen	Manifestationen
Hörstörungen	Pharynxparästhesien	Degenerative Veränderungen der HWS
Ohrgeräusche	Zervikalschmerz	
Sehstörungen	Retrosternalschmerz	

Bei Differenzierung der Ursachen sind u. a. vaskuläre, zervikalarthrotische und psychoneurotische Veränderungen in Betracht zu ziehen.

Medullärer Typ: Leitsymptome sind Kompressionserscheinungen der Pyramidenvorderbahn wie ataktische Gangstörungen, spastische Hemi- und Paraparesen der unteren Extrenität sowie Querschnittssyndrome. Neurologische Systemerkrankungen müssen ausgeschlossen werden.

Akutes Zervikalsyndrom

Akuter Tortikollis (Schiefhals): Es handelt sich um ein banales Leiden, das meist durch Zugluft ausgelöst und ohne neurologische Symptome sich in

5.6. Zervikale und zentrale Ursachen der Brachialgien

einer schmerzbedingten Bewegungseinschränkung und Schonhaltung der HWS äußert.

Zervikale Diskushernie: Es können bei akutem Beginn alle bei dem chronischen Zervikalsyndrom und bei akuter Tortikollis geschilderten Beschwerden auftreten, die jedoch nicht wie bei diesen Krankheitsbildern wechselhaft, sondern konstant oder progredient sind. Eine objektive, eindeutige Höhenlokalisation ist meist möglich (s. Tabelle 46), am häufigsten sind die Wurzeln C6 und C7 beteiligt.

Brachialgien bei Erkrankungen des ZNS und psychischen Leiden

Die Differentialdiagnostik muß u. a. eine Syringomyelie, multiple Sklerose, Polyradikulitis, Lues, Hirn- und Rückenmarktumoren sowie Neurosen und Psychosen berücksichtigen.

Literatur

ABENDROTH, D., H. FÜRST und H. M. BECKER: Syndrom der engen oberen Thoraxapertur. Dtsch. med. Wschr. **109** (1984) 334.
FERY, A., und J. SOMMELET: Os acromiale. Diagnosis, pathology and clinical significance. French J. Orthop. Surg. **2** (1988) 190.
JURIK, A. G., B. M. MOLLER, M. K. JENSEN, J. T. JENSEN und H. Graudal: Sclerosis and hyperostosis of the manubrium sterni. Rheumatol. Internat. **6** (1986) 171.
KAMMERMEIER, V., D. GEISHAUSER und K. LOWKA: Das Karpaltunnel-Syndrom. Fortschr. Med. **110** (1992) 187.
LAUBSCHER, A.: Der Thoraxschmerz aus der Sicht des Rheumatologen. Swiss Med. **13** (1991) 7.
LEQUESNE, M., M. FALLUT, R. COULOCOMB, J. L. MAGNET und J. STRAUSS: L'arthropathie destructice rapide de l'èpaule. Rev. Rhum. **49** (1982) 427.
NGUYEN, V. D., und K. D. NGUYEN: „Idiopathic destructive arthritis" of the shoulder: a still fascinating enigma. Comp. Med. Imag. Graph. **14** (1990) 249.
SONS, H. U., und Mitarb.: Hyperostosis sternocostoclavicularis. Beitr. Orthop. Traumatol. **37** (1990) 661.
THODEN, U.: Neurogene Schmerzsyndrome. Hippokrates-Verlag, Freiburg 1987.
WELFLING, J.: Der Schulterschmerz — Die Schultersteife I bis V. Folia Rheumatol. Nr. 19a—d, J. R. Geigy S. A., Basel 1969.
YOOD, R. A., und D. L. GOLDENBERG: Sternoclavicular joint arthritis. Arthr. Rheum. **23** (1980) 232.

5.7. Erkrankungen der Ellenbogenregion

Das Ellenbogengelenk ist eine der Prädilektionsstellen für mikrotraumatische Arthrosen, die Gelenkchondromatose, die Arthropathie bei Syringomyelie und die Bildung von Rheumaknötchen bei RA bzw. von Gichttophi. An banalen Schmerzsyndromen sind besonders häufig die Epikondylitis, die Bursitis und die sog. schmerzhafte Pronation bei Kleinkindern. Die differentialdiagnostischen Erwägungen bei regionalen Beschwerden sind grundsätzlich die gleichen, wie sie für die Monarthritis allgemein in Tabelle 40 aufgeführt sind. Demnach ist zunächst eine Gelenkbeteiligung zu sichern oder auszuschließen, eine weitere Differenzierung der Symptome Arthralgie/Arthritis sowie nach der Zahl der beteiligten Gelenke vorzunehmen. Bei Vorliegen einer extraartikulären Erkrankung ist diese einzugrenzen. Die differentialdiagnostisch relevanten Erkrankungen der Ellenbogen- und einiger der im Folgenden zu erörternden Gelenkregionen können somit in den drei Gruppen der speziellen Symptomatik bei Polyarthritis, der Monarthritis des jeweiligen Gelenkes und der regionalen, extraartikulären Erkrankungen besprochen werden.

5.7.1. Beteiligung des Ellenbogengelenkes bei polyartikulären Erkrankungen

Rheumatoid-Arthritis. Das Ellenbogengelenk stellt nur ausnahmsweise die Erstlokalisation dar. Im 1. und 3. Erkrankungsjahr sind sie jedoch schon in 45%, im 10. bis 12. in etwa 70% der Kranken beteiligt (Abb. 70).

Spondylarthritis ankylosans. Der Befall der Ellenbogengelenke ist die seltenste periphere Gelenkmanifestation.

Arthritis urica. Eine Erstlokalisation am Ellenbogengelenk erfolgt nur in 2%, im späteren Verlauf ist bei etwa 30% der Patienten eine Beteiligung dieses Gelenkes nachweisbar. Röntgenologisch finden sich nach längerem Verlauf häufig Knochensporne an der Ansatzstelle des M. triceps brachii, andere periartikuläre Sehnenverkalkungen und scharf begrenzte Zysten im Olecranon. Die dorsale Ellenbogenregion ist die häufigste Lokalisation der Tophi (50% aller tophösen Verlaufsformen).

Chondrokalzinose. Das Ellenbogengelenk ist in 30% aller Erkrankungsfälle in Form schmerzhafter arthritischer Schübe beteiligt.

5.7. Erkrankungen der Ellenbogenregion

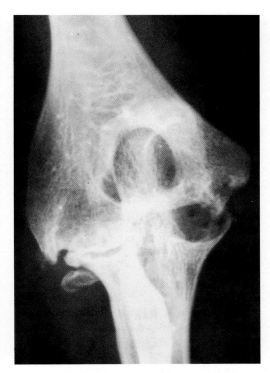

Abb. 70. Zerstörung des Ellenbogengelenkes mit freiem Gelenkkörper bei Juveniler Rheumatoid-Arthritis.

Osteochondromatose. Neben dem Kniegelenk lokalisiert sich die Erkrankung vorzugsweise hier. Es besteht eine progrediente Bewegungseinschränkung und eine weiche Schwellung der vorderen Gelenkpartien. Gelegentlich treten Blockaden auf. Der Schmerz ist wechselnd und wird durch forcierte Bewegungen verstärkt (s. Abb. 54).

Syringomyelie. Die Veränderungen sind indolent, klinisch findet man eine Deformierung und evtl. Dislokation. Röntgenologisch ist die Osteolyse nicht so stark ausgeprägt wie im Schultergelenk, die Osteophytose ist vorherrschend.

Hämophilie. Das Ellenbogengelenk stellt nach den Knie- und Sprunggelenken die häufigste Lokalisation der hämophilen Arthropathie dar. Bei

Alkaptonurie und Morbus Wilson ist das Gelenk nur selten beteiligt. Die **villonoduläre Synovialitis** kann sich hier lokalisieren.

5.7.2. Monartikuläre Erkrankungen des Ellenbogengelenkes

Tuberkulöse Arthritis

Das Ellenbogengelenk stellt die häufigste Lokalisation der osteoartikulären Tuberkulose der oberen Extremität dar. Schmerz und Bewegungseinschränkung sind anfangs gering. Es besteht eine Schwellung, Hyperthermie, Muskelatrophie und eine Schwellung der Achsellymphknoten. Röntgenologisch entwickelt sich eine verwaschene Trabekelstruktur, später ist eine Osteitis und Zerstörung meist im Bereich des Olecranon erkennbar. Andere infektiöse Arthritiden kommen kaum vor.

Arthrose

Sie entsteht meist auf dem Boden von Traumen oder mikrotraumatischen Schädigungen (Arbeiten mit Preßluftgeräten, Grubenarbeiter, Lastwagenfahrer) und kann schmerzlos verlaufen. Häufig bestehen Streckhemmungen und Ulnaris-Läsionen mit Parästhesien an der Innenseite des Unterarmes, am 4. und 5. Finger sowie mit Atrophie der Mm. interossei. Im Röntgenbild tritt die typische arthrotische Trias auf: Gelenkspaltverschmälerung, subchondrale Osteochondrose der Gelenkflächen, Osteophytose. Freie Gelenkkörper sind seltener nachzuweisen, im positiven Falle sind eine Osteochondritis dissecans oder Osteochondromatose auszuschließen. Frühzeitige Arthrosen des Gelenkes treten bei Osteochondrodysplasien auf (Tabelle 37).

Osteochondritis dissecans

Das Manifestationsalter liegt meist zwischen dem 14. und 18. Lebensjahr. Vorwiegend ist die rechte Seite betroffen, ein Drittel der Fälle verläuft bilateral. Die wichtigsten klinischen Merkmale sind ein Druck- oder Klopfschmerz am Capitulum humeri, in der Mitte zwischen Olecranon und Epicondylus lateralis, Erguß und Blockierungen bei Gelenkbewegungen. Im Röntgenbild sind die Veränderungen besonders auf Axialaufnahmen bei maximaler Beugung des Gelenkes darstellbar (meist am Epicondylus medialis, Abb. 71).

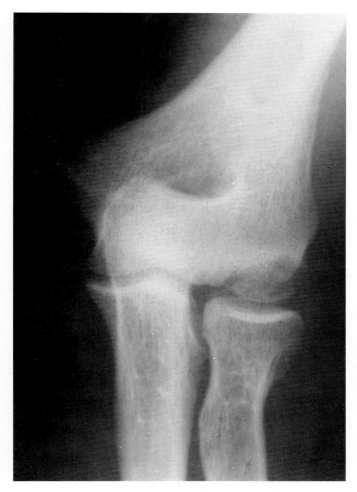

Abb. 71. Osteochondritis des Ellenbogens mit Abhebung der Kortikalis am Capitulum humeri.

Aseptische Nekrosen des Wachstumsalters

Betroffen sind meist das Capitulum humeri (Morbus Panner), selten die Trochlea, das Capitulum radii (Morbus Hegemann) und das Olecranon (O'Connor). Die Erkrankungen treten vorwiegend zwischen dem 5. und

8. Lebensjahr bei Knaben auf. Es wird ein — oft posttraumatischer — Schmerz im Ellenbogengelenk angegeben, am Capitulum humeri besteht ein Druckschmerz.

Patella cubiti

Das meist doppelseitig angelegte Sesambein in der Sehne des M. triceps brachii verursacht gelegentlich Schmerzen und Bewegungseinschränkungen.

Schmerzhafte Pronation bei Kleinkindern

Es handelt sich um ein banales, ursächlich ungeklärtes Leiden, das vom 2. bis 5. Lebensjahr nicht selten beobachtet wird. Die Kinder geben einen heftigen Schmerz an, der vor allem bei Bewegungen auftritt und zu einer Schonhaltung veranlaßt. Bei der Untersuchung ist die passive Beweglichkeit frei, gelegentlich ist ein Druckschmerz an der Außenseite des Gelenkes auszulösen. Es bestehen keine röntgenologischen Veränderungen.

Nach Nervenschädigungen können gelegentlich paraartikuläre Osteome (s. 2.11.5.) auftreten. Tumoren der Ellenbogenregion sind selten.

5.7.3. Weichteilerkrankungen der Ellenbogenregion

Epikondylitis

Für die Auslösung sind meist einseitige sportliche (Tennisellenbogen) und berufliche Überanstrengungen verantwortlich zu machen. Im Hinblick auf die Feinlokalisation ist die Insertionstendinose (= Periostitis) und die am Muskel-Sehnenübergang gelegene Tendinose zu unterscheiden. In der überwiegenden Mehrzahl ist der äußere, radiale Epikondylus betroffen. Das Krankheitsbild kann akut, subakut oder chronisch mit Schmerzen an der Außenseite des Ellenbogens auftreten. Augelöst oder verstärkt werden die Beschwerden durch *Dorsalflexion* der Hand bzw. *Supination* des Unterarmes gegen Widerstand, kräftigen Händedruck und Lastentragen. Alle Schmerzprovokationstests werden bei gestrecktem Ellenbogen durchgeführt:

— Anheben eines leichten Stuhles in Pronation des Unterarmes;
— Herunterdrücken der dorsalextendierten Faust (Thomsenscher Handgriff) bzw. des gestreckten Mittelfingers durch den Untersucher (Mittelfinger-Strecktest).

Es besteht ein lokaler Druck- und Klopfschmerz, die Muskeln des Unterarmes sind verspannt, Flexion und Extension des Ellenbogengelenkes unbehindert. Röntgenologisch finden sich nur sehr selten Verkalkungen, sonst ist das Bild normal. Bei der seltenen Epicondylitis medialis (ulnaris, Golferellenbogen) ist der Druckschmerz am inneren Epikondylus lokalisiert, die *Flexion* der Hand, des Daumens und der Finger sowie die *Pronation* des Unterarmes gegen Widerstand sind schmerzhaft. Es ist zu beachten, daß der Druckschmerz bei Affektionen des Gelenkes selbst direkt am Gelenkspalt, etwa ein Querfinger unterhalb der Epikondylen lokalisiert ist. Der Schmerz tritt dann besonders bei Supination auf, Widerstandsbewegungen sind schmerzlos.

Weitere weichteilbedingte Schmerzzustände der Ellenbogenregion lassen sich auf die leicht zu diagnostizierende Bursitis oder auf eine Tendinitis am Trizeps-Sehnenansatz (Schmerz bei Bewegung gegen Widerstand im Ellenbogengelenk) zurückführen.

Literatur

DeSèze, S., und M. Mattre: Le coude en pratique rhumatologique in: Breviaire de Rhumatologie, 3ᵉ Ed., L'Expansion, Paris 1967.
May, V., H. Aristoff und J. Glowinski: La monarthrite rhumatoide du coude. Rev. Rhum. **39** (1972) 801.

5.8. Erkrankungen der Handgelenkregion

5.8.1. Beteiligung des Handgelenkes bei polyartikulären Erkrankungen

Rheumatoid-Arthritis. Das Handgelenk stellt eine der ausgesprochenen Frühlokalisationen dar. Meist sind in diesem Bereich auch die ersten Röntgenveränderungen in Form von Gelenkspaltverschmälerungen, Osteoporose und kleinen Osteolysen am Proc. styloideus ulnae oder an den Handwurzelknochen nachweisbar. Ein Befall dieses Gelenkes ist im 1. bis 3. Erkrankungsjahr in 90%, im 10. bis 12. in 98% vorhanden. Im späteren Verlauf kommt es zu der charakteristischen bajonettartigen Umformung, der Schwellung, abnormen Beweglichkeit und Auftreibung des Ulnarköpfchens (Caput ulnae-Syndrom). Röntgenologisch ähnliche Veränderungen sowie ein Raynaud-Syndrom können bei chronischer Vibrationsexposition entstehen.

Psoriasis-Arthritis. Der Aspekt an den Handgelenken entspricht oft dem der RA, zu Besonderheiten s. 2.3.2.

Spondylarthritis ankylosans. Der Befall der Handgelenke ist selten, es bestehen kaum Unterschiede zum klinischen Bild der RA. Die Neigung zur Verschmelzung der Handwurzelknochen scheint etwas ausgeprägter.

Rheumatisches Fieber. Auch hier ist das Handgelenk selten befallen.

SLE und andere Kollagenosen. Es kommen heftige Arthralgien und Arthritiden vor, siehe auch 5.9.1. Das Exanthem der Dermatomyositis kann am Handrücken beginnen.

Arthritis urica. Die Erstmanifestationshäufigkeit an diesem Gelenk beträgt etwa 2 bis 4%, im weiteren Verlauf wird es bei fast einem Drittel der Kranken einbezogen.

Chondrokalzinose. Tritt häufig als Monarthritis im Radiokarpalgelenk auf. Das Röntgenzeichen einer Verkalkung besonders im Bereich des Faserknorpels im distalen Radioulnargelenk kann fehlen, so daß lediglich eine Gelenkspaltverschmälerung, Zystenbildung, sowie Sklerose der Gelenkflächen nachweisbar und die Diagnose durch den Kristallbefund im Punktat oder Biopsiematerial zu stellen ist.

5.8.2. Monartikuläre Erkrankungen der Handgelenkregion

Die einseitige monartikuläre Arthritis des Handgelenkes stellt etwa 10% der Monarthritisfälle. Bei der rheumatischen Monarthritis des Handgelenkes (Kriterien s. Tabelle 41) entwickelt sich im weiteren Verlauf meist eine der im vorhergehenden Abschnitt genannten polyartikulären Erkrankungen, ferner ist eine allergische Monarthritis, eine spontane bzw. berufliche Arthrose des Radiokarpal- oder eine degenerative Diskusläsion des distalen Radioulnargelenkes auszuschließen.

Tuberkulose. Die Lokalisationshäufigkeit an der Hand wird mit 2 bis 10% der Skelettuberkulose angegeben. Sie manifestiert sich am Knochen (Markhöhle, Spongiosa oder Periost), an der Synovialmembran oder am

5.8. Erkrankungen der Handgelenkregion

hyalinen Knorpel, seltener an den Sehnenscheiden oder Faszien. Die Klinik (Schmerz, Schwellung) ist uncharakteristisch, zur allgemeinen Diagnostik s. 2.4.3.

Lunatummalazie (Morbus Kienböck). Es handelt sich um eine fast ausschließlich bei jungen Männern vorkommende Osteonekrose, als deren Ursache chronische Mikrotraumen oder Überanstrengungen, eine Fraktur des Lunatum oder anderer Handwurzelknochen in Frage kommen. Klinisch äußert sich das Krankheitsbild wie eine Verstauchung mit lokaler Schwellung und Schmerz bei Bewegungen und festem Zugreifen. Im Röntgenbild bestehen eine Abflachung, Unregelmäßigkeiten der Kontur und Trabekelstruktur sowie evtl. eine Osteoporose des Os scaphoideum oder der anderen Handwurzelknochen.

Besonders bei Tennisspielern kann sich an der dorsalen Crista des Lunatum eine Osteophytose entwickeln, die einen tiefen lanzinierenden Schmerz am Daumenrücken bewirkt.

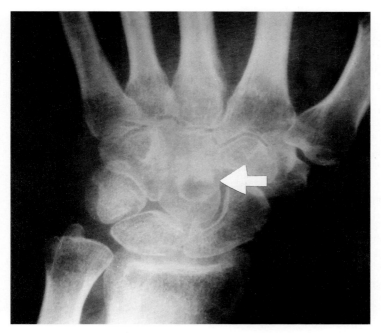

Abb. 72. Osteoid-Osteom im Os capitatum: Aufhellungsherd mit Randsklerose.

Kahnbeinnekrose, Pseudarthrose. Druckschmerz am Grund der Tabatière, Schmerz bei forcierter Streckung und Abduktion des Daumens.

Madelungsche Deformität. Dominant-erbliche bajonettförmige, volare Abknickung des Handrückens gegenüber dem Unterarm mit dorsalem Hervortreten des Proc. styloideus ulnae.

Knochenprominenzen des Handrückens in Höhe der CMC-Gelenke II und III (sog. Karpometakarpal-Boss, ARTZ u. POSCH) sind meist posttraumatisch bedingt und besitzen nur differentialdiagnostische Bedeutung.

Das akzessorische Os styloideum, zwischen Trapezoideum, Capitatum und den Metakarpaliabasen II und III gelegen, kann außer der Knochenprominenz ein Handrückenödem und einen Belastungsschmerz verursachen. Weitere seltene Schmerzursachen im Handbereich sind ein Osteoid-Osteom (Abb. 72), eine Osteophytose an der posterioren Leiste des Lunatums sowie eine Apophysitis an den Tubercula trapecii oder scaphoidei.

5.8.3. Weichteilerkrankungen der Handgelenkregion

Synovialzysten des Handgelenkes (Ganglion)

Sie sind die häufigsten Weichteiltumoren der Hand und zu 50% über der Dorsalseite, zu je einem Viertel volar am Handgelenk oder an den Fingern (= muköse Fingerzyste, 5.9.3.) lokalisiert. Die runden, etwa erbsgroßen, weichen bis elastischen Anschwellungen weisen enge Verbindungen zu Gelenken oder Sehnenscheiden auf und enthalten muzinöses Material. Nur etwa 25% von ihnen bereiten Schmerzen.

Tenosynovialitis

Beugersehnen: Vorwiegend bei RA, bei anderen entzündlichen Gelenkerkrankungen, als Kristallarthropathie (2.7.3., 5.9.3.) oder unspezifisch durch berufliche und sonstige Überanstrengung. Es kommt zu einer Verwölbung distal vom Lig. carpi transversum, meist besteht ein Karpaltunnelsyndrom. Als Komplikation kann eine Sehnenruptur auftreten.

Sehnen der Radialismuskulatur, Fingerstrecker: Schwellung, Überwärmung und evtl. Fluktuation an der Daumenseite des Handgelenkes (Tabatière). Der Schmerz verstärkt sich bei Extension des Daumens gegen Widerstand.

5.8. Erkrankungen der Handgelenkregion

Tenosynovialitis stenosans (DE QUERVAIN): Betroffen sind die Sehnen des M. abductor pollicis longus und des M. extensor pollicis brevis. Der Schmerz besteht an der Außenseite des Daumens am Proc. styloideus radii, er kann nächtlich exazerbieren und zum Daumen oder zum Unterarm ausstrahlen. Er verstärkt sich bei Extension und Abduktion von Daumen und Hand sowie bei passiver Opposition des Daumes, wenn die Hand dabei in ulnarer Abduktionsstellung gehalten wird (Finkelstein-Test). Oft ist ein verdicktes Retinaculum über dem Griffelfortsatz des Radius und deutliches Krepitieren und Reiben im Bereich der beteiligten Sehnen tastbar. Bei der Untersuchung palpieren die Finger der rechten Hand die Sehnenscheiden der genannten Muskeln an der Streckseite des Unterarmes, während mit der linken Hand Abduktions-, Extensions- und rückläufige Bewegungen des Daumens durchgeführt werden. Röntgenologisch findet man gelegentlich eine Periostreaktion am Proc. styloideus radii.

Sehne des Extensor carpi ulnaris: Vorwiegender Belastungsschmerz im ulnaren Handgelenkbereich mit potentieller Ausstrahlung bis zum Ellenbogen bzw. der Schulter. Druckschmerz, Schmerz bei Extension, Flexion sowie Ulnarabduktion des Handgelenkes und bei der Abduktion des Daumens gegen Widerstand.

Streckhemmung des Daumenendgliedes, häufig bei Kindern, schmerzlos, volarer Knoten über dem Daumengrundgelenk.

Styloiditis radii: Es handelt sich um eine Tendoperiostose des M. brachioradialis. Der Druckschmerz liegt ebenfalls am Proc. styloideus radii. Es bestehen Übergänge zur Tenosynovialitis stenosans, doch sind die Symptome von seiten der Sehnenscheiden nicht so ausgeprägt.

Veränderungen der Hand beim Schulter-Handsyndrom

Das Bild entspricht einem Sudeck-Syndrom der Hand und kann als solches auch isoliert auftreten (siehe Algoneurodystrophie, 2.8.6.). Klinisch ist es gekennzeichnet durch ein mehr oder weniger akutes Handrückenödem mit Verschwinden der Hautfältelung und livider Verfärbung, eine lokale Hyperthermie, Kälte- und Klopfempfindlichkeit sowie eine schmerzhafte Bewegungseinschränkung der Finger II bis V bis zur Beugekontraktur. Zusätzlich kann sich eine Dupuytrensche Kontraktur entwickeln, fakultatives Röntgenzeichen ist eine diffuse Entkalkung.
In den Formenkreis des Sudeck-Syndroms gehören wahrscheinlich auch das sog. harte, posttraumatische Handrücken-Ödem (Secretan-Syndrom) und die adhäsive Kapsulitis des Handgelenkes (Diagnose durch Arthrografie).

Weiter sind ein Karpaltunnelsyndrom (5.5.1.) und andere neurologische Kompressionssyndrome (z. B. in der Loge de Guyon, Tabelle 45) auszuschließen.

Literatur

ARTZ, T. D., und J. L. POSCH: The carpometacarpal boss. J. Bone Jt. Surg. **55A** (1973) 747.
BLUM, J., und J. RUDIGIER: Die operative Behandlung der Tendovaginitis stenosans. Dt. Ärztebl. **87** (1990) 2008.
MALONEY, M. D., und Mitarb.: Adhesive capsulitis of the wrist: Arthrografic diagnosis. Radiology **167** (1988) 187.
POLLACK, H.-J., und B. WÜNDRICH: Stenosierende Tendovaginose des Extensor carpi ulnaris. Beitr. Orthop. Rheumatol. **34** (1987) 134.
SCHNEIDER-SICKERT, F., und H. MEVES: Die Klinik des Os styloideum. Handchir. **7** (1975) 165.
WELFLING, J., und J. STRAUS: Acro-ostéolyses et syndromes de Raynaud d'origine professionelle. L'Actualité Rhumatol. **5** (1968) 67.

5.9. Veränderungen der Finger

5.9.1. Beteiligung bei polyartikulären Erkrankungen

Rheumatoid-Arthritis. MCP- und PIP-Gelenke sind zu einem hohen Prozentsatz bereits in den Anfangsstadien befallen und bleiben im späteren Verlauf der Erkrankung nur ausnahmsweise ausgespart. Die Veränderungen reichen von anfangs diskreten, im Bereich der PIP-Gelenke spindelförmigen Schwellungen bis zu schweren Destruktionen und den charakteristischen Umbildungen mit Subluxationen, Knopfloch- oder Schwanenhalsdeformität (Abb. 12, 73).

Psoriasis-Arthritis. Die typischen Veränderungen wurden im Abschnitt 2.3.2. geschildert, siehe auch Abbildung 74.

Spondylarthritis ankylosans. Die Fingergelenke sind nur ausnahmsweise betroffen.

Arthritis urica. Die Gelenkveränderungen entsprechen im Anfall einer akuten Arthritis mit Rötung und, soweit es sich um die PIP-Gelenke handelt,

5.9. Veränderungen der Finger

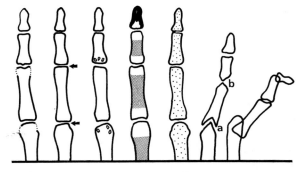

Abb. 73. Schema der röntgenologischen Fingerveränderungen bei RA; von links nach rechts: Erosion der Grenzlamelle; Gelenkspaltverschmälerung; zystoide Aufhellungen; gelenknahe Osteoporose; diffuse Osteoporose; schwere Destruktionen (a = pencil-in-cup; b = pencil-to-pencil); Subluxation, Luxation.

einer spindelförmigen Schwellung. In den Anfangsstadien werden nur einzelne Gelenke befallen. Mit 14% Manifestationshäufigkeit im ersten Schub (26% Beteiligung im Verlauf) stellen die Finger die häufigste Lokalisation an der oberen Extremität. Die chronische Uratarthropathie an den Fingergelenken verursacht regellose Zerstörungen und Deformierungen. Es besteht ein dauernder Bewegungsschmerz und mehr oder minder ausgeprägter Funktionsverlust. Röntgenologisch sind Verschmälerungen des Gelenkspaltes, Osteophyten und zystische Zerstörungen nachweisbar.

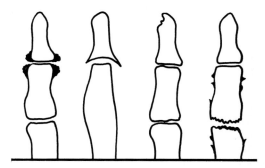

Abb. 74. Röntgenveränderungen an den Fingern bei Psoriasis-Arthritis; von links nach rechts: Proliferation an den DIP-Gelenken; Mutilationen und Ankylosen; Defekte an der Tuberositas unguicularis; ossifizierende periostitische Auflagerungen, gleichzeitige Destruktionen.

Die Lokalisation von Tophi an den Fingern rangiert bezüglich der Häufigkeit nach Ellenbogen und Ohr und vor den Füßen an dritter Stelle. Sie können regellos an den DIP- oder über den PIP-Gelenken sitzen bzw. im Bereich von Handrücken und Hohlhand gefunden werden.

Jaccoud-Arthritis. Die Veränderungen betreffen ausschließlich die MCP-Gelenke. Eine wesentliche Progredienz, stärkere Schmerzen und Behinderungen bestehen nicht.

Systemischer Lupus erythematodes. Im Bereich der Finger kommt es zu heftigen, quälenden Arthralgien. Im Anfang finden sich nur Weichteilschwellungen, später können sich ausgeprägte Deformierungen, besonders im Sinne der Schwanenhalsanomalie und des Jaccoud-Syndroms entwickeln. Röntgenologisch nachweisbare Erosionen und Destruktionen kommen zwar vor, sprechen aber eher gegen die Diagnose des SLE. Ebenfalls selten sind lokalisierte Sklerosierungszonen in den Endphalangen und periartikuläre Verkalkungen. Mitunter findet man ein periungeales Erythem mit blasser, zentraler, bläschenförmiger Zone (weißzentrische Petechien). Seltener bestehen diese Veränderungen an den Dorsalseiten der Finger oder in der Hohlhand am Thenar oder Hypothenar.

Polymyositis/Dermatomyositis, Sklerodermie. Auch bei diesen Krankheitsbildern wurde eine periungeale Beteiligung beschrieben. Es handelt sich um abnorm prominente Nagelfalz-Kapillaren und kleine petechiale Blutungen, die von den Veränderungen bei SLE oft nicht zu unterscheiden sind.

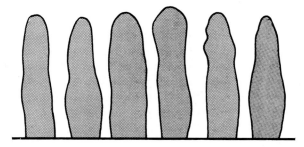

Abb. 75. Typische Fingersilhouetten, von links nach rechts: Normal; Spindelfinger bei Rheumatoid-Arthritis; „Wurstfinger" bei Psoriasis-Arthritis; Trommelschlegelfinger; Heberden-Arthrosen; Akroosteolyse bei Sklerodermie („Madonnenfinger").

Ein ausschließlicher Befall der MCP-Gelenke kann bei der Arthropathie durch Hämochromatose lange Zeit im Vordergrund stehen. Das gleiche trifft auf die Sarkoidose zu, gelegentlich findet man subkutane Granulomknötchen. Die Gelenkbeteiligung bei primärer biliärer Leberzirrhose betrifft ebenfalls meist isoliert die Fingergelenke (erosive Arthritis, Osteopenie, intraossäre Osteolysen, Chondrokalzinose, Periostreaktionen). Bei reaktiver Arthritis (Morbus Reiter) kommt in 6 bis 8 Prozent der Fälle ein Befall der Fingergelenke vor, charakteristisch sind wie bei Psoriasis-Arthritis die sog. Wurstfinger (Abb. 75).

5.9.2. Monartikuläre Erkrankungen der Fingergelenke

Arthrose der DIP-Gelenke (Heberden-Arthrose)

Das Krankheitsbild wird selten vor dem 50. Lebensjahr und überwiegend bei Frauen beobachtet. In epidemiologischen Studien wurde es bei über 80jährigen in 30% (Frauen) bzw. 18% (Männer) gefunden. Genetische Einflüsse in Form einer familiären Häufung scheinen sicher. Die Veränderungen können alle Fingerendgelenke betreffen, bevorzugt sind der 2. und 3. Finger. Es handelt sich um linsen- bis erbsgroße Knoten auf der Dorsalseite der Gelenke, die meist auf beiden Seiten eines Gelenkes mit einer kleinen Vertiefung dazwischen auftreten. Die Endphalangen sind leicht gebeugt und seitlich abgeknickt (Abb. 76). Nach einem mehr akuten, schmerzhaften Stadium mit Rötung, das einige Wochen bis Monate andauert, tritt ein Stillstand mit kaum störender Bewegungseinschränkung und der nur kosmetisch relevanten Deformierung ein. Die Entzündungsschübe entwickeln sich an den befallenen DIP-Gelenken nacheinander. Im Frühstadium fehlen röntgenologische Veränderungen, später erscheint der Gelenkspalt verschmälert und asymmetrisch, die Gelenkflächen sklerosiert und marginal zu kleinen Osteophyten ausgezogen. Eine Osteoporose besteht nicht (Abb. 77). Differentialdiagnostisch ist vor allem die Psoriasis-Arthritis, gelegentlich das Pincer-Nail-Syndrom auszuschließen. Eine kristallinduzierte Synovialitis (vorwiegend Urat-Kristalle) kann bei älteren Männern und Frauen, besonders unter Diuretika-Behandlung auftreten. In Abbildung 75 sind einige charakteristische Fingerformen dargestellt.

Arthrose der PIP-Gelenke (Bouchard-Arthrose)

Degenerative Veränderungen der Fingermittelgelenke sind sehr viel weniger häufig als die der Fingerendgelenke, bei 30 bis 50% der Betroffenen besteht

320   5. Monartikuläre und lokale Symptomatik

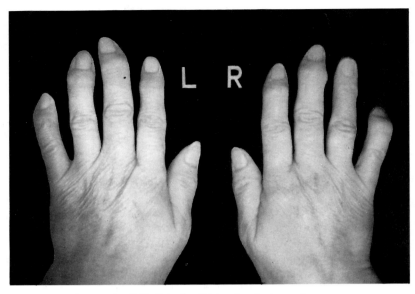

Abb. 76. Arthrosen der DIP-Gelenke (Heberden-Arthrosen).

aber zusätzlich eine Heberden-Arthrose. Das Hauptmanifestationsalter liegt im 4. und 5. Lebensjahrzehnt, auch hier sind Frauen bevorzugt befallen (80%), bei ihnen verläuft die Erkrankung schwerer. Die relative Befallshäufigkeit der einzelnen Finger hat folgende Reihenfolge: III > II > IV > V. Die klinischen Zeichen bestehen in einer mehr lateralen Knotenbildung oder

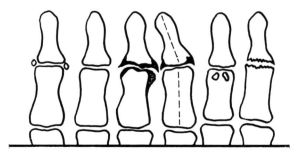

Abb. 77. Heberden-Arthrosen, von links nach rechts: Paraartikuläre Ossikel; Gelenkspaltverschmälerung; subchondrale Sklerosierungen und Osteophyten; Achsenabweichungen; Geröllzysten; erosive Osteoarthritis (selten).

einer diffusen Gelenkauftreibung, die im Beginn deutlich einen entzündlichen Aspekt mit Rötung, Hyperthermie und in der Mehrzahl der Fälle einen entzündlichen Schmerztyp haben kann. Die funktionelle Behinderung ist stärker als bei der Heberden-Arthrose, der Verlauf ist gleichmäßig langsam, bei 30% in Schüben progredient. Röntgenologisch steht die Gelenkspaltverschmälerung im Vordergrund, die Osteophytose, Erosionen und Sklerosierungen sind weniger ausgeprägt (Abb. 78).

Begleiterkrankungen: Rhizarthrose und Arthrosen anderer Gelenke (60%), Dupuytren (18%), Karpaltunnelsyndrom (16%), Synovialzysten (8%), Hyperurikämie (25%), Hyperglykämie (13%), Hyperlipidämie (12%).

Erosive Osteoarthritis, destruktive Arthrose

Separate Krankheitseinheit mit schmerzhaften, entzündlichen Schüben an den betroffenen DIP- und PIP-Einzelgelenken mit potentieller Entwicklung von Deformierungen und Ankylosen sowie Abklingen der Schmerzsym-

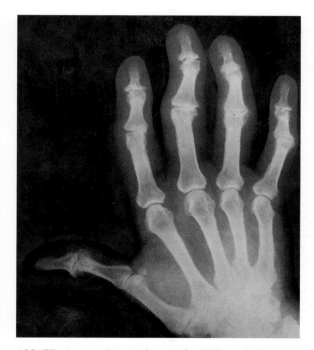

Abb. 78. Ausgeprägte Arthrosen der DIP- und PIP-Gelenke.

ptomatik nach jahrelangem Verlauf. Röntgenologisch bestehen neben den Arthrosezeichen erhebliche Erosionen und subchondrale Osteolysen, jedoch fehlt eine Osteopenie. Eine Häufung bei Hypothyreose wurde beschrieben.

Rhizarthrose (Arthrose des Daumenwurzelgelenkes bzw. CMC-Gelenkes I). Diese Arthroseform tritt meist in Kombination mit Heberden- und Bouchard-Arthrosen, selten isoliert und mechanisch ausgelöst auf. Es sind ebenfalls bevorzugt Frauen nach der Menopause betroffen, die Seitenlokalisation ist ausgeglichen.

Die Schmerzen werden in das erkrankte Gelenk lokalisiert und sind weitgehend funktionsabhängig. Schubtendenz und entzündliche Zeichen sind nicht so stark ausgeprägt. Es besteht eine Bewegungsbehinderung besonders bei Abduktion und Opposition. Der Gelenkspalt ist druckempfindlich, der sog. Mahltest kann helfen, die Beschwerden zu lokalisieren: Der Daumen des Patienten wird fest mit der rechten, die Basis des Daumens und die Handfläche mit der linken Hand des Untersuchers umfaßt. Bei kreisenden Bewegungen im Gelenk unter zusätzlichem axialem Druck treten Schmerzen und Krepitation auf. In fortgeschrittenen Fällen kommt es zur Muskelatrophie des Daumenballens und zu einer Z-förmigen Deformierung des Daumens, da die anderen Daumengelenke ebenfalls unstabil werden können. Röntgenologisch besteht eine Gelenkspaltverschmälerung. Osteophytose, Sklerosierung und später evtl. eine Subluxationsstellung. Auch die übrigen Artikulationen des Trapeziums können arthrotische Veränderungen aufweisen (Abb. 79).

Kombinierte Klassifikationskriterien für die Handarthrose (der DIP-, PIP- und CMC-I-Gelenke) wurden von dem American College of Rheumatology aufgestellt. Diese gelten als positiv, wenn die Patienten wegen Schmerzen und Steifheit der Hände eine knöcherne Umfangsvermehrung an mindestens 2 von 10 ausgewählten Gelenken (je 2. und 3. DIP- und PIP-Gelenk, CMC I an beiden Händen) aufweisen. Zusätzlich wird die knöcherne Auftreibung von 2 PIP-Gelenken gefordert (die des 2. und 3. Fingers können mit berücksichtigt werden). Ist das letzte Kriterium nicht erfüllt, gilt auch die Deformität von mindestens einem der zehn genannten Gelenke. Eine Schwellung von mehr als einem MCP-Gelenk ist ein Ausschlußkriterium.

Arthrosen der MCP-Gelenke treten vorwiegend nach beruflichen Überlastungen am 2. und 3. Strahl mit ulnarer Hakenbildung an den Metakarpalköpfchen auf. Der Befall einzelner Gelenke im Handwurzelbereich (Triquetrum/Pisiforme) ist selten und läßt sich röntgenologisch nachweisen.

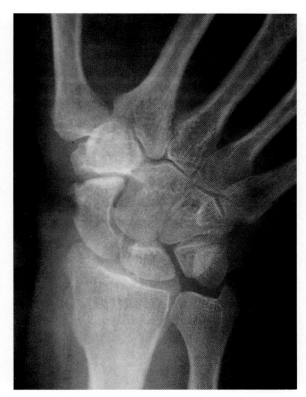

Abb. 79. Schwere degenerative Veränderungen in jedem der vier Gelenke um das Trapezium (Originalaufnahme von A. B. SWANSON, Grand Rapids, Mich.).

Morbus Thiemann. Epiphysennekrosen der Mittelphalangen der Finger, die bei Adoleszenten (12. bis 20. Lebensjahr) auftreten. Häufig werden die ersten Beschwerden nach einer Kälteexposition angegeben. Es handelt sich um eine bilaterale, aber asymmetrische Arthropathie der PIP-Gelenke. Der Kleinfinger ist selten, der Daumen nie betroffen. Die Schwellung im Bereich der Gelenke kann sich schmerzlos entwickeln, meist besteht eine Einschränkung der Beugung. Der Verlauf geht oft in Schüben von einigen Monaten Dauer, später heilen die Veränderungen folgenlos oder mit seitlichen Deviationen aus. Röntgenologisch besteht eine Abflachung und Unregelmäßigkeit der oberen Kontur der befallenen Fingerepiphysen.

Morbus Dietrich. Aseptische Nekrose der Metacarpaleköpfchen (Abb. 80).

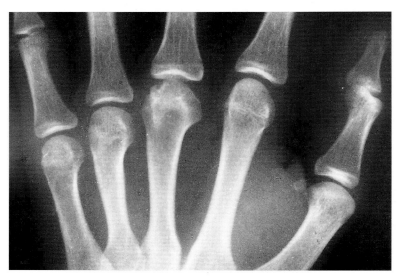

Abb. 80. Verbreiterung des Metacarpalköpfchens III mit Zysten und Osteolysen bei 17jährigem Patienten mit Morbus Dietrich.

Kamptodaktylie. Kongenitale oder erworbene permanente Beugekontraktur der PIP-Gelenke, meist der Kleinfinger, durch extraartikuläre Ursachen. In der Regel sind die Veränderungen symmetrisch, ein Befall der Finger 1 bis 4 ist selten. Als isolierte Anomalie tritt es bereits in der Kindheit auf und wird autosomal dominant vererbt. Weiter kommt es bei über 20 verschiedenen, multisystemischen Erkrankungen in autosomal dominanter, autosomal rezessiver oder X-gebundener Vererbung ohne gleichzeitige Synovialitis vor. Ein Syndrom mit Arthropathie und Perikarditis (CAP-Syndrom) ist sehr selten.

Trichorhinophalangeales Syndrom. Die Klinik hat viele Ähnlichkeiten mit dem M. Thiemann. Es bestehen darüber hinaus kegelförmige Epiphysen (Basis der 2. Phalangen), Formanomalien der Nase (groß, kurz, Birnenform) und der Lippen (dünn, hervorstehendes Philtron) sowie kurzes und spärliches Kopfhaar.

Arachnodaktylie mit und ohne Marfan-Syndrom. Kann als Einzelsymptom bei geringer Penetranz des Marfan-Syndromes vorkommen. Die folgenden Prüfungen geben zusammen brauchbare Hinweise, einzeln können sie falsch positiv und falsch negativ ausfallen.

- Daumenzeichen: Der Patient wird aufgefordert, die Langfinger der Hand über dem maximal opponierten Daumen zu schließen. Im positiven Falle überragt die Daumenspitze deutlich die ulnare Handkante.
- Handgelenkzeichen: Der Patient umfaßt sein kontralaterales Handgelenk proximal vom Proc. styloideus radii mit Daumen und Kleinfinger. Bei positivem Ausfall überlappen sich die beiden Finger um 1 bis 2 cm.

Kirnersche Deformität des kleinen Fingers. Seltene, oft familiäre schmerzlose Schwellung und progrediente radial-volare, symmetrische Krümmung der *Endphalanx* der Kleinfinger.

Pachydermodaktylie, Pachydermoperiostose. Erstmanifestation in der Pubertät, Androtropie (10:1). Kaum schmerzhafte Verdickung der Haut, des subkutanen Bindegewebes und des Periostes an den Extremitäten und im Gesicht; Trommelschlegelfinger. Gelegentlich Gelenkschwellung, Überstreckbarkeit der Gelenke, Schwellung der PIP-Gelenke.

Familiäre granulomatöse Synovialitis. Führt zur Knopflochdeformität, gleichzeitig Symptome durch Schädigungen der Hirnnerven (siehe 2.13.3.).
Weiterhin ist die Arthropathie bei Akromegalie (2.9.1.), eine fibröse Knochendysplasie und die Differentialdiagnostik der → Trommelschlegelfinger sowie der → Osteolyse von Endphalangen zu berücksichtigen.

5.9.3. Weichteilbedingte Veränderungen der Hand und der Finger

Tenosynovialitis der Fingerbeugesehnen

Schnellender Finger: Während der Streckung wird der Finger in Mittelstellung angehalten, der Stop kann nur durch verstärkte Kraft überwunden werden. Ursache sind meist Sehnenknötchen oder Sehnenscheidenstenosen.
Akute Tendinitis calcarea: Akute Schwellung, Schmerzhaftigkeit und Bewegungseinschränkung im Bereich des Handgelenkes oder der MCP-Gelenke durch Ablagerung von Hydroxylapatitkristallen. Röntgenologisch nachweisbare Verkalkungen sind oft nur auf seitlichen oder Schrägaufnahmen zu sehen. Kann bei chronischer Hämodialyse auftreten.
Tenosynovialitis stenosans (DE QUERVAIN): Siehe 5.8.3.
Sehnenxanthome: Histologische Diagnose.

Anaerobierinfektionen. Subkutane oder chronische schmerzhafte Anschwellungen einzelner Phalangen unter dem Bild einer Tenosynovialitis, Arthritis oder Algodystrophie können durch Infektionen u. a. mit Pasteurella multocides oder Mykobacterium intracellulare bedingt sein. Gelegentlich entwickeln sich Röntgenveränderungen mit periostalen Appositionen, ähnlich dem Ewing-Sarkom. Anamnestisch ist nach kleinen, oft wochenlang zurückliegenden Wunden und Kontakt mit Haustieren oder Pflanzen zu fahnden. Erregernachweis direkt oder durch Intrakutanreaktionen.

Glomustumor. Die kleinen Nerventumoren liegen im Bereich der Fingerbeere, des Nagelbettes oder der Hohlhand. Es besteht ein sehr lebhafter Schmerz am Sitz des Tumors, der durch geringen Druck verstärkt wird. Die Knötchen sind gelegentlich tastbar oder als purpurviolettes Pünktchen sichtbar.

Cheiralgia paraesthetica. Isolierte Sensibilitätsstörung auf der Radialseite des Daumenendgliedes durch Kompression des Ramus superficialis nervi radialis, meist ausgelöst durch längeres Hantieren mit Scheren (Schneider, Frisör).

Palmare Fasziitis. Mit Polyarthritis als paraneoplastisches Syndrom (2.10.4.; Fasziitis). Im Unterschied zum M. Dupuytren bestehen deutliche entzündliche Zeichen und eine Schmerzhaftigkeit.

Dupuytren-Kontraktur. Derbe Knötchen in der Hohlhandfaszie, die mit der darüberliegenden Haut verbacken sind und sie einziehen. Vorzugsweise Befall der 4. und 5. Finger, im Spätstadium Beugekontrakturen.

Sklerodaktylie. Das Symptom ist charakteristisch für das Anfangsstadium der generalisierten Sklerodermie, es findet sich aber auch bei anderen Sklerodermie-Syndromen (2.2.2.), isoliert oder bei RA. Die Haut ist hart, kalt, glatt und gespannt, oft stärker pigmentiert und mit den tieferen Schichten verbacken. Die Finger sind schlank und in Semiflexion fixiert. Zusätzlich bestehen oft ein Raynaud-Phänomen und in späteren Stadien Ulzerationen (Rattenbißnekrosen) bzw. eine Kalzinose der Weichteile (Thibièrge-Weissenbach-Syndrom). Knochenresorptionen im Bereich der Endphalangen können röntgenologisch nachweisbar sein.

Fingerknöchelpolster (Knuckle pads, Garrod-Knoten, Abb. 81). Oft familiäre, dermoepitheliale Hypertrophie auf dem Rücken der PIP-Gelenke. Die

5.9. Veränderungen der Finger

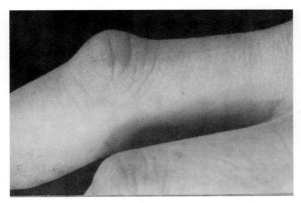

Abb. 81. Fingerknöchelpolster.

Beschwerden sind gering, differentialdiagnostisch kann schon durch den Palpationsbefund (unveränderte Gelenkkapsel) eine Arthritis der PIP-Gelenke ausgeschlossen werden. Das Auftreten mit Morbus Dupuytren und Induratio penis plastica wird als Polyfibromatose bezeichnet.

Handveränderungen bei jugendlichem Diabetes. Bei einem Drittel der Fälle findet man eine digitale Sklerose und leichte Flexionskontrakturen, evtl. auch schon vor der Diabetesmanifestation (in diesen Fällen besteht ein erhöhtes Risiko mikrovaskulärer Komplikationen). Ausnahmsweise können ähnliche Veränderungen auch bei Diabetes im Erwachsenenalter auftreten.

Bowling-Daumen. Einseitige schmerzhafte Bewegungseinschränkung der Interphalangealgelenke 1, 3 und 4, gelegentlich mit Rötung und Schwellung; oft Weichteilschwellung an der Daumenbasis bei Überbeanspruchung durch Bowlingspiel.

Hypothenar-Hammer-Syndrom. Rezidivierende, durch Kälte provozierte Schmerzen, Taubheit und Verfärbung mit Abblassen und Zyanose sowie Kältegefühl in einzelnen oder mehreren Fingern der Gebrauchshand (Raynaud-S.; meist 4. und 5. Finger) bei Personen, die die Handkante oft als Hammer benutzen. Ursächlich liegt eine organische Schädigung der A. ulnaris zugrunde.

Muköse Fingerzyste. Kleine, feste, zystische Masse etwas distal der PIP-Gelenke und seitlich der Mittellinie gelegen (Abb. 82). Meist bestehen gleichzeitig degenerative Veränderungen der Fingergelenke.

328 5. Monartikuläre und lokale Symptomatik

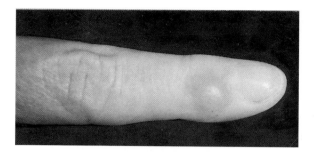

Abb. 82. Muköse Fingerzyste (Originalaufnahme von H. E. KLEINERT, Louisville, Ky.).

Epidermoid-Zysten. Subkutane, mobile Knoten an der Beugeseite der Finger oder in der Handfläche, meist indolent; selten intraossaler Sitz in den Endphalangen II und III.
Weiterhin sind von Fall zu Fall ein Synovialom als häufigste Geschwulstform im Bereich der Hand (2.13.2.) sowie ein Osteoid-Osteom, die Dupuytrensche Kontraktur (die mitunter isoliert die Daumenbeugesehne befällt) ein Raynaud-Syndrom und eine Algoneurodystrophie auszuschließen.

Literatur

ALTMAN, R. D.: Criteria for classification of clinical osteoarthritis. J. Rheumatol. **18**, Suppl. 27 (1991) 10.
BÜRGER, M.: Die Hand des Kranken. J. F. Lehmanns Verlag, München 1956.
CARSTAM, N., und O. EIKEN: Kirner's deformity of the little finger. J. Bone Jt. Surg. **52A** (1970) 1663.
COBLEY, M., und Mitarb.: Erosive Osteoarthritis: Is it a separate disease entity? Clin. Radiol. **42** (1990) 258.
DEBEYRE, N., M. MAITRE und S. DE SÈZE: Siehe 2.10.3.
DE SÈZE, S., P. DREYFUS, C. DIMENZA, N. DEBEYRE und P. STORA: La nodosité de Bouchard. Rev. Rhum. **37** (1970) 693.
LAXER, R. M.: The Camptodactyly-Arthropathy-Pericarditis syndrome. Arthr. Rheum. **29** (1986) 439.
LEQUESNE, M., und Mitarb.: Images osseuses trompeuses au course des Pasteurelloses digitales. Rev. Rhum. **48** (1981) 163.
MOIDEL, R. A.: Bowler's thumb. Arthr. Rheum. **84** (1981) 972.
MOYER, R. A., D. C. BUSH und T. M. HARRINGTON: Acute calcific tendinitis of the hand and the wrist. J. Rheumatol. **16** (1989) 198.

PINEDA, C. J., M. H. WEISMAN, J. J. BOOKSTEIN und S. L. SATZSTEIN: Hypothenar hammer syndrome. Amer. J. Med. **79** (1985) 561.

ULLREICH, A., und E. KLEIN: Die seltene Arthrose der Metakarpophalangealgelenke — eine degenerative Erkrankung bei manueller Schwerarbeit. Z. Rheumatol. **50** (1991) 6.

5.10. Erkrankungen der Hüftregion

5.10.1. Allgemeine Differentialdiagnostik

Wie bei den anderen regionalen Schmerzsyndromen ist bei Beschwerden im Bereich des Beckengürtels und der Hüfte zunächst zwischen Erkrankungen der Hüftgelenke selbst, der juxtaartikulären Knochen sowie Weichteilerkrankungen zu differenzieren. Bei gesichertem Befall der Hüftgelenke ist eine weitere Trennung in Prozesse erforderlich, die ein- oder beidseitig isoliert das Hüftgelenk betreffen — dazu gehören die kongenitalen Hüftleiden — bzw. andererseits eine Mitbeteiligung der Hüftgelenke bei einer Polyarthritis darstellen. Dieses Vorgehen bietet für die Hüftgelenke ganz besondere Schwierigkeiten. Abgesehen von der großen Zahl der in Frage kommenden Krankheitseinheiten erschwert die tiefe Lage der Gelenke ganz beträchtlich die wichtige Differenzierung von Gelenk- und Weichteilprozessen sowie die der Arthritis von der Arthralgie. Schließlich ist, zumindest auf den ersten Blick, die Symptomatik aller genannten Krankheitsgruppen relativ gleichförmig. Das wichtigste gemeinsame Symptom ist die Koxopathie (Schmerz + Bewegungseinschränkung). Die genauere Analyse des Schmerzes bei Affektionen der Hüftregion führt zu folgender, auf die Lokalisation bezogenen Differenzierung:

— anterior, Leistenschmerz zum Oberschenkel ausstrahlend (Ausschluß einer Schenkelneuralgie),
— lateral, Trochanterschmerz mit Ausstrahlung zur Außenseite des Oberschenkel,
— posterior, Gesäßschmerz mit Ausstrahlung zur Dorsalseite des Oberschenkels (Ausschluß einer Ischialgie),
— interior, Innenseite des Oberschenkels (Ausschluß einer Obturatoriushernie),
— isolierter Knieschmerz (10%, Ausschluß von Arthropathien des Kniegelenkes),
— hoher Schmerz in Darmbeingegend (Ausschluß von Affektionen der Iliosakralgelenke).

5. Monartikuläre und lokale Symptomatik

Da gelegentlich — auch bei Normalpersonen — Verbindungen zwischen dem Hüftgelenk und den Bursen im Iliopsoas- und iliopektinealen Bereich bestehen, können bei entzündlichen Prozessen evtl. beiderseits in der Inguinalgegend Schwellungen getastet werden.

Einige wichtige, allgemeine Krankheitszeichen bei den verschiedenen Krankheitsgruppen zeigt Tabelle 48.

Erschwerend wirkt sich weiterhin aus, daß auch bei primärer Erkrankung der Hüftgelenke Veränderungen und Symptome von seiten der Weichteile sekundär auftreten können, wie Tendomyosen des M. glutaeus medialis und der Adduktoren sowie entsprechende Druckschmerzen im Bereich der befallenen Muskulatur.

Die obengenannten Schwierigkeiten der einfachen, klinischen Diagnostik machen es verständlich, daß der **Röntgenuntersuchung** eine besondere Bedeutung zukommt.

Tabelle 48. Differenzierung von Krankheitsgruppen der Hüftregion

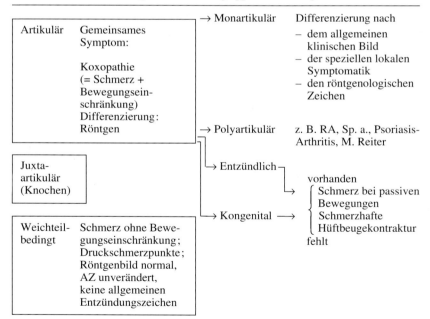

5.10. Erkrankungen der Hüftregion

Erkrankungen mit im Anfangsstadium pathologisch verändertem Röntgenbild sind (nach LEQUESNE):

— Koxarthrose, kongenitale Subluxation und Dysplasie, Hüftkopfnekrose;
— neuropathische Osteoarthropathien (Tabes, Sudeck, heterotope Ossifikationen);
— seltene Erkrankungen der Synovialis wie Osteochondromatose (mit Ausnahme der rein chondromatösen Form), villonoduläre Synovialitis und Synovialom;
— seltene Koxopathien bei Systemerkrankungen: Chondrokalzinose, Hämochromatose, Alkaptonurie, Hämophilie;
— paraartikuläre Knochenerkrankungen: Solitäre Pfannenzysten, Röntgenschäden, Osteomalazie, Ermüdungsbruch, Osteitis, Morbus Paget, Osteoid-Osteom und andere gutartige Tumoren, primär maligne Tumoren und Metastasen.

Der Röntgenbefund ist wenigstens zu Beginn normal bei

— Weichteilerkrankungen (Bursitis, Tendomyosen, retraktiver Kapsulitis, Polymyalgie);
— Arthritis der Iliosakralgelenke mit Schmerzausstrahlung in die Hüfte;
— abakterieller oder infektiöser Koxitis, Osteitis, passagerer Osteoporose, Osteomalazie ohne Loosersche Umbauzonen, Ermüdungsbrüchen des Schambeinastes oder des Femurhalses, Röntgenschäden, primärer Femurkopfnekrose, Metastasen und Tumoren.

Bei anfangs normalem Röntgenbefund ist die Untersuchung daher alle 1 bis 2 Monate zu wiederholen.
Weiterhin sind für die Differenzierung wichtig: Allgemeine Entzündungszeichen (infektiöse Koxitis, Polymyalgie, Kollagenosen), Phosphatasen, Calciumausscheidung im Urin, Phosphat und Kalzium im Serum (Osteopathien, Kapitel 3); die Punktatuntersuchung (Kristallarthropathien, Hydrarthrosen, Hämarthros; siehe auch Gelenkpunktat), das Tempo der Gelenkzerstörung (schnell destruierend als besondere Verlaufsform der Koxarthrose, bei Tabes, idiopathischer Kopfnekrose und einigen entzündlichen Erkrankungen), der neurologische Befund, die Sonografie, die Kontrastmittelarthrografie (Chondromatose, retraktive Kapsulitis), die Tomografie (Osteitis, Tumoren), die Biopsie (villonoduläre Synovialitis, Tuberkulose, Synovialom, Tumoren) und Serumeisen (Hämochromatose). Aufschlußreiche *differentialdiagnostische Hinweise* gibt ferner das Manifestationsalter (OHNSORGE und CHICOTE).

332   5. Monartikuläre und lokale Symptomatik

— Säuglings- und Kleinkindesalter: Dysplasien, Subluxation, Luxation.
— Spätes Spiel-, frühes Schulalter: Morbus Perthes, Coxa vara congenita, Coxa valga rachitica.
— Präpubertäts- und Pubertätsalter: Epiphysenlösung, Osteochondritis dissecans.
— Erwachsenenalter: idiopathische Hüftkopfnekrose.
— Spätes Erwachsenenalter: Koxarthrose, Morbus Paget, isolierte Bekkengürtelform der Polymyalgia rheumatica.
Entzündliche Affektionen können in jedem Lebensalter beginnen.

5.10.2. Beteiligung der Hüftgelenke bei polyartikulären Erkrankungen

Spondylarthritis ankylosans. Die Hüftgelenke werden in ca. 25% der Fälle befallen, in etwa 5% gehen die ersten Krankheitszeichen auf eine Hüftbeteiligung zurück. Die Symptomatik ist ausgesprochen entzündlich mit morgendlicher Gelenksteife und heftigsten Schmerzen, die vorwiegend nachts exazerbieren. Die BSR ist oft nur wenig beschleunigt.

Rheumatoid-Arthritis (Abb. 83). Die Befallshäufigkeit dieses Gelenkes liegt im 1. bis 3. Erkrankungsjahr bei 15%, nach 10 bis 12 Erkrankungsjahren bei 30%. Die Erstlokalisation am Hüftgelenk kommt vor, ist aber selten. In Tabelle 49 sind die wichtigsten Zeichen der Koxitis bei Sp. a. und RA gegenübergestellt.
Synovialzysten aus dem Gelenk machen sich meist durch eine Vergrößerung der Iliopsoas-Bursa, selten durch eine Vorwölbung in die Rectus-femoris-Scheide bemerkbar.

Kristallarthropathien (Arthritis urica, Chondrokalzinose). Sie verlaufen unter einem pseudoseptischen Bild mit akuten, heftigen Entzündungserscheinungen und deutlichen Allgemeinreaktionen. Die Differenzierung erfolgt durch die Identifizierung der Kristalle (→ Gelenkerguß, Tabelle 59). Meist ist die Diagnose jedoch schon bekannt, da zumindest die Primärlokalisation der Gicht am Hüftgelenk sehr selten ist. Auch in späteren Schüben wird das Gelenk nur in etwa 1 bis 3% befallen.

Rheumatisches Fieber. Das Hüftgelenk ist niemals allein betroffen. Es kommt bei raschem Ansprechen auf Salizylate und Phenylbutazon immer zu einer völligen Abheilung.

5.10. Erkrankungen der Hüftregion

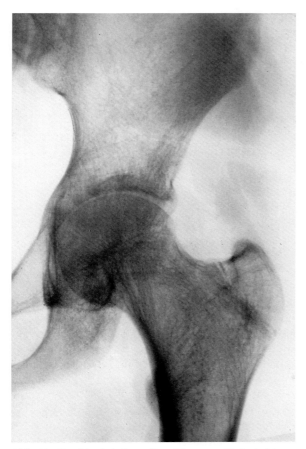

Abb. 83. Koxitis bei Juveniler Rheumatoid-Arthritis; medial hochgradige Verschmälerung des Gelenkspaltes, Periostose in Form einer beginnenden Protrusio acetabuli, Aufhellungen im kaudalen Abschnitt des Iliosakralgelenkes (Originalaufnahme TZONCHEV/SEIDEL/DIMITROV/HERRMANN: Rheumatismus im Röntgenbild, Fischer, Jena 1973).

Arthropathia tabica. Die Erkrankung verläuft typischerweise schmerzlos mit initialem Hinken oder Bewegungseinschränkungen. Sehr selten ist ein pseudophlegmonöser Beginn unter heftigen Schmerzen und späterem Übergang in das schmerzfreie Stadium. Röntgenologisch besteht eine schnell verlaufende, weitgehende Destruktion und Osteolyse des Femurkopfes, die Osteophytose ist gering.

5. Monartikuläre und lokale Symptomatik

Tabelle 49. Zeichen der Koxitis bei Spondylarthritis ankylosans und Rheumatoid-Arthritis (nach LEQUESNE)

Symptom	Spondylarthritis ankylosans	Rheumatoid-Arthritis
Zeitpunkt des Auftretens	früh	meist spät
Entwicklung	häufig schnell	chronisch
Schmerz	sehr stark	mäßig
Versteifung	schnell	langsam
Muskelatrophie	erheblich	deutlich
Röntgen:		
Konturunregelmäßigkeiten	gering	deutlich
Volumen der knöchernen Teile	unverändert	verringert
Gelenkspaltverschmälerung	teilweise	deutlich
Osteoporose	wolkig	scharf begrenzt
Ankylose	50% der Fälle	selten bei Kindern
Sekundärarthrose	sehr selten	häufig, früh

Osteochondromatose oder Chondromatose. Schubweise Koxopathien mit völliger klinischer Remission, nach jahrelangem Verlauf kann sich eine Koxarthrose entwickeln. Die freien Gelenkkörper sind röntgenologisch am besten durch axiale oder Aufnahmen mit Kompressionsgurt, bei der nicht verknöchernden, rein chondromatösen Form nur durch Sonografie oder Arthrografie darzustellen.

Morbus Paget. Die Koxopathie (Bewegungseinschränkung und Schmerz) ist im allgemeinen weniger ausgeprägt als bei der Koxarthrose. Röntgenologisch läßt sich öfter als klinisch (etwa 50%) eine Beteiligung der Hüftgelenke feststellen. Zu je der Hälfte ist der Befall uni- oder bilateral, die Pfanne kann isoliert oder zusammen mit dem Femurkopf betroffen sein. Es besteht eine Gelenkspaltverschmälerung und fakultativ eine Osteophytose. Weitere polyartikuläre Erkrankungen mit möglichem Befall der Hüftgelenke sind die Chondrokalzinose, die Hämochromatose, die Hämophilie, die Alkaptonurie, Morbus Gaucher, M. Wilson und die periodischen Erkrankungen des Mittelmeerraumes. Ihre allgemeine Symptomatik ist in Kapitel 2 aufgeführt. Da die Hüftgelenksbeteiligung nur selten die Erstmanifestation darstellt, steht die Diagnose der Allgemeinerkrankung im Vordergrund. Das gleiche gilt für die Rachitis, röntgenologische Hinweiszeichen sind die becherförmigen Femurkopfepiphysen und die bandförmige

Verdichtung der Metaphysen. Bei der Cushing- oder Kortisonoidarthropathie der Hüfte entspricht die Symptomatik der der idiopathischen Hüftkopfnekrose.

5.10.3. Ein- oder beidseitige Erkrankungen der Hüftgelenke

Dysplasie — Subluxation — Luxation

Es handelt sich um unterschiedliche Grade einer Störung der Hüftgelenksentwicklung. Sie sind die wichtigsten koxarthroseerzeugenden Fehlbildungen und sollten möglichst kurz nach der Geburt diagnostiziert und entsprechend behandelt werden. Zur Klinik und Diagnostik der Krankheitsbilder wird auf die Lehrbücher der Orthopädie verwiesen.

Coxa vara

Das gleiche gilt für die Coxa vara congenita. Erworbene Coxa-vara-Formen finden sich u. a. bei der Rachitis, der Arthropathie bei Tabes und Syringomyelie.

Morbus Perthes (Osteochondritis deformans coxae juvenilis, Coxa plana, Morbus Legg-Calvé-Perthes, Morbus Calvé-Legg-Perthes-Waldenström).
Der Morbus Perthes stellt das häufigste Krankheitsbild aus der Gruppe der aseptischen Knochennekrosen dar. Er manifestiert sich meist zwischen dem 6. und 8., selten vor dem 5. oder nach dem 10. Lebensjahr. Zu 70 bis 80% sind Knaben betroffen. In etwa 10% tritt die Erkrankung beidseitig auf, bei den unilateralen Fällen ist offenbar die linke Seite häufiger beteiligt.
Die ersten Symptome sind üblicherweise ein Schonhinken und Nachziehen des Beines bei längerer Belastung und ein Hüftschmerz mit Ausstrahlung zum Knie oder zur Leiste. Nur bei etwa 1% beginnt die Erkrankung als akute schmerzhafte Synovialitis. Später ist das Trendelenburgsche Zeichen positiv, es entwickelt sich eine Einschränkung von Adduktion und Innenrotation sowie eine Beugekontraktur des Beines.
Die ersten diagnostisch beweisenden Veränderungen lassen sich mittels Magnetresonanz und Szintigrafie (Hypofixation) nachweisen. Röntgenologische Frühzeichen sind eine Verbreiterung des Gelenkspaltes (sog. Knorpelödem), eine verminderte Knochendichte der befallenen Seite mit Demineralisation der Femurmetaphyse unmittelbar angrenzend an die

Wachstumsplatte, eine Erniedrigung der Epiphyse und superolaterale Abflachung des Femurkopfes (Stadium I). Im Stadium II bestehen eine Auflockerung der Spongiosa und kleinzystische Aufhellungen des Femurkopfes, ein welliger Verlauf der Epiphysenlinie und beginnende Sklerosierungen des Hüftkopfes. Das Stadium III ist durch die typischen sklerotischen Nekrosen, Stadium IV und V durch Regeneration und endgültige Umformung des Hüftkopfes gekennzeichnet.

Epiphysenlösung (Jugendliche Hüftkopflösung, Epiphysiolysis capitis femoris, Coxa vara epiphysarea).
Auch dieses Krankheitsbild gehört zur Gruppe der aseptischen Knochennekrosen. Es handelt sich um eine Störung im Bereich der proximalen Wachstumslinie des Femurs, die häufig von einer Verschiebung des Kopfepiphysenkernes gegenüber dem Schenkelhals begleitet wird.
Das *Manifestationsalter* liegt für Knaben um das 14. (11. bis 16.), für Mädchen um das 12. (10. bis 14.) Lebensjahr, das männliche Geschlecht ist mit 60% gering bevorzugt. Bei einseitigem Befall ist die linke Seite häufiger beteiligt, bei doppelseitiger Erkrankung (etwa 40%) wird das linke Gelenk meist früher und stärker befallen. In 25% der Fälle, besonders bei Beginn vor dem Hauptmanifestationsalter, lassen sich als auslösendes Moment Mikro-, Makro- ,oder Dauertraumen eruieren. Sonst erkranken Patienten mit Konstitutionsanomalien (Adipöse mit mangelhafter Entwicklung der Geschlechtsmerkmale, Hochwüchsige) offenbar bevorzugt.
Das *klinische Bild* ist relativ uncharakteristisch und bietet bei dem häufigeren langsamen Gleiten nur einen intermittierenden Schmerz und ein meist ständiges Hüfthinken. Daher gilt, daß bei Jugendlichen in der Pubertätszeit jede Angabe über Müdigkeit oder Schmerz im Knie, am Oberschenkel oder im Hüftbereich zuerst den Verdacht auf das Vorliegen einer Epiphysenlösung erwecken sollte. Die seltenere akute Verlaufsform zeigt eine ähnliche Symptomatik wie eine Schenkelhalsfraktur mit starkem Hüftschmerz und plötzlicher Gehunfähigkeit.
Bei der *Untersuchung* besteht ein Muskelspasmus mit Einschränkung der Innenrotation. Die Beugung bleibt scheinbar frei, wird aber von Außenrotations- und Abduktionsbewegungen begleitet (Drehmannsches Zeichen). Das Trendelenburg-Zeichen ist meist positiv. Später kommt es zu Außenrotationskontrakturen und Beinverkürzung. Als Komplikationen können aseptische Hüftkopf- oder Knorpelnekrosen auftreten.
Die *röntgenologischen Frühzeichen* sind sehr diskret, die Beurteilung sollte am besten von orthopädischer Seite vorgenommen werden.

5.10. Erkrankungen der Hüftregion 337

Koxarthrose

Die Erkrankung tritt in 15 bis 50% primär, ohne erkennbare Ursache oder nach den verschiedenen, schon genannten disponierenden Erkrankungen, durch primäre Protrusio acetabuli (5%), posttraumatisch nach Koxitis, aus statischen und anderen Ursachen auf. Auch bei primärer Koxarthrose bestehen oft bestimmte konstitutionelle Merkmale wie Adipositas, Varikose und Arthrosen anderer Lokalisation.
Das durchschnittliche *Manifestationsalter* liegt bei den primären Formen um das 60., bei den sekundären um das 50. Lebensjahr. Das Geschlechtsverhältnis ist für die differenten Typen etwas unterschiedlich, insgesamt jedoch ausgeglichen. Ein bilateraler Befall wird in einer Häufigkeit von 20 bis 55% angegeben. *Klinisch* bestehen anfangs Ermüdungsschmerzen im betroffenen Bein. Die verschiedenen, unter 5.10.1. geschilderten Schmerzprojektionen treten als Anlauf- oder Belastungsschmerz bzw. unmittelbar nach funktionellen Beanspruchungen auf und klingen im Liegen und bei Ruhe ab. Die Gehstrecke ist meist verkürzt, das Hinken ist anfangs als Schonungsreaktion, später durch muskuläre Insuffizienz (Trendelenburg-Hinken) bedingt. Bei der Untersuchung besteht eine endgradige, schmerzhafte Bewegungseinschränkung, zuerst der Überstreckung, Innenrotation und Abduktion, später der Beugung und Adduktion.
Die *röntgenologischen Veränderungen* können der klinischen Symptomatik um Jahre vorausgehen und sind bei Auftreten der ersten Beschwerden meist schon weit entwickelt. Bei negativem Röntgenbefund ist die Diagnose daher in Zweifel zu ziehen. Im einzelnen findet man vier Symptome, die individuell in unterschiedlicher Reihenfolge auftreten können. Im folgenden sind sie nach ihrer statistischen Bedeutung als **Frühsymptome** geordnet.

– Osteophytose in druckfreien Zonen, besonders in der Peripherie des Gelenkkopfes, um die Fovea, am Acetabulum und am unteren Halsrand. Eine Osteophytose allein genügt nicht zur Diagnose einer Koxarthrose.
– Gelenkspaltverschmälerung (unter 4 mm bei bis zu 70jährigen, unter 3 mm bei älteren Personen). Sie ist in mindestens 70% der beginnenden Koxarthrosen auf dem a. p.-Bild, noch häufiger auf Spezialaufnahmen nachweisbar. Nach der Lokalisation kann man mediale (etwa 35%) und laterale (65%) Formen unterscheiden.
– Knochenverdichtung (reaktive Sklerose) an druckbelasteten Zonen: Oberer Pol des Femurkopfes, Pfannendach (vorwiegend äußere Hälfte), innerer Teil des Femurkopfes und des Acetabulums.
– Zysten von runder oder ovaler Form in Pfannendach und/oder Femurkopf sind zu Beginn der Erkrankung eher selten.

5. Monartikuläre und lokale Symptomatik

Von den beiden Klassifikationskriterien des American College of Rheumatology weisen die kombinierten (klinisch-radiologisch) eine höhere Empfindlichkeit (89%) und Spezifität (91%) auf. Danach wird eine Koxarthrose angenommen, wenn Hüftschmerz mit mindestens zwei der drei folgenden Befunde kombiniert auftritt: Osteophyten am Femur oder an der Hüftpfanne; eine Gelenkspaltverschmälerung superior, axial und/oder medial; eine BSR von unter 20 mm/h.

Der weitere *Verlauf* ist durch eine klinische und röntgenologische Progredienz gekennzeichnet, deren Tempo mit dem Alter der Patienten zunimmt und in unterschiedlichen Zeiträumen zu den bekannten Endstadien führt.

Abzugrenzen ist die nichtpathologische senile Hüfte mit geringer Osteoporose und Osteophytose ohne wesentliche Einschränkung der Beweglichkeit sowie die sog. solitäre oder primäre Pfannenzyste. Sie ist klinisch stumm und wird in der Regel zufällig entdeckt. Sie kann evtl. in der Mehrzahl vorkommen, entscheidend ist die Entwicklung ohne Koxarthrose, Gelenkspaltverschmälerung und Osteophytose. Nur nach längerem Verlauf kann sich durch Einbruch eine Koxarthrose entwickeln.

Die idiopathische Protrusio acetabuli äußert sich durch einen allmählich beginnenden, langsam progredienten bilateralen Schmerz mit Bewegungseinschränkung. Sie manifestiert sich in oder nach der 4. Dekade, selten schon im Kindesalter.

Idiopathische, ischämische Femurkopfnekrose (idiopathische, aseptische oder nichttraumatische Hüftkopfnekrose)

Es handelt sich um eine wahrscheinlich multifaktoriell bedingte Nekrose im Schenkelkopf eines erwachsenen, formal regelrecht ausgebildeten Hüftkopfes. Das Manifestationsalter liegt bei 90% der Betroffenen nach dem 30. Lebensjahr, im Durchschnitt bei 47 Jahren. Das männliche Geschlecht ist mit 75% bevorzugt befallen. In mindestens 35% der Fälle erkrankt nach einer Latenzzeit von einem Monat bis zu 4 Jahren auch die zweite Seite. Als mögliche begünstigende Faktoren werden angesehen: Traumen (25%), Alkoholismus (15 bis 30%), Hyperurikämie (30 bis 50%), manifeste Gicht (10%), Leberzirrhose (15%), ferner Störung des Fett- und Kohlenhydratstoffwechsels, Langzeit-Kortisonoid-Behandlung, lange Bettlägerigkeit. Die Erkrankung tritt auch gehäuft bei SLE auf.

Klinisch besteht in 30 bis 45% ein abrupter (Stunde erinnerlich!), sonst allmählicher Schmerzbeginn mit Ausstrahlung in die Leistengegend und den Oberschenkel bis zum Knie. Verwechslungen mit Ischias sind häufig. Der Schmerztyp ist in 60% mechanisch-belastungsabhängig, z. T. mechanisch mit Exazerbationen in der ersten Nachthälfte, in anderen Fällen entzündlich oder ein Dauerschmerz. Die Bewegungseinschränkung bleibt anfangs im Verhältnis zum Schmerz auffallend gering, später kommt es zu einer schnelleren Zunahme als bei der Koxarthrose. Die Instabilität der Hüfte bedingt ein positives Duchenne- und Trendelenburg-Zeichen. Szintigrafisch läßt sich eine Hyperfixation nachweisen.

Der *Röntgenbefund* ist anfangs negativ. Frühzeichen sind eine unscharf begrenzte Sklerosierungszone oder subchondrale Aufhellung in der Mitte des Femurkopfes bzw. im oberen äußeren Quadranten des Hals-Kopfüberganges. Die Veränderung ist am besten aus 2 bis 3 Schritt Entfernung vom Betrachtungskasten erkennbar und nur dann beweisend, wenn der Befund progredient ist. Weiter besteht eine darüber liegende Veränderung der Kopfkalotte, entweder in Form einer stufenartigen Einsenkung oder einer Abflachung des oberen Kopfpoles, die am besten aus der Nähe sichtbar ist. Seltener ist die Sequestrierung in Eierschalenform und eine Aufhellung der Kopfkalotte über verdichtetem Untergrund. Wichtige Negativzeichen stellen das Fehlen von Veränderungen der Gelenkpfanne, einer Gelenkspaltverschmälerung und Osteophytose dar. Im Spätstadium ist dann die Sequestration deutlich, es kommt zur partiellen Lyse des Femurkopfes und zur sekundären Arthrose.

Osteochondritis dissecans

Die Erkrankung ist am Hüftgelenk sehr viel seltener als am Ellenbogen- oder Kniegelenk. Man unterscheidet ein symptomfreies Vorstadium, ein Schmerzstadium und die Folgezustände.

Coxitis tuberculosa

Die Erkrankungshäufigkeit ist zwar absolut zurückgegangen, jedoch stellt die Tuberkulose des Hüftgelenkes noch die häufigste Form der Gelenktuberkulose dar, so daß bei unklaren Affektionen daran zu denken und in jedem Fall zu versuchen ist, die Diagnose so früh wie möglich zu sichern (Erregernachweis durch wiederholte Punktionen, evtl. Biopsie; s. a. 2.4.3.). Die Erkrankung kann sich in der Kindheit und bis zum 40. Lebensjahr manifestieren, der Häufigkeitsgipfel liegt im 2. Dezennium. Die Patienten geben einen Belastungsschmerz mit vorwiegender Ausstrahlung an der Femurinnenseite zum Knie an. Es besteht eine Bewegungseinschränkung, später mit charakteristischer Schonhaltung in Innenrotation, Adduktion und Beugung sowie Atrophie der Gesäß- und Oberschenkelmuskulatur. Die Hauttemperatur kann erhöht sein, periartikuläre Abszesse sind möglich.

340 5. Monartikuläre und lokale Symptomatik

Da das Röntgenbild anfangs meist negativ ist, sind auch hier wiederholte Untersuchungen und Schichtaufnahmen angezeigt. Zuerst besteht eine Verbreiterung des Gelenkspaltes durch das perikapsuläre Ödem, dann eine leichte kraniale und mediokraniale Verschmälerung des Gelenkspaltes, noch später Osteoporose, zunehmende Aufhellungsherde mit unregelmäßigen sklerotischen Randzonen und kalkdichten Sequestern.

Bakterielle (purulente) Koxitis

Die auslösenden Erreger verteilen sich etwas unterschiedlich auf die beiden wichtigsten Erkrankungsperioden des Säuglings- (40% H. influenzae > Strepto- > Pneumokokken > Meningokokken) und Schulalters (Staphylo- > Strepto- > Pneumokokken). Die Eintrittspforte des Erregers ist eine hüftferne Infektionskrankheit (Pyodermie, Nabelinfektion, Enteritis, Bronchitis, Otitis), oft aber nicht zu eruieren. Das klinische Bild ist für alle Erreger etwa gleich (s. 2.5.1.). Lokale Infektionszeichen sind bei Gehfähigkeit ein Schonhinken, sonst eine Schonhaltung in Beugung, Außenrotation und Abduktion, ein Stauchungsschmerz und tastbare Leistenlymphknoten. Röntgenologisch besteht in einzelnen Fällen anfangs eine Gelenkspaltverbreiterung, später eine Dekalzifizierung am proximalen Femurende.

Flüchtige Koxitis (Coxitis fugax oder serosa, Reizhüfte, passagere Hüftarthritis, flüchtige Synovialitis coxae)

Das Krankheitsbild ist in seinen Ursachen noch ungeklärt (Virusinfekt? Infektallergie?), es tritt bei Kindern zwischen 1 und 14 Jahren auf. Da die Symptomatik der einer bakteriellen Koxitis entsprechen kann, ist die Diagnose nach sicherem Ausschluß einer bakteriellen Genese bzw. nach dem spontanen Abklingen der Beschwerden zu stellen, was im allgemeinen nach wenigen Tagen der Fall ist. Weiter kann die anamnestische Angabe eines vor kurzem abgeklungenen fieberhaften Infektes und die relativ geringe Ausprägung der Allgemeinzeichen (Fieber, Leukozytose, Linksverschiebung, Beschleunigung der BSR, Reduzierung des Allgemeinzustandes) zur Unterscheidung dienen. Die Szintigrafie ist normal. Mittels Ultraschall lassen sich zwar auch kleinere Ergüsse nachweisen, die Differenzierung von einer septischen Arthritis gelingt aber nicht.

Röntgenschaden des Hüftgelenkes

Sie werden noch in etwa 2% der regionalen Bestrahlungsfälle beobachtet und treten nach einer Latenzzeit von 6 Monaten bis 5 Jahren, im Durchschnitt von 16 Monaten, auf.

Hinweiszeichen sind mäßige Schmerzen bzw. ein schmerzloses Hinken, seltener eine Schenkelhalsfraktur nach zusätzlichem Trauma. Die Bewegungseinschränkung ist gering. Röntgenologisch sind die ersten Veränderungen meist erst 2 bis 3 Monate nach Erkrankungsbeginn nachweisbar: Verdichtung der subkapitalen Zone des Femurhalses, Femurkopfgleiten; typische Schenkelhalsfraktur, Nekrose des Femurkopfes allein oder mit Hals bzw. Pfanne (sehr selten).
Es ist zu beachten, daß viele Patienten bei Beschwerdebeginn die Bestrahlung wieder vergessen haben, so daß danach ausdrücklich gefragt werden muß. Bei Kenntnis der Anamnese ist nach den klinischen und röntgenologischen Befunden am ehesten eine Metastasierung auszuschließen.

Algoneurodystrophie (Sudecksche Erkrankung des Hüftgelenkes, passagere Osteoporose der Hüfte)

Die Erkrankung entspricht dem Schulter-Hand-Syndrom der oberen Extremität. Meist sind sehr aktive Männer (Managertypen) zwischen dem 30. und 50. Lebensjahr betroffen. Auch Mikrotraumen scheinen begünstigend zu wirken. Es kommt zu rasch sich steigernden, insgesamt aber mäßigen Schmerzen mit relativ starkem Hinken und ausgeprägter Bewegungsbehinderung. Im Röntgenbild erkennt man nach 4 bis 5 Wochen eine diffuse Strahlendurchlässigkeit des Knochens und eine verwischte Kopfkontur. Diagnostisch wichtige Negativzeichen sind das Fehlen einer Gelenkspaltverschmälerung und einer Zerstörung des subchondralen Knochens. Im Szintigramm besteht in den Frühstadien eine deutliche Hyperfixation, später können auch normale oder erniedrigte Werte auftreten.
Die Erkrankung heilt nach 3 bis 6 Monaten, längstens nach 2 Jahren aus. Es kann zum Befall der Gegenseite, des Kniegelenkes oder Fußes kommen (migratorische Osteolyse).
Seltenere Erkrankungen des Hüftgelenkes, die in Kapitel 2 bereits besprochen wurden, sind die heterotropen Ossifikationen, die villonoduläre Synovialitis, das Synovialom und die Caisson-Arthropathie.

5.10.4. Paraartikuläre Knochen- und andere Erkrankungen des Beckengürtels

Affektionen der Iliosakralgelenke (ISG)

Der Schmerztyp und die Ausstrahlung kann dem bei Hüftgelenkserkrankungen entsprechen. Dazu kommen meist unvollständige Ischialgien (Schmerzausstrahlung bis zum Kniegelenk), die je nach Lage des Prozesses ein-, beid- oder wechselseitig auftreten können. Die Lokalisation der Beschwerden wird erleichtert durch die Iliosakraldehnungs- und -kompressionszeichen (s. 1.2.1.).

Ursächlich kommen vor allem in Frage: Sp. a., reaktive Arthritiden, Psoriasis-Arthritis (einseitig 15%, doppelseitig 40%), JRA (25%), RA, intestinale Arthropathien (3 bis 15%), Ochronose, periodische Erkrankungen, familiäres Mittelmeerfieber (= rekurrierende hereditäre Polyserositis), Morbus Behçet, Hyperparathyreoidismus, Osteomalazie, Tumoren und infektiöse Prozesse (Tuberkelbakterien, Eitererreger, Brucellen und Yersinien), PVC-Krankheit (2.2.2).

Mechanisch bedingte Schmerzzustände der ISG sind meist nach den Umständen ihres Auftretens zu diagnostizieren und weisen folgende *Besonderheiten* auf:

— Bänderchwäche: lokaler Druckschmerz, Schmerz bei langem Sitzen.
— Akute postpartale Arthralgie der ISG: charakteristischer Schmerz beim Auseinanderdrücken der oberen Darmbeinschaufel.
— Arthrose: Es handelt sich meist um adipöse, multipare Frauen. Röntgenologisch können die Veränderungen auf die Symphyse (= „vorderes Band der ISG") beschränkt sein.
— Distorsion: nach sportlichen Überanstrengungen und Traumen; Schmerz wird durch lokale Infiltration beseitigt.

Die Osteochondritis dissecans der Iliosakralgelenke ist sehr selten.

Hyperostosis condensans ilii (früher: Osteitis c. i.)

Nicht selten, in etwa 3% der Beckenaufnahmen als Zufallsbefund erhobener dreieckförmiger, ein- oder doppelseitiger Osteokondensationsbezirk des Darmbeins in unmittelbarer Nähe der ISG, die selbst intakt bleiben. Es bestehen 2 Häufigkeitsgipfel bei Frauen, vor dem 50. (generative Form) und nach dem 60. Lebensjahr (degenerative Form). Wahrscheinlich handelt es sich um ein unspezifisches Röntgenzeichen, das reaktiv und rückbildungsfähig bei Störungen der statischen Verhältnisse im Beckengürtel auftritt.

Echinokokkus

Voluminöser, indolenter Tumor mit röntgenologisch polyzyklischen Destruktionen. Diagnostik durch Sonografie, Arthroskopie, MRI.

Osteomalazie

Die allgemeine Symptomatik ist in Kapitel 3 aufgeführt. Dazu kommen folgende Lokalzeichen: Schmerzen lumbal, im Beckenbereich und im

Oberschenkel beim Gehen, evtl. beidseitiges Hinken (Watschelgang), schmerzhafte Bewegungseinschränkung ein- oder beidseits.

Ermüdungsfrakturen

Sie können auftreten als

— Belastungsbruch mit guter Prognose im unteren Halsteil, besonders bei jugendlichen, untrainierten Personen mit ungewohnter körperlicher Aktivität,
— Querbruch am oberen und unteren Halsrand besonders bei älteren Frauen nach Vorbehandlung mit Kortisonoiden,
— im Bereich der Scham- und Sitzbeinäste ebenfalls bei älteren Frauen mit Schmerzen in Obturatorbereich und schmerzhafter Einschränkung der Hüftgelenke.

Frakturen des Os sacrum

Meist bei älteren Frauen mit Osteoporose oder nach Beckenbestrahlungen. Kann mit Gesäßschmerz oder klinisch stumm verlaufen. Diagnostik durch Szintigrafie oder Tomografie.

Maligne Tumoren

Am häufigsten handelt es sich um *Metastasen* (Gelenkpfanne, Schambein- oder Sitzbeinäste, Trochanteren, seltener Schenkelhals oder -kopf), *Plasmozytome* oder ein primäres Sarkom bzw. Entartungen bei Morbus Paget oder eines Chondroms (bevorzugt oberes Femurende). Die Beschwerden entsprechen einer Koxopathie.

Benigne Tumoren

Zur Klinik siehe Tabelle 36 (siehe 3.6.). Es kommen relativ oft Osteoidosteome (Femurhals, Becken), benigne Riesenzelltumoren (Epiphyse) und das solitäre Chondrom vor.

Osteitis infectiosa

Sie ist meist im Pfannendach, seltener im Femur oder dem Sitz- bzw. Schambein lokalisiert und tritt im Kindesalter oder bei jugendlichen Erwachsenen auf. Der Schmerz kann akut oder chronisch, bis zu zwei Jahre vor den Röntgenzeichen beginnen. Die Knochen-Tuberkulose am Trochanter führt meist zu einem Abszeß der benachbarten Bursa (5.10.5.).

Beckenkamm-Schmerzsyndrom

Spontan- oder Druckschmerz im Bereich des Ansatzes vom Lig. iliolumbale an den medialen Partien des Beckenkammes. Tritt bei vielen Rückenschmerzpatienten als begleitendes Symptom auf, kann aber auch isoliert vorkommen.

Kokzygodynie

Eng umschriebene Sensibilitätsstörung sowie ziehender und brennender Schmerz an der Steißbeinspitze, keine Sphinkterstörung. Ursächlich sind oft Stauchungstraumen oder statische Momente verantwortlich („television bottom").
Von der Symphyse ausgehende Beschwerden können u. a. als Enthesopathien bei entzündlichen rheumatischen Erkrankungen sowie bei Lockerung des Beckenringes auftreten und sind zum Teil den Weichteilerkrankungen zuzurechnen. Von Fall zu Fall müssen urologische Erkrankungen mit Schmerzausstrahlung in die Inguinalregion, z. B. Dittelsche Schmerzkrisen bei Ren mobilis, in die Differentialdiagnose einbezogen werden.

5.10.5. Regionale Weichteilerkrankungen

Lumbosakrale Wurzelkompressionen

Betroffen sind meist jüngere Personen, Männer häufiger als Frauen, im 2. bis 3. Lebensjahrzehnt. Anamnestisch werden oft schon länger bestehende Lumbalgien oder Schübe mit ähnlichen Beschwerden angegeben. Die Auslösung erfolgt in der Regel durch geringe Traumen, Drehbewegungen der LWS, Heben von Lasten und Aufrichten aus dem Bücken. Leitsymptome sind das vertebrale Syndrom (= Schmerzen, Bewegungseinschränkung, Fehlhaltung und röntgenologische Veränderungen der Wirbelsäule) und das radikuläre Syndrom (= Ischialgie, sensible, motorische und Reflexstörungen).

Vertebrales Syndrom

— Schmerz: Er tritt bei allen Bewegungen, besonders bei Reklination und beim Bücken auf und ist in der Lenden-Kreuzbeingegend lokalisiert. Ein Druckschmerz besteht paravertebral an den Querfortsätzen und interspinal. Er ermöglicht oft schon eine Höhenlokalisation (zwischen Fortsatz L4 und L5: Wurzel L5; tiefer gelegener Interspinalraum: S1). Die paravertebrale Muskulatur ist hart, verspannt und dolent.

5.10. Erkrankungen der Hüftregion 345

- Bewegungseinschränkung: Das Bücken ist oft völlig unmöglich, der Finger-Bodenabstand kann 50 cm und mehr betragen. Das Schobersche Zeichen fällt pathologisch aus, die Drehbewegungen sind eingeschränkt.
- Fehlhaltung: Aufhebung der Lendenlordose, Streckstellung, evtl. sogar Kyphosierung; Lordose mit Konkavseite nach der Seite der Kompression bzw. Ischialgie.
- Röntgenzeichen: Skoliose, Streckhaltung, Torsion der LWS, Verschmälerung einzelner oder mehrerer Zwischenwirbelräume, später mit Sklerosierung und welligem Verlauf der Deck- und Grundplatte (Osteochondrose).

Radikuläres Syndrom

Es tritt meist 7 bis 10 Tage nach den vertebralen Symptomen auf.

- Ischialgie: Schmerzausstrahlung in das Gesäß, den Ober- bzw. Unterschenkel und Fuß. Die Ausstrahlung kann inkomplett, mit Unterbrechung auftreten (Kreuz, Gesäß, Wade). Die Beschwerden werden durch Husten, Pressen und Niesen verstärkt. Die Zeichen nach LASÈGUE und BRAGARD sind positiv (LASÈGUE: Schmerzäußerung bei passivem Anheben des gestreckten Beines; BRAGARD: Nach Erreichen der Schmerzgrenze — Laseguesches Zeichen — verstärkt sich der Schmerz bei passiver Dorsalflexion des Fußes). Die je nach Höhe der Wurzelirritation unterschiedliche Symptomatik der Ischialgie und der übrigen radikulären Symptome ist in Tabelle 50 aufgeführt, siehe auch Abbildung 84.

Tabelle 50. Höhenlokalisation von Wurzelkompressionssyndromen

Wurzel	Sensible Störung	Schmerzausstrahlung	Motorischer Ausfall	Reflexstörung
L 3/L 4	Hypästhesie an Tibiainnenkante	Von Trochantergegend über die Vorderseite des Oberschenkels zur Patella. Inverses Lasègue-Zeichen positiv	M. tib. anterior, Ext. hallucis longus, M. quadriceps femoris	PSR

5. Monartikuläre und lokale Symptomatik

Tabelle 50 (Fortsetzung)

Wurzel	Sensible Störung	Schmerzausstrahlung	Motorischer Ausfall	Reflexstörung
L 5	Hypästhesie Fußinnenrand (Spann, Großzehe)	Außenseite des Beines bis zur Großzehe. Lasègue, Bragard positiv	M. extensor hallucis longus, M. extensor digitorum brevis; Hackengang gestört, Schwäche bei Dorsalflexion von Großzehe und Fuß	Tibialisposterior-Reflex
S 1	Hypästhesie Fußaußenrand und drei äußere Zehen	Dorsalseite des Beines bis zur Kleinzehe, Lasègue, Bragard positiv	Mm.peronaei, M. triceps surae; Zehengang beeinträchtigt, Schwäche der Plantarflexion des Fußes und der Großzehe	ASR
S 2/S 5	Perianal, perigenital	perianal, perigenital	Mm. levator et sphincter ani; Sphinkterfunktion	Analreflex

- Sensibilitätsstörungen: Parästhesien.
- Motorische Störung: Eine Muskelschwäche wird oft nur auf direktes Befragen angegeben (Schwierigkeiten beim Treppensteigen).
- Reflexstörungen: siehe Tabelle 50.

Die *Höhenlokalisation* gelingt oft schon durch den Druckschmerz, sonst mit einer für die konservative Behandlung ausreichenden Genauigkeit durch die neurologische Symptomatik der obigen Tabelle. Weitere Möglichkeiten zur exakten Höhendiagnose sind die Myelografie, die lumbale Phlebografie und das EMG.

Die *ursächliche Abklärung* muß sich der symptomatologischen Diagnose und Höhenlokalisation anschließen. In über 90% der Fälle handelt es sich um Diskushernien. Daneben kommen „idiopathische" Schenkelneuralgien (L 3/L 4) bei älteren Personen, oft mit Diabetes mellitus vor (vaskulär? Virusinfekt?). Auszuschließen sind ferner anlagebedingte Gefäßmißbildungen (Angiome), spondylitische Wirbeldestruktionen und Tumoren: Spinale Meningeome, Neurofibrome bei Morbus Recklinghausen, Neurinome der Spinalwurzeln, bei Kaudasyndrom besonders Ependymome.

5.10. Erkrankungen der Hüftregion

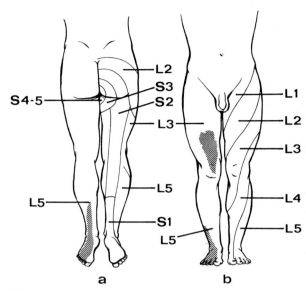

Abb. 84. Lumbale und sakrale Dermatome (a) bzw. lumbale Dermatome (b); schraffiert: Parästhetische Bezirke bei entsprechender Wurzelläsion.

Für das Vorliegen eines Tumors spricht die Erstmanifestation nach dem 50. Lebensjahr (bei Diskushernien unter 5%), die Entwicklung eines radikulären Syndroms ohne vertebrale Symptomatik, die langsame Entwicklung mit stetiger Progredienz und eine doppelseitige Ischialgie.

Pseudoradikulärer Schmerz

Es handelt sich um Schmerzzustände mit radikulärem Ausstrahlungstyp ähnlich der Ischialgie, die durch Reizzustände der Wirbelbogen-, Iliosakral- und Hüftgelenke sowie der Symphyse oder durch eine Enthesopathie des iliolumbalen Bandes ausgelöst werden. Leitsymptome und differentialdiagnostische Merkmale gegenüber der echten Wurzelirridation sind Zeichen der Beteiligung der aufgeführten Gelenke (Druckschmerz), Tendomyosen, Druck- und Spontanschmerz der Muskulatur besonders unter der Kontraktion, das Ansprechen auf Lokalinjektionen, evtl. Dysästhesien der beteiligten Muskeln und Muskelatrophien. Ursächlich besteht oft eine Störung der funktionellen Beziehung zwischen den genannten Gelenken und der sie bewegenden Muskulatur.

5. Monartikuläre und lokale Symptomatik

Im folgenden, soweit möglich, einige Hinweise zur speziellen **Symptomatik**.
Affektionen der Wirbelbogengelenke: Lokalschmerz, Ausstrahlung in Gesäß, Kniekehle und Wade, besonders beim Bücken, Schmerz bei kräftigem senkrechtem Druck neben dem Dornfortsatz.
Entzündung am Ansatz des Ligamentum iliolumbale: tiefer Hüft- und Gesäßschmerz, der durch Druck am Ansatz des Bandes (dorsale Crista iliaca) oder durch Rotationsbewegungen des Rumpfes gegen das fixierte Becken ausgelöst werden kann. Röntgenologisch mitunter Verknöcherungen des Bandansatzes oder Verkalkungen des gesamten Bandes.
Reizzustand der Iliosakralgelenke: ISG-Zeichen positiv, lokaler Druckschmerz, häufig doppel- oder wechselseitig, Ursachen siehe 5.10.4.
Reizzustand der Hüftgelenke: Koxopathie.
Reizzustände der Symphyse: Spontaner Kreuz- und Beinschmerz, verstärkt oder ausgelöst durch Husten und Niesen, durch Aufrichten aus dem Liegen. Meist rezidivierend und von vegetativen Einflüssen abhängig (Wetter, Menstruation). Druckschmerz lokal, am Sitzbeinhöcker oder in entfernteren Muskelgruppen (M. rectus abdominalis, Wade!). Schmerzen im Abdomen und kleinen Becken und damit eine Verwechslung mit Adnexitis oder Appendizitis sind möglich.
Weitere pseudoradikuläre Schmerzen können von Rheumaknötchen am Sitzbeinhöcker, einer Trochanterbursitis, statischen Fußdeformitäten, seltener von Veränderungen der Kniegelenke ausgehen.

Plexusläsionen

Sie sind von der radikulären Symptomatik durch folgende klinische Zeichen zu unterscheiden. Die sensorischen Defekte sind schärfer begrenzt, es bestehen vegetative Störungen (Schweißsekretion) sowie ein ausgedehnter Ausfall der Berührungsempfindung mit zentral gelegenem analgetischem Bezirk. Paresen und Muskelatrophien sind stärker ausgeprägt. Die endgültige Diagnose muß durch den Neurologen (EMG) erfolgen. Ursachen der Läsionen von Plexus lumbalis (L 1 bis L 4) und Plexus sacralis (L 4 bis S 3) sind Druckschädigungen (Tumoren des Beckens, letztes Schwangerschaftsdrittel), Dehnungsschädigungen (längere Hockstellung), entzündlich (z. B. Senkungsabzeß) oder ischämisch.

Claudicatio intermittens der Cauda equina

Bei Kompressionen der Wurzel der Cauda equina auftretende Parästhesien, Krämpfe und mäßige Schmerzen im Fußbereich, die nach proximal ausstrahlen und durch längeres Gehen und Stehen ausgelöst werden. Die

5.10. Erkrankungen der Hüftregion

Beschwerden sind meist beidseitig, aber ungleich ausgeprägt. Im Gegensatz zu der ischämisch bedingten Claudicatio kann die Gehstrecke von einem Tag zum anderen stark variieren und die Schmerzen gehen nur im Sitzen zurück.

Neuralgie des N. cutaneus femoris lateralis

Die frühere Bezeichnung — Meralgia paraesthetica — sollte aufgegeben werden, da Meralgie der allgemeine Terminus für gliedförmige Schmerzen ist (JANZEN). Es bestehen Parästhesien im Bereich der Vorder- und Außenseite des Oberschenkels (tennisschlägerartige Begrenzung), Einschlafen und Ameisenlaufen, die akut ohne erkennbare Ursache beginnen. Verstärkung bei Überstreckung im Hüftgelenk (umgekehrter Lasègue). Sie bilden sich in Ruhe zurück und bestehen nur beim Gehen und Stehen. Der Nerv ist zwischen den beiden Spinae iliacae anteriores druckschmerzhaft.

Nervus-saphenus-Syndrom

Kompression des Nerven an der Innenseite des distalen Oberschenkels beim Durchtritt durch die Membrana vastoadductoria mit Parästhesien und Schmerzen peripher davon.

Ilioinguinalis-Syndrom

Schmerz in der Leisten- und Flankenregion. Druckschmerz kranial und medial der Spina iliaca anterior. Parästhesie im Genitalbereich sowie der Oberschenkelinnenseite, die bei Beugung im Hüftgelenk verschwindet.

Trochanterbursitis und -tendinitis (Periarthritis, Periarthrosis coxae, Trochantersyndrom)

Am häufigsten sind adipöse Frauen im Menopausenalter betroffen, meist bestehen gleichzeitige Lumbalgien. Die Symptomatik entspricht eher der einer Ischialgie als einer Koxopathie, es handelt sich um einen pseudoradikulären Schmerz mit dorsaler oder inguinaler Ausstrahlung. Er ist vom mechanischen Typ, kann aber nachts, besonders beim Liegen, auf der erkrankten Seite exazerbieren. Objektiv findet man einen eng begrenzten Schmerzpunkt bei Druck auf den oberen Rand oder die Außenseite des Trochanter maior. Bei etwa der Hälfte der Patienten besteht eine mäßige Bewegungseinschränkung oder ein Endphasenschmerz der Hüftgelenke, bei einem Drittel können Schmerzen bei Bewegungen gegen Widerstand ausge-

5. Monartikuläre und lokale Symptomatik

löst werden: Rotation, Abduktion, Flexion im Kniegelenk. Weiter besteht ein Schmerz bei Außenrotation, wenn der Oberschenkel um 90° gebeugt ist. In etwa 20% sind röntgenologisch eine oder mehrere paratrochantere Verkalkungen nachweisbar. Das Laseguesche Zeichen ist negativ, ein sog. Pseudo-Lasègue dagegen oft nachweisbar (Schmerz bei Beugung des Hüftgelenkes bei *gebeugtem* Kniegelenk). Der Verlauf ist oft subakut remittierend. Die Tendinitis des M. glutaeus medius, eine Überdehnung des Lig. iliotibiale, Schmerzausstrahlung von der LWS und Druckschädigungen kleiner peripherer Nerven können mitunter eine ähnliche Symptomatik bieten und sind von der Trochanterbursitis schwer zu differenzieren. Die wenig häufigen Tendinitiden der Adduktoren sind am Widerstandsschmerz zu diagnostizieren.

Retraktive Kapsulitis des Hüftgelenkes

Die Erkrankung ist sehr selten und entspricht dem Vorgang am Schultergelenk (5.4.2.): Plötzlicher Schmerz, starke Bewegungseinschränkung, Reduzierung des Kapselvolumens von 15 auf 5 ml. Die Diagnose muß daher arthrografisch erfolgen.

Die isolierte **Polymyalgia rheumatica** des Beckengürtels ist ebenfalls sehr selten, zur Symptomatik siehe Abschnitt 2.2.6.

Literatur

ALTMAN, R., und Mitarb.: The American College of Rheumatology Criteria for the classification and reporting of osteoarthritis of the hip. Arthr. Rheum. **34** (1991) 505.

BENINI, A.: Claudicatio intermittens der Cauda equina. Dtsch. med. Wschr. **114** (1989) 1536.

CHARD, M. D., und J. R. JENNER: The frozen hip: an underdiagnosed condition. Brit. Med. J. **297** (1988) 596.

COLLEE, G. und Mitarb.: Iliac crest pain syndrome in low back paine: frequency and features. J. Rheumatol. **18** (1991) 1064.

COY, J. T., und Mitarb.: Pyogenic arthritis of the sacro-iliac joint. J. Bone Jt. Surg. **58 A** (1976) 845.

DETENBECK, L. C., F. H. SIM und E. W. JOHNSON: Symptomatic Paget disease of the hip. J. Amer. Med. Assn. **224** (1973) 213.

GONDOLPH-ZINK, B., W. NOACK und R. WETZEL: Hüftgelenkechinokokkose − Möglichkeit der frühen Diagnose und Therapie. Akt. Rheumatol. **13** (1988) 66.

LEQUESNE, M.: Schmerzen in der Hüfte I und II. EULAR Bull. **3** (1985) 84.

MARCHAL, G. J., und Mitarb.: Transient synovitis of the hip in children. Radiology **162** (1987) 825.
NEBEL, G., L. HERING und G. LINGG: Die adulte generative und die senile degenerative Hyperostosis triangularis ilii. Fortschr. Röntgenstr. **135** (1981) 478.
POITRUT, D., G. GAUJOUX und M. LEMPIDAKIS: Coxarthrose. EULAR Bull. **3** (1991) 86.
RÜTSCHI, M.: „Disappearing hip" — Die Algodystrophie der Hüfte. Schweiz. med. Wschr. **119** (1989) 1191.
SHORE, A., D. MACAULEY und B. M. ANSELL: Idiopathic protrusio acetabuli in juveniles. Rheumatol. Rehab. **20** (1981) 1.
STAHL, CH., C.-H. KANG, E. PUHLVERS, J. HAASTERS und P. THÜMLER: Die Femurkopfnekrose — Wert der sogenannten Frühzeichen für Diagnose und Therapie. Beitr. Orthop. Traumatol. **32** (1985) 88.
TRAYCOFF, R. B.: „Pseudotrochanteric bursitis": The differential diagnosis of lateral hip pain. J. Rheumatol. **18** (1991) 1810.
WEBER, M., und H. GERBER: Fractures du sacrum, un diagnostic à ne pas méconnaitre. Rev. Rhum. **58** (1991) 295.

5.11. Erkrankungen der Knieregion

Der Schmerz ist meist auf das Kniegelenk beschränkt, selten findet man gleichzeitige Tendomyosen der Quadrizepsmuskulatur. Gelegentlich besteht eine Schmerzausstrahlung entlang der Tibiakante. Zu Beginn werden Beschwerden beim Treppensteigen und ein unsicheres Gefühl, das wahrscheinlich auf einer reflektorischen Hemmung der Quadrizepsmuskulatur beruht, angegeben.

Ein oft unlösbares differentialdiagnostisches Problem sind die häufigen, reinen Arthralgien der Kniegelenke. Statische Fußdeformitäten, Längsdifferenzen der Beine, primäre Hüftgelenkserkrankungen, ein Zustand nach infektallergischen Arthritiden, das Anfangsstadium einer entzündlichen Arthropathie und psychogene Schmerzursachen sind zu berücksichigen, siehe auch → Arthralgie.

5.11.1. Mitbeteiligung bei polyartikulären Grundleiden

Rheumatoid-Arthritis. Eine Beteiligung der Kniegelenke findet sich nach 1- bis 3jährigem Verlauf in 70%, im 10. bis 12. Erkrankungsjahr in 80%. Röntgenologisch besteht zu Beginn eine gelenknahe Osteoporose, später bilden sich Gelenkspaltverschmälerungen, subchondrale Osteolysen und sekundäre arthrotische Veränderungen aus. Schwierig zu diagnostizieren sind die zu Beginn monartikulären Formen (etwa 5%), die erst nach Monaten bis Jahren in das typische Bild übergehen (s. 5.11.2.).

Spondylarthritis ankylosans. Das Kniegelenk ist bei der peripheren Form der Sp. a. sehr häufig betroffen. Das klinische und röntgenologische Bild ist sehr variabel. Kapselverdickungen und rezidivierende Ergüsse ohne sonstige Veränderungen, Destruktionen, exostosenartige Osteophyten und Synostosierungen kommen vor.

Arthritis urica. Während das Kniegelenk im Verlauf der Erkrankung regelmäßig beteiligt ist (72%), stellt die Erstmanifestation die Ausnahme dar (6%). Die chronische Gicht lokalisiert sich zu 30% an den Kniegelenken. Auch im akuten Schub benötigten die Beschwerden eine längere Zeit zum Abklingen als an anderen Gelenken. Bei chronischem Befall bestehen röntgenologisch Dekalzifizierungen, Verkalkungen von Sehnen und Sehneninsertionen sowie Osteophyten von besonderer, spitz zulaufender Form.

Chondrokalzinose. Die Diagnose bereitet wegen des typischen Röntgenbildes meist keine Schwierigkeiten. Die Erkrankung kann klinisch stumm oder unter dem Bild der Pseudogicht verlaufen (2.7.2.).

Für eine ganze Reihe anderer Gelenkerkrankungen (u. a. Psoriasis-Arthritis, Morbus Reiter, villonoduläre Synovialitis, tabische Arthropathie, Hämophilie und Tumoren) ist das Kniegelenk bevorzugte Lokalisation. Die Diagnose ergibt sich aus der allgemeinen Symptomatik (Kap. 2 u. 3).

5.11.2. Monartikuläre Erkrankungen des Kniegelenkes

Rheumatische Monarthritis

Die allgemeinen diagnostischen Kriterien sind der Tabelle 40 zu entnehmen. In etwa 40% der Fälle kann nach dem Verlauf eine Rheumatoid-Arthritis diagnostiziert werden, in gleicher Häufigkeit bleibt die Ursache auch bei langjähriger Beobachtung ungeklärt. Bei dem Rest der Fälle entwickelt sich später eine Sp. a., eine Psoriasis-Arthritis, eine intestinale Arthropathie, ein Morbus Reiter, Morbus Behçet, ein Palindromer Rheumatismus, eine Hydrarthrose oder eine infektallergische Arthritis. Weiterhin sind auch Kniebinnenschäden, freie Gelenkkörper oder ein Brodie-Abszeß auszuschließen. Die ungeklärten Fälle werden oft jahrelang unter der unbefriedigenden Bezeichnung eines entzündlichen Reizergusses geführt. Nach dem heutigen Stand der Kenntnisse ist jedoch eine ursächliche Klärung oft nicht möglich. Wichtige Symptome, die zur Abgrenzung der echt entzündlichen, rheumatischen Formen führen können, sind der Palpationsbefund (Verdickung der Gelenkkapsel, Schwellung der Synovialis), der zytologische Punktatbefund und das Ergebnis der Biopsie.

Gonarthrose

Das Krankheitsbild ist fast so häufig wie die Koxarthrose. Betroffen sind meist kleine, gedrungene, adipöse Frauen, bei denen die Veränderungen um die Menopause manifest werden. Auch hier gilt, die Arthrose nie als primär anzusehen, bevor nicht alle möglichen Ursachen der Entstehung ausgeschlossen sind. In Frage kommen statische Veränderungen wie Achsenabweichung, Fehlstellungen der Füße und unkorrigierte Längendifferenzen der Beine (long leg arthropathy) sowie akute Traumafolgen und chronische Traumatisierungen durch Beruf und Sport.

Der *Schmerz* ist vom mechanischen Typ. Er wird meist medial, posterior oder anterior angegeben und ist schwer zu lokalisieren. Anfangs tritt er beim Gehen, Hocken und Treppensteigen (abwärts) auf. Bei der Untersuchung können knarrende und knirschende Geräusche, gelegentlich eine geringe Kapselschwellung und Überwärmung palpiert werden. Es besteht ein Druckschmerz am inneren und äußeren Gelenkspalt sowie Schmerz und Krepitation bei passivem, transversalem Verschieben der Patella (Hobelzeichen). Im Spätstadium treten Deformierungen auf. Allgemeine Entzündungszeichen fehlen, in Schubsituationen kommen mitunter Ergüsse vor.

Röntgenologisch kann man bei der Mehrzahl der primären oder scheinbar primären Gonarthrosen die ersten Veränderungen am Femuropatellargelenk beobachten. Es bestehen zarte Ausziehungen der Knochenkontur an der Patellarückfläche, aber auch im Bereich der Eminentiae intercondylares und an den Kondylenkanten. Bei Aufnahmen im Stehen besteht eine meist einseitige, mediale oder laterale Verengerung des Gelenkspaltes mit Erweiterung der Gegenseite. Die Osteosklerose ist zuerst an der Stelle der Gelenkspaltverschmälerung lokalisiert. Im weiteren Verlauf können sich Geröllzysten und eine Beugedeformität ausbilden.

Die *Klassifikationskriterien* des American College of Rheumatology (Literatur s. 2.6.) weisen eine Empfindlichkeit von 89 und eine Spezifität von 91% auf. Sie gelten als positiv, wenn Knieschmerz und Osteophyten nachweisbar sind. Bei Fehlen der Osteophyten kann eine Kombination eines arthrosetypischen Analysebefundes der Synovialflüssigkeit (bzw. ein Lebensalter von 40 und mehr Jahren) mit Morgensteifigkeit von unter 30 Minuten und Krepitation des Gelenkes gewertet werden.

Tuberkulose

Bei Erwachsenen sind die Veränderungen oft lange Zeit auf die Synovialis beschränkt. Bevor es zu Veränderungen von Knorpel und Knochen kommt, bewirken sie nur einen leichten Schmerz beim Gehen und eine vorschnelle Ermüdung. Weiter findet sich ein mäßiger Erguß, eine Gelenkhyperthermie und eine geringe Bewegungseinschränkung. Der Allgemeinzustand und die BSR sind vielfach unverändert.

Chondropathia patellae (Chondropathia retropatellaris, Chondromalazie der Patella)

Das Krankheitsbild entwickelt sich idiopathisch, posttraumatisch oder aus mechanischer Ursache vorwiegend im 2. bis 4. Lebensjahrzehnt. Es handelt sich um degenerative Veränderungen − Erweichung und Fissurierung − des Knorpels an der Hinterfläche der Patella.
Der *Schmerz* wird an der Knievorderseite, am Patellarand oder seitlich davon, medial in der Gegend des Hoffaschen Fettkörpers oder unter der Kniescheibe im Inneren des Gelenkes angegeben. Er tritt besonders bei längerem Sitzen mit gebeugtem Knie auf (Streckzwang), kann sich aber auch als Ruhe- oder Belastungsschmerz − Abwärtsgehen, Niederknien − äußern. Oft wird auch über Beschwerden nach Belastung, Pseudoblockierung, Instabilität, ein Unsicherheitsgefühl mit unerwartetem Einknicken (Giving-way-Phänomen) geklagt.
Bei der *Untersuchung* besteht eine Weichteilschwellung neben dem Lig. patellae, evtl. ein Reizerguß; ferner ein Druck- und Klopfschmerz der Patella bei gebeugtem Knie (Zeichen nach FRÜND). Zur Prüfung des diagnostisch wichtigen Druckschmerzes der Hinterfläche wird die Patella mit den Langfingern der untersuchenden Hand möglichst weit nach medial verschoben, der Daumen übt einen Druck auf die Dorsalseite der Patella aus. Beim Verschieben der Patella in seitlicher oder horizontaler Richtung kommt es zur Krepitation (Hobelzeichen). Die Anspannung der Oberschenkelmuskulatur, verstärkt durch leichten Druck auf die Patellamitte, wirkt ebenfalls schmerzprovozierend (Zohlen-Zeichen). Auch bei spontanen Flexions-Extensionsbewegungen ist ein Reiben zu hören oder zu tasten. Im fortgeschrittenen Stadium kann die Gelenkbeweglichkeit intermittierend

blockiert werden. Im Röntgenbild bestehen Fehlformen der Patella, auf axialen Aufnahmen eine Gelenkspaltverschmälerung, Sklerosierung und Zystenbildung, später Subluxation. Die Diagnose läßt sich arthroskopisch bestätigen.

Die Differentialdiagnose hat neben den Meniskusläsionen, der Plica-Krankheit und der Hypertrophie des Hoffaschen Fettkörpers alle isolierten knöchernen Veränderungen der Patella zu berücksichigen: Zysten (aneurysmatisch, bland, solitär), Tumoren (Chondrom, Riesenzelltumoren, Sarkom, Metastasen, Hämangiome, Myelom, Leukose), entzündliche Veränderungen (Tuberkulose, Osteomyelitis, Mycetom, Lues, Gicht, Algoneurodystrophie), aseptische Knochennekrosen (Sinding-Larsen-Johannson) und sonstige Knochenerkrankungen (Kapitel 3).

Juvenile Osteochondrose der Tibiaapophyse (Morbus Osgood-Schlatter)

Die Einordnung des Krankheitsbildes unter die juvenilen Osteochondrosen ist nicht unbestritten, eine traumatische Ätiologie wird diskutiert. Das Krankheitsbild ist bei Knaben häufiger (3 bis 4:1), der Erkrankungsgipfel liegt in den Pupertätsjahren. In etwa 40% der Fälle treten die Veränderungen bilateral auf. Die Schmerzen werden an der Tibiaapophyse angegeben und stellen sich besonders bei Kontraktion des Quadrizeps – Beugen des gestreckten Beines im Hüftgelenk gegen Widerstand – ein.

An der Tibiaapophyse besteht auch ein umschriebener Druckschmerz und eine glatt begrenzte, nicht verschiebliche Anschwellung, eine leichte Rötung und Überwärmung der Haut. Die Beweglichkeit des Kniegelenkes ist unbehindert. Im Röntgenbild ist meist eine Ossifikationsstörung nachweisbar.

Aseptische Knochennekrose der proximalen Tibiaapophyse (Blount)

Tritt sehr viel seltener, entweder doppelseitig bei Kleinkindern mit wenig ausgeprägten oder mit stärkeren Beschwerden zwischen dem 6. und 12. Lebensjahr einseitig auf. Geografische Prädilektion: Skandinavien, Antillen.

Agressive Fibromatose (Periostales Desmoid)

Benigne, aber oft rezidivierende tumorförmige Proliferation von Fibroblasten. Vorwiegend bei männlichen Adoleszenten auftretende Erkrankung mit Schmerzen in den medialen Anteilen des Kniegelenkes. Der klinische Lokalbefund und die Laborwerte sind meist unauffällig, das Knochenszintigramm fällt normal aus. Auf dem Röntgenbild besteht im Metaphysenbereich des Femurs medial eine zarte, dreieckige Kortikalisausziehung.

Osteochondritis dissecans

Auch für dieses Krankheitsbild ist das Kniegelenk der Ort der bevorzugten Lokalisation. Es kommt zur Nekrose eines kleinen osteokartilaginären Fragmentes des Condylus femoris medialis, das sich langsam isoliert und später als freier Körper in das Gelenk gerät. Vor der Sequestierung tritt ein Belastungsschmerz beim Gehen auf, es bestehen schubweise Gelenkergüsse. Danach entwickelt sich das typische Bild des Gelenkfremdkörpers mit Blockierungsepisoden. Röntgenologisch erkennt man eine kleine, ovaläre subchondrale dekalzifizierte Zone, später eine bogenförmige Linie mit hufeisenförmiger Begrenzung. Tomografie und Arthrografie erleichtern die Diagnose.

Osteonekrose des Condylus femoris medialis beim alten Menschen (M. AHLBÄCK)

Das Krankheitsbild tritt bevorzugt bei Frauen jenseits des 60. Lebensjahres auf, ausnahmsweise sind auch jüngere Personen und dann vorwiegend Männer betroffen. Begünstigende Faktoren stellen Alkoholismus, Gicht, Kortisonoid-Langzeittherapie, Übergewicht, Diabetes mellitus, Traumen und Varusdeformitäten dar.
Der Schmerz ist heftig, er beginnt subakut oder akut ist anfangs vom mechanischen Typ. Später tritt er auch in der Nacht oder als Dauerschmerz auf. Es besteht ein Druckschmerz am inneren Kondylus und Gelenkspalt, die Bewegungseinschränkung ist gering, eine Blockierung fehlt. Bei etwa der Hälfte der Fälle tritt ein Erguß auf. Röntgenologische Veränderungen sind erst 2 bis 3 Monate nach Beschwerdebeginn nachweisbar. Es besteht eine Abflachung des betroffenen Kondylus, ein halbkreisförmiger Osteolyseherd, der von einer osteosklerotischen Zone umgeben ist (Eierschalenphänomen). Tomografie, Arthrografie und Gelenksszintigrafie verbessern auch hier die diagnostische Ausbeute (Abb. 85, 86).
Der Verlauf geht über Monate und führt in je der Hälfte der Fälle zu einer Rekonstruktion oder fortschreitenden arthrotischen Destruktion.

Osteochondromatose

Das Krankheitsbild kann am Knie latent, mit dauernden Beschwerden oder mit Blockierungsepisoden verlaufen (s. a. 2.13.3.).

Femoropatellaris Schmerzsyndrom

Übergreifende Bezeichnung für alle in diesem Bereich ausgelösten Beschwerden (u. a. die schon beschriebenen lokalen Erkrankungen sowie

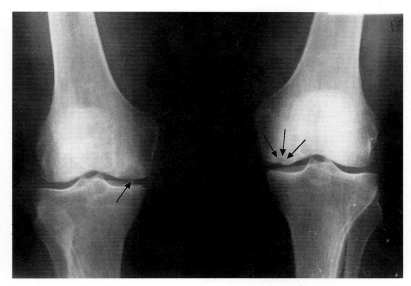

Abb. 85. Beiderseitige Osteonekrose, 82jährige Patientin mit Prednisolon-Langzeittherapie wegen Asthma bronchiale. Links: bereits weitgehend rekonstruierte Veränderung, 3 Jahre zurückliegend, flache ovale Vertiefung; rechts: größerer Osteolyseherd mit sklerotischem Randsaum, 3 Monate zurückliegend.

Formvarianten der Patella und Trochlea). Im engeren Sinne funktionell ausgelöste Beschwerden durch Dysbalancen der osteokartilaginären, muskulären und ligamentären Systeme mit oder ohne ursächlich wirksame Mikrotraumen bzw. Überlastungen.

Syndrom der schmerzhaften Fabella

Beschwerden besonders in maximaler Beugung, meist bei Adoleszenten als Folge einer Osteochondritis. Weitere Ursachen sind Fraktur, Chondromalazie, Arthrose und Tuberkulose. Die Diagnose erfolgt röntgenologisch.
Als weitere, monartikuläre Erkrankungen der Kniegelenke sind von Fall zu Fall auszuschließen: Ein Scheibenmeniskus (Hemmungsmißbildung mit unangenehmen Schnappgeräuschen, vorwiegend lateral, ab 10. Lebensjahr), Meniskusganglion (Vorwölbung meist ebenfalls am äußeren Gelenkspalt), Tumoren, die villonoduläre Synovialitis, die purulente Gonitis bzw. Osteomyelitis, genotypische Osteopathien (Tabelle 37), die gelegentlich zu Be-

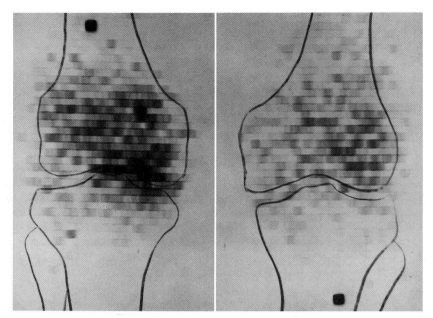

Abb. 86. Erhöhte ^{87m}Sr-Aufnahme über dem rechten medialen Femurkondylus bei spontaner Osteonekrose (Originalaufnahme von J. L. WILLIAMS, M. M. CLIFF und A. BONAKDARPOUR, Philadelphia, Pa.).

schwerden führenden Exostosen, der Morbus Paget, die Thalassämie, das Klempner-(Flaschner-)Knie (intradermale Verkalkungen als Folge wiederholter Traumen) und das Trevor-Syndrom (Dysplasia epiphysealis hemimelica) mit einseitigem Schmerz, Bewegungseinschränkung und harter Schwellung am inneren und äußeren Bereich von Knie- und Sprunggelenk.

5.11.3. Das posttraumatische Knie

Meniskusläsionen

Betroffen sind in der Reihenfolge der Häufigkeit Vorder- und Hinterhorn des medialen sowie des lateralen Meniskus. Die Beschwerden sind je nach der Akuität des Ereignisses sehr unterschiedlich. Der charakteristische Peitschenschlagschmerz, der plötzlich und heftig bei Drehbewegungen des

Knies eintritt, kommt seltener vor. Meist findet man intermittierende, von der Belastung abhängige Beschwerden, evtl. mit rezidivierenden Ergüssen oder einer Streckhemmung bzw. Gelenksperre.
Die Vielzahl der angegebenen *Zeichen* ist bei negativem Ausfall nicht beweisend für die Intaktheiten der Menisken.

— Druckempfindlichkeit auf der Höhe des Gelenkspaltes.
— Steinmann II: Der Druckschmerz bei gestrecktem Bein am vorderen Gelenkspalt wandert bei Beugung des Knies nach hinten.
— Bragard: Bei Druckschmerz im vorderen Gelenkspalt wird dieser verstärkt durch Innenrotation und Streckung des Unterschenkels, abgeschwächt durch Außenrotation und Beugung des Unterschenkels.
— Steinmann I: Rotationsschmerz
  Außenrotation — Innenschmerz = medialer Meniskus;
  Innenrotation — Außenschmerz = lateraler Meniskus.
  Die Prüfung ist wiederholt bei unterschiedlichen Graden der Beugung durchzuführen.
— Merke: Wie Steinmann I, Rotationsschmerz im Stehen bei unterschiedlich gebeugtem Knie (Drehung des Körpers im Stehen gegen den fixierten Fuß).
— Payr: Im Türkensitz (gekreuzte Beine) wird ein senkrechter Druck auf die abgespreizten Kniegelenke ausgeübt. Schmerzen an der Innenseite deuten auf eine Läsion des Hinterhornes des medialen Meniskus.

Bei diagnostischen Unklarheiten ist die Arthroskopie oder Arthrografie heranzuziehen.

Meniskusganglion. Vorwölbung im lateralen oder seltener medialen Kniegelenkspalt.

Scheibenmeniskus. Hemmungsmißbildung, vorwiegend des äußeren Meniskus. Symptome in Form von Schnappgeräuschen bei Beugung treten meist erst nach dem 10. Lebensjahr auf.

Seitenbandriß. Es bestehen ein örtlicher Druckschmerz und Bluterguß, evtl. ein Hämarthros und regelwidrige seitliche Bewegungen in Streckstellung (Wackelknie, das Knie läßt sich in Varus- oder Valgusstellung drücken).

Kreuzbandriß. Charakteristisch ist der Schmerz bei Überstreckung und das Schubladenphänomen (Möglichkeit einer geringen Subluxation bei Druck oder Zug am gebeugten Unterschenkel). Es kann ein blutiger und seröser Gelenkerguß bestehen, röntgenologisch ist evtl. ein Abriß der Eminentiae nachzuweisen.

Weitere posttraumatische Zustände sind die parakondyläre interne Ossifikation (PELLEGRINI-STIEDA), die Hyperplasie des subpatellaren Fettkörpers (HOFFA) sowie die posttraumatische Algoneurodystrophie (SUDECK).

5.11.4. Weichteilerkrankungen der Knie- und Unterschenkelregion

Popliteazysten (popliteogene Unterschenkel- oder Baker-Zysten). Zystische Gebilde der Kniekehle, die sich oft bis weit in den Unterschenkel erstrecken können. Sie schwellen mitunter alternierend an und ab und kommunizieren meist mit der Gelenkhöhle. Der Palpationsbefund ist fest bei gestrecktem, weich bei gebeugtem Knie (Foucher-Zeichen). Die Punktion ist wegen der hohen Viskosität des Inhaltes meist ergebnislos. Sie kommen besonders häufig bei RA vor. Ihre Ausdehnung ist sono- oder arthrografisch festzustellen. Die Patienten klagen in der Regel über Schmerzen und Druck in der Kniekehle, in atypischen Fällen werden Wadenschmerz, Knöchelödem und Parästhesien der Zehen verursacht. Differentialdiagnostisch sind vor allem Phlebothrombosen abzutrennen.

Plica-Krankheit. Fibrotische, bandartige Faltenbildung der Synovialmembran sowie des subsynovialen Fett- und Bindegewebes. Sie treten idiopathisch bei Adoleszenten und jungen Erwachsenen, besonders Frauen, bei Meniskusläsionen und selten bei Gonarthrose auf. Die Symptomatik besteht in einem Spontan- und Druckschmerz des medialen Kniegelenkes bei 90° Beugung, schnellenden oder springenden intraartikulären Bewegungen und Pseudoblockierungen. Der Nachweis erfolgt durch Arthroskopie.

Anserina-Bursitis. Knieschmerz beim Treppensteigen, Druckschmerz und/oder Schwellung über der Anserina-Bursa (5 cm unterhalb des medialen Kniegelenkspaltes). Tritt meist bei Arthrose, gelegentlich posttraumatisch auf.

Tibialis-anterior-Syndrom. Form des Kompartmentsyndroms mit ischämischer Nekrose der in der Tibialisloge gelegenen Fußhebermuskeln durch erhöhten Gewebsdruck in einem geschlossenen Raum. Es tritt besonders

5.11. Erkrankungen der Knieregion

bei jungen Männern etwa 12 Stunden nach langen Fußmärschen oder anderen körperlichen Belastungen akut auf. An der Schienbeinkante besteht ein heftiger Schmerz mit lokaler Rötung, Schwellung und Hyperthermie. Die Fußextensoren sind paretisch, am 1. und 2. Zeh besteht eine Hyperästhesie (N. fibularis profundus). Entzündliche Allgemeinzeichen können in Form subfebriler Temperaturen, einer Leukozytose und geringen BSR-Beschleunigung vorkommen. Bei Eosinophilie ist an das Vorliegen einer eosinophilen Fasziitis (2.2.2.) zu denken.

Weitere Weichteilerkrankungen der Knieregion sind Entzündungen der verschiedenen Schleimbeutel sowie Reizzustände der Sehnen und Sehnenansätze, vorwiegend medial am Pes anserinus (Schmerz bei Flexion und Außenrotation, besonders gegen Widerstand). Sie bieten wegen der sehr ausgeprägten lokalen Symptomatik meist keine diagnostischen Schwierigkeiten. Ein Schmerz unterhalb der Kniescheibe kann durch Kompression eines sensiblen Saphenus-Endastes (N. infrapatellaris, Neuropathia patellae) hervorgerufen werden.

Das **Peroneus-Kompressionssyndrom,** durch raumfordernde oder infiltrative Prozesse am Fibulaköpfchen ausgelöst, macht sich durch eine Fibularisläsion bemerkbar, die von einer zentralen Ursache abgetrennt werden muß.

Als **Restless-leg-Syndrom** werden ursächlich unklare, vor dem Einschlafen auftretende Parästhesien des Unterschenkels mit dem Drang nach Bewegen der Beine und Umhergehen bezeichnet.

Diffuse Schwellungszustände sind als Lymphödem, Phlebödem oder Lipödem zu differenzieren.

Literatur

BOLLINGER, A., und U. K. FRANZECK: Das dicke Bein. Dtsch. med. Wschr. **117** (1992) 541.

DORWART, B. B., und H. A. SCHUMACHER: Arthritis in β-thalassaemia trait. Ann. Rheum. Dis. **40** (1981) 185.

EHRICHT, H. E.: Zur Ätiologie, Diagnose und Therapie des Kompartment-Syndroms und daraus resultierende gutachterliche Aspekte. Z. Orthop. Traumatol. **32** (1985) 500.

KLADNY, B., und Mitarb.: Frühdiagnostik der akuten Femurkondylennekrose (Morbus Ahlbäck) in der Magnetresonanztomografie. Akt. Rheumatol. **16** (1991) 202.

LARSSON, L. G., und J. BAUM: The syndrome of anserina bursitis: an overlooked diagnosis. Arthr. Rheum. **28** (1985) 1062.

MOSER, B.: Das femoro-patelläre Schmerzsyndrom. Hospitalis **60** (1990) 132.
ROZING, P. M., J. INSALL und W. H. BOHNE: Spontaneous osteonecrosis of the knee. J. Bone Joint Surg. **62-A** (1980) 3.
TRÄGER, J., und Mitarb.: Kniegelenkstrukturen in der Kernspintomografie. Fortschr. Med. **110** (1992) 191.
VOGEL, H., und U. WIEGERS: Das Nagel-Patella-Syndrom. Fortschr. Röntgenstr. **133** (1980)555.

5.12. Erkrankungen der Sprunggelenke und des Fußes

Die mitunter schwierige Differentialdiagnostik der Schmerzen am Fuß erfordert eine sorgfältige klinische (Relief der Malleolen, Palpation der Zehenextensoren-Sehnen, Schmerz bei Bewegungen gegen Widerstand, Beweglichkeit der Gelenke, Druckpunkte), neurologische, angiologische und paraklinische Untersuchung mit Einschluß der Blutzucker- und Harnsäurewerte. Sie wird erleichtert, wenn man eine Unterteilung nach der Schmerztopografie vornimmt (Tabelle 51).

Tabelle 51. Topografische Differentialdiagnostik der Erkrankungen von Sprunggelenken und Fuß.

Schmerzregion	Ursache — Krankheitsbild	Diagnose — Leitsymptome
Zehenschmerz	Deformitäten (Hallux valgus, Hammer-, Krallenzehe, Schwanenhalsdeformität)	Klinischer Aspekt
	Arthrose des Großzehengrundgelenkes (Hallux rigidus), oft als Frostfolge	Dorsale Bursitis, Plantarschwiele, Röntgenbild
	Hydroxylapatit-Kristallarthropathie (2.7.3.)	Pseudopodagra am Großzeh bei jungen Frauen
	Kompression des N. musculocutaneus am Fußrücken	Schmerz und Parästhesien im Bereich des Großzehen-Ballens des 2. oder 4. Zehs
	Eingewachsene Nägel	Klinischer Aspekt

5.12. Erkrankungen der Sprunggelenke und des Fußes

Tabelle 51 (Fortsetzung)

Schmerzregion	Ursache – Krankheitsbild	Diagnose – Leitsymptome
	Subunguale Exostose	Röntgenbild, umschriebener Druckschmerz
	Plantarneurom	Schmerzcharakter, lokaler Druckschmerz, Ausstrahlung
	Erythromelalgie	Schmerzkrisen nachts und in Wärme, intensive Rötung (Vasodilatation) der Zehen
	Osteoid-Osteom	Lokaler Schmerz, Röntgenbild
	Glomustumor	Sehr schmerzhafter, subungualer oder intraossärer millimetergroßer livider Tumor
Vorfußschmerz (Metatarsalgien, MTP-Gelenke)	Statisch	Platt-, Hohl-, Spreizfuß
	Rheumatoid- bzw. Psoriasis-Arthritis	Befall anderer Gelenke, Serologie, Hautveränderungen, Röntgenbild (siehe Text)
	Arthritis urica	Akuität, Rötung, Schwellung (siehe Text)
	Freiberg – Köhler II	Junge Frauen; Mikrotraumen, Röntgenbild (siehe Text)
	Marsch- oder Ermüdungsfraktur (meist Metatarsale II)	Anamnese, Röntgenbild, Szintigrafie
	Sesamoidopathie (Fraktur, aseptische Nekrose, Osteitis)	Anamnese, Schmerz, Entzündungszeichen, Röntgenbild
	Tumor (Chondrom, Osteom, Lipom)	Röntgenbild, Palpationsbefund
	Verrucae plantares	Klinischer Aspekt

5. Monartikuläre und lokale Symptomatik

Tabelle 51 (Fortsetzung)

Schmerzregion	Ursache — Krankheitsbild	Diagnose — Leitsymptome
Mittelfußschmerz, Mediotarsalgelenke	Statisch	Platt-, Hohlfuß
	Rheumatoid- bzw. Psoriasis-Arthritis	Siehe MTP-Gelenke und Text
	Traumatisch (Luxationen, Fraktur des Scaphoideum)	Anamnese, klinischer Befund, Röntgenbild
	Subakute Synovialitis Zehenextensoren (idiopathisch, bei statischen Veränderungen, Arthrosen oder entzündlichen Arthropathien)	Klinischer Befund
	Tuberkulose, Osteomyelitis	Schmerz, Entzündung, Erregernachweis, später Röntgenbild (siehe Text)
	Algoneurodystrophie (Sudeck, traumatisch oder idiopathisch)	Anamnese, Dauerschmerz, vasomotorische Hautveränderungen (siehe Text)
	Arthritis urica	Siehe MTP-Gelenke und Text
	Arthropathie bei Diabetes, Tabes	Symptome der Grundkrankheit, siehe Text
	Aseptische Nekrose des Os naviculare (des Fußes), Köhler I	Manifestation 2. bis 12., meist 6. bis 10. Lebensjahr; Röntgenbild, siehe Text
	Idiopathisch	Siehe Text
Knöchel, Spann (Sprunggelenke)	Trauma (Distorsion, Fraktur)	Anamnese, Röntgenbild
	Arthrose (obere und untere Sprunggelenke)	Röntgenbild

5.12. Erkrankungen der Sprunggelenke und des Fußes

Tabelle 51 (Fortsetzung)

Schmerzregion	Ursache − Krankheitsbild	Diagnose − Leitsymptome
	Rheumatoid-Arthritis, Spondylitis ankylosans, Psoriasis-Arthritis, Arthritis urica, Sarkoidose, reaktive Arthritis	Siehe oben und Text; Röntgenbild
	Tuberkulose, Osteomyelitis	Siehe oben und Text
	Algoneurodystrophie (Sudeck)	Siehe oben und Text
	Osteochondritis dissecans (= primäre asept. Talusnekrose)	Klinisch oft Arthritis, Tomografie
	Fluoridtherapie	Schmerz, Rötung, Druckdolenz
	Trevor-Syndrom	Siehe 5.11.2.
Hinterer Fersenschmerz (siehe auch Text)	Bursitis (Mikrotraumen, Scheuern eines Schuhes)	Anamnese, entzündliche Lokalzeichen
	Haglundsche Exostose	Meist Frauen; Röntgenbild
	Trauma (Fraktur, komplette oder inkomplette Sehnenruptur)	Röntgenbild, Behinderung der Plantarflexion, Kontinuitätsunterbrechung der Sehne
	Symptomatische Coalitio talocalcanearis	Rückfußschmerz bei Adoleszenten, Vorwölbung hinter dem medialen Malleolus
	Spondylarthritis ankylosans, Rheumatoid- und Psoriasis-Arthritis, Morbus Reiter, enteropathische Arthritiden	Röntgenbild (Osteoporose, mottenfraßähnliche Osteolyse)
	Arthritis urica	Röntgenbild (voluminöse Kalksporne)

5. Monartikuläre und lokale Symptomatik

Tabelle 51 (Fortsetzung)

Schmerzregion	Ursache — Krankheitsbild	Diagnose — Leitsymptome
	Tumor der Achillessehne (meist benigne, selten Sarkom)	Palpationsbefund, Histologie
Plantarer Fersenschmerz (siehe auch Text)	Traumatisch	Anamnese
	Banale Talalgie (Orthostatisch, bei Diabetes, Adipositas)	Anamnese (Beruf), evtl. Grundkrankheit; Röntgenbild (Apophysitis subcalcanei), Blutzucker
	Rheumatoid-Arthritis, Spondylarthritis ankylosans	Siehe oben, Röntgenbild (Apophysitis subcalcanei)
	Tuberkulose, Osteomyelitis	Siehe oben
	Apophysitis calcanei	Kindesalter, Röntgenbild
	Tumor (banale Knochenzysten, Sarkome)	Evtl. Palpationsbefund; Röntgenbild
Fußsohle	Chronische venöse Insuffizienz (Varizen, Ulcus cruris), arterielle Durchblutungsstörungen	Brennender, drückender meist bilateraler Dauerschmerz; Diagnose der Grundkrankheit
	Morbus Ledderhose (= Plantare skleronoduläre Aponeurositis)	Lokalbefund, Sonografie; gelegentlich gleichzeitig Dupuytrensche Kontraktur oder Sklerose des Corpus cavernosum (Morbus Peyronie)
	Tarsaltunnelsyndrom	Parästhesien und Schmerz, Ausstrahlung zu den Zehen; Störung der Oberflächensensibilität (siehe Text)
	Rheumatoid-Arthritis	Infiltration der Aponeurose (gelegentlich Frühzeichen)

5.12. Erkrankungen der Sprunggelenke und des Fußes

Das Symptom der brennenden Füße (Burning-feet-Syndrom) kann bei vielen der genannten Krankheitsbilder, besonders bei Diabetes mellitus, aber auch bei anderen systemischen Erkrankungen gefunden werden. Die Klärung der Ursache erfolgt durch die Allgemeindiagnostik.
Einige der in der Übersicht genannten Krankheitsbilder bedürfen einer näheren Erörterung.

Rheumatoid-Arthritis

Sprung- und MTP-Gelenke sind in den ersten drei Krankheitsjahren in etwa 60% der Fälle betroffen. Mitunter treten die klinischen und röntgenologischen Veränderungen der MTP-Gelenke noch vor den entsprechenden Symptomen an den Händen auf und stellen damit echte Frühzeichen dar. Das gleiche gilt für eine gelegentlich vorkommende Infiltration der Plantaraponeurose. Die Schmerzen werden anfangs meist im Vorfuß, seltener im Talus angegeben und stellen sich meist bei Belastungen ein. Typisch ist ein Druckschmerz bei transversaler Kompression der MTP-Gelenke. Im späteren Verlauf führen die vielfältigen Gelenk- und Weichteilveränderungen (Muskelatrophien, Sehnenrupturen) zu multiplen Veränderungen.

Psoriasis-Arthritis

Es kann zu starken Osteolysen im Bereich der MTP-Gelenke kommen, die oft nur in der Einzahl betroffen sind. Die Haut zeigt sklerotische und atrophische Veränderungen (s. a. 2.3.2.).

Spondylarthritis ankylosans

Ankylose und Osteophytose sind meist ausgeprägt (rheumatischer Stachelfuß, Panarthritis ossificans). Dazu kommen Osteolysen am Kalkaneus (Abb. 92).

Arthritis urica

Der Fuß ist der Ort der häufigsten Erstmanifestation (Großzehengrundgelenke 60%, Sprunggelenke 14%, übriger Fuß 2%). Es ist daher bei der heutigen weiten Verbreitung des Krankheitsbildes zu fordern, daß jede akute Entzündung in diesem Bereich zum Ausschluß einer Gicht zwingt.

Diabetes mellitus

Die Veränderungen können das obere und untere Sprunggelenk, das Mediotarsalgelenk oder den Vorfuß betreffen und treten meist bei Fällen mit vernachlässigtem Stoffwechsel auf. Es entwickelt sich eine chronische Arthropathie oder Osteoarthropathie, die schmerzlos verlaufen kann (s. a. 2.8.3. Diabetes).

Akroosteopathie ulcero-mutilans

Bei diesem familiär-hereditär oder symptomatisch (Diabetes mellitus, Alkoholismus) bedingten Krankheitsbild bestehen Akroosteolysen vom neuropathischen Typ, sensible Störungen und tief penetrierende plantare Ulzera mit hyperkeratotischen Rändern.

Erythromelalgie

Anfallsweise auftretende Rötungen der Füße und Unterschenkel in der Wärme, oberhalb einer „kritischen" Temperatur mit Parästhesien in Form von Brennen, Jucken oder Kribbeln.

Tuberkulose

Sie kommt im Bereich der Mediotarsal- oder der oberen und unteren Sprunggelenke vor und führt neben dem Schmerz zu arthritischen Zeichen geringer Ausprägung (Infiltration, Schwellung). Röntgenologisch entwickelt sich eine Osteoporose und Gelenkspaltverschmälerung.

Algoneurodystrophie

Die Veränderungen können posttraumatisch oder idiopathisch, vor, gleichzeitig oder nach entsprechenden Beschwerden an Hüfte oder Knie auftreten. Es handelt sich um einen meist akut einsetzenden Dauerschmerz. Die Haut ist ödematös und druckschmerzhaft, röntgenologisch steht die diffuse Osteoporose im Vordergrund.

Tarsaltunnelsyndrom

Ursache ist eine Kompression des N. tibialis posterior im Tarsaltunnel, der zwischen dem Flexorretinakulum und der tiefen Faszie, hinter dem Malleolus tibialis entlang dem medialen Fußrand verläuft (Abb. 87). Ausgelöst werden die Beschwerden durch Fußdeformitäten, durch Hypertrophie oder die Anlage eines akzessorischen M. hallucis longus, Fettgewebshypertrophie, posttraumatische Fibrosierungen oder andere Traumafolgen, entzündliche Veränderungen (Tenosynovialitis), lokale Varizen, Tumoren oder Zysten. Als Grundkrankheiten kommen Diabetes und Lepra vor.

5.12. Erkrankungen der Sprunggelenke und des Fußes

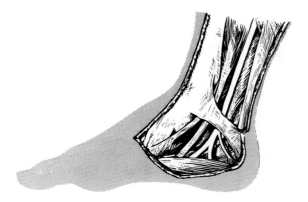

Abb. 87. Anatomie des Tarsaltunnels.

Die *Symptomatik* besteht in Schmerzen und Parästhesien der Fußsohle, die zu den Zehen und Unterschenkeln ausstrahlen, gelegentlich tritt nur ein isolierter Fersenschmerz auf. Der Schmerz hat eine brennende Qualität, er tritt intermittierend besonders nach längerem Gehen und Stehen, aber auch nachts auf und wird erleichtert durch Ausziehen der Schuhe, Massage der Füße und Umhergehen. Die Haut der Fußsohle ist abnorm dünn, glatt und zeigt ein Ausfall der Schweißsekretion. Ein Ödem besteht im Bereich der infra- und retromalleolären Mulde sowie des Rückfußes. Motorische Ausfälle zeigen sich in einer Atrophie des Abductor hallucis und einer Schwäche der Zehenflexion. Am medialen Rand des Fußgewölbes ist ein direkter Druckschmerz auszulösen (Tinelsches Zeichen des Tarsaltunnels), der Schmerz verstärkt sich durch Anlegen einer Staubinde am Unterschenkel. Mittels EMG und Messung der Nervenleitgeschwindigkeit sowie durch die Beeinflussung der Beschwerden nach lokaler Kortisonoidinjektion läßt sich die Diagnose sichern.

Plantarneurom (besser: perineurovaskuläre Fibrose, Mortonsche Erkrankung)

Histologisch handelt es sich um eine perineurale fibröse Proliferation und Endarteriitis der Plantararteriolen. Das Krankheitsbild kann auf Grund seines charakteristischen klinischen Bildes leicht diagnostiziert werden. Der Schmerz tritt anfallsartig akut, heftig, wie ein Dolchstich oder elektrischer Schlag auf und ist von kalten Schweißausbrüchen begleitet. Er lokalisiert sich meist zwischen den Metatarsalköpfchen III und IV, seltener zwischen II und III, ausnahmsweise in ein oder zwei Zehen oder, nicht näher zu lokalisieren, im ganzen Fuß mit Ausstrahlung in den Unterschenkel. Er kann bei der Untersuchung durch lateralen Druck auf die MTP-Gelenke oder auf den spontanen Schmerzpunkt ausgelöst werden. Eine probatorische Lokalanästhesie tief zwischen die Metatarsalia kann die Diagnose erhärten. Der anästhetische Bezirk ist ebenfalls eng begrenzt und liegt in den Innenseiten der beiden beteiligten Zehen (Abb. 88).

Idiopathisches Schmerzsyndrom des 2. Intermetatarsale

Tritt mit und ohne statische Deformitäten akut auf und läßt sich meist durch eine lokale Kortikosteroidinjektion günstig beeinflussen. Auszuschließen ist in erster Linie ein Plantarneurom (Belastungsschmerz, kein Anfallscharakter, kein lateraler, sondern dorsoplantarer Druckschmerz, Ausstrahlungen und Parästhesien fehlen). Bei operativer Revision finden sich oft Synovialzysten.

Aseptische Knochennekrosen im Bereich des Fußes

Morbus Köhler I: Nekrose des Os naviculare, meist Knaben zwischen dem 6. und 10. Lebensjahr. Es bestehen regionale Schmerzen und Schwellungen sowie ein Schonhinken. Auszuschließen ist vor allem eine Tuberkulose.
Freiberg-Köhler II: Betroffen ist das 2. oder 3., seltener das 4. Metatarsalköpfchen. Die Erkrankung tritt im Adoleszentenalter (11 bis 18 Jahre) vorzugsweise beim weiblichen Geschlecht auf. Als auslösend können oft

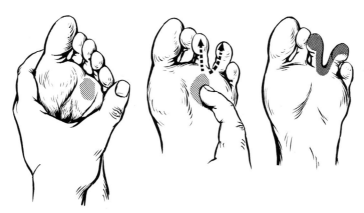

Abb. 88. Plantarneurom; a) Schmerzpunkt bei lateralem Druck, b) Schmerzausstrahlung, c) Parästhetische Bezirke.

5.12. Erkrankungen der Sprunggelenke und des Fußes

Traumen oder Mikrotraumen (Tanz, Sport) eruiert werden. Es besteht ein langsam zunehmender Belastungsschmerz und bei der Untersuchung ein lokaler Druckschmerz (Abb. 89).

Apophysitis calcanei: Die Krankheit tritt bei Kindern zwischen dem 5. und 10. Lebensjahr mit Schmerzen in der Ferse auf, die sich bei längerer Belastung und Dorsalflexion des Fußes verstärken. Lokal besteht ein Druckschmerz, eine Weichteilschwellung und seltener eine Rötung.

Osteochondritis dissecans des Talus: Medial (flach, starker Schmerz) oder lateral (tief, geringer Schmerz) gelegen, meist posttraumatisch.

Primäre aseptische Talusnekrose: Tritt vorwiegend zwischen dem 30. und 40. Lebensjahr auf, auslösende Ursache sind Traumen, ein SLE, Alkoholismus oder Prednisolontherapie. Der Sitz der Osteonekrose ist die Oberseite oder Seitenfläche des Sprungbeins. Die Symptomatik ist im Vergleich zu dem massiven Röntgenbefund eher gering und entspricht einer subakuten

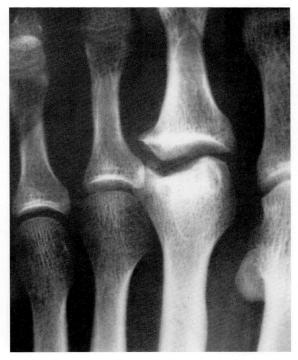

Abb. 89. Deformierungen im Bereich des MTP-Gelenkes II, Zustand nach M. Köhler II.

Arthritis des oberen Sprunggelenkes. Es können beide Seiten betroffen und andere aseptische Nekrosen (Femur, Humerus) vorhanden sein.

Morbus Thiemann: Betroffen ist das Großzehengrundgelenk oder das Sesambein der Großzehe. Schmerz und Schwellung bestehen am Fußrücken und können sich bis zur Vorderseite des Unterschenkels erstrecken. Unter dem Gelenk bildet sich oft eine Schwiele.

Veränderungen im Bereich der Ferse

Haglundsche Exostose: Posteriore Exostose des Kalkaneus, Anomalie der Länge und Schräge der hinteren Kalkaneusfläche. Frauen sind bevorzugt betroffen, die Veränderungen können symptomlos bestehen oder zu heftigen lokalen Schmerzen führen (Abb. 90).

Bursitis achillea: Meist erkranken jüngere Männer. Die Beschwerden äußern sich in lokalen Schmerzen und einer zunehmenden Gehbehinderung, sie treten im Winter verstärkt auf. Bei der Untersuchung tastet man eine fluktuierende, weiche Schwellung. Röntgenologisch kann ein rundlicher Knochendefekt oder eine umschriebene Strukturauflösung vorhanden sein.

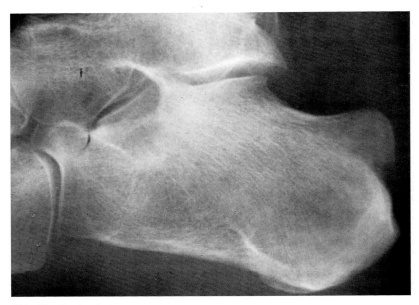

Abb. 90. Haglundsche Exostose.

5.12. Erkrankungen der Sprunggelenke und des Fußes

Tendinitis, Tenoperiostitis (Schanzsche Krankheit, Tendinitis achillea traumatica, selten tuberculosa): Die Erkrankung ist am tendomyalen Übergang lokalisiert. Mikrotraumen oder sportliche Belastungen (Laufen, Dreisprung, Fahrradfahren, Tanzsport, Alpinistik, Fußball, Tennis) sind meist anamnestisch nachweisbar. Der Schmerztyp ist mechanisch (Belastungsschmerz, Zunahme bei Zehenstand). Die gesamte Sehne ist druckschmerzhaft, es besteht eine Schwellung unterschiedlichen Ausmaßes. Bei der Tenoperiostitis lassen sich meist entzündliche oder Stoffwechselerkrankungen als Ursache eruieren (Ps. A., Sp. a., RA, Morbus Reiter, Tuberkulose, Gonorrhoe, Gicht, Ochronose, Xanthome bei familiärer Hyperlipoproteinämie vom Typ II). Der Schmerz ist nicht so sehr von der Belastung abhängig, eher vom entzündlichen Typ. Im Röntgenbild sind an der hinteren und unteren Begrenzung oft Knochenveränderungen nachweisbar. Diese können entweder als entzündlicher Knochen*sporn* (produktive Fibroostitis) mit unscharfer, unregelmäßiger Kontur und Struktur oder als entzündlicher Insertions*defekt* (rarefizierende Fibroostitis, Osteoporose, Osteolyse) in Erscheinung treten. Bei der Fibroostose ist der banale knöcherne Sehnenansatzsporn dagegen scharf konturiert und von regelmäßiger Struktur. Er entsteht als Folge

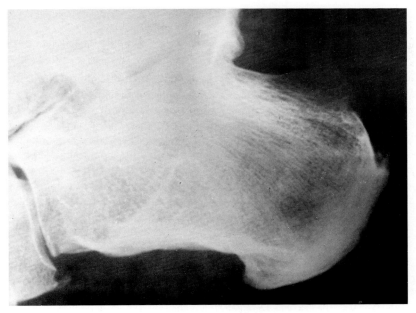

Abb. 91. Verkalkung des Achillessehnen-Ansatzes bei Arthritis urica.

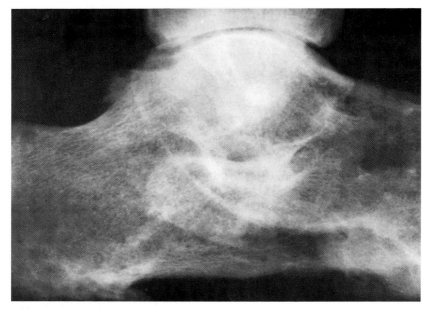

Abb. 92. Fortgeschrittene Veränderungen bei Spondylitis ankylosans: Ankylose aller Fußwurzelgelenke, Fibroostitis.

von Überlastungsschäden oder stellt einen Zufallsbefund dar, ebenso wie die symmetrischen, nach *dorsal* gerichteten Fersensporne bei Kindern.

Sehnenxanthome: Bei Fettstoffwechselstörungen, besonders der Sitosterinämie, siehe 2.7.8.

Sehnenruptur: Auch hier sind vorwiegend junge Sportler betroffen. Schmerz und funktionelle Insuffizienz (Behinderung von Plantarflexion bzw. Zehenstand) können uncharakteristisch oder ausgeprägt, abrupt oder schleichend je nach Mechanismus und Umfang der Schädigung einsetzen. Palpatorisch läßt sich meist eine Unterbrechung der Kontinuität der Sehnen feststellen.

Literatur

FUNK, F.: Das mediale Tarsaltunnelsyndrom. Dtsch. med. Wschr. **115** (1990) 787.
GARBE, C., und Mitarb.: Akroosteopathia ulcero-mutilans bei hereditären Neuropathien. Dtsch. med. Wschr. **114** (1989) 628.
MOHR, V. D., T. BAUER und D. SCHMITT: Osteoid-Osteom an der Endphalanx der Großzehe. Dtsch. med. Wschr. **115** (1990) 1470.

6. Symptomregister

Die Prozentzahlen beziehen sich, falls nicht anders vermerkt, auf die Symptomhäufigkeit bei dem zuvor genannten Krankheitsbild. Gelenke wurden nicht aufgeführt, es wird auf Kapitel 5 verwiesen. Im allgemeinen wurden nur solche Krankheitsbilder berücksichtigt, bei denen eine Manifestation am Bewegungsapparat bekannt ist. Wegen ihrer derzeit noch geringen differentialdiagnostischen Bedeutung wurden Gewebsantikörper verschiedener Spezifität ebenfalls nicht aufgenommen.

Die Erläuterungen zu den Symptomen finden sich oft unter deren deutscher Bezeichnung, so weit diese nicht ungebräuchlich ist. Zusammenfassende Darstellungen von viszeralen Beteiligungen wurden unter folgenden Stichworten aufgeführt: Auge, Gefäße, Haut, Herz, Lunge, Magen-Darm, Nervensystem, Niere, Schleimhaut, Urogenitaltrakt. Prägnante Einzelsymptome aus diesen Gebieten (z. B. Gingivitis) wurden ohne nochmaligen Hinweis auf die zusammenfassende Erörterung auch gesondert berücksichtigt.

Neben den schon genannten (siehe die einleitenden Hinweise für den Benutzer) wurden folgende Abkürzungen verwendet:

A. = Arthritis, Arthritiden
Ap. = Arthropathie(n)
S. = Syndrom

Abdomen → Magen-Darm-Kanal
Abmagerung → Gewichtsverlust
Achlorhydrie: Sjögren-Syndrom, Morbus Whipple, intestinale Ap.
Additiver Gelenkbefall → Verlaufstyp
Adipositas → Übergewicht
Adson-Test: siehe Skalenussyndrom 5.5.1.
Adynamie (Kraftlosigkeit): als Prodromal- oder unspezifisches Begleitsymptom bei fast allen entzündlichen Ap.; gering bei Ps. A., besonders stark ausgeprägt bei Polymyositis/Dermatomyositis (Nebenkriterium); Morbus Whipple, Myopathien, Rh. F.

Agammaglobulinämie: A. bei Agammaglobulinämie; siehe auch → Dysproteinämie

Akroosteolyse: Transversales, osteolytisches Band durch den Schaft der Endphalangen, wobei der distale Teil und die Basis erhalten bleiben. Der Verlust großer Teile oder der gesamten Endphalanx wird besser als Osteonekrose bezeichnet. Häufigste Ursache der erworbenen Form ist die berufliche Exposition zu Vinylchlorid-Monomer gefolgt von Sklerodermie, selten SLE, RA, juvenile RA, Psoriasis-A., Sjögren-S., Sarkoidose, Gicht, Erfrierungen, elektrischen und chemischen Verbrennungen, sonstigen toxischen Einflüssen (Ergotismus), mechanischen Traumen, Neuroosteoarthropathie, Hyperparathyreoidismus, Progerie, Osteomalazie, Osteopetrosis tarda, Porphyrie, Lues, Lepra, unspezifischen Infektionen, vaskulären Verschlußkrankheiten; gutartigen Tumoren (epidermalen Einschlußzysten, Glomustumor, Keratoakanthom) sowie sonstigen Geschwülsten (Epichondrom, Osteoid-Osteom, Epidermoid-Karzinom, maligne Knochentumoren); bei Winchester-S. (polytop mit Beteiligung der Karpalia und Tarsalia), Pincer-Nail-Syndrom (mit Nagelverkrümmung in Querrichtung), Gorham-S. (progressive massive Osteolyse), Hajdu-Cheney-S. (mit Osteodysplasien und Zahnanomalien), Akroosteopathia ulcero-mutilans, Pyknodysostose und anderen genotypischen Osteopathien (Tabelle 37); siehe auch → Osteolysen

Akroosteosklerose: Sarkoidose (selten) als eigenständiger, symptomloser Befund (DEAK)

Akroparästhesie: neurologische Kompressionssyndrome, besonders Karpaltunnelsyndrom, Schultersyndrom, Vinylchloridkrankheit (2.2.2.), Syringomyelie, myxödematöser Pseudorheumatismus; siehe auch → Nervensystem

Akrosklerose → Sklerodaktylie

Akuität des Beginnes: Tabelle 52

Akzessorische Knochen: Morbus Wilson

Aldolase → Muskelenzyme

Algoneurodystrophie: als Begleiterkrankung gehäuft bei Hyperthyreose

Alkalireserve im Blut: Verminderung bei einigen Formen des Hyperparathyreoidismus

Alkalische Phosphatase → Phosphatase

Alkohol-Anamnese: gehäuft bei idiopathischer Femurkopfnekrose und der aseptischen Knochennekrose im Kniegelenk, Neuritiden

Alopezie → Haarausfall

Alphaglobuline → Dysproteinämie

Tabelle 52. Differenzierung von Arthropathien nach der Akuität des Beginnes.

Akut (in Stunden)	Subakut (in Tagen)	Chronisch (in Wochen)
Kristallarthropathien	Subakute Polyarthritis	RA und
Palindromer Rheumatismus	Allergische Arthritiden (Rh. F.)	Sonderformen
		Arthrosen (Monate)
Hypdrops intermittens	Rheumatische Monarthritis (Kriterium)	Spondylarthritis ankylosans
Schultergürtelsyndrom		
Septische Arthritiden	RA (20%) und Sonderformen	Tuberkulöse Arthritis
Allergische Arthritiden (Rh. F.)		Kollagenosen
	Sarkoidose	Intestinale und Neuro-Arthropathien
RA (15%), JRA (20%)	Spondylarthritis ankylosans	
Rheumatische Monarthritis	Kollagenosen	
Syringomyelie	Tuberkulöse Arthritis	
Tendinitis calcarea	Morbus Reiter	
Polymyalgia rheumatica	Intestinale und Neuro-Arthropathien	
Retraktive Kapsulitis		
Algoneurodystrophie	Aseptische Knochennekrosen (Knie, ältere Personen)	
Idiopathische Femurkopfnekrose (30 bis 45%)		
Morbus Perthes (1%)		
Epiphysenlösung (2%)		

Amyloidose: Krankheitsbild siehe 2.7.7.; Symptom bei JRA (4%), RA (2%), Sp. a. (unter 1%), Morbus Wegener, periodischen Erkrankungen (2.1.8.), Morbus Waldenström, Plasmozytom, Muckle-Wells-S. (fakultativ)

Anämie: Kollagenosen (Gruppensymptom, besonders P. n.), Knochentumoren (Malignitätszeichen), Morbus Felty (sideropenisch und hämolytisch), RA (25% = unter 7,4 mmol/l Hb im 1. bis 3. Krankheitsjahr), Morbus Reiter (20 bis 40%), Rh. F. (selten), intestinale Ap., rezidivierende Polychondritis, Lesch-Nyhan-S., Ap. bei Sichelzellanämie, paraneoplastische Ap., genotypische Osteopathien (Tabelle 37)

Analfistel: Morbus Crohn

Anfallssyndrom: SLE, P. n., in Anamnese gehäuft bei Algoneurodystrophie; siehe → Nervensystem

Angiitis → Gefäßbeteiligung

Angioödem (= Quincke-Ödem; akute, bis 48 Stunden dauernde umschriebene Hautschwellung vorwiegend im Gesicht, z. T. unter Beteiligung von Schleimhäuten): AHA-Syndrom (2.1.8.) sonstige normo- oder hypokomplementäre urtikariell-vaskulitische, arthritische Syndrome, periodische Erkrankung

Anhidrose: Pancoast-S., Zeichen der Plexusläsion, Sklerodermie; siehe auch → Schweißsekretion

Tabelle 53. Diagnostische Bedeutung von ANA (TAN und Mitarb., SEELIG), Nachweishäufigkeiten in Prozent

Typ der ANA	Charakteristisch für	Bemerkungen
Positive Kernfluoreszenz		
(F-ANA)	SLE, MiLE, MCTD >95	Unspezifisch; PSS, CREST und Sjögren-Syndrom >70, DM/PM, RA, chron. aggr. Hepatitis 40, Normalpersonen <5
Spezifische ANA		
Native DNS	SLE 60	Weitgehend spezifisch für SLE, andere Kollagenosen <5
Histone	MiLE >95	SLE 70, andere Kollagenosen <5
Sm	SLE 30	Weitgehend spezifisch für SLE, andere Kollagenosen <5
U1-RNP	MCTD 100 (diagnost. Kriterium)	Unspezifisch; MiLE 80, Überlappungssyndrome 70, SLE 40, PSS, DM/PM, RA 15, CREST 10
SS-A (Ro)	Sjögren-Syndrom 70, neonataler LE 60	SLE 25, DM/PM 10, andere Kollagenosen <5
SS-B (La)	Sjögren-Syndrom 60	SLE 15, andere Kollagenosen <5
Scl-70	PSS 20−60	CREST 10, andere Kollagenosen <5
Zentromer	CREST 70−85	PSS 30, andere Kollagenosen <5
PM-Scl (PM-1); Jo1	DM/PM 30−50	Überlappungssyndrome z. T. bis 60, andere Kollagenosen <5

MiLE = Medikamentös induzierter Lupus erythematodes

Ankylose: Spätfolge verschiedener, besonders entzündlicher Ap.; ausgeprägt bei Sp. a. und JRA, weniger bei Ps. A. und RA
Antibiotikaempfindlichkeit, -resistenz → Therapieerfolg
Antigammaglobulin, -faktoren, → Rheumafaktoren, → Serologie
Antikardiolipin-Antikörper: gehören zur Gruppe der Phospholipid-Antikörper (siehe 2.2.1.) und können bei SLE (40%), RA, Psoriasis-Arthritis (je etwa 30%), aber auch z. B. bei Osteoarthrosen (15%) vorkommen. Früher berichtete Korrelationen mit thrombotischen Ereignissen waren nicht zu bestätigen, jedoch scheint bei RA ein Zusammenhang mit einer häufigeren Spontanabortrate und ANA-Positivität zu bestehen.
Antimitochondriale Antikörper: LE-ähnliches Syndrom (2.2.1.)
Antineutrophilenzytoplasmatische Antikörper, antizytoplasmatische Antikörper (ANCA, pANCA, ACPA, 2.2.7.): weitgehende Spezifität für Wegenersche Granulomatose (99%). Seltenes Vorkommen bei anderen systemischen Vaskulitiden, Empfindlichkeit zwischen 67 und 96%, abhängig von der Krankheitsaktivität. Besonders häufig positiv, wenn eine Beteiligung der Nierengefäße besteht. Nachweis mittels Immunofluoreszenz oder ELISA.
Antinukleäre Antikörper, Antinuklearfaktoren (ANA, ANF): Tabelle 53; Seltenes Vorkommen bei Vaskulitis-Syndrom, organspezifischen Autoimmunkrankheiten (z. B. Autoimmunthyreoiditis), infektiösen und neoplastischen Erkrankungen, aber auch ohne nachweisbare Grundkrankheit
Antiphospholipidantikörper (APLA): treten auf in Form von
- Anticardiolipin-Antikörpern (aCL; IgG, IgM; Nachweis mittels ELISA);
- biologisch falsch positiver WaR und der
- Lupus-Antikoagulantien (sofort reagierende, erworbene Inhibitoren der Gerinnung; Nachweis mit verschiedenen Gerinnungstests). Nachweishäufigkeit bei SLE um 50%, bei RA, Ps. A., M. Behçet, Lyme-Borreliose in 20 bis 80%, bei malignen Erkrankungen, Osteoarthrosen, arzneimittelinduziert und bei gesunden Kontrollen in bis zu 20%. Diagnostisches Kriterium des Antiphospholipid-Syndroms (2.2.1.). Eine vorläufige Klassifikation kann wie in Tabelle 54 vorgenommen werden.
Antistreptolysinreaktion, -titer: erhöht bei Rh. F. (70 bis 80%, Nebenkriterium), in Kombination mit anderen Nachweisreaktionen von Streptokokkenantikörpern fast 100%; subakute Polyarthritis (meist), Jaccoud-S. (häufig)
Anzahl befallener Gelenke: Tabelle 55

Tabelle 54. Klassifizierung der Antiphospholipid-Antikörper (APLA; ALARCON-SEGOVIA und CABRAL)

I. APLA reaktiv mit anionischen Phospholipiden
  A. Reaktiv mit Cardiolipin in ELISA (aCL)
    1. Benötigt β_2-Glykoprotein I als Kofaktor
    2. β_2-Glykoprotein I als Kofaktor nicht benötigt
  B. Mit Lupusantikoagulans-Aktivität
    1. Benötigen Prothrombin als Kofaktor
    2. Kein Prothrombin als Kofaktor benötigt

II. APLA reaktiv mit zwitterionischen Phospholipiden
  A. Reaktiv mit Phosphatidylcholin in ELISA und mit bromelinbehandelten Erythrozyten
    1. Kreuzreaktiv mit Cardiolipin im ELISA
    2. Nicht kreuzreaktiv mit Cardiolipin im ELISA
  B. Reaktiv mit anderen zwitterionischen Phospholipiden

Aorteninsuffizienz: Morbus Reiter (4%), Sp. a. (1 bis 3%), Rh. F., Lues III, sehr selten bei Ps. A., intestinalen Ap., rezidivierender Polychondritis, Marfan-S. (Tabelle 37); siehe auch → Herzbeteiligung
Aortitis → Aorteninsuffizienz
Aphthose → Schleimhaut
Areflexie → Reflexausfall
Argyll-Robertson-Zeichen: Tabes dorsalis (2.8.1.)
Arteriitis → Gefäßbeteiligung
Arteriitis temporalis: als Symptom bei Polymyalgia rheumatica (bioptisch 60%, klinisch seltener)
Arthralgie (alleiniger Gelenkschmerz), Ursachengruppen:
  – *Nichtentzündliche Gelenk- und Wirbelsäulenerkrankungen, statische Veränderungen* (fast 40% der Fälle)
  Arthrose (auch fortgeleitet, z. B. Knieschmerz bei Koxarthrose) – degenerative Wirbelsäulenveränderungen – Weichteilrheumatismus – Chondropathia patellae – aseptische Knochennekrosen – freie Gelenkkörper.
  Abgrenzung: Nachweis der Grundkrankheit. Meist intermittierend und wetterabhängig auftretend mit konstanter Gelenklokalisation, Schmerzmaximum abends oder wechselnd. Selten entzündliche Zeichen.

— *Psychogen, niedrige Schmerzschwelle* (15% der Fälle)
Abgrenzung: Dauerschmerz ohne tageszeitliche Rhythmik, oft ausgeprägter Wechsel oder Vielzahl von Gelenken betroffen („mir tut alles weh"). Schmerzintensität abhängig vom Wetter, häufig auch von körperlichen und psychischen Belastungen. Fast nie entzündliche Zeichen, dagegen psychische Auffälligkeiten oder Besonderheiten der Sozialanamnese. Geringe Beeinflussung durch Antirheumatika.
— *Anfangsstadium oder geringe Ausprägung einer entzündlichen bzw. symptomatischen Arthropathie* (15% der Fälle)
Rh. F. (Nebenkriterium) — Ps. A. (Prodomalzeichen, 20%) — RA — Palindromer Rheumatismus — Morbus Wissler — Kollagenosen (Gruppensymptom) — Morbus Reiter — Morbus Behçet — Arthritiden und infektallergische Reaktionen bei bakteriellen und Viruserkrankungen — Gicht — Chondrokalzinose — periodische Erkrankungen (2.1.8.) — plasmazelluläre Hepatitis — Farmerlunge — Thrombotische, thrombozytopenische Purpura — prämenstruelles Spannungssyndrom — Ap. bei Hyperlipidämien, Endokrinopathien und intestinalen Erkrankungen — Gelenkbeteiligungen bei Sarkoidose (50%), Leukosen, Purpura rheumatica, Sichelzellanämie, Paraproteinämien — Pannikulitis — Osteopathien — EMS — viszerale Auslösung (z. B. Schulterschmerz bei Cholezystopathie).
Abgrenzung: Schmerzmaximum morgens; oft periodisch und vom Wetter abhängig, selten beeinflußt durch körperliche und psychische Belastung. In der Regel Wechsel der Gelenklokalisation. Relativ häufig BSG-Beschleunigung, Nachweis von C-reaktivem Protein oder Rheumafaktoren. Diagnostische Klärung meist erst nach längerer Beobachtung. Die Zugehörigkeit zu dieser Gruppe wird mit zunehmender Dauer einer alleinigen Arthralgie unwahrscheinlich.
— *Zustand nach Rh. F. oder anderen infektallergischen Arthritiden* (2% der Fälle) Abgrenzung: anamnestischer Nachweis der Vorkrankheit, die Jahrzehnte zurückliegen kann; wetterabhängige, wechselnde Beschwerden; kein Ansprechen auf Antirheumatika.
In 30% der Fälle gelingt eine ursächliche Abklärung von Arthralgien nicht.

Arthritis: Definition siehe 1.1; Zeichen der objektiven Gelenkbeteiligung im Gegensatz zur → Arthralgie. Zur näheren Differenzierung siehe auch → Akuität des Beginnes, → Anzahl der befallenen Gelenke, → Gelenklokalisation, → Schmerzintensität, → Schmerzrhythmus, → Symmetrie, → Verteilungsmuster, → Verlaufstyp

Tabelle 55. Differenzierung von Gelenkerkrankungen nach der Anzahl befallener Gelenke

Monartikulär	Oligoartikulär (2 bis 3 Gelenke)	Polyartikulär
Rheumatische Monarthritis (im Anfangsstadium aller entzündlicher Gelenkerkrankungen möglich) Kristallarthropathien Tuberkulöse und septische Arthritis Arthritis bei Brucellose, Gonorrhoe, Lues und Pilzerkrankungen Arthrosen, Traumafolgen Palindromer Rheumatismus, Hydrops intermittens JRA (30%, Kriterium) RA (7% bei einmonatiger, 2% bei einjähriger Beobachtung) Sp. a. (25% der Fälle mit Gelenkbeteiligung) Rh. F. (unter 10%) Morbus Reiter, Sarkoidose (selten) Villonoduläre Synovialitis Blutergelenk	Psoriasis-Arthritis (70%) Sp. a. (25% der Fälle mit Gelenkbeteiligung) RA und Sonderformen Subakute Polyarthritis Kollagenosen Gicht (späterer Verlauf) Hydrops intermittens Mehrzahl der Fälle bei Sarkoidose, Morbus Behçet., kongenitaler Lues, infektionsallergischen und Pilz-Arthritiden Intestinale und Neuro-Arthropathien Arthrosen Morbus Reiter (selten)	RA und Sonderformen Rh. F., infektionsallergische Arthritiden Sp. a. (50% der Fälle mit Gelenkbeteiligung) Gicht (chronisches Stadium), Morbus Reiter (80 bis 90%, Kriterium) Morbus Behçet Arthritis bei Lues

Arthrose: als Symptom (besonders häufig, früh und schwer) bei Achondroplasie, Alkaptonurie, Morbus Wilson, Progeria adultorum

Arzneimittelallergie: allergische A., medikamentös induziertes Lupus-S., → Medikamentenallergie

Arzneimittelnebenwirkungen am Bewegungsapparat: siehe 2.12.4

ASAT/ALAT → Transaminasen

Aseptische Knochennekrose: als Folgekrankheit bei SLE, Morbus Waldenström, Kortisonoidtherapie

Asthma bronchiale: allergische A., Hydrops intermittens und andere periodische Erkrankungen, P. n.
Asymmetrie des Gelenkbefalls → Symmetrie
Atembreite: Einschränkung bei Sp. a. (Kriterium)
Atrophie → Haut, → Muskel, → Schleimhaut
Augenbeteiligung
 — Allgemein: Sjögren-S. (Kriterium, 93%), Morbus Behçet (Hauptkriterium, 78%), Morbus Reiter (Kriterium, 75%), JRA 7%, (monartikuläre Verläufe bis 30%, Kriterium), P. n. (20%), Sp. a. (Anfangssymptom 4%, Verlauf 50%), Morbus Felty, RA (5%), Colitis ulcerosa (4%), Rh. F. (2,5%); seltener Amyloidose, Morbus Wegener, Sarkoidose, verschiedene Infektionskrankheiten (s. u.)
 — Augenbrennen, Augenschmerz, Augenschwellung: Sjögren-S.
 — Chorioretinitis (Uveitis, Iridozyklitis, Retinaveränderungen): JRA (Kriterium), Sp. a., P. n., Morbus Reiter, Morbus Felty, RA, Lyme-Borreliose, Rh. F., Morbus Behçet, SLE, Diabetes, Morbus Wegener, Toxoplasmose, Tuberkulose, Lues II, Gonorrhoe, genotypische Osteopathien (Tabelle 37), Morbus Paget, PVC-Krankheit (2.2.2.)
 — Erblindung: Bei JRA, Polymyalgia rheumatica und Arteriitis temporalis möglich
 — Keratitis: Sjögren-S. (Kriterium), JRA, P. n., Morbus Reiter, Morbus Behçet, Morbus Wilson (Kayser-Fleischerscher Kornealring), Polychondritis
 — Keratomalazie: RA (selten)
 — Konjunktivitis: Morbus Reiter (Kriterium), Sjögren-S. (Kriterium), intestinale Ap., Polychondritis, Morbus Behçet, Infektionen mit Gonokokken, Salmonellen und Yersinien
 — Skleritis: JRA, Morbus Felty, RA, Lyme-Borreliose, Rh. F., Morbus Behçet, rezidivierende Polychondritis
Auspitz-Zeichen: kapilläre Blutung bei Ablösung von Psoriasis-Schuppen
Auto-Antikörper → Gewebsantikörper

Balanitis: Morbus Reiter
Barbiturat-Medikation: gehäuftes Auftreten von Algoneurodystrophie der oberen Extremität, retraktive Kapsulitis
Bettlägerigkeit: begünstigender Faktor für die Auslösung einer idiopathischen Femurkopfnekrose und einer retraktiven Kapsulitis (Schultergelenk)
Beugefixation der Finger: Sklerodermie, Algoneurodystrophie, Strecksehnenruptur, Dupuytrensche Kontraktur

Bewegungseinschränkung: Symptom der → Arthritis
Blässe → Anämie
Blockade → Gelenkfremdkörper
Blutbild → Anämie, → Eosinophilie, → Leukopenie, → Leukozytose, → Linksverschiebung
Blutung → Magen-Darm-Kanal, → Purpura
Brachialgia paraesthetica nocturna (Symptom): Karpaltunnelsyndrom oder andere neurologische Kompressionssyndrome der oberen Extremität (Tabelle 45), spondylogene Wurzelirritation, Syringomyelie
Brachialgie (Symptom) = Armschmerz, siehe 5.3. und Tabelle 43.
Bradykardie: Rh. F. (14%)
Bragard-Zeichen (Ischialgie): Heben des gestreckten Beines bis zur Schmerzgrenze; eine zusätzliche passive Dorsalflexion des Fußes ist schmerzhaft (5.10.4., → Ischialgie)
Bragard-Zeichen (Meniskus): siehe 5.11.3.
Bronchialtumor: pulmonale hypertrophische Osteoarthropathie (Kriterium)
Bronchitis: Morbus Wegener, Morbus Whipple, rezidivierende Polychondritis
BSR-Beschleunigung: Rheumatische Monarthritis (Kriterium), Rh. F. (Nebenkriterium), RA (Aktivitätszeichen), Knochentumoren (Malignitätszeichen); siehe ferner Tabelle 56.
Bursitis: Krankheitsbild siehe 4.4.; Symptom bei Gicht, A. bei Brucellose, villonoduläre Synovialitis

Calcaneopathie → Fersenschmerz
Calcium → Kalzium

Tabelle 56. BSR-Beschleunigung bei verschiedenen Gelenkerkrankungen

Gering	Mittel	Stark
Arthritis bei Röteln	Polymyositis/	Polymyalgie rheumatica
Psoriasis-Arthritis	Dermatomyositis	Septische Arthritiden
Algoneurodystrophie	Sklerodermie	Morbus Wissler
Palindromer Rheumatismus	Rheumatoid-Arthritis	Intestinale Arthropathien
	Pannikulitis	Kollagenosen
Hydrops intermittens	Yersinia-Arthritis	RA, JRA (20%)
Jaccoud-Syndrom	(oft stark)	Rheumatisches Fieber
Weichteilrheumatismus	Sp. a. (oft stark)	Sarkoidose (70%)
Tietze-Syndrom		Pseudogicht-Syndrom (im Anfall)

6. Symptomregister

Calciumausscheidung im Urin: vermehrt (Nachweis mittels Sulkowitsch-Probe) bei Hyperparathyreoidismus, Hyperthyreose, Sarkoidose, vermindert bei Osteomalazie

Calcium im Serum: erhöht bei Hyperparathyreoidismus, vermindert bei Osteomalazie

Caput-ulnae-Syndrom: Prominenz des Caput ulnae mit abnormer Beweglichkeit und lokalem Schmerz bei RA

Carpaltunnel-S. → Karpaltunnel-S.

Cauda-equina-S.: Sp. a.

Cholezystopathie: Begleitsymptom bei P. n.; sonst mögliche Ursache für Schulterschmerz

Chondritis (Ohrmuscheln, Nasenknorpel, Rippen, Larynx, Trachea): Polychondritis (Kriterium)

Chondrokalzinose, artikuläre Chondrokalzinose: Röntgenologisch und anatomisch nachweisbare Verkalkung des Gelenkknorpels. Kann unter dem klinischen Bild der Pseudogicht oder symptomlos verlaufen; symptomatisch gehäuft bei Hämochromatose und Morbus Paget (je 20%), Morbus Wilson, Alkaptonurie, Achondroplasie

Chondromalacia patellae: symptomatisch bei Morbus Wilson

Chondromatose → Osteochondromatose

Chorea: Rh. F. (Hauptkriterium, weibliches Geschlecht 2 : 1)

Choreaathetose: Lesch-Nyhan-S. (2.7.1.).

Chorioiditis → Auge

Colitis, Colon → Kolitis, Kolon, → Magen-Darm-Kanal

Coombstest: positiv bei SLE (15%, hämolytische Anämie = Kriterium), Felty-S., Polychondritis, RA (selten)

Costosternalgelenke → Kostosternalgelenke

Coxa vara: Verkleinerung des Schenkelhals-Schaftwinkels, angeboren und erworben, u. a. bei neuropathischen Ap. (Tabes, Syringomyelie), Morbus Paget, Osteomalazie, Tuberkulose

Coxarthrose, Coxitis, Coxopathie → Koxarthrose usw.

CK (Kreatinphosphokinase): Erhöhung der Fermentaktivität im Serum bei allen Muskelerkrankungen myogenen Ursprungs (besonders Muskeldystrophie Duchenne), Polymyositis/Dermatomyositis (80%), Sklerodermie (12%), Herzinfarkt; nicht muskelspezifisch (Erkrankungen des ZNS, psychiatrische Leiden); siehe auch → Muskelfermente

C-reaktives Protein: Rh. F. (Nebenkriterium); Zeichen der allgemeinen Entzündungsaktivität, etwa wie eine BSR-Beschleunigung zu werten (Tabelle 46), reagiert schneller als BSR

Darm → Magen-Darm-Kanal
Dauerschmerz → Schmerzrhythmus
Deformierung (Röhrenknochen): fibröse Knochendysplasie
Depigmentierung → Haut
Desorientiertheit: SLE (s. a. → Nervensystem)
Deviation (Gelenk): objektives Zeichen eines Gelenkprozesses; ohne Schmerzen bzw. grobe Destruktion bei Jaccoud-S.
Diabetes mellitus: diabetische Neuroosteoarthropathie 2.8.3.; diabetisches Handsyndrom bei jüngeren Diabetikern 5.9.3.; begünstigender Faktor für die Entwicklung von aseptischen Knochennekrosen, retraktiver Kapsulitis (Schulter, Hüfte), periartikulären Verkalkungen (Schulter, Hüfte), Algoneurodystrophie, Tenosynovialitis der Fingerbeuger, septischer Arthritis, Osteomyelitis, diffuser idiopathischer Skeletthyperostose (DISH, Morbus Forestier), eines Morbus Dupuytren und Karpaltunnelsyndroms; als Begleiterkrankung gehäuft bei Hämochromatose, Gicht und Chondrokalzinose (fragl.), Neuralgie des N. cutaneus femoralis lateralis, PIP-Arthrose.
Diabetes insipidus: Sjögren-S. (1%), Morbus Schüller-Christian-Hand
Dialyse → Hämodialyse
Diarrhoe: intestinale Arthropathien; M. Reiter (50 bis 80%), Infektionen mit Yersinien und anderen darmpathogenen Keimen, Morbus Behçet, Rh. F., Amyloidose, siehe auch Magen-Darm-Kanal
Diplopie: Polymyalgia rheumatica, Morbus Behçet
Diskoider Lupus: SLE (Kriterium, 17%), andere Kollagenosen
DNS-Antikörper: SLE und andere Kollagenosen
Duchenne-Zeichen: siehe 1.2.1.
Dupuytrensche Kontraktur: als Begleitkrankheit gehäuft bei Morbus Ledderhose, Algoneurodystrophie, Bouchard-Arthrose.
Durstgefühl: Sklerodermie (Frühzeichen), Sjögren-S., Hyperparathyreoidismus; siehe auch → Diabetes, → Diabetes insipidus
Dysästhesie: funktionelle Myopathien, P. n.; siehe auch → Nervensystem
Dysphagie: Polymyositis/Dermatomyositis, Sklerodermie
Dysphonie: Polymyositis/Dermatomyositis
Dyspnoe: Zeichen einer → Herz- oder Lungenbeteiligung
Dysproteinämie: entzündlicher (Vermehrung von Alpha-2- und Betaglobulinen) oder chronisch entzündlicher Typ (Vermehrung von Gammaglobulinen, besonders Sjögren-S. und Sarkoidose) bei allen entzündlichen Gelenkerkrankungen abhängig vom Aktivitätszustand und ähnlich zu bewerten wie eine BSR-Beschleunigung (Tabelle 56); Morbus Wegener (Vermehrung von IgA)
Dysurie: Morbus Reiter

Einschlußphänomene (zellulär) → Gelenkpunktat
Eisenspiegel: Verminderung bei allen chronisch-entzündlichen Gelenkerkrankungen möglich, ausgeprägt bei Morbus Felty; erhöht bei Hämochromatose
Eisenstoffwechselstörung: Hämochromatose
EKG-Veränderungen: generelle Symptomhäufigkeit bei Rh. F. 40%; Verlängerung des PR-Intervalls bei Rh. F. (Kriterium), Niederspannungs-Ekg bei Sklerodermie (Kriterium) und Myxödem; siehe auch → Herzbeteiligung
EMG: Myopathien, Neuropathien, Polymyositis/Dermatomyositis; Ausschlußkriterium bei Polymyalgia rheumatica
ENA-Antikörper: Antikörper gegen extrahierbare nukleäre Antigene. Sammelbezeichnung für alle Antikörper, die mit RNP- und Nicht-Histon-Protein-(NHP-)Antigenen reagieren. Die wichtigsten Vertreter sind der Sm-Antikörper und der Antikörper gegen U1-n-RNP (→ Antinukleäre Antikörper)
Endokarditis: Rh. F. (Mitralis > Aorta > Trikuspidalis = Pulmonalis), Jaccoud-S., SLE (Libman-Sacks), selten bei JRA, RA, gonorrhoischer A.; siehe auch → Herzbeteiligung
Enophthalmus → Hornersches Zeichen
Enteropathie → Diarrhoe, → Magen-Darm-Kanal
Enthesopathie (= Veränderungen der Sehnenansätze): Alkaptonurie, Akromegalie; siehe auch → Fibroostitis, → Fibroostose, → Fersenschmerz
Eosinophilie: Eosinophilie-Myalgie-S. (Kriterium), eosinophile Fasziitis (Kriterium), Hypereosinophilie-S., helminthische, Pilz-, bakterielle und Chlamydien-Infektionen, P. n. und andere Vaskulitisformen, Sjögren-S., Sarkoidose, allergische und infektallergische A., Morbus Wegener, metastasierendes Pankreaskarzinom, Polychondritis
Epididymitis: Reaktive Arthritiden
Epiphysen-Wachstumsstörungen: JRA, Hämophilie, genotypische Osteopathien (Tabelle 37), Rachitis, Epiphysenlösung
Episkleritis → Auge
Erblindung → Auge
Erbrechen → Magen-Darm-Kanal
Ergußzytologie → Gelenkerguß
Erkrankungsbeginn → Manifestationsalter
Ermüdbarkeit → Adynamie
Ermüdungsschmerz (entspricht im wesentlichen dem mechanischen, degenerativen Schmerzrhythmus, s. a. 1.1.): Bei allen degenerativen Ap., besonders ausgeprägt bei Koxarthrose, Gonarthrose, aber auch u. a. bei tuberkulöser Koxitis und Morbus Perthes

Erosion, erosive Arthritis → Gelenkzerstörung
Erregernachweis (Synovia): fakultativ bei allen bakteriellen A. (Tuberkulose, Lues, Gonorrhoe)
Erschütterungsschmerz (Husten, Niesen): radikuläres Symptom (Sp. a., Ischialgie bei Bandscheibenhernie), Schultergürtel-S., Osteoporose, Osteomalazie, Tietze-S.
Erythema anulare: Rh. F. (Hauptkriterium)
Erythema marginatum: Rh. F. (Hauptkriterium)
Erythema migrans: Lyme-Borreliose
Erythema nodosum: allergische Hautreaktion auf infektiöse und medikamentöse Noxen
Symptomhäufigkeit: bei Sarkoidose = 25%, Yersinia-A. = 10%, Streptokokkeninfektion einschließlich des Rh. F. = 4%, Tuberkulose = 4%, M. Crohn = 3%, Colitis ulcerosa = 1%
Ursachen: Sarkoidose (70%), Streptokokkeninfekte (subakute Polyarthritis, Rh. F. 10%), Morbus Crohn bzw. Colitis ulcerosa (5%), Tuberkulose (2%), nicht nachweisbar (20%); seltene Ursachen: infektallergische bzw. bakterielle A. (Gonokokken, Yersinia, Brucellose, Ornithose, Psittakose, Lues II, Lepra, Pilzerkrankungen), A. bei Viruserkrankungen (Grippe, Röteln, Masern, Varicellen, Mumps, Pocken, Lymphogranuloma venereum, Katzenkratzkrankheit), Medikamentenallergien (Salicylate, Penicillin, orale Kontrazeptiva, Sulfonamide, Barbiturate, Tetracycline, Jodide, Bromide), Morbus Hodgkin, Non-Hodgkin-Lymphome, Leukämie, Parasitenbefall (Helminthen, Trypanosomen, Toxoplasmen), SLE, M. Reiter, M. Behçet, Pankreasaffektionen
Erytheme (multiforme): Morbus Reiter, P. n., Sklerodermie (Prodromalzeichen), allergische A.
Erytheme (periungeal): Polymyositis/Dermatomyositis, SLE, Sklerodermie
Exanthem → Hautbeteiligung
Exophthalmus: Morbus Schüller-Christian-Hand, Hyperthyreose

Fallhand: Radialis-Kompressionssyndrome, Radialislähmung
Faltenstarre (mimische Starre, Gesicht): Sklerodermie, Polymyositis/Dermatomyositis
Familiäre Belastung: genotypische Osteopathien (Tabelle 37), periodische Erkrankungen (2.1.8.), Muskeldystrophien, Morbus Behçet (Nebenkriterium), Gicht, Sp. a., seltener RA und Sonderformen
Fasziitis: palmar mit Polyarthritis bei Pankreas-, Ovarial- und anderen Neoplasmen; Morbus Dupuytren; DM/PM; palmar und plantar nach Tuberkulostatikabehandlung; plantar bei Morbus Ledderhose. Extremitäten und Stamm: Eosinophile Fasziitis

Faustschlußbehinderung: alle artikulären und viele Weichteilprozesse im Bereich der Finger, Sklerodermie (Frühzeichen)
Fazialisparese: Morbus Behçet, Rh. F.; siehe auch → Nervensystem
Fersenschmerz (Talalgie): Sp. a. (Anfangssymptom 3 bis 6%), Ps. A., Morbus Reiter, Gicht, Alkaptonurie, Akromegalie, Hyperparathyreoidismus, Morbus Behçet, Überlastungstendopathie, Haglund-Exostose, Apophysitis calcanei, seltener RA und JRA; siehe auch → Fibroostitis und → Fibroostose
Fettausscheidung im Stuhl: Sklerodermie (über 10 g/d, Kriterium), Morbus Whipple; siehe auch → Magen-Darm-Kanal
Fettgewebsveränderungen: Siehe 4.5.; Einschmelzung bei Polymyositis/Dermatomyositis
Fibroostitis = entzündliche Knochenumbauvorgänge an Sehnenansätzen (Ferse, Sitzbein, Trochanter maior, Symphyse, Synchondrosis sternalis, Ansätze der Oberschenkeladduktoren): besonders bei Sp. a., aber auch bei Gicht, Morbus Reiter, Ps. A., RA und Sonderformen, Hyperparathyreoidismus, Morbus Behçet; siehe auch → Fersenschmerz

Tabelle 57. Mit Fieber einhergehende Gelenkerkrankungen

Obligat oder regelmäßig	Potentiell, sporadisch, im Schub
Septische Arthritis (meist über 39 °C)	RA (Aktivitätszeichen)
Rh. F. (Nebenkriterium, (80% ≥ 38 °C)	Ps. A. (im Schub 50%, subfebril)
	MCTD, EMS (30%)
Subakute Polyarthritis (subfebril)	Morbus Felty (remittierend)
Jaccoud-Syndrom (anamnestisch)	Polymyalgia rheumatica
SLE (Beginn 80%, Verlauf 100%)	Chondrokalzinose (subfebril)
P. n. (Kriterium, 90%)	Pseudogicht-Syndrom
Sklerodermie (Frühzeichen)	Gicht (im Schub)
Polymyositis/Dermatomyositis (Nebenkriterium)	Morbus Behçet
	Knochentumoren (Malignitätszeichen)
JRA (Kriterium; 70% im Verlauf, meist remittierend)	Sarkoidose (30%)
	Hämophilie
Morbus Wissler (Kriterium)	Frühform des Kortisonoidentzugs-Syndroms
Allergische Arthritiden	
Infektiöse Arthritiden (u. a. Röteln, Yersinia, Gonorrhoe, Lues II)	Palindromer Rheumatismus (10%)
	Morbus Wegener
Periodische Erkrankungen (2.1.8.)	Pannikulitis
Reaktive Arthritiden	Polychondritis

Fibroostose = nicht entzündliche Knochenumbauvorgänge (Spornbildung) im Bereich von Sehnenansätzen; Traumatisierung, chronische Überlastung; Fluorose, Ochronose, Ap. bei Akromegalie

Fieber: Tabelle 57
Bei unklaren fieberhaften Zuständen ist es vorteilhaft, folgende Laboruntersuchungen routinemäßig durchzuführen (nach WINCKELMANN und Mitarb.): Blutbild, Urinstatus, Bakteriologie, BSG, Elektrophorese, Transaminasen, alkalische Phosphatase, Kreatinin, Calcium, Antistreptolysin-Titer, Rheumafaktoren, ANA, Komplement, Immunelektrophorese, Blutkulturen, dicker Tropfen (Malaria), Erregerserologie auf Brucellose, Toxoplasmose, Histoplasmose, Cytomegalie- und Epstein-Barr-Virus, Yersiniose, Lues; Haemoccult-, Tuberkulin-Test. Die Existenz eines Ätiocholanolonfiebers wird heute abgelehnt.

Fingerknöchelpolster: siehe 5.9.3.

Fluoreszenzmuster: morphologisches Erscheinungsbild der Kernfluoreszenz bei Nachweis von ANA, begrenzte diagnostische Aussagen (siehe Tabelle 58)

Follikulitis: Morbus Behçet (nekrotisierend)

Folsäure im Serum: erniedrigt bei Morbus Whipple

Freie Gelenkkörper → Gelenkfremdkörper

Gaensslen-Zeichen = Schmerz bei lateralem Druck auf MCP-Gelenke (fester Händedruck): positiv bei RA (Frühzeichen) und allen Affektionen der MCP-Gelenke

Gangabweichungen, -störungen: siehe 1.2.1.

Gangrän: P. n., sonstige Vaskulitis-S. (2.2.4.), RA und Sonderformen; siehe auch → Gefäßbeteiligung

Gastrointestinale Veränderungen → Magen-Darm-Kanal

Tabelle 58. Fluoreszenzmuster und Antigenspezifität von Zellkernantikörpern (SEELIG)

Fluoreszenzmuster	Vorwiegende Antigenspezifität
Homogen	ds-, ss-DNS und Histone
Getüpfelt	RNP, NHP und NHP-RNS-Komplexe, seltener ds- und ss-DNS
Nukleolär	Nukleoläre Antigene
Ringförmig	ds-, ss-DNS und Histone

ds = Doppelstrang, ss = Einzelstrang, NHP = Nicht-Histon-Protein

Gedächtnisschwäche: SLE; → Nervensystem
Gefäßbeteiligung: P. n. (Kriterium), andere Vaskulitis-S. (2.2.4.), gruppendiagnostisches Symptom bei Kollagenosen, Morbus Behçet (vorwiegend intestinal, Nebenkriterium), Morbus Wegener, (Arteriolitis hyperergica), Purpura rheumatica, JRA, RA (etwa 4%), Morbus Whipple, Sjögren-S., rezidivierende Polychondritis, Rh. F. (Aortitis, Phlebitis, Arteriitis), Polymyalgia rheumatica, Serumkrankheit; HWS-S. (vegetativ-vaskulärer Typ), Skalenus-S., Hyperabduktions-S., Kostoklavikular-S., Algoneurodystrophie (vegetativ)
Gehörstörungen: Morbus Paget, HWS-S. (vegetativ-vaskulärer Typ)
Geistige Retardierung: Lesch-Nyhan-S., genotypische Osteopathien (Tabelle 37); siehe auch → Nervensystem
Gelenkblockade (= Gelenksperre): vorwieged durch → Gelenkfremdkörper; Tendinitis calcarea (Schultergelenk); am Kniegelenk besonders Meniskopathien, Osteochondritis dissecans, Osteochondromatose, Chondropathia patellae, Hypertrophie des Hoffaschen Fettkörpers, Ruptur des inneren Kollateralbandes, Ausreißen der Tibiakondylen; seltener durch schlecht resorbierte Blutergüsse
Gelenkerguß: Symptom der objektivierbaren Gelenkbeteiligung (Arthritis); kann bei praktisch allen entzündlichen, degenerativen und traumatischen Arthropathien auftreten. Die komplexe Untersuchung des Exsudates besitzt große Bedeutung für die Gruppendiagnostik von Gelenkerkrankungen (entzündlich − nichtentzündlich, Tabelle 59), für die Diagnose nosologischer Einheiten (s. u.), für die Krankheitsaktivität (s. Tabelle 5) und − bei Verlaufsuntersuchungen − für den Behandlungseffekt. Zur Technik der Untersuchung siehe 1.2.5.
Für die Differenzierung zwischen entzündlichen und nichtentzündlichen Ergüssen sowie zur Bestimmung der Prozeßaktivität können auch *Enzymuntersuchungen* herangezogen werden. In aktiven, entzündlichen Exsudaten sind die Aktivitäten der LDH, MDH, der Isozitronensäuredehydrogenase, der sauren Phosphatase, der lysosomalen sauren Phosphatase, der Beta-Glukuronidase, der Phosphohexo-Isomerase und der Leucin-Aminopeptidase erhöht.
Bei *septischen Ergüssen* besteht eine stärkere Trübung, die Farbe ist gelblichgrün, die Zellzahl (fast ausschließlich Neutrophile) kann über 100 Gpt/l betragen. Der Lactatspiegel liegt im Gegensatz zu den Werten bei allen anderen entzündlichen Arthropathien über 11 mmol/l und gestattet eine schnelle Differenzierung.
Nichtentzündliche Ergüsse finden sich bei Arthrosen, posttraumatisch und bei Meniskuläsionen, in frühen oder abklingenden Stadien entzünd-

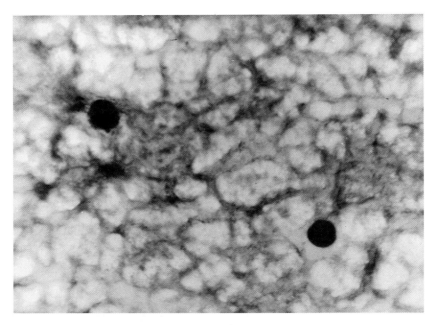

Abb. 93. Unspezifischer Reizerguß, sehr zellarm (überwiegend Lymphozyten).

Tabelle 59. Normalwerte und gruppendiagnostisch relevante Veränderungen der Synovialflüssigkeit

Parameter	Normalwert	Nicht-entzündlich	Entzündlich	Septisch
Volumen	<3,5 ml	>3,5 ml	>3,5 ml	>3,5 ml
Aussehen	Klar	Klar oder gelblich	Gelblich, evtl. gering getrübt	Meist trüb
Viskosität	Hoch	Hoch	Niedrig	Variabel
Zellzahl Gpt/l	<0,2	0,2 bis 2	2 bis 100	Oft >100
Granulozyten	<25%	<25%	50% und mehr	>75%
Rhagozytenanteil	–	Niedrig	Hoch	Hoch
Gesamtprotein	<3,4 g/l	<3,4 g/l	>3,4 g/l	>3,4 g/l
Glukose	Fast wie Blut	Fast wie Blut	Erniedrigt	Deutlich erniedrigt

licher Ap., bei neurologischen Ap., der Osteochondritis dissecans, der hypertrophischen Osteoarthropathie (evtl. entzündlich), der villonodulären Synovialitis und Alkaptonurie.

Intermediärtypen (Analysenergebnisse zwischen denen des entzündlichen und nichtentzündlichen Ergusses; Zellzahl im Mittel 2,5 Gpt/l, über 50% Lymphozyten) kommen vor bei Hydrops intermittens, bei infektiösen und infektionsallergischen A., bei Tuberkulose, Lues, Hepatitis und Röteln.

Ergüsse mit entzündlichem Charakter treten auf bei RA und ihren Sonderformen (s. Tabelle 3), Ps. A., Rh. F. subakuter Polyarthritis, Sp. a., dem Palindromen Rheumatismus, Morbus Reiter, den Kristall- und intestinalen Ap., den Kollagenosen und bei rheumatischer Monarthritis (s. 5.1.).

Hämorrhagische Ergüsse sind typisch oder möglich bei Hämophilie und anderen hämorrhagischen Diathesen, unter Antikoagulantientherapie und Hämodialyse, der villonodulären Synovialitis, traumatischen und neuropathischen Ap., Sichelzellanämie, spontaner Hämarthros (Schulter) bei Greisen, bei allen Zuständen mit → Gelenkfremd-

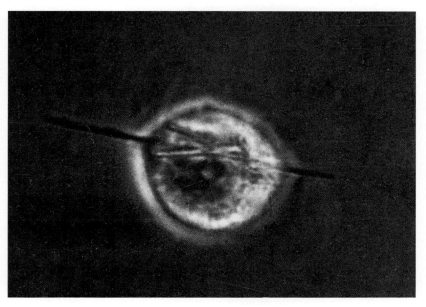

Abb. 94. Sogenannte Gichtzelle, phagozytierte Harnsäurekristalle.

körpern (u. a. Osteochondromatose, Osteochondritis dissecans), bei Gicht, Synovialom, Hämangiom und anderen Geschwülsten der Gelenke, selten bei Arthrose. Bei allen Blutbeimengungen muß eine Differenzierung nach dem Alter (genuin oder artefiziell, s. 1.2.5.) erfolgen.

Ein *Kristallnachweis* ist zu erwarten bei Gicht (Harnsäurekonzentration in der Synovia oberhalb des Sättigungswertes von 375 µmol/l), Chondrokalzinose, Hydroxylapatit-Krankheit (2.7.3.) und Zystinose. Hämatoidin-Kristalle können bei blutigen Ergüssen auftreten. Weitere, seltene Kristallbefunde siehe 2.7.3., zur Differenzierung Tabelle 60 und Abbildung 97.

Während Uratmikrokristalle praktisch ausschließlich bei Gicht vorkommen, können Calciumphosphatkristalle außer bei Chondrokalzinose auch bei entzündlichen Schüben einer Gonarthrose, bei RA, Gicht und

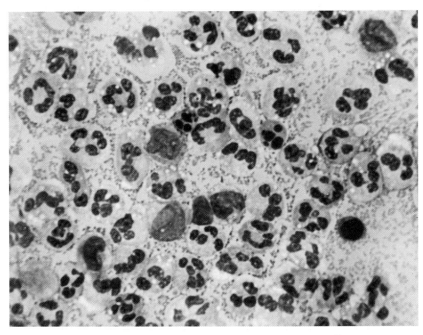

Abb. 95. Zellbild der aktiven Phase bei Rheumatoid-Arthritis. Überwiegend als Rhagozyten umgewandelte segmentkernige Leukozyten, daneben mehrere Monozyten und Lymphozyten (Pappenheim-Färbung).

anderen entzündlichen Ap. — wie die Uratkristalle intra- und extraleukozytär — nachgewiesen werden. Ferner kommen bei RA als unspezifischer Begleitbefund Cholesterinkristalle (flache Blättchen mit eingekerbten Ecken) vor. In länger bestehenden blutigen Ergüssen finden sich mitunter Hämosiderinkristalle, bis zu 14 Tage nach der Injektion sind Kortisonoidkristalle nachweisbar. Bei allergischer monartikulärer Arthritis und in Ergüssen mit hohem Anteil an Eosinophilen wurden Charcot-Leyden-Kristalle nachgewiesen.

Diagnoseentscheidende Hinweise können sich ergeben bei den Kristallarthropathien Gicht, Chondrokalzinose und Hydroxylapatitarthropathie durch den Nachweis der Kristalle, bei septischer Arthritis (Erregernachweis), Amyloid-Arthropathien (Amyloidfibrillen), SLE (LE-Zellen), Pankreas-Arthropathie (Fetttröpfchen, Erhöhung der freien Fettsäuren), Ochronose, (Pigmentnachweis, „Pfeffer und Salz-Aspekt"), Lepra (spezifische Zelle mit Bakterienphagozytose und zahlreichen Vakuolen) sowie allen zu Hämarthros (s. o.) führenden Erkrankungen durch Hämosiderinablagerungen.

Besonders charakteristische, oft diagnoseentscheidende Hinweise ergeben sich bei Nachweis spontaner LE-Zellphänomene oder Tumorzellen sowie bei Ergüssen mit atypischen oder ausschließlichen Plasmazellen (Plasmozytom, Morbus Waldenström).

Gelenkfremdkörper: Osteochondromatose, Osteochondritis dissecans, Humeruskopfnekrose, Morbus Wilson, tabische Ap., Arthrose, Meniskus- und Knorpelverkalkungen, Preßluftschaden, Gelenkosteome

Tabelle 60. Differenzierung zwischen Urat- und Calciumphosphatmikrokristallen

	Uratkristalle	Calciumphosphatkristalle
Form	a) Angespitzte, spitz zulaufende oder abgerundete Stäbchen b) Fadenförmig, unregelmäßige Reste (Fragmente)	a) Stäbchen mit rechteckigen Rändern b) Wie Uratkristalle
Größe	Meist über 10 µm	Meist unter 5 µm
Polarisation	Stark negative Doppelbrechung	Schwache positive Doppelbrechung
Spezifischer Abbau	Durch Urikase	Durch E.D.T.A.

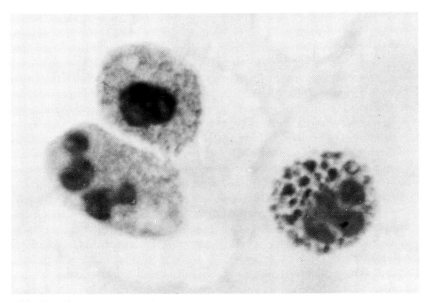

Abb. 96. Rhagozyt (segmentkerniger Leukozyt mit PAS-positiven intrazytoplasmatischen Einschlüssen) neben synovialer Intimazelle und Zelldegenerationsform (Originalaufnahmen der Abb. 94 bis 96 von P. STIEHL, Leipzig).

Gelenkgeräusche: siehe 1.2.1.; bei Arthrosen, Chondropathia patellae, Läsionen der Rotatorenmanschette und anderen Schultersyndromen

Gelenkhyperthermie: Symptom der objektivierbaren Gelenkbeteiligung (→ Arthritis); besonders bei entzündlichen, aber in Aktivitätsschüben auch bei degenerativen Ap.

Gelenkinstabilität: Posttraumatisch, neuropathische Gelenkerkrankungen, Chondropathia patellae, idiopathische Femurkopfnekrose

Gelenkkapsel-Verkalkung → Kalkeinlagerung

Gelenkrötung: Symptom der objektivierbaren Gelenkbeteiligung (→ Arthritis); Vorkommen bei Gicht, Kristallarthropathien, palindromem Rheumatismus, Ps. A., Sarkoidose, septischen Arthritiden, Rh. F., Heberden-Arthrose, Morbus Whipple, Polychondritis, Purpura rheumatica, Polymyositis/Dermatomyositis, endemischen akuten Polyarthritiden; Ausschlußkriterium der RA

Gelenkschmerz → Arthralgie

Gelenkspaltverbreiterung: sehr inkonstantes Frühzeichen der Arthritis, bedingt durch Knorpelödem, Synovialitis, Erguß

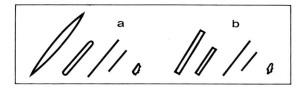

Abb. 97. Verschiedene Formen von Urat- (a) und Calciumphosphatmikrokristallen (b); ganz rechts jeweils Kristallreste.

Gelenkspaltverschmälerung: Arthrosen, entzündliche Arthropathien, rheumatische Monarthritis (Kriterium)
Gelenkzerstörung: Die ersten Zeichen stellen sich meist als zystisch-erosive Veränderungen mit unregelmäßigem und sklerotischem Randsaum dar und sind von den echten, blanden Knochenzysten sowie Altersveränderungen (scharfrandig, reaktionslose Umgebung) zu unterscheiden. Im weiteren Verlauf bilden sich bei den destruierenden Ap. ausgedehnte Usuren, die zu mutilierenden Formen führen können. Es treten Subluxationen, Luxationen und Ankylosen auf; siehe auch → Akroosteolyse, → großzystische Knochenveränderungen.
Nicht destruierende Ap.: Rh. F., subakute Polyarthritis, Jaccoud-S. (Kriterium), SLE (Kriterium), meist auch andere Kollagenosen, Sarkoidose (akut flüchtiger Typ), die meisten infektiösen (Ausnahmen siehe unten) und allergischen A., Morbus Behçet, A. bei Leukosen, Algoneurodystrophie, Hydrops intermittens, Palindromer Rheumatismus, intestinale Ap. und Morbus Reiter (selten destruierend), villonoduläre Synovialitis (juxtaartikuläre Erosionen nach langem Verlauf möglich), Polychondritis.
Destruierende Ap.: RA und Sonderformen (Kriterium), Sp. a., Gicht (nach Jahren), Chondrokalzinose (gering bis stark), mykobakterielle (Tuberkulose, M. Kansasii) und A. bei Brucellose, neuropathische Ap. (meist rasch destruierend), Sarkoidose (chronischer oder rezidivierender Typ), Achondroplasie (selten), Tumoren (fakultativ), tuberöse Sklerose, multizentrische Retikulohistiozytose
Genitale Ulzera: Morbus Behçet (Hauptkriterium, 72%), Gonorrhoe, Lues; siehe auch → Urogenitaltrakt
Genetische Faktoren → Familiäre Belastung
Gerinnungsstörung: hämorrhagische Diathesen, P. n.; Ausschlußkriterium für Purpura rheumatica
Geruchsverminderung: Sjögren-S.

Gesäßschmerz: Sp. a. (unvollständige Ischialgie, Anfangssymptom 20%), Schmerzausstrahlung bei Koxarthrose
Geschlechtsverhältnis, Anteil männliches Geschlecht in Prozent:
- 100 = Lesch-Nyhan-S.
- \>90 = Gicht, Morbus Reiter
- 90 = Sp. a., pulmonale hypertrophische Osteoarthropathie
- 80 = Morbus Whipple, Psoriasis-Spondylitis
- 75 = Idiopathische Femurkopfnekrose, Morbus Perthes, Morbus Osgood-Schlatter
- 70 = Morbus Paget, Schultergürtel-S.
- 60 = Epiphysenlösung, Purpura rheumatica, subakute Polyarthritis, P. n., Algoneurodystrophie, A. bei Parotitis, Morbus Behçet, Osteochondromatose, Akromegalie, Chondrokalzinose
- 50 = Rh. F., Palindromer Rheumatismus
- 40 = Ps. A., intestinale Ap., Morbus Wegener, Hydrops intermittens, Polymyositis/Dermatomyositis, villonoduläre Synovialitis
- 33 = Sklerodermie, Pannikulose, Morbus Felty
- 25 = RA, SLE, Gonokokken-A.
- 20 = Hyperparathyreoidismus, A. bei Sarkoidose, Heberden- und Bouchard-Arthrose, EMS
- 10 = A. bei Röteln, Sjögren-S.

Geschmacksstörung: Sjögren-S., Therapienebenwirkung (Goldpräparate, Penicillamin)
Gesichtserythem: SLE (Kriterium, 62%), RA (selten), Polymyositis/Dermatomyositis
Gesichtsödem: Polymyositis/Dermatomyositis, Quincke-Ödem, periodische Erkrankungen
Gesichtsschmerz: HWS-S. (vegetativ-vaskulärer Typ)
Gewebsantikörper: Kollagenosen, u. a. Sjögren-S., SLE (multiple Spezifitäten)
Gewebsnekrose: Neuropathische und intestinale Ap.
Gewichtsverlust: Kollagenosen, Polymyalgia rheumatica, Rh. F.; bei allen entzündlichen und tumorösen Gelenkerkrankungen
Gicht: sekundär, als Symptom oder Begleiterkrankung bei Chondrokalzinose (3%), aseptischer Osteonekrose (Knie, ältere Personen), idiopathischer Femurkopfnekrose, Hypothyreose, Polyzythämie, Leukosen, Psoriasis, chronischer Nephropathie, Glykogenspeicherkrankheit, Bleiintoxikation
Gingivitis: Polymyositis/Dermatomyositis (Nebenkriterium), Sjögren-S., SLE, Nebenwirkung von Goldpräparaten

Glomerulitis: Morbus Wegener; siehe auch → Niere
Granulozytopenie → Leukopenie
Großzehengrundgelenk: Gicht (Kriterium); Hallux rigidus, Ps.-A., RA, Sp. a., reaktive Arthritiden (Morbus Reiter), infektiöse Arthritiden (Brucellose, Sporotrichose), Ap. bei Sarkoidose, Palindromer Rheumatismus, Hämarthros, Morbus Behçet
Großzystische Knochenveränderungen: fibröse Knochendysplasie, Echinokokkus, Osteitis Jüngling, Caisson-Ap.
Gürtelschmerz: Hyperparathyreoidismus, Sp. a. (Interkostalneuralgie, zu Beginn 4%, im Verlauf 10%) und andere Wirbelsäulensyndrome, Osteoporose
Haarausfall, -veränderungen: SLE (43 bis 60%, Kriterium), Trichorhinophalangeales S., Sjögren-S. (1%), RA (selten); medikamentös (Zytostatika, Penicillamin, Chlorochin), EMS
Hämarthros → Gelenkerguß
Hämatemesis: Polymyositis/Dermatomyositis, P. n., Purpura rheumatica; siehe auch → Magen-Darm-Kanal
Hämaturie: Purpura rheumatica; siehe auch → Nierenbeteiligung, → Nierenkoliken
Hämodialyse: Häufigste Komplikation ist die β_2-Mikroglobulin-Amyloidose, die zu folgenden Symptomen führen kann:
– Erosive Arthritis an MCP-, PIP-, DIP-, Schulter-, Knie- und Iliosakralgelenken, destruktive Wirbelveränderungen;
– Karpaltunnelsyndrom (bis 15%);
– Tenosynovialitis der Fingerbeuger.
 Die Häufigkeit ist abhängig von der Art der verwendeten Membran. Weitere Dialysefolgen sind
– Kristallarthropathien (Ablagerungen und Arthritiden besonders durch Hydroxylapatit, CPPD- und/oder Uratkristalle), z. B. in Form einer akuten pseudoseptischen Schultergelenksarthritis, meist mit Nachweis von Apatitkristallen (Abb. 98);
– Knochenveränderungen des sekundären Hyperparathyreoidismus, u. a. mit einer Pseudoerweiterung des Akromioklavikular-Gelenkspaltes;
– eine Aluminiumosteopathie;
– Osteonekrosen mit und ohne sekundäre Arthritis;
– eine pyogene Arthritis und
– ein Hämarthros (selten)
Hämolytische Anämie: SLE (Kriterium); Felty-S.
 Fakultativ Ursache einer hämosiderosebedingten Synovialitis (z. B. enzymopenische hämolytische Anämie durch Glutathionreduktasemangel)

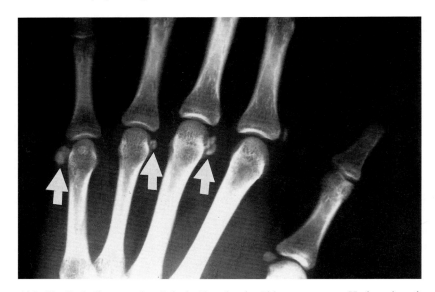

Abb. 98. Verkalkungen in Gelenknähe durch Ablagerung von Hydroxylapatitkristallen bei 20jähriger Patientin im chronischen Hämodialyseprogramm.

Hämorrhagische Diathese: Purpura rheumatica, P. n., Hämophilie, Amyloidose; siehe auch → Purpura

Händigkeit → Seitenlokalisation

Halswirbelsäule: HWS-S., JRA (33%, Kriterium), seltener RA, Syringomyelie

Harnsäurekristalle (in Synovia, Gewebe): Gicht (beweisendes Kriterium)

Harnsäurewerte → Hyperurikämie

Harnröhrenausfluß: Morbus Reiter, Gonokokken-A.; siehe auch → Urogenitaltrakt

Hautbeteiligung (siehe auch → Livedo reticularis, → Urtikaria)
- Allgemein: Kollagenosen (gruppendiagnostisches Zeichen), Polymyositis/Dermatomyositis (Hauptkriterium); SLE (Kriterium), Sklerodermie und Sklerodermie-S. (Kriterium), Rh. F. (Hauptkriterium), subakute Polyarthritis, JRA (25%, Kriterium), Morbus Wissler, MCTD, P. n. (35%), Morbus Wegener (50%), Morbus Behçet (78%, Hauptkriterium), Morbus Reiter (mit Schleimhautbeteiligung 80%), Purpura rheumatica, bakterielle, mykotische, allergische, infektallergische A., EMS, Amyloidose, Palindromer Rheumatismus (10 bis 30%), Colitis ulcerosa, periodische Erkrankungen; siehe auch → Erythema nodosum, → Eryhteme, → Palmarerythem

6. Symptomregister

- Atrophie: Polymyositis/Dermatomyositis, Progeria adultorum
- Exanthem: JRA (25%, Kriterium), Polymyositis/Dermatomyositis (Hauptkriterium), Hepatitis, Röteln, Morbus Wissler, Gonokokken-A., periodische Erkrankungen
- Hyperkeratose: Morbus Reiter (Fußsohle), Ps. A., Gonorrhoe, Scleroderma adultorum
- Kalzinose → Kalkeinlagerung
- Keloidbildung: Sklerodermie, Sklerodermie-S.
- Knoten: Morbus Wegener, Morbus Behçet, Pilzbefall; siehe auch → Knoten
- Pigmentverschiebungen: Morbus Felty, intestinale Ap., Polymyositis/Dermatomyositis, SLE, Sklerodermie und Sklerodermie-S., RA (Vitiligo), Pannikulitis, Hämochromatose, Morbus Wilson, fibröse Knochendysplasie, Urticaria pigmentosa (3.1.1.), Porphyria cutanea tarda, EMS
- Psoriasis: Ps. A., Psoriasis-Spondylitis
- Pustulös: Morbus Reiter, Morbus Behçet, Gonokokken-A., infektiöse und Pilz-A.
- Rötung: Algoneurodystrophie, Tibialis anterior-S. (5.11.4.); siehe auch → Gelenkrötung, → Erytheme
- Trockenheit: Sjögren-S.
- Ulzera: Morbus Wegener, Morbus Behçet, enteropathische Ap., Pilzerkrankungen, Dermatomyositis, Vaskulitis-Syndrome
- Unverschieblichkeit: Knochentumoren (Malignitätszeichen), Sklerodermie, MCTD
- Verdickung: Pannikulose, Sklerodermie und Sklerodermie-S.

Hemianästhesie: Wallenberg-S. (Thrombose der A. vertebralis, 5.4.4.)
Hemiplegie: Morbus Behçet
Hepatomegalie: Morbus Felty, Morbus Gaucher, Sjögren-S. (20%), MCTD (15%), Morbus Wilson, Hämochromatose, Lymphogranulomatose, JRA (unter 1%), Pannikulitis, EMS, Scleroderma adultorum; siehe auch → Leberbeteiligung
Herpes → Schleimhaut
Herzbeteiligung: Rh. F. (Kriterium; Kinder 60 bis 90%, Adoleszenten 10 bis 20%), P. n. (80%), Sklerodermie (Vergrößerung, Kriterium), Polymyositis/Dermatomyositis (Nebenkriterium), Morbus Behçet (Nebenkriterium), Yersinia-A. (50%), Lyme-Borreliose, SLE und LE-ähnliche Syndrome, JRA, RA (unter 5%); selten Sp. a., Morbus Reiter, Morbus Wissler, Amyloidose, Sarkoidose, Polychondritis, Morbus Paget (Hypervolämie)

Herzklappenfehler: Jaccoud-S., Rh. F. (intaktive rheumatische Herzerkrankung, Nebenkriterium), selten Sp. a., Morbus Reiter
Hiluslymphome: Sarkoidose (doppelseitig), Lungentumoren
Hinken → Gangstörung, 1.2.1.
Hirnnervensymptome → Nervensystem
HLA-System (Human leucocyte antigen): Gewebsantigene der Membranoberfläche von kernhaltigen Zellen. Für die Diagnostik von Gelenkerkrankungen sind o. g. Häufigkeitsverteilungen wichtig (Tabelle 61, Abb. 99)

Tabelle 61. HLA-Frequenzen bei Gelenkerkrankungen (ergänzt nach HABERHAUER)

Krankheitsbild	Antigen	Relatives Risiko
Spondylitis ankylosans	B27	60−90
Reaktive Arthritiden	B27	13−35
Psoriasis-Arthritis	B27	6−9
	B16	4−9
	B17	5,8
Psoriasis-Spondylitis	B27	8
	B13	4,8
Sjögren-Syndrom	DR3	5,8
	B8	3,7
RA, seropositiv	DR4	3,3−10,8
seronegativ	MC1	4,4
	DR1	3
JCA, systematisch	DR3?	
	Bw35	4
	B8	4
pauciarticulär	B27	29
	Bw35	4,2
polyartikulär	DR1?	
	DR4?	
SLE	B8	3
	DR3	3
PSS	DR5	2−5
	B8	1,3
Polymyositis/Dermatomyositis	DR3	6
Morbus Behçet	B5	3,8−7,4
Polymyalgia rheumatica	DR3	3
	DR4	3
Wegenersche Granulomatose	DR1-DQw1	3

Hochdruck: Gicht (40 bis 70%), P. n. (70%), SLE
Hobelzeichen: siehe 5.11.2.; Chondropathia patellae, Gonarthrose
Hodenschwellung: Mumps, Purpura Schönlein-Henoch, Panarteriitis nodosa
Hörstörung: HWS-S. (vegetativ-vaskulärer Typ)
Horner-Symptomkomplex: siehe 5.4.1.; Pancoast-S., Wallenberg-S. (5.4.3.), untere Plexusläsion (C8 und Th1)
Hustenschmerz → Erschütterungsschmerz
HWS → Halswirbelsäule
Hydrarthrose: Gelenkerguß mit geringen oder fehlenden Schmerz- und Entzündungszeichen; Lues, neuropathische Ap., Hydrops intermittens, Pilzerkrankungen
Hypazidität: Sjögren-S., Morbus Whipple
Hyperästhesie, -algesie → Nervensystem
Hypercholesterinämie: Lipoidgicht
Hypergammaglobulinämie → Dysproteinämie
Hyperhidrose: Rh. F.
Hyperkalzämie: Häufig (90%) bei Karzinomen mit Skelettmetastasierung, primärem (tertiärem) und paraneoplastischem Hyperparathyreoidismus, malignen Systemerkrankungen. Selten (10%) bei Hyperthyreose, Sarkoidose, akuter Inaktivitätsosteoporose, M. Paget, Nebennierenrindeninsuffizienz, Vitamin-D-Intoxikation, Milch-Alkali-Syndrom
Hyperkalzurie → Calciumausscheidung im Urin
Hyperkeratose → Haut
Hyperlipidämie: Gicht (40 bis 100%), idiopathische Femurkopfnekrose; siehe auch 2.10.7.
Hypermotilität: Tabes, artikuläre Hypermotilitäts-S. (Tabelle 37)
Hyperparathyreoidismus: Chondrokalzinose (5%)
Hyperpigmentation → Haut
Hyperthyreose: prädisponierend für Algoneurodystrophie; siehe auch → Schilddrüse
Hypertonie → Hochdruck
Hypertriglyceridämie: Lipoidgicht
Hyperurikämie: Erhöhung des Harnsäurespiegels bei Männern auf über 465 µmol/l, bei Frauen auf über 375 µmol/l, Gicht, Lesch-Nyhan-S., Chondrokalzinose (34%), Ps. A. (25%), Psoriasis-Spondylitis (50%), A. bei Sarkoidose (5 bis 10%), Bouchard-Arthrose, Hypothyreose, idiopathische Femurkopfnekrose, Osteonekrose (Kniegelenk, ältere Personen), Ap. bei Hyperparathyreoidismus
Hypogeusie → Geschmackstörung
Hypophysenbeteiligung: Sarkoidose

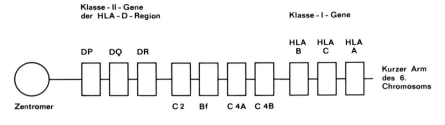

Abb. 99. HLA (Human-Leukozyten-Antigen)-Gene auf dem kurzen Arm des 6. Chromosoms. DQ wurde früher auch als MB, CD oder DS als SB bezeichnet (nach I. M. ROITT, Triangel **23** (1984) 67).

Hypoproteinämie: A. bei Agammaglobulinämie, Morbus Whipple; siehe auch → Dysproteinämie
Hyposialie: Sjögren-S.
Hyposmie → Geruchsverminderung
Hypothyreose: siehe 2.9.2.
Hypotonie: Morbus Whipple
Hypourikämie: Hinweis für das Bestehen einer Xanthinurie, Amyloidose, eines Morbus Wilson

Ileitis: Morbus Crohn, SLE
Ileus: P. n., Purpura rheumatica (Kinder), SLE, Morbus Crohn
Iliosakralzeichen: alle Erkrankungen mit Beteiligung der ISG (5.10.4.).
Immunglobulinvermehrung: Kollagenosen, Sjögren-S., Sarkoidose, fast alle entzündlichen Arthropathien; wenig ausgeprägt oder fehlend bei Ps. A.; siehe auch → Dysproteinämie
Inappetenz → Gewichtsverlust
Infektanamnese: Rh. F. (60%), Purpura rheumatica, infektiöse und infektallergische A., Coxitis fugax, tuberkulöse Arthritis, P. n.
Infekthäufung: Felty-S., intestinale Ap., A. bei Agammaglobulinämie
Interkostalneuralgie → Gürtelschmerz
Intermittierender Schmerz, Verlauf → Verlaufstyp
Iridozyklitis, Iritis → Augenbeteiligung

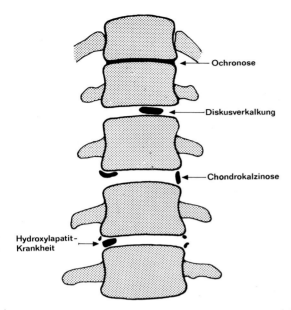

Abb. 100. Differentialdiagnose von Verkalkungen im Bereich der Wirbelsäule.

Ischialgie (Beinschmerz): Vom Gesäß in das Bein ausstrahlender Schmerz; Auslösung durch Wurzelirritation (umschriebener motorischer Ausfall einzelner Kennmuskeln, dermatomgebundene Schmerzen, Hyp- oder Analgiezonen, Schweißsekretion intakt), Plexusschädigung (Verlust der Schweißsekretion, Sensibilitätsausfälle scharf begrenzt), Arthropathien, Weichteil- oder Knochenerkrankungen (= Pseudoradikulär; Affektionen der ISG und Hüftgelenke, Hyperparathyreoidismus, Osteoporose)
Ischias (Krankheitsbild, besser lumbosakrale Wurzelkompression): Bandscheibenprolaps, entzündliche und tumoröse Wirbelveränderungen, Gefäßanomalien

Jaccoud-Arthropathie: Schmerzlose, deformierende Subluxation der MCP- (seltener der MTP-) Gelenke mit Überstreckbarkeit der PIP-Gelenke, ulnarer Deviation und anfänglicher Möglichkeit der passiven Korrektur. Vorkommen bei SLE (auch an der Schulter), nach rekurrierenden Schüben eines Rheumatischen Fiebers mit Herzklappenfehlern, selten bei Sklerodermie, Dermatomyositis, Hypogammaglobulinämie, einer eosinophilen Fasziitis, Lungenerkrankungen, verschiedenen genetischen Syndromen und als paraneoplastisches Syndrom.

Kälteempfindlichkeit: vermehrt bei Sklerodermie (Frühzeichen), PVC-Krankheit (2.2.2.), Morbus Thiemann (5.9.2.); Auftreten nach Kälteexposition, Kryoglobulinämie, Myxödem; siehe auch → Raynaud-S.; vermindert → Nervensystem, Sensibilitätsstörung

Kalkeinlagerung:
- Artikulär und paraartikulär: Chondrokalzinose, Tendinitis (Bursitis) calcarea am Schulter-, Ellenbogen- und Handgelenk, Trochanterbursitis, Gicht, neuropathische Paraosteoarthropathie, Hämophilie, Morbus Wilson, Akromegalie (Gelenkkapseln der DIP- und PIP-Gelenke), Osteomyelitis, Urämie und chronische Dialysepatienten
- Haut und Unterhaut: Sklerodermie und Sklerodermie-S. (Thibièrge-Weissenbach, CRST-S., 2.2.2.), Polymyositis/Dermatomyositis (10 bis 15%, Kinder häufiger), Erythema indurativum, P. n., Pankreatitis, Hyperparathyreoidismus, Pseudohypoparathyreoidismus, Insulinlipodystrophie
- Muskulatur und andere Weichteile: Fibrodystrophia (früher: Myositis) ossificans, idiopathische familiäre interstitielle Kalzinose, Myositis ossificans localisata (traumatisch, verkalkte Hämatome), Zystizerkose und andere parasitäre Erkrankungen, Vitamin-D-Überdosierung, tumoröse Kalzinose (TEUTSCHLÄNDER), verkalkende Tumoren, Milch-Alkali-S., Werner-S., Ehlers-Danlos-S., Sarkoidose
- Wirbelsäule siehe Abb. 100

Bei den einzelnen Krankheitsbildern kann die Lokalisation der Kalkablagerung wechseln.

Karditis → Herzbeteiligung

Karpaltunnel-S.: idiopathisch (besonders im Alter), posttraumatisch und beidseitig familiär; am häufigsten bei Gelenkerkrankungen mit → Tenosynovialitis, besonders RA (10% der Fälle) und Röteln-A., Gicht (sehr selten), Chondrokalzinose; Akromegalie, Amyloidose, Hypothyreose und anderen Endokrinopathien, in der Gravidität und im Klimakterium; genotypischen Osteopathien, nach Insektenstichen; unter Hämodialyse, toxisches Ölsyndrom, EMS, als Medikamenten-Nebenwirkung bei Disulfiram-(Antabus-)Therapie zusammen mit Arthritis; anatomische Varianten der Muskulatur, Osteoid-Osteom des Capitatum, Hypertrophische Polyneuropathie; gehäuft bei Bouchard-Arthrose

Kavernen (Lunge): Morbus Wegener, Caplan-S.; siehe auch → Lungenbeteiligung

Keloidbildung → Haut

Keratitis, Keratoconjunctivitis sicca → Auge

Keratose → Haut

6. Symptomregister

Kneiftest: siehe Abbildung 11; Nachweis einer Tenosynovialitis der Fingerbeugesehnen, besonders bei RA (Frühzeichen)
Knochenbeteiligung: siehe Kapitel 3
Knochendefekte: Sarkoidose, Morbus Schüller-Christian-Hand, Tumoren
Knochendeformierung: Morbus Gaucher, Morbus Paget, Hyperparathyreoidismus, fibröse Knochendysplasie, Tumoren
Knochenfragmentation: Morbus Wilson
Knochenschmerz: Hyperparathyreoidismus, Osteoporose
Knochensequester: Osteomyelitis; siehe auch → Gelenkfremdkörper
Knochenzysten: Koxarthrose, Morbus Jüngling; siehe auch → großzystische Veränderungen, → Gelenkzerstörung
Knopflochdeformität: RA, JRA, Ps. A., posttraumatisch, siehe Abb. 12
Knorpelverkalkung → Kalkeinlagerung
Knoten (Tabelle 62)

Tabelle 62. Eigenschaften von subkutanen Knötchen bei Rheumatoid-Arthritis und Rheumatischem Fieber (nach MOLL)

	Rheumatoid-Arthritis	Rheumatisches Fieber
Häufigkeit	25% (gemischtes Krankengut)	2–3%
Zahl	Einzahl oder Mehrzahl	Meist gruppenweise
Größe	Erbs- bis walnußgroß	Bis erbsgroß
Zeitpunkt des Auftretens	Nicht zu Krankheitsbeginn	Krankheitsbeginn, Schub
Dauer	Permanent	Temporär
Prädilektion	Ellenbogen	Nacken, Hinterhaupt

Kindesalter: Rh. F. (Hauptkriterium, Tabelle 24), SLE (selten), ohne erkennbare Erkrankung (benigne Rheumaknoten der Kindheit, siehe 2.1.10.); muköse Fingerzysten, Ganglion
Erwachsenenalter: Rh. F. (Hauptkriterium), Jaccoud-S., Palindromer Rheumatismus, Gicht, Heberden- und Bouchard-Arthrose, P. n. und andere Vaskulitis-Syndrome (2.2.4.), Pankreaserkrankungen, Lipodystrophie, Pannikulose, Pannikulitis-Syndrom, Lipom; muköse Fingerzysten, Ganglion, Fibrom, Fibromatosen (2.2.2.), Glomustumor, Artefakte, Abszesse, Lymphome, Metastasen; Hautverkalkungen, selten bei Sklerodermie; Hämochromatose, Amyloidose, Paramyloid, Morbus Whipple, multizentrische Retikulohistiozytose, Lutz-Jeanselme-S., tuberöse Sklerose; Pilzerkrankungen; in der Muskulatur bei Sarkoidmyo-

pathie, fakultativ andere Muskelerkrankungen (4.1.); Fingerknöchelpolster, siehe auch → Rheumaknoten, Erythema nosodum
Koliken → Magen-Darm-Kanal, → Niere
Kolitis: intestinale Ap.
Kollagenkrankheit: als Bestandteil des Syndroms bei Sjögren-S. (Kriterium)
Kolonveränderungen: Sklerodermie (Aussackungen, Hypomotilität; Kriterium), intestinale Ap.
Komplementspiegel in Serum und Synovia: keine wesentliche differentialdiagnostische Bedeutung; Verminderung bei SLE, RA (schwere Formen mit viszeraler Beteiligung), JRA und anderen Kollagenosen sowie Kryoglobulinämie und Vaskulitissyndromen; Erhöhung bei Rh. F.; Komplementdefekte bei periodischen Erkrankungen und einem LE-ähnlichen Syndrom (C1, C1r, C1s, C4), Tabelle 63

Tabelle 63. Komplementveränderungen bei Erkrankungen des Bewegungsapparates.

C3	C4	CH50	Krankheitsbild
↓	↓	↓	Aktiver SLE
↓	n	↓	Chronischer SLE
↓	n	↓	C3-Mangel-Syndrome (genetisch)
n	↓	↓	Akuter SLE
n	↓	↓	C4-Mangel (genetisch)
n	↓	↓	C1-Esterase-Inhibitor-Mangel (= hereditäres Angioödem)
n	n	↓	Hereditärer oder erworbener C2-Mangel, z. B. bei SLE, Purpura rheumatica

Konjunktivitis → Augen
Konstitutionsanomalien: genetische Syndrome (Tabelle 37), Koxarthrose (Varikose), Epiphysenlösung (Hochwuchs, mangelhafte Entwicklung der Geschlechtsmerkmale)
Kontraktur: Spätstadien entzündlicher und traumatischer Gelenkschäden, besonders JRA, Sp. a., Polymyositis/Dermatomyositis; toxisches Ölsyndrom, EMS; genetische Syndrome (Tabelle 37); weichteilbedingt bei Sehnenrupturen, Algoneurodystrophie, Dupuytren, Arthrogrypose; Fingergelenke bei juvenilem Diabetes
Konzentrationsschwäche (psychisch): SLE; siehe auch → Nervensystem
Kopfschmerz: Rh. F., Polymyalgia rheumatica und Arteriitis temporalis, Polymyositis/Dermatomyositis, Lyme-Borreliose, HWS-S. (vegetativvaskulärer Typ), A. bei Hepatitis

Kornealring (Kayser-Fleischer): Morbus Wilson
Kortisonoid-Anamnese: Steroid-Pseudorheumatismus, Kortisonoidentzugssyndrome (2.9.3.), Gefäßbeteiligung bei RA, Osteoporose, aseptische Knochennekrosen (Hüfte, Knie, selten Schulter)
Kortisonoid-Resistenz → Therapieerfolg
Kostosternalgelenke: Tietze-S.
Koxopathie: Schmerz + Bewegungseinschränkung des Hüftgelenkes, bei den meisten Hüftgelenksaffektionen bestehend
Krämpfe: SLE (13%, Kriterium), Lesch-Nyhan-S., Morbus Behçet; siehe auch → Nervensystem
Krallenhand: Ulnarisläsion, Ulnariskompressionssyndrom
Kreatinausscheidung im Urin: vermehrt bei Sklerodermie (Kriterium), Polymyositis/Dermatomyositis
Kreatinin-Clearance: Verminderung unter 45 ml/min bei Sklerodermie (Kriterium); siehe auch → Nierenbeteiligung
Kreatininkinase → CK, → Muskelenzyme
Krisenhafter Schmerz → Schmerzrhythmus
Kristallnachweis in Synovia → Gelenkerguß
Kryoglobuline: Bei Kälte präzipitierende Immunglobuline, die sich in der Wärme wieder auflösen. Man unterscheidet folgende Typen.
I. Nichtkomplexe, monoklonale oder polyklonale Immunglobuline (bei Morbus Waldenström, Plasmozytom und lymphoproliferativen Erkrankungen), verursachen meist nur Hyperviskositätssyndrom.
II. Komplexe von poly- und monoklonalen (letztere potentiell mit Rheumafaktor-Aktivität) Immunglobulinen bei zwei Drittel aller Fälle mit myeloproliferativen Erkrankungen, selten bei essentieller gemischter Kryoglobulinämie (2.2.4.)
III. Komplexe von rein polyklonalen Immunglobulinen, von denen einer eine Rheumafaktorenaktivität besitzt. Relativ späte Präzipitation nach 72 h bei 4 °C. Diagnostisches Kriterium für die essentielle gemischte Kryoglobulinämie, Vorkommen bei Lebererkrankungen, verschiedenen Formen der Glomerulonephritis, RA (40%), Purpura Schönlein-Henoch (50%), anderen Kollagenosen (um 50%), Lyme-Erkrankung (90%)
Kupferspiegel im Serum: erhöht bei vielen chronisch-entzündlichen Arthropathien, Morbus Wilson
Kveim-Test: positiv bei Sarkoidose (über 90%)
Kyphoskoliose: Syringomyelie

Labyrinthstörung (Schwindel): Wallenberg-S. (5.5.3.)
Lähmung → Nervensystem

Lanzinierender Schmerz: Tabes, Syringomyelie
Larynx-Störung → Sprachstörung
Lasègue-Zeichen: siehe 5.10.4., → Ischialgie
Lasègue-Zeichen, invers: Wurzelkompression L 3/4; siehe Tabelle 50
LDH im Serum: erhöht bei Polymyositis/Dermatomyositis; siehe auch → Muskelenzyme
Leberbeteiligung: Morbus Wilson, Hämochromatose (Zirrhose), Gicht (bis zu 60%), P. n. (40%), primäre Hyperoxalurie; SLE, MCTD, RA, M. Felty (Zirrhose, selten), rezidivierende Polychondritis, Amyloidose, PVC-Krankheit (2.2.2.); als prädisponierender Faktor bei idiopathischer Femurkopfnekrose
Leistenschmerz: Hüftgelenkserkrankungen, Hyperparathyreoidismus, Ren mobilis, Ilioinguinalis-S. (5.10.5.)
Leukopenie: SLE (40%, Kriterium), Felty-S. (Kriterium), Sjögren-S. (20%), RA (5%), Röteln, Pannikulitis, Ap. bei akuter Myeloblastenleukämie, PVC-Krankheit (2.4.2.)
Leukozytose: im akuten Stadium sehr vieler entzündlicher Gelenkerkrankungen; Rh. F. (75 bis 80%, Nebenkriterium), Ps. A. (66%), JRA, RA, Gicht, septische A. und Morbus Wissler (Hyperleukozytose), Morbus Whipple, P. n., Morbus Reiter, Gonokokken-A., A. bei Mumps und Sarkoidose, Purpura rheumatica, Hämophilie, Ap. bei Leukämie, periodische Erkrankungen (2.1.8.)
LE-Zellen: SLE (60 bis 90%, Kriterium), Sjögren-S. (50%), fakultativ bei RA und weiteren Kollagenosen
Linksverschiebung: etwa gleiche Bewertung wie → Leukozytose, häufig bei Ps. A.
Lippenveränderung: Sklerodermie (Verschmälerung), genetische Syndrome (Tabelle 37)
Livedo reticularis: P. n. (Kriterium, Gesäß und untere Extremität), Dermatomyositis, Antiphospholipid-Syndrom
Livide Verfärbung: Exanthem bei Dermatomyositis, in Gelenknähe bei Gichtanfall, Glomustumor
Looser-Milkman-Umbauzonen: Osteomalazie, Hyperparathyreoidismus, Morbus Wilson (selten)
Luesserologie: Lues, Tabes; unspezifisch bei SLE (12%, Kriterium) und anderen Kollagenosen
Lumbago (Krankheitsbild): akut einsetzende, nach wenigen Tagen abklingende Rückenschmerzen mit Sperre im Bewegungssegment
Lumbalgie (Symptom): Rückenschmerz; Osteopathien, Gelenkerkrankungen mit Wirbelsäulenbeteiligung

Lungenbeteiligung: Caplan-S. (Kriterium), Sklerodermie (Fibrose, Kriterium; verminderte Diffusionskapazität, Kriterium), MCTD (herabgesetzte Diffusionskapazität, 50%), Morbus Wegener, P. n. (30%) und andere vaskuläre Syndrome, Sjögren-S. (20%, Infekte, lymphatische Infiltrate der Bronchialschleimhaut, Fibrose), Polymyositis/Dermatomyositis (Fibrose), SLE (netzförmige Infiltrate), Morbus Reiter, Lyme-Borreliose, Toxisches Ölsyndrom, EMS, RA (Fibrose, Knötchen, kavitäre Läsionen durch Zerfall von Rheumaknoten), „Goldlunge" als Arzneimittelnebenwirkung (diffuse bilaterale Lungeninfiltrate durch fibrosierende Alveolitis oder interstitielle Fibrose, reversibel), Methotrexatbehandlung, Sp. a., rezidivierende Polychondritis

Lupus-Antikoagulantien: sofort reagierende erworbene Inhibitoren der Gerinnung, die mit verschiedenen Gerinnungstests nachgewiesen werden können (Phospholipid-Antikörper, siehe auch 2.2.1.). SLE (bis 50%, gesicherte Korrelation zu Thromboembolien), JCA, RA (bis 30%), Normalpersonen (bis 10%).

Luxation: Zeichen der objektivierbaren Gelenkbeteiligung (Arthritis); Arthroonychodysplasie (Patella, Tabelle 37)

LWS-Beteiligung: Sp. a. (Bewegungseinschränkung, Kriterium), Alkaptonurie

Lymphadenopathie, Lymphknotenschwellung
Allgemein: Morbus Wissler (50%), MCTD (40%), JRA (25%), Morbus Felty, RA (mindestens einseitig inguinal und axillär, 2,0%), P. n., allergische A., Amyloidose, Lymphogranulomatose, Sinus-Histiozytose
Regional: tuberkulöse und septische A., A. bei Röteln (postaurikal), Morbus Whipple (Darm und inguinal)

Lymphopenie: Sarkoidose

Madelungsche Deformität: genotypische Osteopathien (Tabelle 37)
Magen-Darm-Kanal
– Allgemein: intestinale Ap. (Definition), Sklerodermie (Kriterium), Morbus Behçet (28%, Nebenkriterium), P. n. (70%), Purpura rheumatica (50% bei Kindern), Polymyositis/Dermatomyositis (Malignome, 15%), Wegenersche Granulomatose (5 bis 10%), RA (Steatorrhoe, Malabsorption), Amyloidose, Hyperparathyreoidismus, Riesenzellarteriitis und andere Vaskulitis-Syndrome
– Blutung: Purpura rheumatica (60 bis 80%), genetische Syndrome, Leukosen, Amyloidose
– Erbrechen: Rh. F., Hyperparathyreoidismus, Purpura rheumatica, Morbus Behçet, Polymyositis/Dermatomyositis

- Koliken, Schmerz: Purpura rheumatica, P. n., Rh. F. (Kinder), Leukosen, periodische Erkrankungen (2.1.8.)
- Malabsorption: intestinale Ap., Sklerodermie (Dünndarm, Kriterium), RA (10%), einheimische Sprue (= Glutenenteropathie, Arthralgien)
Siehe auch → Diarrhoe

Mahltest: Rhizarthrose, 5.9.2.
Malabsorption → Magen-Darm-Kanal
Malignom als Begleiterkrankung oder Symptom: Pulmonale hypertrophische Osteoarthropathie (Lunge), Polymyositis/Dermatomyositis (meist Magen/Darm), Sjögren-S. (Retikulumzellsarkom), Paget (osteogenes Sarkom, 1%)
Manifestationsalter: Tabelle 64
Matratzenphänomen → Orangenschalen-Aspekt
Medikamentenallergie, -anamnese: LE-Syndrome, retraktive Kapsulitis und Algoneurodystrophie (Barbiturate, Purpura rheumatica, arzneimittelallergische A., P. n. und andere Vaskulitis-S.)
Melaena → Magen-Darm-Kanal
Meningitische Zeichen: Lues, Morbus Behçet, Rh. F. (selten), Lyme-Borreliose, Virusarthritiden
Meniskuszeichen: siehe 5.11.3.
Merke-Zeichen (Meniskus): siehe 5.11.3.
Migräne → Kopfschmerz
Migratorischer Verlauf → Verlaufstyp
Mikrostomie: Sklerodermie
Mikrotraumen: prädisponierendes Moment für viele degenerative Gelenkleiden, regionale Weichteilsyndrome, aseptische Knochennekrosen und u. a. Algoneurodystrophie
Milkman-S. → Looser-Milkman
Milztumor → Splenomegalie
Miose → Horner-S.
Mißbildungen: genetische Störungen (Tabelle 37), Syringomyelie (obere HWS)
Mitralvitium → Herzbeteiligung
Monarthritis → Anzahl befallener Gelenke
Morgensteifigkeit: Symptom vieler entzündlicher Arthropathien, Wertung nur bei Dauer von über einer halben Stunde (Differenzierung von arthrotischem Anlaufschmerz); bei Kindern muß das Symptom durch Beobachtung ermittelt werden; u. a. RA (Kriterium, Rom 1961, ARA 1988) und JRA (Kriterium)

Tabelle 64. Bevorzugte Manifestationsalter verschiedener Gelenkerkrankungen (Lebensjahrzehnte)

1	2	3	4	5	6	>6
Rheumatisches Fieber	––––––––	––––––––				
	Juvenile RA ←→ ←	RA –––––––––––––––––––––––––––––––––––→				
Septische Arthritis	–––→	SLE –––––––––––→				
			Palindromer ← Reflexdystrophie			
Aseptische Knochennekrosen	–––––––––––→	Rheumatismus ← Alkaptonurie		M. Felty ←–––→		
M. Perthes	Lipoidgicht	Subakute Polyarthritis		M. Wegener		
Coxitis fugax	Osteochondritis	M. Behçet	P. n.	Gicht (Frauen)		
M. Wilson	––→ dissecans	←–––––––	Gicht (Männer) ––→			
Lesch-Nyhan-S.	Epiphysenlösg.		M. Reiter	Arthrosen –––––––––––		
Schönlein-Henoch			Intestinale Arthropathien	Femurkopfnekrose		
	Gonokokken-A. ––––––––→			Villonoduläre Synovialitis ––––––→		
		Psoriasis-A. –––––––––––––––––––––––––––––––––––––––→				
←	A. bei Röteln					
	Tbk. Arthritis			Hyperparathyreoidismus ––→		
	Mumps-Arthritis					
		Osteochondromatose ––→				
	← Sarkoidose			––→ Chondrokalzinose ––→		
		Spondylarthritis		Pannikulose ––→		
←–––––		(–––––––) ––→ ankylosans		M. Whipple		
						Polymyalgia rheumatica ––→
						Temporalarteritis ––→
				M. Paget ––→		

6. Symptomregister

Motilitätsstörungen des Dünn- und Dickdarmes: Polymyositis/Dermatomyositis, Sklerodermie
Muskelatrophie: Inaktivität (bei allen entzündlichen Gelenkerkrankungen möglich); besonderer diagnostischer Wert bei Myopathien (4.1.3.), Schultergürtel-S., Polymyositis/Dermatomyositis (Spätzeichen), Ap. bei Muskeldystrophie (2.8.4.), HWS-S. (neurologisch-radikulärer Typ), Karpaltunnel-S. und Rhizarthrose (regionale Spätzeichen)
Muskelbeteiligung: siehe 4.1.; ferner Polymyositis/Dermatomyositis (glatte Muskulatur, Hauptkriterium), MCTD (63%), P. n., SLE, Sklerodermie, Morbus Behçet, septische und infektiöse (Toxoplasmose, Coxsackie) A., Sarkoidose, RA (in ausgeprägter Form eher Ausschlußkriterium), Morbus Whipple (Myositis), Rh. F. (selten), EMS
Muskelenzyme (Aldolase, LDH, Phosphohexoisomerase, Transaminasen, → CK): Erhöhung bei Sklerodermie (Kriterium), Dermatomyositis, EMS; Ausschlußkriterium der Polymyalgia rheumatica
Muskelinsuffizienz: Polymyositis (Hauptkriterium), Sklerodermie (Kriterium), Ap. bei Muskeldystrophie (2.8.4.)
Muskelhärten: funktionelle Myopathie
Muskelhypotonie: Hyperparathyreoidismus, tabische Ap.
Muskelschmerz (Myalgie): Polymyalgia rheumatica, Ps. A. (Prodromalzeichen), RA (Prodomalzeichen), P. n. (40%) und andere Arteriitis-S., A. bei Hepatitis (17%), Hyperparathyreoidismus, medikamentös (Kortisonoidentzugs-S., Steroid-Pseudorheumatismus, Chlorochinbehandlung)
Muskelschwäche → Muskelinsuffizienz
Muskelschwellung: Polymyositis
Muskelverkalkung → Kalkeinlagerung
Mutilierende Arthritis: Ps. A., RA, multizentrische Retikulohistiozytose
Myelopathie → Nervensystem
Myokardinfarkt: P. n.; prädisponierend für retraktive Kapsulitis (Schulter) und Algoneurodystrophie
Myokarditis: Rh. F. (Karditis, Kriterium), Lyme-Borreliose, Yersinia-Arthritis Polymyositis/Dermatomyositis (Nebenkriterium), P. n., Morbus Wissler (interstitiell), Morbus Reiter (EKG-Zeichen 10%); siehe auch → Herzbeteiligung
Myolyse: Polymyositis/Dermatomyositis (3%)
Myositis → Muskelbeteiligung

Nackenschmerzen: HWS-S., Sp. a. (Beginn 5%)
Nachtschmerz → Schmerzrhythmus
Nagelveränderungen: SLE, Sklerodermie, Polymyositis/Dermatomyositis (Rötung und Schwellung des Nagelfalzes, Hyperkeratose, Lunula-

schmerz, periungeale Hautveränderungen), Ps. A. (Tüpfelnägel, Onycholyse), PVC-Krankheit (2.2.2.), genetische Syndrome (Tabelle 29), Yellow-Nail-Syndrom durch d-Penicillamin, Pincer-Nail-Syndrom (mit Akroosteolyse)

Nasenbluten: Rh. F.

Nasenveränderungen
— Form: Morbus Wegener, Polychondritis, Sklerodermie (Spätzeichen), genetische Syndrome (Tabelle 37)
— Schleimhaut: Morbus Wegener, SLE (Kriterium)
— Polypen: M. Wegener

Nervensystem, peripher
— Hirnnervensymptome: fakultativ bei Polyneuropathien, HWS-S., Morbus Paget, Wallenberg-S. (5.5.3.).
— Kompressionssyndrome peripherer Nerven: Karpaltunnel-S. und sonstige (Tabelle 45; 5.10.5.), Pancoast-S. (Spätzeichen), Tarsaltunnel-S. (5.12)
— Neuralgie (= in die Peripherie projizierter Schmerz): bei jeder Irritation von Schmerzfeldern oder Schaltstellen
— Polyneuropathien: P. n. (60%, Kriterium), SLE (11%), RA (1%, fraglicher Kortisonoideinfluß), Sjögren-S. (1%), Lyme-Borreliose, selten Rh. F., Morbus Behçet, Morbus Reiter, Morbus Wegener, Polymyositis/Dermatomyositis, Sklerodermie, Schultergürtel-S., verschiedene Intoxikationen, postinfektiös, Diabetes
— Polyradikulitis: SLE, allergische Ap.
— Querschnittssyndrom: SLE
— Sensibilitätsstörungen: neuropathische Ap. (Kriterium), Kompressionssyndrome peripherer Nerven (s. o.), P. n., RA, Sjögren-S. (Mundschleimhaut), HWS-S. (neurologisch-radikulärer Typ), Pancoast-S. (Spätzeichen), Kokzygodynie, Cheiralgia paraesthetica (5.9.3.), Neuralgie des N. cutaneus femoris lateralis (5.10.5.), Schultergürtel-S., Ap. bei Muskeldystrophie (2.8.4.); funktionelle Myopathien und Pannikulose (Hyperalgesie); siehe auch → Akroparästhesie

Nervensystem, zentral
— organisches Psychosyndrom (psychische Störung durch organisch bedingte Hirnfunktionsstörung, intellektuelle und emotionale Sphäre): SLE (s. 2.2.1.), MCTD (10%), P. n., Morbus Behçet, Lyme-Borreliose, selten Rh. F., Sklerodermie und Polymyositis/Dermatomyositis, Lesch-Nyhan-S.
— weitere organische Symptome wie fokale und generalisierte Krampfanfälle, Meningoenzephalitis, choreatische Zeichen, Schwindel, Ny-

stagmus, Erblindung, Apoplexie, Subarachnoidalblutung: SLE (Kriterium), P. n. (40%), Morbus Behçet (Nebenkriterium), seltener JRA (unter 1%), Rh. F., Morbus Reiter, Morbus Wilson, EMS, Krampfanfälle auch selten bei Sklerodermie und Polymyositis/Dermatomyositis

Nierenbeteiligung: SLE (Kriterium), P. n. (meist tubuläre Insuffizienz, 90%), Sklerodermie (45%, Kriterium), Purpura rheumatica, Morbus Wegener (schnell progrediente Insuffizienz), Kryoglobulinämie und weitere Vaskulitis-Syndrome, Gicht, Lesch-Nyhan-S., RA (klinisch 10%, bei Obduktionen 70%), Amyloidose (Nephrose, Nephritis, chronische Zystopyelitis), JRA (pathologischer Urinbefund 35%, chronische Nephritis 1%), MCTD (5%), Rh. F. (Nephritis, 3%), Hyperparathyreoidismus, Sjögren-S. (renale und tubuläre Azidose, um 1%), Morbus Whipple, Polychondritis, Myolyse z. B. bei Polymyositis

Nierenkoliken, Nierensteine: Gicht (etwa 5% Manifestation vor der Gelenksymptomatik), Hyperparathyreoidismus, Lesch-Nyhan-S., Sjögren-S. (1%)

Niesschmerz → Erschütterungsschmerz

Nukleoprotein-Antikörper: Kollagenosen

Nystagmus: Morbus Behçet, SLE

Ödem: Purpura rheumatica (Hände, Füße, Kopfhaut, Gesicht), Polymyositis/Dermatomyositis (röntgenologisch nachweisbar, im Gewebe), RA (Handödem, selten, therapieresistent, durch lokale Lymphgefäßbeteiligung), JCA, MCTD (Handrücken 66%), Algoneurodystrophie (nicht lageabhängig), Morphaea, Amyloidose, periodische Erkrankungen (Quincke-Ödem), AHA-Syndrom (2.1.8., Arthritis, Urtikaria, Angioödem), EMS, Remittierende, seronegative, symmetrische Synovialitis (2.1.1.)

Ösophagus: Sklerodermie (fehlende oder herabgesetzte Peristaltik, Kriterium), Morbus Behçet, MCTD

Ohrgeräusche: HWS-S. (vegetativ-vaskulärer Typ)

Oligoarthritis → Anzahl befallener Gelenke

Opernglasfinger → Mutilierende Arthritis

Optikusneuritis: SLE; Morbus Behçet, Diabetes mellitus

Orale Ulzerationen: Morbus Behçet (100%, Hauptkriterium, Wangenschleimhaut), SLE (15%, Kriterium), Morbus Reiter, intestinale Ap., selten RA; siehe auch → Schleimhaut

Orangenschalen-Aspekt der Haut: Pannikulose (Abb. 62), Scleroderma adultorum, eosinophile Fasziitis

Organantikörper → Gewebsantikörper
Organtuberkulose: Hinweiszeichen für tuberkulöse A.
Osteochondromatose: als Symptom bzw. Begleiterkrankung bei Chondrokalzinose (12%), Alkaptonurie, Achondroplasie
Osteolyse
— Gelenkerkrankungen: Sklerodermie, PVC-Krankheit (Endphalangen), RA, Ps. A., multizentrische Retikulohistiozytose
— Neurogen: neuropathische Gelenkerkrankungen (2.10.), Rückentumoren und Entzündungen, Thévenard-S. (kongenitale Schmerzunempfindlichkeit), Morvan II-S.
— Vaskulär: Morbus Raynaud, Arteriitis obliterans, Progerie, v. Bogaert-Hozay-S.
— Sonstige: Nach Traumen, elektrischen Unfällen, Frost-, Hitze- und Strahlenschäden; Tumoren, Hämangiomatose, Sarkoidose, kongenitale Porphyrie, idiopathische oder hereditäre multizentrische Osteolyse (Gorham-S.), Ainhum-S. (Kleinzehe), François-S., Epidermolysis bullosa (Herlitz-S.), Akrodermatitis chronica atrophicans, Marmorknochenkrankheit, Hyperparathyreoidismus, Osteomalazie, fibröse Dysplasie, oligotope Osteoklastome, Osteomyelitis, mykobakterielle Infektionen, Sarkoidose, Morbus Schüller-Christian-Hand, Lipoidgicht, Achondroplasie (wenig ausgeprägt), familiäre Akroosteolyse, essentielle familiäre Osteolyse, Ap. bei Muskeldystrophie (2.8.4.), Angiomatose (disappearing bone disease); siehe auch → Akroosteolyse, → Gelenkzerstörung, → mutilierende Arthritis
Osteophytose: allgemeines Arthrosezeichen; Gicht (spitze Form), ausgeprägt bei Neuro-Ap., gering bei Paget-Ap.
Osteoporose: kann praktisch bei jedem Gelenkprozeß, aber auch als Folge von Paresen und Durchblutungsstörungen auftreten, oft als Vorstadium der Gelenkzerstörung und Osteolyse; Urticaria pigmentosa siehe 3.1.1.
— Juxtaartikulär: RA, Sklerodermie, rheumatische Monarthritis (Kriterium), Morbus Reiter (reversibel), Ps. A. (seltener als bei RA)
— Fleckförmig: Algoneurodystrophie, RA
— Diffus: Algoneurodystrophie, RA
Osteosklerose: allgemeines Röntgenzeichen der Arthrose und entzündlicher Gelenkprozesse; ferner bei Fluorose, Tumoren, genotypischen Osteopathien (Tabelle 37)
Palmarerythem: SLE (27%), RA (30%), Bleiintoxikation und andere toxische Osteopathien, Morbus Paget, Lebererkrankungen
Pankarditis → Herzbeteiligung, → Endo-, → Myo-, → Perikarditis

Pankreasbeteiligung: P. n. (30%), Sarkoidose, Sjögren-S. (1%), Hyperparathyreoidismus, metastasierendes Pankreaskarzinom
Panmyelopathie: Morbus Felty, allergische Arthritiden, Leukosen
Papillenödem: Morbus Behçet
Parästhesien → Nervensystem
Paraprotein: Plasmozytom, Morbus Waldenström, Amyloidose
Parasyndesmophyten: Spangenförmige, paravertebrale Verknöcherungen, die im Gegensatz zu den Syndesmophyten unterhalb der Wirbelkante abgehen und manchmal bis in die Höhe des darüberliegenden Querfortsatzes reichen oder ohne Kontakt mit den Wirbeln entstehen; Morbus Reiter, Psoriasis-Spondylitis
Paresen → Nervensystem
Parotitis: Sjögren-S., A. bei Sarkoidose, Morbus Reiter, Morbus Wegener, Mumps-A., Leukosen
Payer-Zeichen: Meniskusläsion 5.11.3.
Peitschenschlagschmerz: Meniskusläsion 5.11.3.
Perianale Läsionen: Morbus Crohn (40%)
Perikarditis: SLE (20%, echokardiografisch bis 50%, Kriterium), JRA (10%, Kriterium), Sklerodermie (Kriterium), Rh. F. (5 bis 8%, Karditis = Kriterium), RA (etwa 3%), P. n., Morbus Felty, Morbus Wissler, Morbus Behçet; siehe auch → Herzbeteiligung
Periodizität → Verlaufstyp
Periostveränderungen, multipel und an großen Knochen: Bei allen Formen der hypertrophischen Osteoarthropathie (2.10.3.), zusätzlich
— Kinder: Osteomyelitis, besonders bei der seltenen rekurrierenden multifokalen Form, infantile kortikale Hyperostose (Caffey-S.), Rachitis, Skorbut, Vitamin D- bzw. Vitamin-A-Überdosierung, infektiöse Mononukleose, Morbus Crohn, Colitis ulcerosa, Hyperphosphatämie
— Erwachsene (zusätzlich): venöse oder arterielle Durchblutungsstörungen, Hyperparathyreoidismus, Hyperthyreose, Akromegalie, Morbus Reiter, Fluorose, tuberöse Sklerose, Gardner-S., Sklerodermie, Polyarteriitis, SLE, Osteopoikilie, Melorheostose, Uehlinger-S., thyreohypophysäre Akropachie, Pachydermoperiostose, idiopathische periostale Hyperostose mit Dysproteinämie und weitere genetische Syndrome (Tabelle 37); an den Phalangenrändern bei Ps. A. (50%), RA; siehe auch → Fersenschmerz, → Fibroostitis, → Fibroostose
— Monostotisch oder oligoostotisch; im Bereich der Phalangen, Metacarpalia und Metatarsalia: zunächst Ausschluß von Veränderungen, die eine Periostreaktion vortäuschen können (juxtakortikales osteogenes Sarkom, Myositis ossificans, sonstige Weichteilverkalkungen)

- bakteriell oder mykotisch: Osteitis durch Staphylokokken, Brucellen, TB, Pasteurella, Lepra, Lues, Gonokokken, bei Typhus, Coccidioidomykose, Blastomykose, Myzetom;
- im Bereich einer entzündlichen Arthropathie: JcA, Psoriasis-Arthritis, reaktive Arthritiden, Sp. a., RA, Gicht, Akne conglobata, sternokostoklavikuläre Hyperostose
- Tumoren: Osteoid-, Osteo-, Chondrosarkom, Fibro-, Ewing-, Retikulosarkom, Histiozytose X, kindliche Leukosen, Metastasen
- sonstige Ursachen: Ermüdungsbrüche der Metatarsalia, posttraumatisches subperiostales Hämatom, trophische Neuropathien, ulzeröse Akropathien, nach physikalischen Einwirkungen (Hitze, Kälte, elektrischer Strom), bei Arbeitern der Perlmutterindustrie

Peritonitis: SLE (10%), RA (1%); siehe auch → Polyserositis
Phalen-Test: Karpaltunnel-S., 5.5.1.
Pharynxparästhesien: HWS-S. (vegetativ-vaskulärer Typ)
Phosphatasen im Serum
- sauer: erhöht bei Prostatakarzinom, M. Gaucher
- alkalisch: erhöht bei verstärkter Osteoblastentätigkeit, Hyperparathyreoidismus, Morbus Paget, Osteomalazie, Malabsorptions-S., Hyperthyreose, fibröser Knochendysplasie, genotypischen Osteopathien (Tabelle 37), Knochenmetastasen, Na-Fluorid-Behandlung

Phosphor (anorganisch) im Serum: vermindert bei Hyperparathyreoidismus, Osteomalazie; erhöht bei Hyperthyreose
Photophobie: Sjögren-S.; siehe auch → Auge
Photosensitivität: SLE (37%, Kriterium)
Phrenikusparese: Schultergürtel-S.
Pigmentverschiebungen → Haut
Pinch-Test → Kneif-Test
Plattenatelektase: SLE
Pleurabeteiligung: SLE (30 bis 60%, Kriterium), Sklerodermie (Kriterium), Sjögren-S. (20%), RA (8%), P. n. (hämorrhagischer Erguß), Morbus Felty, Rh. F., JRA (5%)
Pneumokoniose: Caplan-S.
Pneumonie: Morbus Wegener, Rh. F. (2%), Lesch-Nyhan-S.; siehe auch → Lungenbeteiligung
Polyarthritis → Anzahl beteiligter Gelenke
Polydipsie → Durstgefühl
Polymyalgia rheumatica: als Symptom bei okkulten Tumoren, Kollagenosen (besonders SLE), Arteriitis-S.

Polymyositis: als Symptom bei Polymyositis/Dermatomyositis, Infektionskrankheiten; siehe → Muskelbeteiligung
Polyneuritis → Nervensystem
Polyserositis: Kollagenosen, MCTD (25%), JRA (5%), Morbus Whipple, periodische Erkrankungen (2.1.8.)
Polyurie: Hyperparathyreoidismus; siehe → Diabetes mellitus, → Diabetes insipidus
Präarthrosen: alle angeborenen oder erworbenen Aufbau- und Kongruenzstörungen des Gelenkes, die durch Fehlbelastung zur Arthrose führen (HACKENBROCH); im weiteren Sinne auch Stoffwechselstörungen wie Hämochromatose, Chondrokalzinose, Morbus Wilson, Hypertriglyzeridämie, Diabetes u. a. m. sowie Entzündungs- oder Traumafolgen, statisch
Präkordialschmerz: Rh. F., Sp. a., chondrokostales Präkordial-S.
Progredienz: bei Gelenkerkrankungen bestimmt durch das Ausmaß der viszeralen Beteiligung (besonders ausgeprägt bei Kollagenosen, Morbus Behçet, Morbus Reiter, Morbus Wissler und JRA) sowie den Grad der Gelenkzerstörung; siehe → Gelenkzerstörung
Prostatitis: Morbus Reiter
Proteinurie: SLE (über 3,5 g/d, Kriterium), Sklerodermie (Kriterium); siehe → Nierenbeteiligung
Pseudogicht-S. (Kalkgicht): Arthritis bei Chondrokalzinose; siehe auch → Gelenkerguß, → Kristallnachweis
Pseudo-Lasègue: Trochanterbursitis, -tendinitis (s. 5.10.5.)
Pseudomyasthenisches S.: Sarkoidose
Pseudoparalyse (Arm): Traumatische Ruptur der Rotatorenmanschette, konnatale Lues
Pseudoperitonitis: Rh. F., schnelle Reduzierung der Kortikoiddosis, SLE
Pseudoradikulärer Schmerz; siehe 5.9.5.; u. a. auch bei Pannikulose, funktioneller Myopathie
Pseudoseptische Arthritis: Kristallarthropathien
Psoriasis: Ps. A., Psoriasis-Spondylitis, RA, Sp. a.
Psychische Veränderungen → Nervensystem
Psychose: SLE (29%, Kriterium), Morbus Behçet; siehe auch → Nervensystem
Ptose → Horner-S.
Pubertas praecox: fibröse Knochendysplasie (Morbus Albright)
Pulmonale Hypertension: Sklerodermie (Kriterium)
Pulmonale Veränderungen → Lungenbeteiligung
Punktat → Gelenkerguß

Purpura: Purpura rheumatica, P. n., Rh. F., Sjögren-S. (1%), Morbus Reiter, essentielle, gemischte Kryoglobulinämie (Kriterium), kutane Vaskulitis, Purpura hyperglobulinaemica, thrombotische thrombozytopenische Purpura, septische Arthritis, A. bei Hepatitis und Leukosen; siehe auch → Hämorrhagische Diathese
Pyoderma gangraenosum: gangräneszierende Hautveränderungen, in etwa 50% der Fälle durch Colitis ulcerosa hervorgerufen, Häufigkeit des Symptoms bei Colitis ulcerosa 1 bis 2%, weitere Ursachen sind selten eine RA, ein eigenständiges Krankheitsbild in Kombination mit seronegativer destruierender Arthritis wird vermutet
Pyramidenzeichen → Nervensystem

Quincke-Ödem: infektallergische A., A. bei Hepatitis, periodische Erkrankungen (2.1.8.), → Angioödem

Radikuläres S. (= radikulärer Schmerz, sensible, motorische und Reflexstörung)
— obere Extremität: HWS-S. (neurologisch-radikulärer Typ), destruktive, entzündliche und tumoröse Wirbelprozesse
— untere Extremität: zusammen mit → vertebralem S. bei lumbosakralen Wurzelkompressionen, isoliert bei spinalen Tumoren (5.10.5.); siehe auch → Ischialgie, → vertebrales S.
„Rattenbißnekrose": Sklerodermie
Raynaud-S.: Vasospastisch bedingtes, plötzliches reversibles Abblassen von Akren (Finger, gesamte Hand, Zehen, Ohrläppchen oder Zunge), oft ausgelöst durch Kälte oder Aufregung. Im beteiligten Gebiet kann sich später eine Zyanose oder mit der Erwärmung eine Rötung entwickeln. Hypästhesie und Schmerz sind fakultativ. Raynaud-Phänomen ohne begleitende oder verursachende Bedingungen oder Krankheiten (= primär). In epidemiologischen Untersuchungen unter der Normalbevölkerung mit fast 5% sehr häufiges Vorkommen. Prädiktoren für die Wahrscheinlichkeit der Entwicklung einer Kollagenose sind pathologische Veränderungen der Nagelpfalzkapillaren und /oder positive ANA-Befunde. Sklerodermie (Kriterium, Erstsymptom 35%, Gesamthäufigkeit 90%), CREST-Syndrom (2.2.2., Definition), MCTD (85%), SLE (20%), Polymyositis/Dermatomyositis und Sjögren-S. (je 20%), Akromegalie, RA (1%), PVC-Krankheit (2.2.2.), durch chronische Vibrationsexposition, neurovaskuläre Kompressionssyndrome und Aortenbogensyndrom (einseitig), Kälteagglutininkrankheit, Kryoglobulinämie, monoklonale Gammopathie, Polyzythämie, toxisch bzw. als Arznei-

mittelnebenwirkung (Ergotamin, Betarezeptorenblocker, Methysergid, Bleomycin); Hypothyreose, Phäochromozytom, Prinzmetal-S., Fibromyalgie-S., Hypothenar-Hammer-S., arterielle Erkrankungen sind auszuschließen

Reflexausfall: Tabellen 46 und 50; Wurzelkompressionen (zervikal, lumbal), Schultergürtel-S. (5.4.5.), neuropathische Ap., Kompressionssyndrome peripherer Nerven (Tabelle 45); siehe auch → Radikuläres S.

Rektokolitis: Morbus Behçet, intestinale Arthropathien

Rekurrensparese: Schultergürtel-S.

Remission → Verlaufstyp

Respiratorische Insuffizienz: Sklerodermie, Morbus Wegener, Sp. a.; siehe auch → Lungenbeteiligung

Retinaveränderungen → Auge

Retrosternalschmerz: HWS-S. (vegetativ-vaskulärer Typ); siehe auch → Präkordialschmerz

Rezidive → Verlaufstyp

Rhagaden (Fissuren): Sjögren-S.

Rhagozyten: von griech rhax, rhagos = Beere, Weinbeere; Granulozyten und Monozyten mit traubenkernartigen, runden zytoplasmatischen Einschlüssen; können in allen Gelenkexsudaten auftreten, für eine Gruppendiagnose ist nur ihre relative Häufigkeit zu verwerten (Tabelle 5)

Rheumafaktoren (besser Antigammaglobulinfaktoren, Antiimmunglobuline): mit klassischen Methoden nachweisbar Felty-S. und Sjögren-S. (je 100%, hoher Titer), Caplan-S. (75 bis 90%), RA (65 bis 80%, Kriterium), JRA (15 bis 30%, mit speziellen Methoden 50%, Mädchen mit Krankheitsbeginn in der Pubertät 60%; Kriterien), Palindromer Rheumatismus (ca. 50%), Ps. A. (15%), chronische, besonders tropische parasitäre Infektionen, Kollagenosen, Lebererkrankungen (10 bis 40%), Sarkoidose (bis 10%), Normalpersonen (5%); in gleicher Häufigkeit bei Sp. a., Morbus Wissler, Rh. F., Jaccoud-S., subakuter Polyarthritis, Morbus Reiter, Hydrops intermittens; siehe auch → Serologie

Rheumaknoten: Feste, gewöhnlich schmerzlose Gebilde unterschiedlicher Größe, meist über Bereichen, die einem mechanischem Druck ausgesetzt sind. Gelegentlich auch in den übrigen Weichteilen, sehr selten in Lunge, Herz oder Meningen nachweisbar. Histologisch zentrale Zone einer fibrinoiden Nekrose, eine angrenzende Schicht von Bindegewebszellen mit palisadenförmiger Anordnung und umgebendes Granulationsgewebe. Ein ähnliches histologisches Bild findet man bei Granuloma anulare und der Necrobiosis lipoidica diabeticorum. Vorkommen:

6. Symptomregister

- bei RA des Erwachsenen in 20 bis 25%, 90% der Fälle sind seropositiv, ob die seltenen seronegativen Fälle einen besonderen Verlaufstyp darstellen, ist ungeklärt.
- bei juveniler RA (5 bis 10%), etwa 50% seropositiv.
- Anarthritische Rheumatoid-Erkrankung, benigne Rheumaknoten im Kindesalter (siehe 2.1.10.).

Sehr selten bzw. in Einzelfällen wurden Rheumaknoten beobachtet bei SLE, MCTD, Agammaglobulinämie mit Polyarthritis, Sklerodermie, Dermatomyositis/Polymyositis, Sp. a., Jaccoud-S., Hämochromatose, Chondrokalzinose, Virushepatitis. Differentialdiagnostische Abgrenzung aller dieser Formen von sonstigen → Knoten und nodulären Vaskulitiden.

Rheumatische Monarthritis: Kriterien siehe Tabelle 40; die Fälle teilen sich nach längerer Beobachtung auf in RA (25%), Ps. A. (5%), subakute Polyarthritis (4%), Sp. a. (3%), Morbus Reiter (3%), Morbus Behçet (3%), Sarkoidose (1%), Kollagenosen (1%), nichtklassifizierbar (55%)

Rheumatoid-Arthritis: zum Syndrom gehörig bei Morbus Felty, Morbus Caplan, Sjögren-S.

Rhinitis: Morbus Wegener, Hydrops intermittens (Rh. vasomotorica); siehe auch → Nase

Rhythmusstörung → Herzbeteiligung

Rippenfrakturen: Hyperparathyreoidismus, Tumoren, Osteopenie

Rippenusuren: Pancoast-S. (Spätzeichen)

Rötung → Gelenk, → Haut

Romberg-Zeichen: Tabes

Rückenschmerz: Sp. a. (Kriterium), Spondylitis bei intestinaler Ap., Osteoporose, Hyperparathyreoidismus; siehe auch → vertebrales Syndrom

Rundherde (Lunge, ohne Silikose): Tumore, Tuberkulose, P. n. und andere Vaskulitis-S., Morbus Wegener

Rundherdsilikose: Caplan-S. (Kriterium); Häufigkeit bei Silikose 1,2%

Sakroiliitis: siehe 5.10.4.

Sattelnase: Polychondritis, Morbus Wegener

Scapula alata: Druckschädigung des N. thoracicus longus, Konstitutionsanomalie

Schilddrüse: Sarkoidose, Amyloidose, RA; Arthropathien bei Schilddrüsenerkrankungen siehe 2.9.2.

Schirmer-Test: Objektiver Nachweis einer verminderten Lakrimation; Einhängen eines Filterpapierstreifens in den unteren Konjunktivalsack, nach 5 min Messung der angefeuchteten Strecke (normal 15 mm, Personen über 40 Jahre 10 bis 15 mm); vermindert bei Sjögren-S.

Schleimhautbeteiligung: Morbus Behçet (Wange, 100%, Kriterium), SLE (orale und nasopharyngeale Ulzerationen, Kriterium), Sklerodermie (verschiedene Manifestationen, Kriterium), Morbus Wegener, Polymyositis (Nekrose, Teleangiektasien, Ödem, Erosionen, Bläschen; Nebenkriterium), Sjögren-S., Morbus Reiter (Herpes buccalis, analis, genitalis), intestinale Ap., Pseudoxanthoma elasticum (Tabelle 37), Medikamenten-Allergie (Goldpräparate)

Schluckstörung: Sklerodermie (Frühzeichen), HWS-S. (vegetativ-vaskulärer Typ)

Schmerzarmut → Schmerzintensität

Schmerzhafter Bogen (painful arc): siehe 5.4.2., Abbildung 63; Läsion der Rotatorenmanschette

Schmerzintensität
- gering bis fehlend: Neuro-Ap., Jaccoud-S. (Kriterium), Ps. A. und JRA (relativ), Hydrops intermittens, Akromegalie, Lues; verschiedene Myopathien (4.1.3.), Knochentumoren; Ausschlußkriterium für RA
- besonders ausgeprägt: septische A., Kristall-Ap., Glomustumoren, Plantarneurom, Koxitis bei Sp. a., Schultergürtelsyndrom, pulmonale hypertrophische Osteoarthropathie

Schmerzrhythmus
- entzündlich (s. 1.1.): entzündliche Ap., rheumatische Monarthritis (Kriterium)
- mechanisch (s. 1.1.): degenerative Ap.
- nächtlich (s. a. entzündlich bzw. gemischt, 1.1.): Hyperparathyreoidismus, septische A., Läsion der Rotatorenmanschette, Trochanterbursitis, Tendinitis calcarea, idiopathische Femurkopfnekrose, Tenosynovialitis stenosans, aseptische Osteonekrose am Knie, A. bei Brucellose, Erythromelalgie, venöse Durchblutungsstörungen, Nervenkompressionssyndrome (Tabelle 45 und 5.12.)
- Dauerschmerz: Knochentumoren, septische A., venöse Durchblutungsstörungen, Syringomyelie, Schultergürtel-S.
- krisenhaft: tabische und diabetische Ap., Tendinitis calcarea, arteriitische Neuropathie bei RA

Schmetterlingserythem: SLE (Kriterium), selten anderen Kollagenosen

Schnellender Finger: Tenosynovialitis

Schocksymptome: spinales Kompressions-S., Myolyse bei Polymyositis

Schrumpfniere → Nierenbeteiligung

Schubladenphänomen (Knie): Kreuzbandläsion

Schubweiser Verlauf → Verlaufstypen

Schwäche: Polymyositis/Dermatomyositis (Nebenkriterium), RA (Prodromalzeichen); siehe auch → Adynamie
Schwanenhalsdeformität: RA (Abb. 12), posttraumatisch
Schweißsekretion: Rh. F. (vermehrt), Störungen bei Sklerodermie (Frühzeichen) und Plexusläsionen (z. B. Pancoast-S.)
Schwerhörigkeit → Taubheit
Schwindelgefühl: Polymyalgia rheumatica, Polychondritis, HWS-S. (vegetativ-vaskulärer Typ); siehe auch → Nervensystem
Schwurhand: Medianusläsion
Sehnenscheiden → Tenosynovialitis
Seitenlokalisation: an der Gebrauchshand gehäuft bei Läsionen der Rotatorenmanschette (75%), Tendinitis calcarea, Arthrose der Sternoklavikulargelenke (85%); linksseitig gehäuft bei Epiphysenlösung, Morbus Perthes
Selbstverstümmelung: Lesch-Nyhan-S.
Sensibilitätsstörung → Nervensystem
Septische Temperaturen → Fieber
Sequester: Tuberkulose, Osteomyelitis, Osteochondritis dissecans, Humeruskopfnekrose; siehe auch → Gelenkfremdkörper
Serologie:
Für die Differentialdiagnostik von Gelenkerkrankungen sind insbesondere drei Gruppen von Nachweisreaktionen bedeutungsvoll.
→ Rheumafaktoren: Im allgemeinen Sprachgebrauch versteht man darunter die klassischen Antiimmunglobuline vom IgM-Typ (Sedimentationskonstante 19 S), die mit den üblichen Agglutinationsreaktionen nachgewiesen werden. Neuere Untersuchungen haben gezeigt, daß es auch 7 S-Rheumafaktoren der Immunglobulinklassen G und A gibt, deren Nachweis schwieriger ist.
→ Antinuklearfaktoren: Nachweis vorwiegend mittels Immunfluoreszenz und, weniger günstig, LE-Zellphänomen (s. Tabelle 53).
− Streptokokkenantikörper: siehe → Antistreptolysinreaktion.
Einen gewissen diagnostischen Wert besitzt auch der Ausfall dieser und anderer serologischer Reaktionen im Gelenkpunktat; siehe → Komplement und 1.2.3.
Serositis → Polyserositis
Serumeisen → Eisenspiegel
Sialoadenitis → Parotitis
Sicca-S.: = Sjögren-S. (2.1.4.)
Sinusitis: Morbus Wegener (rezidivierend)
Skelettanomalien: genetische Syndrome (Tabelle 37)

Sklerodaktylie: Sklerodermie (Kriterium) und ähnliche Syndrome (2.2.2.), Ps. A. (10%), RA (2%), Algoneurodystrophie (= Schulter-Hand-S.), jugendlicher → Diabetes mellitus
Speicheldrüse → Parotitis
Speichelsekretionsstörung: Sklerodermie (Frühzeichen), Sjögren-S.
Spinales Kompressions-S.: tuberkulöse und andere Spondylitiden, Tumore, Morbus Paget, Osteomalazie, Osteoporose
Splenomegalie: Morbus Felty (Kriterium), Morbus Wissler (50%), Sjögren-S. und MCTD (20%), Amyloidose (15%), JRA, RA (1%), P.n. (Lymphadeno-Splenomegalie, bis 100%), andere Kollagenosen, Leukosen, Morbus Gaucher, Pannikulitis, periodische Erkrankungen (2.1.8.), PVC-Krankheit (2.2.2.)
Spondylitis: Tuberkulose, Brucellose, andere Erreger
Spondylarthritis ankylosans: als Symptom bei Colitis ulcerosa (ca. 3%)
Spondylodiszitis: Defekte der Wirbelkanten und Bandscheiben; Sp. A., → Spondylitis
Spontanfraktur: Hyperparathyreoidismus, Osteomalazie, Osteoporose, Knochentumoren, Morbus Paget, genotypische Osteopathien (Tabelle 37), fibröse Knochendysplasie, Röntgenschaden
Sprachstörung: Sklerodermie (Trockenheit der Schleimhäute, Frühzeichen), Lesch-Nyhan-S. (zentralnervös), HWS-S. (vegetativ-vaskulärer Typ)
Steinmann-Zeichen (I und II): Meniskopathie (5.11.3.)
Steroide → Therapieerfolg, → Kortisonoidanamnese
Stomatitis: Morbus Behçet (Ulzerationen, Hauptkriterium, 100%), Dermatomyositis (Nebenkriterium), Morbus Reiter, Colitis ulcerosa (9%); siehe auch → Schleimhaut
Streptokokken-Antikörper → Antistreptolysinreaktion
Streptokokken-Infektionsanamnese: Rh. F., subakute Polyarthritis, Jaccoud-S.
Struma → Schilddrüse
Subakuter Beginn → Akuität des Beginnes, Tabelle 52
Subfebrile Temperaturen → Fieber, Tabelle 57
Subkortikale Zysten: U. a. RA (Stadium II, Röntgenkriterium); siehe auch → Gelenkzerstörung, → Osteolyse
Subkutane Knoten → Knoten
Subluxation: Zeichen der objektivierbaren Gelenkbeteiligung; siehe → Gelenkzerstörung, → Osteolyse
Symmetrie des Gelenkbefalles
— Ausgeprägt vorhanden: RA (Kriterium Rom, 1961, New York 1966, ARA 1988), JRA, Sp. a. mit Gelenkbeteiligung, pulmonale Osteoarthropathie, Synovialitis der kongenitalen Lues, SLE, Sklerodermie

— Weniger ausgeprägt bzw. fehlend: Ps. A., Morbus Reiter
Syndesmophyten: knöcherne Intervertebralspangen mit vertikaler Ausrichtung; charakteristich, aber nicht spezifisch für Sp. a.
Synostosen: genetische Syndrome (Tabelle 37); siehe auch → Ankylose
Synovia → Gelenkerguß
Synovialfisteln: durch Hautnekrosen spontan entstehend in seltenen Fällen bei RA und Sklerodermie.
Synovialitis: Symptom entzündlicher Ap.
Synoviale Schwellung: rheumatische Monarthritis (Kriterium), andere entzündliche Ap.

Tachykardie: Rh. F. (Nebenkriterium), P. n., Polymyositis/Dermatomyositis
Talalgie → Fersenschmerz
Taubheit: Muckle-Wells-S.
Teleangiektasien: CREST-S. (Definition, 2.2.2.), Polymyositis/Dermatomyositis (Schleimhaut), SLE (oberes Augenlid, 12%), RA (1%)
Temperatursteigerung → Fieber (Tabelle 57)
Tendopathie, Tendomyose: siehe 4.3.
Tenosynovialitis: JRA (Kriterium, 15%), Sklerodermie (Kriterium), RA, Gicht, Sarkoidose, Morbus Reiter, Gonokokken-A., Röteln, Brucellose, Pilz-A., allergische A., seltener bei Ps. A.
Tetanie: Hyperparathyreoidismus (selten)
Therapieerfolg
— Antibiotika, empfindlich: infektiöse A., Morbus Whipple (Tetracycline)
— Antibiotika, resistent: Pneumonien bei SLE und P. n., Yersinia-A.
— Fungizide, empfindlich: Pilzarthritiden
— Indometazin, empfindlich: familiäres Mittelmeerfieber (2.1.8.)
— Kolchizin, empfindlich: Gicht (Kriterium), Sarkoidose
— Kortisonoide, empfindlich: Polymyalgia rheumatica, Kollagenosen außer Sklerodermie u. Arthritis bei P. n., viele andere entzündliche Ap. (Löfgren-S.)
— Kortisonoide, resistent: Morbus Felty (relativ), A. bei Sklerodermie und P. n.
— Lokalinjektionen, empfindlich: viele Formen des Weichteilrheumatismus, Karpaltunnel-S.
— Phenylbutazon, empfindlich: Sp. a., Rh. F., infektallergische A.
— Phenylbutazon, resistent: Knochentumoren
— Salizylate, empfindlich: Rh. F., Osteoid-Osteom
— Salizylate, resistent: Knochentumoren, Sarkoidose, infektallergische A.

Thomas-Handgriff: siehe 1.2.1., Abbildung 5
Thoraxschmerz → Gürtelschmerz, → Präkordialschmerz
Thrombophlebitis: Morbus Behçet (Nebenkriterium, 22%), Antiphospholipid-Syndrom (2.2.1.), Morbus Reiter (selten), Homozystinurie (Tabelle 29), Pannikulitis, EMS
Thrombozytopenie: SLE (11%, Kriterium), Antiphospholipid-Syndrom (2.2.1.), Felty-S. (18%), Ap. bei akuter Myeloblastenleukämie und Gerinnungsstörungen, PVC-Krankheit (2.2.2.), Sjögren-S. (5%), RA (0,4%)
Thyreoiditis: Als Begleitkrankheit bei Sjögren-S., selten bei RA, SLE; siehe auch → Schilddrüse
Tineltest: Karpal- und Tarsaltunnelsyndrom (5.5.1. und 5.12.)
Tonsillenbefall: Sarkoidose
Tophi: Gicht (beweisendes Kriterium), Lesch-Nyhan-S.
Toxisch ausgelöste Symptome am Bewegungsapparat: siehe Toxisches Öl-S. (2.2.2.), Vinylchlorid Krankheit (2.2.2.), Eosinophilie-Myalgie-S. (2.2.2.), medikamentös und toxisch ausgelöste Lupus-Syndrome (2.2.1.), Arzneimittelnebenwirkungen am Bewegungsapparat (2.12.4.).
Tränendrüse: Sjögren-S. (Kriterium), Sklerodermie (Frühzeichen), Amyloidose, Sarkoidose
Transaminasen: erhöht bei Polymyositis/Dermatomyositis und anderen Myopathien
Traumen: als auslösendes Moment bei idiopathischer Femurkopfnekrose, aseptischen Osteonekrosen des Wachstumsalters, Osteonekrose am Knie (ältere Personen), Epiphysenlösung, Algoneurodystrophie (Schulter), Tibialis anterior-S., A. bei Syringomyelie und Diabetes, verschiedenen Arten des Weichteilrheumatismus (Kapitel 4)
Trendelenburg-Zeichen: siehe 1.2.1.
Trockenheit → Schleimhäute, → Haut
Trommelschlegelfinger, -zehen
- Doppelseitig: Lungen- und Herzerkrankunge (75% der Fälle), Leber-, Gallenblasen- und sonstige Erkrankungen des Magen-Darm-Traktes z. B. Mukoviszidose (5 bis 10% der Fälle);
- Einseitig: U. a. Aneurysmen der A. subclavia und des Aortenbogens, Pancoasttumor;
- Mischgruppe: idiopathisch, hereditär, seltene Erkrankungen
- In Kombinationen mit Gelenkerkrankungen: pulmonale hypertrophische Osteoarthropathie, intestinale Ap. (Colitis ulcerosa, 8%), SLE, Amyloidose, Muskeldystrophie, PVC-Krankheit (2.2.2.), Hyperthyreo-

se, Uehlinger-S. und andere genotypische Osteopathien (Tabelle 37); Hyperparathyreoidismus (Pseudo-Trommelschlegelfinger)
Trophische Ulzera: neuropathische und enteropathische Ap.
Tuberkulinprobe: negativ bei Sarkoidose, positiv bei Tuberkulose (wenig aussagekräftig)
Tubuläre Insuffizienz → Nierenbeteiligung

Übelkeit: Hyperparathyreoidismus
Überanstrengung → Traumen
Übergewicht: Gicht (85%), aseptische Osteonekrose (Knie, ältere Personen), idiopathische Femurkopfnekrose, Pannikulose
Ulzera
— Schleimhaut: Morbus Behçet (Wange, 100%, Hauptkriterium); Morbus Wegener (Atemwege), Morbus Reiter
— Magen-Darm: Morbus Behçet, Hyperparathyreoidismus
— Perigenital: Gonokokken-A., Morbus Behçet (Hauptkriterium), Lues
Ulnardeviation (MCP-Gelenke): RA, Jaccoud-S. (ohne Schmerz und Destruktion, Kriterium)
Urämie → Nierenbeteiligung
Uratablagerung im Gewebe: Gicht (beweisendes Kriterium), Lesch-Nyhan-S.
Urethritis: Morbus Reiter (75% bis 80%, Kriterium), Gonokokken- und Yersinia-A.; Ausschlußkriterium für RA
Urogenitaltrakt: Tabes (Miktionsstörung), Polymyositis/Dermatomyositis (Miktionsstörung), Morbus Reiter (Urethritis, Balanitis, selten hämorrhagische Zystitis), Gonokokken- und Yersinia-A. (Entzündung bzw. Ulzera), Gicht (Nephrolithiasis)
Urtikaria: Sklerodermie (Frühzeichen), allergische und infektallergische A., A. bei Hepatitis und Gonorrhoe, P. n., SLE, Purpura rheumatica, Kryoglobulinämie, Amyloidose, periodische Erkrankungen (2.1.8.), Urticaria pigmentosa (3.1.1.), Muckle-Wells-S., AHA-Syndrom (Arthritis, Urtikaria, Angioödem, 2.1.8.), verzögerte Druckurtikaria (Urtikaria etwa 4 Stunden nach mechanischem Druck, Arthritis und Hypokomplementämie möglich), Kälteurtikaria (mit banalen Arthralgien), McDuffie-S. (Erythem, Purpura, inkonstante Urtikaria, Polysynovialitis, Hypokomplementämie, Fieberschübe), Gougerot-Trias (Purpura, Erytheme, bleikugelförmige Knötchen)
Usuren: Pancoast-S. (Rippen, Spätzeichen); siehe auch → Gelenkzerstörung
Uveitis → Auge

Vaskulitis → Gefäßbeteiligung
Vegetative Zeichen: RA (Prodromalstadium), Plexusirritation (z. B. Pancoast-S.)
Verdauungstrakt → Magen-Darm-Kanal
Vererbung → familiäre Belastung
Verkalkung → Kalkeinlagerung
Verlaufstyp
– Schubweise, remittierend, rezidivierend *mit Vollremission:*
– periodisch, regelmäßig: Palindromer Rheumatismus, Hydrops intermittens, andere periodische Erkrankungen
– unregelmäßig: Gicht (Kriterium), Pseudogicht-S., RA (10%), Kollagenosen; weniger ausgeprägt Rh. F., subakute Polyarthritis, Tendinitis calcarea (krisenhaft); Osteochondritis dissecans, Osteochondromatose, villonoduläre Synovialitis, intestinale Ap., Purpura rheumatica, Morbus Behçet, Morbus Reiter, Akromegalie, Achondroplasie
– Schubweise *ohne Vollremission:* RA (etwa 20%), Ps. A.
– Progredient (am Einzelgelenk): Knochentumoren (Malignitätszeichen bei rascher Progredienz), neuropathische Gelenkerkrankungen (rasch destruierend), tuberkulöse A. und andere monartikuläre A. (Tabelle 55)
– Additiv (progredient am zuerst befallenen Gelenk, Einbeziehung neuer Gelenke): RA (70%), Sp. a. (50% der Fälle mit Gelenkbeteiligung), JRA (polyartikulärer Verlauf), Leukosen
– Migratorisch (wandernd, Befall neuer Gelenke nach Abklingen am zuerst betroffenen Gelenk; z. T. identisch mit unregelmäßig-rezidivierendem Verlaufstyp): Rh. F., subakute Polyarthritis, Sarkoidose, Sp. a., Gicht, A. bei Mumps und Röteln, intestinale Ap., Morbus Reiter, Purpura rheumatica, Lipoidgicht, familiäre Hypercholesterinämie Typ II

Vertebrales S.: Sammelausdruck für die lokale klinische Symptomatik der Erkrankung von Bewegungssegmenten (WAGENHÄUSER); Leitsymptome sind umschriebene Haltungsveränderungen (Kyphose, Lordose, Skoliose, abnorme Geradhaltung), segmentale Funktionsstörungen (Bewegungseinschränkung, Blockierung, abnorme Lockerung) und reaktive Veränderungen der benachbarten Weichteile (Reizzustände von Periost, Bändern, Sehnen, Muskeln); siehe auch → radikuläres S.

Verteilungsmuster des Gelenkbefalls:
– große Gelenke: Rh. F., Sarkoidose, subakute Polyarthritis, intestinale Ap.
– kleine Gelenke: RA, Röteln
– untere Extremität: Gicht, Morbus Reiter, diabetische (Fußwurzel, Sprunggelenk) und tabische Ap. (Kniegelenk), Sarkoidose, subakute Polyarthritis
– obere Extremität: Ap. bei Syringomyelie

Verwirrtheit → Nervensystem
Violette Verfärbung → Lividität
Vitiligo → Haut (Pigment)

Wackelknie: Seitenbandläsion
Widerstandsschmerz: Tendomyopathie

Xanthinoxidasemangel: Xanthingicht (Berman-S.)
Xanthome, Xanthelasmen: familiäre Hypercholesterinämie, Diabetes mellitus, multizentrische Retikulohistiozytose, Lipoidgicht
Xerostomie: Sjögren-S. (90%, Kriterium), RA (10%)

Zahnanomalien: genotypische Osteopathien (Tabelle 37)
Zellzylinder: SLE (48%, Kriterium), Sklerodermie (Kriterium); siehe auch → Nierenbeteiligung
Zervikalschmerz → Nackenschmerz
ZNS-Erkrankung: auslösend bzw. prädisponierend für reaktive Kapsulitis und Algoneurodystrophie; sonst siehe → Nervensystem
Zungenbrennen → Sjögren-S.; siehe auch → Schleimhaut
Zyanose → Lungenbeteiligung, → Herzbeteiligung
Zystitis → Urogenitaltrakt
Zystische Knochenveränderungen → Gelenkzerstörung, → großzystische Knochenveränderungen, → Osteolyse

Literatur

ALARCON-SEGOVIA, D., und A. R. CABRAL: Functional and immunohistochemical heterogeneity of antiphospholipid-antibodies: A classification. J. Rheumatol. **19** (1992) 1166.
ARA Glossary Committee: Dictionary of the rheumatic diseases. 1, 2. Contact Ltd. New York 1982.
ASSMUS, H., und H. FROBENIUS: Das posttraumatische Carpaltunnelsyndrom. Chirurg **58** (1987) 163.
BARDIN, T., und Mitarb.: Synovial amyloidosis in patients undergoing long term hemodialysis. Arthr. Rheum. **28** (1985) 1085.
BELCH, J. J. F.: Raynaud's phenomenon: Its relevance to scleroderma. Ann. Rheum. Dis. **50** (1991) 839.
DESTONET, J., und W. A. MURTHY: Acquired acroosteolysis and osteonecrosis. Arthr. Rheum. **26** (1983) 1150.

FORT, J. G., F. S. COWCHOCK, J. L. ABRUZZO und J. B. SMITH: Anticardiolipin antibodies in patients with rheumatic diseases. Arthr. Rheum. **30** (1987) 752.

GOLDSTEIN, S., E. WINSTON, T. J. CHUNG, S. CHOPRA und K. PARISER: Chronic arthropathy in long term hemodialysis. Amer. J. Med. **78** (1985) 82.

HABERHAUER, G.: Praxisrelevante HLA-Typisierung in der Rheumatologie. EULAR Bull. **2** (1987) 46.

HERMANN, E., und Mitarb.: Rheumatologische und radiologische Symptome der Dialyse-assoziierten Mikroglobulin-Amyloidose. Z. Rheumatol. **50** (1991) 160.

JUBY, A., C. JOHNSTON und P. DAVIS: Specificity, sensibility and diagnostic predictive value of selected laboratory generated autoantibody profiles in patients with connective tissue diseases. J. Rheumatol. **18** (1991) 354.

KOZLOWSKI, K., und S. POSEN. Idiopathic hypertrophic osteoarthropathy. Australas. Radiol. **27** (1983) 291.

MONSEES, B., und W. A. MURPHY: Distal phalangial erosive lesions. Arthr. Rheum. **27** (1984) 449.

PALFERMAN, T., und Mitarb.: Pyoderma gangrenosum and seronegative erosive polyarthritis. Arthr. Rheum. **26** (1983) 813.

RACCAUD, O., und Mitarb.: Spondylarthropathies lombaires rapidement destructrices au cours des hémodialyses chroniques. Schweiz. med. Wschr. **122** (1992) 339.

RESNIK, C. S.: Tumoral calcinosis. Arthr. Rheum. **32** (1989) 1484.

ROSENBLOOM, A. L.: Joint contractures preceding insulin dependent diabetes mellitus. Arthr. Rheum. **26** (1983) 931.

SCHNABEL, A.: 4. Internationaler ANCA-Workshop Lübeck 28.—30. 5. 92. Z. Rheumatol. **51** (1992) 191.

SORG, M., K. KRÜGER und M. SCHATTENKIRCHNER: Das Pincer-Nail-Syndrom — eine seltene Differentialdiagnose des Fingerendgelenk-/Nagelbefalls. Z. Rheumatol. **48** (1989) 204.

STANFORD, R. E.: Rheumatoid and other collagen lung diseases. Seminars Resp. Med. **4** (1982) 107.

TAN, E. M., C. A. ROBINSON und R. M. NAKAMURA: ANAs in systemic rheumatic disease. Postgrad. Med. **78** (1985) 141.

TIWARI, J., und P. I. TERASAKI: HLA and disease associations. Springer, Berlin, Heidelberg, New York 1985.

WINCKELMANN, G., A. LÜTKE und J. LÖHNER: Über 6 Monate bestehendes rezidivierendes Fieber ungeklärter Ursache. Dtsch. med. Wschr. **26** (1982) 1003.

Sachwortverzeichnis

Es wurden in der Regel nur Begriffe aufgenommen, die nicht im Symptomregister stehen.

Achilles-Sehnenruptur 365
Achondroplasie 251 f.
Adjuvanskrankheit, menschliche 92 f.
Adynamie 262
AHA-Syndrom 68
AIDS 69, 147
Akrodermatitis chronica
 atrophicans 143
Akroenzephalosyndaktylie 253
Akromioklavikulargelenke 289 f.
Akroosteopathia mutilans 368
Aktivitätsdiagnostik 17, 35
Akuität des Beginns 377
Albright-Syndrom 257
Algoneurodystrophie 193 ff., 341
Alkaptonurie 183
ANA, ANF 36, 378, 390
Anserina-Bursitis 360
Antikardiolipin-Antikörper 78, 82
Antikörpermangelsyndrom 69 f.
Anti-NADase 162
Antineutrophilenzytoplasmatische
 Antikörper (ACPA, ANCA) 109
Anti-Scl70-Antikörper 89
Antistreptolysinreaktion 162
Antiphospholipid-Antikörper 78, 379 f.
Antiphospholipid-Syndrom 82
Antinuklearfaktoren 36
Aortenbogen-Syndrom 103
Apatit-Kristalle 180 f.

Aphthen 111
Aponeurositis, plantare 366
Apophysitis calcanei 366, 371
Arachnodaktylie 324 f.
Arteriitis, allergische, granulomatöse 101
—, kortisoninduziert 104
Arthralgie 16, 18, 162
— im Kindesalter 53
Arthritis 16, 18
— bei Agammaglobulinämie 69
— bei AIDS 147
— bei Akne 164
— bei Cronkhite-Canada-Syndrom 213
— bei hämolytischer Anämie 184
— bei Hidradenitis 164
— bei Leukämien, Lymphomen 198 f., 251
— bei Medikamentenallergie 210 f.
— bei Mumps 146
— bei Parasitenbefall 150
— bei Pilz- und Algenerkrankungen 149
— bei Röteln 145 f.
— bei Serumkrankheit 210 f.
— bei Sweet-Syndrom 213
—, endemische 71
—, enteropathische 129 ff.
—, juvenile chronische 52 ff.
—, Kindesalter 53 f.

—, paraneoplastische 198 ff.
—, reaktive 151 ff.
— — durch Pilze 166 f.
— — durch Parasiten 167
— — durch Viren 166
— — nach Vakzination 166
—, septische 135
—, tuberkulöse 139 f.
—, traumatische 213
— urica 169 ff.
Arthrogryposis multiplex 255
Arthroophthalmopathie, hereditäre 252
Arthropathia tabica 190, 333
Arthropathie bei Akromegalie 196
— bei Amyloidose 186
— bei Down-Syndrom 213
— bei Fettstoffwechselstörungen 187 f.
— bei Hämochromatose 184 f.
— bei Hämoglobinopathien 208
— bei Hämophilie 206 f.
— bei Lebererkrankungen 210
— bei Lepra 191
— bei Muskelatrophie 191
— bei M. Wilson 185 f.
— bei Ovarial- und Pankreaskarzinomen 203
— bei Pankreaserkrankungen 203, 209
— bei Paraproteinämien 199 f.
— bei Sarkoidose 203 ff.
— bei Schilddrüsenerkrankungen 196 f.
— bei Sichelzellanämie 208
— bei Syringomyelie 190
— bei Thalassämie 208
—, endokrinologische 196 ff.
— nach Silikonimplantaten 217
— nach Knochenmark-, Herztransplantationen 213
—, neuropathische 189 ff.
Arthrosen 167 f.
— destruktive 321 f.

Arthroskopie 39
Arthrosonografie 32 ff.
Arthrocele 34 f.
Arzneimittelnebenwirkungen am Bewegungsapparat 211 f., 265 f.
Atlantoaxialgelenk 278
Auspitz-Zeichen 128
Autoimmunerkrankung, silikoninduziert 92 f.
Axialtyp (Gelenkbefall) 125

Bakerzysten 360
Bakteriologie (Synovia) 38
Bannwarth-Syndrom 144
Barré-Liéou-Syndrom 304
Beckenkamm-Schmerzsyndrom 344
Beckenschiefstand 26
Behçet-Syndrom 110 f.
Beinverkürzung 26
Belastungsschmerz 16
Berman-Syndrom 254
Bindegewebserkrankung, undifferenzierte 80
Biopsien, extraartikuläre 39
Bizeps-Sehne 25, 284 f.
Blastomykose 149
Blutergelenke 206 f., 307
Borrelia burgdorferi 142 ff.
Bouchard-Arthrose 319 f.
Bourneville-Syndrom 255
Bowling-Daumen 327
Brachialgia paraesthetica nocturna 295
Brachialgien 278 ff.
Brain-Zeichen 295
Brodie-Abszess 247
Brucellen-Arthritis, -Spondylitis 140 f.
BSR-Beschleunigung 384
Budd-Chiari-Syndrom 83
Burning-feet-Syndrom 367
Bursitis 269
— achillea 372
Bypass, intestinaler 131

Caisson-Arthropathie 213
Candidiasis 149
Caplan-Syndrom 63 f.
Caput-ulnae-Syndrom 45
Charcot-Leyden-Kristalle 395
Cheiralgia paraesthetica 326
Chlamydieninduzierte Arthritis 157
Cholangitis, primär sklerosierend 129
Cholesterinkristalle 181 f.
Chondroblastom 246
Chondrodysplasia punctata 252
Chondrodystrophie 251 f.
Chondrokalzinose 176 ff., 184
Chondrom 246
Chondromalazie 113 f.
Chondromyxoidfibrom 247
Chondropathia patellae 254 f.
Chondrosarkom 246
Chorea minor 161
CK-MM-Isoenzym 96
Claudicatio der Cauda equina 348 f.
– masticatoria 108
Clutton-Gelenke 141
Codman-Tumor 246
Colitis ulcerosa 129 f.
Computertomografie 31 f.
Cornelia-de-Lange-Syndrom 252
Coxa vara 335
Coxitis fugax 340
– tuberculosa 339 f.
CPPD-Kristalle 176 ff., 184
CREST-Syndrom 90
Cricoarytenoid-Gelenke 46, 146

Daktylitis 132, 153
Dermatomyositis 95 ff.
Dermoidzyste 291 f.
Diabetes 191, 327, 364
Diagnosestrategie 15 ff.
Differentialzellbild, Gelenkerguß 36 ff., 391 ff.
DIP-Arthrose 319
DISH 256

Diskushernie, lumbale 344 ff.
–, zervikale 305
Drehmann-Zeichen 336
Drehzeichen der LWS 118 f.
Duchenne-Zeichen 26
Dupuytren-Kontraktur 326
Dysosteoplasia cleidocranialis 252
Dysplasie, epiphysäre 253

Echinokokken 150
Ehlers, Danlos-Syndrom 255
Elektromyografie 40
Ellenbogen 306 ff.
– Untersuchung 24 f.
EMG-Veränderungen 95
ENA-Antikörper 82
Enchondromatose 252
Enthesopathie 268 f.
– Arthropathie-Syndrom 132
Entzündungsaktivität 17
Entzündungsschmerz 16
Eosinophilie-Myalgie-
 (l-Tryptophan-)Syndrom (EMS) 91 f.
Epikondylitis 310 f.
Epidermoid-Zyste 328
Epiphysenlösung 336
Erdheimsche Spondylose 196
Erfrierungsschaden 213
Ergußanalyse 36 ff., 391 ff.
Erythema marginatum 159, 161
– nodosum 388
Erythromelalgie 363, 368
Erythema chronicum migrans 142 ff.
Ewing-Sarkom 249
Exostosen 246, 252

Fabry-Syndrom 255
Fasziitis, eosinophile 90 f.
–, nekrotisierende 91
–, palmare 203
Felty-Syndrom 63
Femurkopfnekrose 338 f.
Fersenschmerz 365 f.

Fibroblastenrheumatismus 267
Fibrodysplasia ossificans 255
Fibrodysplasie 266
Fibromatosen 267, 355
Fibromyalgie-Syndrom (FMS) 259ff.
Fibroostitis 373
Fibroostose 373
Fibrosarkom 249
Fibrose, retroperitoneale 93
Fieber 389
—, periodisches 68
Fingerknöchelpolster 326f.
Finger, schnellender 325
— Untersuchung 25
Fingerveränderungen 316ff.
Fingerzyste, muköse 327
Finkelstein-Test 315
Fluoreszenzmuster 390
Fluorose 123
Fremdkörper-Synovialitis 217
Friedrich-Syndrom 291
Fries-Zeichen (-Knie) 28
Fründ-Zeichen 354

Gänsslen-Zeichen 44
Gallium-Szintigrafie 136
Ganglion 314
Ganganalyse 26
Garrod-Knoten 326f.
Gefäßerkrankungen 271f.
Gelenkbefallsmuster 54, 430
Gelenkgeräusche 22
Gelenkpunktatuntersuchung 36ff., 391ff.
Geschlechtsverhältnis 398
Gesichtsschmerz 277
Gicht 169ff.
—, sekundäre 174f.
Giving-way-Phänomen 354
Glomustumor 326
Glutathionreduktase-Mangel 184
Golferellenbogen 311
Gonokokken-Arthritis 137

Gonarthrose 353f.
Gram-Syndrom 270
Greenspan-Skala 60

Hämarthros (Schulter), spontan 289
Hämoglobinopathien 208
Haglund-Exostose 365, 372
Hallux rigidus 362
— valgus 362
Halsrippe 301
Handgelenk 311ff.
Hand-Untersuchung 25
HBs-Antigen 99f.
Heberden-Arthrosen 319
Hepatitis, chronisch-aggressive 210
Helicobacter-Infektionen 151, 156
Hench-Rosenberg-Syndrom 64f.
Hirnsklerose, tuberöse 255
Histiozytosis X 250
Histoplasmose 149
HIV-Infektion 69
HLA-System 121, 123, 151, 402, 404
Hobelzeichen 28
Homozystinurie 254
Horner-Syndrom 300
Hüftkopflösung, jugendliche 336
Hüftkopfnekrose 338f.
Hüftregion 329ff.
Hüft-Untersuchung 26f.
Humeroskapulargelenke 279ff.
Humeruskopfnekrose 288
HWS-Syndrom 277f., 281, 303ff.
Hydrops intermittens 66f.
Hydroxylapatit-Kristalle 180f., 200
Hydroxyprolin/Kreatinin-Quotient 224
Hyperabduktionssyndrom 301
Hypercholesterinämie 187
Hypereosinophilie-Syndrom 211
Hypermotilitätssyndrome, artikuläre 255
Hyperkalzurie 223f., 227
Hyperlipidämien 187f.

Hyperostose des Manubrium sterni
 94
—, sternokostoklavikuläre 132, 165,
 294
— Syndrom, akquiriertes 165
Hyperostosis condensans ilii 342
— corticalis 253
Hyperparathyreoidismus 228ff.
Hyperthyreose 196
Hyperurikämie 169, 174
Hypophosphatasie 254
Hypothenar-Hammer-Syndrom 327
Hypothyreose 196

Ileitis terminalis 129f.
Ilioinguinalis-Syndrom 349
Iliosakralfugen-Dehnungsschmerz
 117
Iliosakralgelenke 26, 341f.
Illouz-Coste-Zeichen 26
Immigranten-Osteomalazie 233
Impotenz, erektile 87
Inspektion 20
Ischialgie 118
— bei Spondylitis ankylosans 118f.
Ixodes ricinus, dammini 142

Jaccoud-Arthritis 74f., 318
Jaksch-Wartenhorst-Syndrom 113
JCA, Augenbeteiligung 57f.
—, Oligoarthritis 55
—, Verlaufsformen 54
Jejunokolostomie 131
Joint play 22
Jones-Kriterien 159

Kahnbeinnekrose, -pseudarthrose
 314
Kamptodaktylie 324
Kapillarmikroskopie 40
Kapsulitis, retraktive 286f.
Karpaltunnel-Syndrom 295ff.
Kashin-Beck-Arthrose 168
Kawasaki-Syndrom 103f.

Kayser-Fleischer-Kornealring 185
Keratokonjunktivitis sicca 60
Kernspintomografie 30ff.
Kirner-Deformität 325
Kneif-Test 45
Kniegelenk 351ff.
Knie-Untersuchung 27f.
Knochendysplasie, fibröse 256f.
Knochenfibrom 248
Knochengranulom, eosinophiles 250
Knochennekrosen, aseptische 242f.
—, ischämische 242f.
Knochenszintigrafie 39f.
Knochentumoren 254ff.
Knopflochdeformität 45
Knoten bei JCA 57
—, subcutane 50
Kokzygodynie 344
Kolitis, pseudomembranös,
 antibiotikainduziert 131
Kollagenosen 72ff.
Kompartment-Syndrom 360f.
Komplement 408
Kortisonoidentzugssyndrom 198
Kostochondritis 293
Kostoklavikularsyndrom 301
Koxarthrose 337f.
Koxitis, bakterielle 340
Kreuzbandriß 359f.
Kristall-Arthropathien 395, 397
Kristallnachweis (Synovia) 38
Kryoglobulinämie 102f., 199, 409
Kveim-Test 205f.

Labordiagnostik 35f.
Lähmungshinken 26
Leberzirrhose, biliäre 210
Leclercq-Zeichen 284
Lesch-Nyhan-Syndrom 175
Levator-scapulae-Syndrom 293
LE-Zellen 74, 78f.
Libman-Sacks-Endokarditis 76
Lilafleckenkrankheit 96
Lipidkristalle 182

Sachwortverzeichnis

Lipodystrophien, fokale 189
Lipogranulomatosen 270f.
Lipoid-Speicherkrankheit 255
Lipomatosen 270
Livedo reticularis 75
Löfgren-Syndrom 203 ff.
Loge de Guyon 25
Long leg arthropathy 353
Looser-Umbauzonen 237
Lues-Arthritis 141
Lunatummalazie 313
Lupus-Antikoagulans 78, 82
—, diskoider 75
—, inzipient, inkomplett 80
— like disease 80
— Syndrom bei Komplementmangel 83
— —, medikamentös 81
— —, toxisch 81
Lyme-Borreliose 142 ff.
Lymphknoten-Syndrom, infantiles, febriles, mukokutanes (MCLS) 103 f.

Madelung-Deformität 314
Madonnenfinger 88, 318
Magnetresonanz, nukleäre 31 f.
Mahltest 322
Makroglobulinämie 199
Malabsorptions-Syndrom 87
Manifestationsalter 413
Manubriosternalgelenk 294
Marfan-Syndrom 254, 324 f.
Marie-Bamberger-Syndrom 200 ff.
Marsch-Ermüdungsfrakturen 363
McArdle-Erkrankung 266
MCP-Arthrosen 322
MCTD 82, 92
Medianuskompressionssyndrome 97
Medikamentös induzierte Arthropathien 211 f.
Melorheostose 253
Meniskusganglion 359

Meniskusläsionen 358
Meynet-Knötchen 161
Mikrostomie 89
Milwaukee-Schulter 181, 288 f.
Mischkollagenose 82
Mittelfußschmerz 364
Mittelmeerfieber, familiäres 68
Monarthritis 17, 274 ff., 382
Morbus (M.) Addison 83
— Ahlbäck 356 f.
— Albers-Schönberg 253
— Blount 244, 355
— Calvé-Legg-Perthes 243
— Crohn 129 f.
— Dietrich 243, 323
— Dupuytren 193 f., 315
— Felty 63
— Forestier 256
— Gaucher 189
— Haglund 244
— Hegemann 243
— Kienböck 243
— Köhler I 244, 370
— Köhler II 244, 363, 370 f.
— Ledderhose 366
— Letterer-Siwe 250
— O'Connor 243
— Ollier 246
— Osgood-Schlatter 355
— Paget 237 ff., 334
— Panner 243
— Perthes 335
— Peyronie 42, 267
— Pierson 243
— Reiter 151 ff.
— Schlatter 244
— Sinding-Larsen-Johannson 244
— Smith-Lepoutre 244
— Still 52
— —, Erwachsenenalter 59 ff.
— Thiemann, Fuß 244, 372
— —, Hand 243, 323
— van Neck 243
— Waldenström 199

- Whipple 139f.
- Wilson 185f.
Morphaea 93
Mseleni-Erkrankung 168
Muckle-Wells-Syndrom 68
Mukopolysaccharidosen 254
Muskelerkrankungen 262ff.
Myasthenia gravis 264
Myelodysplasie, periodische 68
Mykobakterien 139
Mykoplasmen-Arthritis 158
Myoglobinurie, idiopathische, paroxysmale 265f.
Myolyse, akute 98
Myopathien, hereditäre, neurogene 65f.
Myositis ossificans 263
Myotoniesyndrom 262, 266

Navajo-Arthritis 71
Nervus-saphenus-Syndrom 349
Neuralgie des N. cutaneus femoris lateralis 349
Neurologie 22
Neuroosteoarthropathie, diabetische 191
Neuropathia canalis n. subscapularis 298
Neuropathien 271f.
Neutral-Null-Methode 20f.
Neutropenie, periodische 68
Nodulosis, rheumatoide 70

Ochronose 183
Ödem, hereditäres, angioneurotisches 68
Öl-Syndrom, toxisches 93
Olympierschädel 238
Omarthrose 286ff.
Opernglasfinger 126
Organautoantikörper 72
Ossifikationen, heterotope 191
Os styloideum, akzessorisches 314
Osteitis condensans ilii 342

Osteoarthropathie, hypertrophische 200ff.
Osteoarthrosen 167f.
Osteoarthrose, erosive 321f.
Osteoblastom 248
Osteochondritis dissecans 308f., 339, 356
Osteochondrom 246
Osteodensitometrie 225f.
Osteogenesis imperfecta 252
Osteoid-Osteom 247, 313
Osteolysen, idiopathische 254
Osteomalazie 231ff., 342f.
Osteomyelitis 136
—, chronische, rekurrierende, multifokale 165
Osteonekrose 356f.
Osteopathien 218ff.
—, genotypische 251ff.
Osteoonychodysostose 253
Osteopenie 219ff.
Osteopetrose 253
Osteoporose 220ff.
Osteosarkom 248
Ostitis multiplex cystoides 205
Ottsches Maß 23
Ovarialkarzinom 203
Oxalat-Kristall-Arthritis 181

Pachydermodaktylie, -periostose 325
Paget-von-Schrötter-Syndrom 363
Palindromer Rheumatismus 64, 67f.
Palmaraponeurose 193
Palm-up-Zeichen 284
Palpation 20
Panarteriitis nodosa 99ff.
Panchondritis 113f.
Pancoast-Syndrom 299
Pannikulitis 114f.
Pannikulose 270f.
PAN-Syndrom (Purpura, Arthritis, Nephritis) 102
Paraneoplastische Arthropathie 198ff.

Paraosteoarthropathie,
  neuropathische 191f.
Parasyndesmophyten 127
Parrot-Pseudoparalyse 141
Patella cubiti 310
Pathergie-Test 110f.
Peroneus-Syndrom 361
PIP-Arthrosen 319
Phalen-Test 295
Plantarneurom 363, 369f.
Plasmozytom 199, 250
Pleoneostose 252
Plexuskompressionssyndrom 298
Plica-Krankheit 360
Podagra 169ff.
POEMS-Syndrom 191
Polyarteriitis nodosa 99ff.
Polyarthritis 17
Polychondritis, rezidivierende 113f.
Polymyositis/Dermatomyositis 95ff.
—, Verlaufsvarianten 98
Polymyalgia rheumatica 107f.
Popliteazysten 360
Porphyria cutanea tarda 189
Präkordialschmerz 293
Prodromi 19
Progeria adultorum 94
Pseudo-Gicht 176
Pseudopodagra 181
Pseudoradikulär-Syndrom 247
Pseudoxanthoma elasticum 255
Psoriasis-Arthritis 124ff., 316f.
— Spondylitis 127
Psychogenese 18
Psychosyndrom, organisches 77
Pubertas precox 257
Punktatuntersuchung 36
Purpura rheumatica 105ff.
Pustulosis-Arthropathie 132, 165
Pyknodysostose 253

Rachitis, Vitamin-D-resistent 234
Radialiskompressionssyndrome 297

Radikuläres Syndrom 345ff.
Radlerlähmung 298
Raynaud-Syndrom 85, 421f.
Reflexdystrophie 193ff.
Reiter-Syndrom 151ff.
Restless-leg-Syndrom 361
Retikulohistiozytose, multizentrische 208f.
Retikulumzellsarkom 249
Retraktive Kapsulitis (Hüftgelenk) 350
Rheumafaktoren 422
Rheumaknoten 43ff.
Rheumatisches Fieber 151f., 158ff.
Rheumatismus, palindromer 64
—, psychogener 261f.
Rheumatoid-Arthritis 42ff., 316f.
—, Ausschlußkriterien 43f.
—, Diagnostische Kriterien 42f.
—, Epidemiologie 41
—, Frühdiagnose 44f.
—, Gelenkbefallshäufigkeit 46
—, Gelenkzytologie 48f.
—, Histologie 49
—, juvenile 52ff.
—, Laborbefunde 47f.
—, Prodromi 44
—, Röntgenbefund 46ff.
—, seniler Beginn 51
—, seronegative 51
—, Sonderformen 50f.
Rheumatoid-Erkrankung,
  anarthritische 70f.
Rhizarthrose 322
Riesenwuchs, partieller 254
Riesenzellarteriitis 102f., 107f.
Riesenzelltumor 248
Rigid-spine-Syndrom 266
Röntgendiagnostik 28ff.
Röntgenschaden, Hüftgelenk 340f.
Röteln-Arthritis 145f.
Rotatorenmanschette 283ff.
Rucksacklähmung 298
Rundherdpneumokoniose 63

Sakroiliitis 116ff., 132
—, bakterielle 136
Salmonellen-Infektionen 151, 156
SAPHO (Syndrom Akne, Pustulose, Hyperostose, Osteitis) 164f.
Sarkoidmyopathie 205
Saxon-Test 60
Schanzsche Krankheit 373
Schilddrüsenbeteiligung 196f.
Schirmer-Test 60
Schleimhautulzera 85, 110f.
Schmerzsyndrom des 2. Intermetatarsale 370
—, femoropatellares 356
Scheibenmeniskus 359
Schobersches Maß 23
Schocksyndrom, toxisches 136
Schulter-Amyotrophie 293
Schulterarthropathie, destruierende 289
Schultergürtelschmerz 278ff.
Schulter-Hand-Syndrom 287, 315
Schulterschmerz 281
Schultersteife 282, 286f.
Schulter-Untersuchung 24
Schwanenhalsdeformität 45
Scleroderma adultorum Buschke 94
— amyloidosum 94
Secretan-Syndrom 315
Seitenbandriß 359
Sesamoidopathie (Großzehe) 363
Sicca-Syndrom 78
Sichelzellanämie 208
Silicium-Exposition 93
Sharp-Syndrom 82
Shigellen-Infektionen 151, 153, 156
Shulman-Syndrom 90f.
Skalenussyndrom 300f.
Skeletthyperostose, diffuse idiopathische 256
Sklerodaktylie 326
— bei Diabetes 90
Sklerodermie, Antikörperbefunde 89f.

—, Formen 89
—, Frühzeichen 87
—, Prodromi 87
—, progresive systemische 84ff.
—, Spätstadien 88
— Syndrome 90ff.
—, zirkumskripte 93
Skleromyxödem Arndt-Gottron 94
SLE, Altersform 80
—, ANA-negativ 80
—, neonataler 80
Sneddon-Syndrom 83
Sonografie 32ff.
Spätmyopathien 264
Speichel-Sekretionsstörungen 60ff.
Spirochäten-Arthritis 142
Spondylarthritis ankylosans 116ff.
Spondylarthropathien 115ff.
Spondylarthropathie, unklassifizierbare 132
Spondylodiszitis 120
Spondylosis hyperostotica 256
Sporotrichose 149
Sprengel-Deformität 289
Sprue, einheimische 233
Sprunggelenk 364f.
Sternoklavikulargelenke 279ff., 290ff.
Sternoklavikulargelenk, idiopathische Monarthritis 291
Steroidosteoporose 224
Steroid-Pseudorheumatismus 197f.
Stiff-man-Syndrom 266
Still-Syndrom 54
Streptokokkeninfekt 162
Streptokokkenrheumatismus 158ff.
Styloiditis radii 315
Subakromialgelenk 279, 283ff.
Sudeck-Syndrom 193ff., 315, 341
Supraspinatus-Sehne 25
Sweet-Syndrom 81, 213
Symptom des gekrönten Dens 278
— des schmerzhaften Bogens 284
Syndrom der schmerzhaften Fabella 357

Synostosen, multiple 253
Synoviaanalyse 36ff., 391 ff.
Synovialflüssigkeit 36ff., 391 ff.
Synovialhämangiom 215
Synovialitis, familiäre granulomatöse 217, 325
—, pigmentierte villonoduläre 214f.
Synovialome 215
Syringomyelie 307
Systemischer Lupus erythematodes 72ff., 318
Szintigrafie (Gelenk, Knochen) 39f.

Taeniasis 150, 167
Takayasu-Arteriitis 103
Talalgie 365f.
Talusnekrose, aseptische 371f.
Tarsaltunnelsyndrom 366, 368f.
Temporal-Arteriitis 107f.
Temperomandibulargelenke 276f.
Tendinitis achillea 373
— calcarea 285f.
Tendomyopathie, generalisierte (GTM) 259ff.
Tendomyosen 268
Tendoperiostosen 268
Tennisellenbogen 310
Tenosynovialitis 269, 314f., 325f.
Tenosynovialitis stenosans 325
Thallium-Vergiftung 81
Thermografie 40
Thibièrge-Weissenbach-Syndrom 88f.
Thomas-Handgriff 27
Thomsen-Handgriff 310
Thoraxschmerz-Syndrome 292ff.
Tibialis-anterior-Syndrom 360f.
Tietze-Syndrom 292
Tinel-Test 296
Tophi 169, 171 ff.
Tornister-Lähmung 298
Trendelenburg-Hinken, -Zeichen 26
Trevor-Syndrom 365

Trichorhinophalangeales Syndrom 254, 324
Trochanterbursitis, -tendinitis 349f.
Turner-Parsonage-Syndrom 292

Überlappungssyndrom 80, 83
Ulnardrift 45
Ulnariskompressionssyndrom 298
Untersuchungstechniken 20ff.

Vaskulitis, allergische kutane 102
Vaskulitisformen 101ff.
Vaskulitis, kutane 161
—, hypokomplementäre 102
Vergrößerungsradiografie 30
Verlaufstypen 20
Verrucae plantares 363
Versteifungshinken 26
Vinylchlorid-Krankheit 93
Virus-Arthritiden 145ff.
Virushepatitis 145
Vitamin-D-Stoffwechsel 231 ff.
Vorfußschmerz 363

Wallenberg-Syndrom 303
Wegenersche Granulomatose 109f.
Weichstrahlradiografie 30
Weichteilerkrankungen 259ff.
Werner-Syndrom 94
Winchester-Syndrom 267
Winkelmaße 21
Wirbelsäulenstatus 22f.
Wolkenschädel 239, 241
Wurzelkompressionssyndrom 344ff.
Wurstzeh 125

Xanthingicht 175
Xanthinurie 254
Xanthome 188
Xeroradiografie 29
Xerostomie 60f.

Sachwortverzeichnis 443

Yersinia-Arthritis 151, 153, 157

Zeckenbiß-Arthritis 142ff.
Zehenschmerz 362f.

Zellzahl (Bestimmung, Synovia) 37
Zentromer-Antikörper 89
Zervikalsyndrom 277f., 303ff.
Zohlen-Zeichen 354
Zystinose 175

Reihe " Für die medizinische Praxis "

ANGER
Differentialdiagnose für die tägliche Praxis
Leitsymptome von A - Z
Unter Mitarbeit v. 12 Fachwissenschaftlern
2., überarbeitete und erweiterte Auflage.
1991. 359 Seiten, geb. DM 48,-
ISBN 3-334-00361-2

BUNDSCHUH
Repetitorium immunologicum
Unter Mitarbeit v. 3 Fachwissenschaftlern.
2., überarbeitete und erweiterte Auflage.
1991. 420 Seiten, 104 teils farbige Abbildungen, 46 Tabellen,
geb. DM 98,-
ISBN 3-334-00362-0

STEINIGER / v. MÜHLENDAHL
Pädiatrische Notfälle
Unter Mitarbeit von mehreren Fachwissenschaftlern.
1991. 507 Seiten, 47 Abbildungen, 76 Tabellen, geb. DM 98,-
ISBN 3-334-00374-4

FISCHER
Psychologie in der Sprechstunde
2., völlig überarbeitete Auflage.
1993. 318 Seiten, 4 Abbildungen, 18 Tabellen, geb. DM 78,-
ISBN 3-334-60443-8

MENG
Schilddrüsenerkrankungen
Pathophysiologie - Diagnostik - Therapie
Unter Mitarbeit v. 6 Fachwissenschaftlern.
3., völlig neu bearbeitete Auflage. 1992.
347 Seiten, 55 teils farbige Abbildungen,
57 Tabellen, geb. DM 64,-
ISBN 3-334-60392-X

BOSSECKERT
Gastroenterologie - Ratgeber
2., völlig überarbeitete und erweiterte Auflage. 1992. 283 Seiten, 55 Abbildungen,
23 Tabellen, geb. DM 59,-
ISBN 3-334-60355-5

STEIN / RITZ
Diagnostik und Differentialdiagnostik der Nierenerkrankungen
1991. 384 Seiten, 125 Abbildungen
63 Tabellen, geb. DM 98,-
ISBN 3-334-00346-9

JÄHRIG
Das Kind in der Allgemeinpraxis
2., überarbeitete und erweiterte Auflage.
1991. 624 Seiten, 74 Abbildungen,
86 Tabellen, geb. DM 98,-
ISBN 3-334-00345-0

Preisänderungen vorbehalten

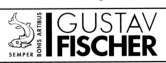
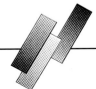